儿科常见病诊疗进展

主编 牛俊红 闫 敏 王献娥 施会山 吴春美 赵文文

黑龙江科学技术出版社
HEILONGJIANG SCIENCE AND TECHNOLOGY PRESS

图书在版编目(CIP)数据

儿科常见病诊疗进展 / 牛俊红等主编. -- 哈尔滨：黑龙江科学技术出版社, 2024.7. -- ISBN 978-7-5719-2475-1

Ⅰ. R72

中国国家版本馆CIP数据核字第2024H7P985号

儿科常见病诊疗进展
ERKE CHANGJIANBING ZHENLIAO JINZHAN

主　　编	牛俊红　闫　敏　王献娥　施会山　吴春美　赵文文
责任编辑	张洪娜
封面设计	宗　宁
出　　版	黑龙江科学技术出版社 地址：哈尔滨市南岗区公安街70-2号　邮编：150007 电话：(0451) 53642106　传真：(0451) 53642143 网址：www.lkcbs.cn
发　　行	全国新华书店
印　　刷	黑龙江龙江传媒有限责任公司
开　　本	787 mm×1092 mm　1/16
印　　张	25.5
字　　数	646千字
版　　次	2024年7月第1版
印　　次	2024年7月第1次印刷
书　　号	ISBN 978-7-5719-2475-1
定　　价	198.00元

【版权所有，请勿翻印、转载】

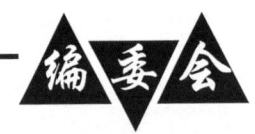

主 编

牛俊红　闫　敏　王献娥　施会山
吴春美　赵文文

副主编

陈喜章　于真旭　田念念　朱小琴
张献陆　张　弟

编　委（按姓氏笔画排序）

于真旭　威海市文登区妇女儿童医院

王献娥　滨州市妇幼保健院（滨州市儿童医院）

牛俊红　聊城市妇幼保健院

田念念　湖北医药学院附属襄阳市第一人民医院

朱小琴　黄石市第五医院

闫　敏　枣庄市妇幼保健院

李艳艳　平顶山市第一人民医院

吴春美　郓城县人民医院

张　弟　济宁市兖州区人民医院

张献陆　临沂市妇幼保健院

陈喜章　江西省地质局核地质大队职工医院

赵文文　郯城县第一人民医院

施会山　山东中医药大学

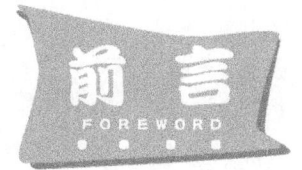

儿科学是一门全面研究儿童身心发育、保健及疾病防治的综合性医学学科，是医学领域的一个重要组成部分。随着现代医学和生命科学的不断进步，以及新技术和新理论的不断涌现，儿科学在疾病诊疗方面也取得了跨越式的发展，越来越科学化、细致化、专业化。儿科医师肩负着儿童成长过程中增强体格、培育精神、发展心理及防治疾病的重任。应用先进的诊断技术和治疗方法对儿童疾病给予及时、正确的治疗，促进儿童早日康复并健康地发育成长，是广大儿科医师不可推卸的责任。为了反映儿科学的新理论、新概念，也为了儿科医师能够系统地掌握和查阅儿科学知识，我们在参阅了众多相关文献资料的基础上编写了《儿科常见病诊疗进展》一书。

本书立足于临床，从实用的角度出发，紧密结合当前儿科学发展的趋势，主要介绍了儿科常见疾病的发病机制、临床表现、诊断、鉴别诊断、治疗等内容。本书条理清晰，重点突出，内容紧跟国内外医学最新进展，集科学性、系统性、可操作性于一体，既有一定深度和广度，又有实际应用价值，是一本专业性较强的临床儿科学书籍。本书对广大儿科医师拓展临床思维、更新医学知识、提高专业技能有良好的指导作用，可作为临床儿科医师进行临床诊疗的参考依据。

由于我们的编写经验和时间有限，书中存在的不足与谬误之处，欢迎广大读者批评指正。在临床诊疗过程中，建议读者在参考本书时根据临床实际情况判断与处理，以避免产生疏漏。

《儿科常见病诊疗进展》编委会
2024 年 3 月

第一章 新生儿常见神经系统疾病 …………………………………… (1)

- 第一节 新生儿缺氧缺血性脑病 ………………………………… (1)
- 第二节 新生儿颅内出血 …………………………………………… (7)
- 第三节 新生儿惊厥 ………………………………………………… (17)
- 第四节 新生儿脑卒中 ……………………………………………… (21)
- 第五节 新生儿梗阻性脑积水 …………………………………… (23)

第二章 新生儿常见呼吸系统疾病 …………………………………… (26)

- 第一节 新生儿感染性肺炎 ……………………………………… (26)
- 第二节 新生儿肺出血 ……………………………………………… (36)
- 第三节 新生儿慢性肺病 …………………………………………… (37)
- 第四节 新生儿肺气漏 ……………………………………………… (40)
- 第五节 新生儿吸入综合征 ……………………………………… (43)
- 第六节 新生儿窒息 ………………………………………………… (48)

第三章 新生儿常见消化系统疾病 …………………………………… (54)

- 第一节 新生儿黄疸 ………………………………………………… (54)
- 第二节 新生儿先天性食管闭锁和气管食管瘘 ………………… (57)
- 第三节 新生儿胃穿孔 ……………………………………………… (59)
- 第四节 新生儿胆汁淤积综合征 ………………………………… (61)

第四章 新生儿常见泌尿系统疾病 …………………………………… (64)

- 第一节 新生儿急性肾功能不全 ………………………………… (64)
- 第二节 新生儿泌尿系统感染 …………………………………… (67)
- 第三节 新生儿肾静脉血栓形成 ………………………………… (69)

第五章 新生儿常见血液系统疾病 (71)

第一节 新生儿贫血 (71)

第二节 新生儿红细胞增多症 (77)

第三节 新生儿血小板减少症 (79)

第四节 新生儿出血症 (84)

第五节 新生儿血栓症 (85)

第六节 新生儿弥散性血管内凝血 (89)

第六章 新生儿常见内分泌系统疾病 (93)

第一节 新生儿先天性肾上腺皮质增生症 (93)

第二节 新生儿低血糖 (97)

第三节 新生儿高血糖 (102)

第七章 小儿常见神经系统疾病 (106)

第一节 急性细菌性脑膜炎 (106)

第二节 病毒性脑炎 (111)

第三节 癫痫 (114)

第四节 热性惊厥 (123)

第五节 肌营养不良症 (137)

第六节 重症肌无力 (140)

第七节 吉兰-巴雷综合征 (143)

第八章 小儿常见呼吸系统疾病 (148)

第一节 急性上呼吸道感染 (148)

第二节 反复呼吸道感染 (151)

第三节 急性上呼吸道梗阻 (160)

第四节 急性支气管炎 (163)

第五节 急性毛细支气管炎 (165)

第六节 支气管哮喘 (168)

第七节 脓胸 (172)

第八节 肺脓肿 (176)

第九节 阻塞性肺气肿 (179)

第十节　肺水肿 …………………………………………………………… (180)
　　第十一节　肺炎 …………………………………………………………… (182)
　　第十二节　肺栓塞 ………………………………………………………… (204)
　　第十三节　急性肺损伤 …………………………………………………… (207)
　　第十四节　呼吸衰竭 ……………………………………………………… (210)
　　第十五节　特发性肺含铁血黄素沉着症 ………………………………… (223)
　　第十六节　肺泡蛋白沉积症 ……………………………………………… (228)
第九章　小儿常见循环系统疾病 ……………………………………………… (237)
　　第一节　心包炎 …………………………………………………………… (237)
　　第二节　感染性心内膜炎 ………………………………………………… (239)
　　第三节　病毒性心肌炎 …………………………………………………… (243)
　　第四节　原发性心肌病 …………………………………………………… (246)
　　第五节　心律失常 ………………………………………………………… (248)
第十章　小儿常见消化系统疾病 ……………………………………………… (255)
　　第一节　胃炎 ……………………………………………………………… (255)
　　第二节　胃食管反流病 …………………………………………………… (258)
　　第三节　消化性溃疡 ……………………………………………………… (262)
　　第四节　上消化道出血 …………………………………………………… (265)
　　第五节　功能性消化不良 ………………………………………………… (274)
　　第六节　急性坏死性肠炎 ………………………………………………… (276)
　　第七节　肠易激综合征 …………………………………………………… (279)
　　第八节　肝衰竭 …………………………………………………………… (281)
　　第九节　重症急性胰腺炎 ………………………………………………… (285)
　　第十节　慢性便秘 ………………………………………………………… (289)
　　第十一节　腹泻 …………………………………………………………… (292)
第十一章　小儿常见泌尿系统疾病 …………………………………………… (300)
　　第一节　急性肾小球肾炎 ………………………………………………… (300)
　　第二节　急进性肾小球肾炎 ……………………………………………… (305)
　　第三节　慢性肾小球肾炎 ………………………………………………… (307)

第四节　狼疮性肾炎 …………………………………………………………… (309)
　　第五节　紫癜性肾炎 …………………………………………………………… (313)
　　第六节　乙型肝炎病毒相关性肾炎 …………………………………………… (317)
　　第七节　肾小管间质性肾炎 …………………………………………………… (319)
　　第八节　IgA肾病 ……………………………………………………………… (322)
　　第九节　原发性肾病综合征 …………………………………………………… (328)

第十二章　小儿常见感染性疾病 …………………………………………………… (334)
　　第一节　病毒感染性疾病 ……………………………………………………… (334)
　　第二节　细菌感染性疾病 ……………………………………………………… (345)
　　第三节　结核病 ………………………………………………………………… (350)

第十三章　小儿常见疾病的中医治疗 ……………………………………………… (359)
　　第一节　感冒 …………………………………………………………………… (359)
　　第二节　咳嗽 …………………………………………………………………… (367)
　　第三节　肺炎喘嗽 ……………………………………………………………… (375)
　　第四节　厌食 …………………………………………………………………… (379)
　　第五节　积滞 …………………………………………………………………… (384)
　　第六节　腹痛 …………………………………………………………………… (388)
　　第七节　遗尿 …………………………………………………………………… (392)

参考文献 ……………………………………………………………………………… (396)

第一章

新生儿常见神经系统疾病

第一节 新生儿缺氧缺血性脑病

新生儿缺氧缺血性脑病(HIE)是指由各种围产期因素引起的部分或完全缺氧、脑血流减少或暂停而导致胎儿和新生儿脑的缺氧缺血性损害而表现中枢神经系统异常的一种疾病。早产儿发生率明显高于足月儿,但由于足月儿在活产新生儿中占绝大多数,所以仍以足月儿多见,是导致小儿神经系统后遗症的常见病之一。

一、病因

缺氧是 HIE 发病的核心。缺氧缺血性损伤可发生在围产期各个阶段。由宫内窒息引起者占 50%,娩出过程中窒息占 40%,先天疾病所致者占 10%。

二、临床表现

(一)新生儿脑病

重度窒息婴儿,有明显宫内窘迫史,生后数小时内出现神经系统症状,应考虑 HIE。HIE 患儿通常在生后 6~12 小时出现抽搐,12~24 小时抽搐加重。脑水肿所致前囟张力增高最早在生后 4 小时出现,24 小时最明显,经治疗后应在 72 小时左右好转或消失。需密切观察患儿意识、肌张力、原始反射、瞳孔、呼吸等神经系统改变。

1.轻度脑病

此期的特征是易激惹、凝视、自主活动正常或减少。肌张力正常或增强,吸吮、拥抱反射正常或稍活跃。症状在 72 小时内消失,预后好。

2.中度脑病

此期的特征是惊厥发作。嗜睡,自主活动减少,肌张力降低(上肢较下肢低),吸吮、拥抱反射减弱。症状在 14 天内消失,20% 有后遗症。

3.重度脑病

新生儿常因脑干损害处于昏迷状态、肌张力松弛、无自主活动。吸吮、拥抱反射消失。大多数严重病例无惊厥活动,但脑电图有频繁且长时间的痫样放电。症状可持续数周,50% 患儿死亡、50%患儿留有神经系统后遗症。

(二)多器官功能障碍

缺氧缺血过程中,机体为保证最重要器官(心、脑、肾上腺)的循环血量,血流重新分布。其代价是肝、肾和胃肠道的血流减少,造成这些部位更易受到损害。

三、诊断标准

(1)宫内缺氧病史:有明确的可导致胎儿宫内窘迫的异常产科病史,以及严重的胎儿宫内窘迫表现(胎心每分钟<100次,持续5分钟以上;和/或羊水Ⅲ度污染);或者分娩过程中有明显窒息史。

(2)出生时有重度窒息:指Apgar评分1分钟≤3分,并延续至5分钟时仍≤5分,和/或脐动脉血或出生后1小时内动脉血pH<7.0或碱剩余(BE)<−16 mmol/L。

(3)出生后不久出现神经系统症状并持续至24小时以上,如意识改变(过度兴奋、嗜睡、昏迷)、肌张力改变(增高或减弱)、原始反射异常(吸吮、拥抱反射减弱或消失),病重时可有惊厥、前囟张力增高,甚至出现脑干症状(呼吸节律改变、瞳孔改变、对光反射迟钝或消失)。

(4)排除电解质紊乱、颅内出血和产伤等原因引起的抽搐,以及宫内感染、遗传代谢病和其他先天性疾病引起的脑损伤。

四、辅助检查

(一)化验检查

1.血气分析

生后1小时内动脉血pH<7.0或碱剩余(BE)<−16 mmol/L提示严重缺氧,<−20 mmol/L时可发生代谢性酸中毒引起的神经损伤。窒息后乳酸水平升高,乳酸>3 mmol/L是异常的,3~5 mmol/L提示预后良好,>9 mmol/L与中度-重度脑病有关。

2.脑损伤

血清CK-BB在损伤后12小时内可上升,但与长期神经系统结局不相关。

3.代谢紊乱及多脏器损害

可定时测定血糖、血钠、血钙等,缺氧、酸中毒后上述指标多降低。心肌酶谱及肌钙蛋白、肌酐及尿素氮、肝转氨酶水平升高。

(二)脑电生理

脑电生理检查是通过脑细胞电活动变化发现脑损伤,评价严重程度,最传统的检查手段是脑电图(EEG)。振幅整合脑电图(aEEG)同属脑电图的检查范畴,可连续监测脑电活动,对HIE预后判定有一定意义。

1.背景活动

背景活动是一个重要的预后指标。不连续电压(下限<5 μV,上限>10 μV)表示大多数预后不良,而重度异常(连续低电压、爆发抑制、平台电压)表示全部预后不良。

2.反复或持续的高波幅电活动

严重HIE的新生儿60%人上合并惊厥,是脑细胞电生理极度紊乱的表现。约80%的惊厥起源于中央-颞区,故aEEG电极常置于P3、P4和C3、C4部位,可监测到大部分惊厥发作,表现为高波幅电活动(电压在200 μV以上)。低电压基础上的高波幅电活动和持续的高波幅电活动均提示病情严重。

3.睡眠-清醒周期(SWC)

体温正常的新生儿,SWC 在 36 小时内复现,通常提示预后良好;低体温的新生儿,SWC 在 60 小时内复现,通常提示预后良好。

在分析脑电生理时要注意抗惊厥药物的影响,药物对脑电活动的抑制程度与患儿所接受的抗惊厥药物剂量和数量有关,剂量越大,多种药物联合应用,对脑电的抑制程度越高。

生后第 7 天脑电生理恢复则与预后正常相关。生后 12 天仍持续脑电图抑制与预后不良有关。

(三)影像学检查

HIE 由于生后病变可继续进展,不同病程阶段影像学检查所见会有不同。通常生后 3 天内影像学检查所见以脑水肿为主,也可检查有无颅内出血。如果要检查脑实质缺氧缺血性病变或脑室内出血,则以生后 5～10 天为宜。有病变者 3～4 周后应复查,生后 3 个月复查 MRI 可以全面显示脑损伤。

1.B 超

可在 HIE 病程早期(3 天内)开始检查。脑水肿时可见脑实质不同程度的回声增强,结构模糊,脑室变窄或消失。7～10 天了解脑水肿是否完全消失,3～4 周观察是否有遗留病变。

2.CT

脑水肿时,可见脑实质呈弥漫性低密度影(CT 值≤18 Hu)伴脑室变窄;基底核和丘脑损伤时呈双侧对称性高密度影;脑梗死表现为相应供血区呈低密度影;矢状旁区损伤时皮质呈高信号、皮质下白质呈低信号。CT 在诊断 HIE 方面的敏感性和特异性均较差,不应根据 CT 低密度影给予 HIE 诊断。

3.MRI

(1)部分缺血:因脑水肿在矢状旁区,故皮质及皮质下白质 T_1WI 低信号,T_2WI 高信号,伴脑室变窄。

(2)深度缺血:基底核和丘脑损伤时呈双侧对称性高信号,T_1WI 信号比 T_2WI 高。

(3)弥散加权磁共振(DWI)对早期缺血脑组织的诊断更敏感,损伤部位很快即可显示明显的高信号。

附:推荐的影像学检查方法:①DWI 是早期急性缺血的最敏感的影像学检查方法;②标准的 MRI 需要到 72 小时才能反映最大程度的损害;③CT 要到第 4 天。

(四)诱发电位检查

诱发电位检查是评价脑损伤和脑的功能状态的一种神经电生理检查方法,其原理是给予一定刺激后,诱发并记录特定的一种神经传导通路的电活动。常用的诱发电位检查方法有以下 3 种。

1.脑干听觉诱发电位(BAEP)

窒息的新生儿脑干听觉诱发电位异常与神经运动缺陷有关。

2.视觉诱发电位(VEP)

窒息后的患儿出现持续的视觉诱发电位异常高度提示神经功能预后很差。但是对于预测失明或视力丧失却没有帮助。

3.躯体感觉诱发电位(SEP)

可以检测感觉传导通路(周围神经、周围神经丛、背根、脊柱、对侧神经核、中间丘系、丘脑和顶叶皮质)的异常。足月儿SEP的异常对于预测神经后遗症和神经发育异常具有较高的阳性价值。

附:生后1周内视觉诱发电位异常或任何时间视觉诱发电位缺失均提示足月儿窒息后预后不良。

(五)新生儿行为神经测定

(1)新生儿行为神经测定(NBNA)评分可全面反映新生儿神经系统的发育水平和功能状态,一共20项分5个方面。

(2)临床意义:最常用于HIE程度的判断和预测预后。NBNA判定标准为7天时<35分为异常,12~14天时≤35分为严重异常。

五、鉴别诊断

(一)先天性病毒感染

新生儿巨细胞病毒、弓形体等感染可出现惊厥、病理性黄疸、肝大、脾大特异性抗原、抗体等阳性,头颅CT及B超常显示脑钙化灶或脑水肿。

(二)中枢神经系统感染

常有感染病史或感染灶,并有发热、抽搐、全身中毒症状及脑膜刺激征、血C反应蛋白升高,脑脊液异常。

(三)其他疾病

先天性脑发育异常、低钙血症、产伤、母亲产前使用麻醉剂、镇静剂等,有相应病史与实验室检查特点。

六、治疗

HIE是一种不断演变的动态复杂病理生理过程,其中再灌注损伤是决定患儿最终脑损伤程度的关键。对症治疗的目的是阻断缺氧缺血原发事件和避免或减轻继发性脑损伤,为HIE的非特异性基础治疗措施。

(一)对症和支持治疗

1.维持良好的通气、换气功能

使血气在正常范围[pH 7.25~7.45、PaO_2 8.0~10.7 kPa(60~80 mmHg)、PCO_2 5.3~6.7 kPa(40~50 mmHg)]。一般认为,pH<7为临床严重酸中毒,BE<-20 mmol/L时可发生代谢性酸中毒引起的神经损伤。$PaCO_2$<3.5 kPa(26 mmHg)超过1小时,在早产儿与脑室周围白质软化、在足月儿与晚发感觉性听力丧失有关;避免低氧所引起的脑血流下降和血管张力改变而导致的进一步脑损伤。

2.维持良好循环功能

使心率和血压保持在正常范围,采用超声心动图和血乳酸指标评价循环功能。严重缺氧时常因心肌功能不全、毛细血管渗漏综合征和低血容量发生低血压,谨慎使用扩容治疗,在30分钟内静脉应用生理盐水10 mL/kg,如果无反应,使用多巴胺2~5 μg/(kg·min)和多巴酚丁胺5~15 μg/(kg·min),收缩压维持在8.0~10.0 kPa(60~75 mmHg)、平均动脉压维持在6.0~

7.3 kPa(45～55 mmHg),保证正常脑灌注。由于缺氧后脑血流自主调节功能障碍,应避免血压的激烈波动而导致颅脑损伤。

附:低血压是窒息后脑灌注压降低的最常见原因,新生儿脑灌注压降低应首先关注血压,平均动脉压<4.0 kPa(30 mmHg),脑血流量明显减少。

3.维持血糖在正常高值(5.0～7.0 mmol/L)

以保证神经细胞代谢所需能源。避免发生低血糖和高血糖,因为两者均可能加重脑损伤。调整静脉输入葡萄糖浓度,一般6～8 mg/(kg·min)。

4.纠正贫血

如果由于失血导致的HIE,应纠正可能存在的贫血。

5.控制惊厥

惊厥本身可以加重脑损伤程度。HIE患儿中66%惊厥仅表现为EEG异常,而无临床症状,建议对临床症状性和EEG异常性惊厥均给予抗惊厥治疗。

(1)苯巴比妥:为首选药物。其作用机制是选择性抑制脑干网状结构上行激动系统,使大脑皮质兴奋性降低而转入抑制;尚能降低脑细胞的新陈代谢率,对脑细胞具有一定的保护作用。负荷量为20 mg/kg,静脉推注时间>10分钟。如果惊厥不能控制,每隔10～15分钟重复5 mg/kg,直至惊厥停止或累计总量达到40 mg/kg(如果累计量已经达到30 mg/kg,再继续给药之前有条件者可监测血药浓度水平,在下剂用药前采样测血药浓度,治疗的血清浓度为15～40 μg/mL,理想的水平是20～30 μg/mL)。12～24小时后用维持量5 mg/(kg·d),单剂使用或每12小时1次,维持量需用至临床神经症状消失、脑电图正常方可逐渐停药,一般5天。有兴奋激惹患儿,虽未发生惊厥,也可早期应用苯巴比妥10～20 mg/kg静脉内推注1小时以上,可改善重度窒息患儿的预后。

(2)咪达唑仑:为新型短效苯二氮䓬类药物,起效快、半衰期短,遇到生理性pH时变为脂溶性,可透过血-脑屏障,对惊厥持续状态可有效控制。用法:负荷量每次0.15 mg/kg静脉推注至少5分钟,惊厥停止后给予1.0 μg/(kg·min)静脉维持;如果惊厥不能控制,则每15分钟增加维持剂量1.0 μg/(kg·min)直到惊厥停止,最大剂量为6 μg/(kg·min),惊厥停止后给予静脉维持24小时,随后逐渐减量,每15分钟至2小时减1.0 μg/(kg·min)至停药。

6.10%葡萄糖酸钙

如果惊厥同时伴有低钙可补钙治疗。用10%葡萄糖酸钙每次2 mL/kg+5%葡萄糖液等量稀释缓慢静脉注射,速度为1 mL/min,注意心率保持每分钟80次以上,否则应暂停,必要时6～8小时再给药1次。

7.适量限制入液量

供给过多的液体可增加脑中水的含量而加重脑损伤,但不能以牺牲正常血压和内环境稳定为代价。头48小时内,液体限制在比正常维持量少20%的水平(一般每天60 mL/kg)。可通过以下指标评价液体量是否合适。

(1)体重:必须出现生理性体重下降,每天下降1%～2%。

(2)尿量:1～3 mL/(kg·h)。

(3)血钠:130～150 mmol/L。

(4)体格检查:心率、呼吸、血压前囟、水肿。

8.控制脑水肿

主要为细胞中毒性脑水肿(其机制是细胞代谢障碍,ATP 生成减少,钠泵功能障碍,细胞内水钠潴留,导致细胞内水肿),颅压增高最早在生后 4 小时出现,一般在 24 小时更明显。只有在检测到颅内压明显升高(如骨缝增宽明显)导致脑灌注压严重下降时才考虑使用药物降低颅压,首选呋塞米,每次 1 mg/kg,每 6～12 小时 1 次;亦可使用甘露醇,宜小剂量,每次 0.25～0.5 g/kg,20～30 分钟内静脉滴注,间隔 4～6 小时,力争在生后 72 小时内使颅压下降。但甘露醇可损伤肾脏功能,故在有明显肾功能损害的患儿,甘露醇应慎用。不推荐使用激素减轻脑水肿。

(二)脑保护策略

1.亚低温治疗

足月儿 H 唯一有效的治疗方法。

2.促红细胞生成素(EPO)

外源性 EPO 能通过血-脑屏障,改善缺氧、缺血所致的脑损伤。每次 1 000 U/kg,静脉滴注,隔天应用 7 次,首次在生后 12 小时内,目前仍缺乏循证医学支持,不作为常规应用。

(三)早期康复治疗

严重脑损伤患儿应积极进行神经发育评估,存在发育落后的患儿应及时进行早期干预。

七、预后评估

HIE 的预后评估应结合围产期缺氧的程度、临床症状的动态变化、影像学改变、脑电图持续异常时间来综合评定。以下征象提示预后不良。

(1)重度窒息,经抢救 20 分钟以上才出现自主呼吸。

(2)临床分度为重度缺氧缺血性脑病,1 周后神经症状无好转,仍呈昏迷状态。

(3)频繁惊厥,足量正规的药物治疗不能控制,或出现严重的脑干症状。

(4)同时合并严重的多器官功能衰竭,48 小时以上不能恢复。

(5)脑电图呈"爆发抑制""低电压""电静息"等改变,尤其持续时间较长者。

(6)部分中度及重度病例,如在 10～14 天后影像改变仍不恢复,此时不再是脑水肿的病理过程,而是神经元坏死的晚期病理改变,3～4 周后影像学出现脑空洞、微缩性等病理改变,预示预后差。

(7)2 周 NBNA 评分≤35 分。

八、远期后遗症

(一)脑瘫

脑瘫是 HIE 最多见也是最早被发现的神经系统后遗症。大多数脑瘫在新生儿期仅表现为肌张力低下、活动减少或喂养困难等,2～3 个月以后才逐渐转为肌张力增高,反射异常,6 个月之后由于大动作发育明显落后、姿势异常和自主活动减少,容易做出脑瘫的诊断。脑瘫的治疗强调早期(指 6 个月尤其是 3 个月内)、综合、长程和定期评估。

(二)癫痫

部分重度 HIE 患儿后期出现癫痫,此类癫痫多为严重或难治性发作。不宜使用促脑细胞代谢药,选用最有效的抗癫痫药物。

（三）其他

精神和运动发育迟缓、视力障碍、听力障碍、学习和认知障碍、智力落后等。

九、转诊

重度HIE患儿常存在多器官功能障碍,且治疗不及时可发生严重伤残。因此下列情况应转诊:①存在脑病症状的患儿不能进行亚低温治疗者应尽快转诊到可以进行低温治疗的中心;②发生严重呼吸衰竭或PPHN患儿,经积极通气治疗仍不能改善者;③发生严重循环功能障碍经积极治疗仍不能维持正常循环功能者;④发生严重肾衰竭不能好转或不能进行透析治疗者;⑤发生严重出血经积极治疗仍不能缓解者。

（李艳艳）

第二节　新生儿颅内出血

新生儿颅内出血(neonatal intracranial hemorrhage,ICH)是围产期新生儿常见的脑损伤。既可单独发生,亦可作为缺氧缺血性脑病的一种表现,主要见于早产儿。

一、发生率与病死率

随着产科监护技术的进步,足月儿产伤性ICH已显著减少,但早产儿缺氧性ICH发生率仍高。

二、病因

产前、产时及产后一切能引起胎儿或新生儿产伤、脑缺氧缺血或脑血流改变之因素,均可导致ICH,有时几种因素同时存在。国内新生儿感染率高,整个新生儿期重症感染亦可引起颅内出血。

（一）产伤

多见于足月儿,常为胎头过大、头盆不称、先露异常(臀位、横位)、骨盆狭窄、急产、滞产、不适当助产(吸引产、钳产、不合理应用催产素)、产道肌肉僵硬等所致。

（二）缺氧

缺氧多见于早产儿。

1.母亲因素

母亲患糖尿病、妊娠期高血压疾病、重度贫血、心肾疾病、低血压、产时用镇静剂、镇痛剂。

2.胎儿、胎盘因素

胎盘早剥、产程延长、脐带受压、宫内窘迫。

3.新生儿因素

窒息、反复呼吸暂停、呼吸窘迫综合征,其中以新生儿窒息最常见。

（三）脑血流改变

1.波动性脑血流

见于不适当机械通气、各种不良刺激(剧烈疼痛、汽车上头部的振动或摇晃、气道刺激致剧咳等),可致脑灌注压剧烈波动。

2.脑血流增快

见于血细胞比容低下(血细胞比容每减少5%,每100 g脑组织脑血流量增加11 mL/min)、体循环血压升高、动脉导管开放、高血压、快速扩容、快速输注高渗液、高碳酸血症、低血糖、惊厥等,可明显增加脑血流。

3.脑血流减慢

见于低血压、低碳酸血症、低体温、心力衰竭等。

4.脑静脉压升高

阴道分娩、钳产、高PEEP通气、气胸等,可使颅内静脉压升高。

(四)感染

重症肺炎、败血症等。

(五)其他

维生素K缺乏症、弥散性血管内凝血(DIC)等。

三、病理生理

(一)机械损伤

各项产伤因素均可致胎儿头部在分娩过程中骤然受压或过度牵引,使颅骨过度变形,引起大脑镰等撕裂出血。

(二)凝血功能未成熟

由于凝血因子不能经母胎转运,须由胎儿未成熟的肝脏合成,故新生儿生后1周内血浆大多数凝血因子水平不足,其中4个维生素K依赖因子(Ⅱ、Ⅶ、Ⅸ、Ⅹ)和4个接触因子(Ⅺ、Ⅻ、PK、HMWK)仅为成人的50%,Ⅴ因子、Ⅷ因子虽高,但半衰期短而不稳定,Ⅰ因子水平与成人接近,但因存在胎儿纤维蛋白原,含较多唾液酸而活性弱,转化为纤维蛋白较慢。此外,新生儿抗凝血酶Ⅲ(AT-Ⅲ)活性亦低下,血小板也处于低值。由于新生儿凝血物质不足,抗凝活性低下,故常有生理性出血倾向并致出血难止,早产儿尤甚。

(三)脑血管发育不成熟

1.血管缺乏基质保护

生发基质位于侧脑室底的室管膜下,其最突出部分位于尾状核头部,从侧脑室前角延至颞角、第三、四脑室顶部。胎龄26~32周,侧脑室生发基质区和脉络丛微血管基质发育滞后于脑实质其他部位,部分早产儿细胞外基质Ⅳ型胶原纤维、粘连蛋白和纤维连结蛋白含量少,致无连续完整基膜。侧脑室生发基质于胎龄32周后才逐渐萎缩,而脉络丛微血管膜亦于足月后才发育成熟。在此期间,侧脑室生发基质区的血管密度和面积明显高于白质区,尽管周围微血管丰富,但因缺乏基质保护,由单层内皮细胞所组成的、缺少平滑肌及弹力纤维支持的血管,对抗血流冲击能力差,在缺氧、缺血、酸中毒、脑血流速波动等影响下,生发基质区易发生破裂出血。随着孕龄的增加,出血多来自脉络丛。

2.长穿支血管少

在脑血管发育过程中,脑皮层血液供应来自软脑膜动脉,有较好的侧支循环,供应皮层下白质区为动脉的短穿支,均不易发生缺血性损害。供应脑室周围深部白质为动脉长穿支,早产儿越不成熟,长穿支越少,且缺少侧支循环,一旦缺血,该区最易受损。

3.血管呈 U 字形曲折

脑白质引流的静脉通常呈扇形分布于脑室周围白质,在脑室旁经生发基质区汇入终末静脉,此静脉在侧脑室马氏孔后方、尾状核部前方呈 U 字形曲折,汇入大脑内静脉。当静脉压增高时,血液回流受阻,U 字形曲折处压力升高,易发生充血、破裂出血或出血性梗死。

(四)脑血流波动

1.被动压力脑循环

被动压力脑循环指脑血流随血压的变化而变化的形式。早产儿脑室周围循环血流分布不匀,存在高容量血流区和侧脑室生发基质低容量血流区,该区血流量极低,每 100 g 脑组织血流量<5 mL/min,而正常脑血流量为每 100 g 脑组织 40~50 mL/min。早产儿脑血管自主调节功能差,调节范围窄,因此,各种原因引起的脑血流改变,均可导致 ICH。

2.脑血管对二氧化碳敏感

$PaCO_2$ 每增加 0.1 kPa(1 mmHg),脑血管扩张导致脑血流增加 8.6%,若 $PaCO_2$ 增加过多,超过脑血管扩张极限,可致血管破裂出血。反之若 $PaCO_2$ 减少,则脑血管收缩,脑血流减少,使低血容量区缺氧缺血,导致血管变性或缺血再灌注损伤,同样亦会引起 ICH。

四、颅内出血部位与相应临床表现

(一)硬膜下出血(SDH)

SDH 多见于足月儿,且多为产伤性,如头盆不称、先露异常(横位臀位等)、产道肌肉僵硬、骨盆狭窄、骨盆变形能力差(高龄初产等)、急产、滞产、不适当助产(胎头吸引、钳产、不合理应用催产素等)、胎儿颅骨易变形等,多伴有颅骨骨折,部分可无任何诱因。

随着产科技术的进步,SDH 发生率已显著下降至 7.9%。SDH 以颅后窝小脑幕下和幕上出血为常见。临床表现因出血部位与出血量的不同而异。

1.小脑幕撕裂

该病为大脑镰与小脑幕交叉部撕裂,引起直窦、Galen 静脉、横窦及小脑幕下静脉损伤,导致颅后窝小脑幕上和/或幕下出血,但以幕上出血较常见。幕上出血量少者可无症状,出血量多者,生后 1 天即出现呕吐、易激惹或抽搐,甚或有颅内压增高表现。幕下出血早期可无症状,多在生后 24~72 小时出现惊厥、呼吸节律不整、神志不清,出血量多者数分钟至数小时后转入昏迷、瞳孔大小不等、角弓反张,甚或因脑干受压而死亡。

2.大脑镰撕裂

该病少见,为大脑镰与小脑幕连接部附近撕裂,致下矢状窦破裂出血。出血如不波及小脑幕下,常无临床症状,如波及致小脑幕下出血,症状与小脑幕撕裂同。部分幕下出血尚可流入蛛网膜下腔或小脑而表现为蛛网膜下腔出血或小脑出血。

3.大脑浅表静脉破裂

出血多发生在大脑凸面,常伴蛛网膜下腔出血。轻者可无症状,或新生儿期症状不明显,数月后发生慢性硬膜下血肿或积液,形成局部脑膜粘连和脑受压萎缩,导致局限性抽搐,可伴贫血和发育迟缓。重者于生后 2~3 天内发生局限性抽搐、偏瘫、眼向患侧偏斜。

4.枕骨分离

常致颅后静脉窦撕裂,引起颅后窝小脑幕下出血并伴小脑损伤,症状同小脑幕下出血,常可致死。

(二)原发性蛛网膜下腔出血(SAH)

SAH 是指单独发生而非继发于硬膜下或脑室内出血的蛛网膜下腔出血,是 ICH 中最常见的类型(占 43%~76%),多见于早产儿,足月儿仅占 4.6%~18.3%,73% 为缺氧所致,少由产伤引起。临床可分 3 型。

1.轻型

多见于早产儿,为软脑膜动脉吻合支或桥静脉破裂所致。出血量少,56% 无症状,或仅轻度烦躁、哭声弱、吸吮无力,预后好。

2.中型

多见于足月儿。生后 2 天起出现烦躁、吸吮无力、反射减弱,少有发绀、抽搐、阵发性呼吸暂停,检查偶见前囟胀满、骨缝裂开、肌张力改变,全身状态良好,症状与体征多于 1 周内消失,预后良好。约 1/3 病例可并发缺氧缺血性脑病,偶可发生出血后脑积水。

3.重型

多伴重度窒息及分娩损伤,常因大量出血致脑干受压而迅速死亡,病死率为 SAH 的 4.5%,但本型少见。头部 CT 可见前、后纵裂池、小脑延髓池、大脑表面颅沟等一处或多处增宽及高密度影。

(三)室管膜下生发基质-脑室内出血(SHE-IVH)及脑室周围出血(PVH)

开始为室管膜下生发基质出血,出血量大时可突破生发基质而进入侧脑室,导致脑室内出血,并继而经第四脑室进入蛛网膜下腔甚或进入脑实质,引起脑室周围出血或脑实质出血。SHE-IVH 及 PVH 均由缺氧所致,其发病率与胎龄密切相关,多见于出生体重<1 500 g、孕龄<32 周的早产儿,是早产儿颅内出血中最常见的类型,也是早产儿脑损伤最常见病因。

1.临床分型

因出血程度不同,临床可分 3 型。

(1)急剧恶化型:多为Ⅲ~Ⅳ级出血(出血分级见影像学检查),生后数分钟至数小时内出现发绀、抽搐、阵发性呼吸暂停、软瘫、昏迷。病情于 24~48 小时内迅速发展,50%~60% 于 72~96 小时内死亡,幸存者于第 4~5 天渐趋稳定。

(2)普通型:多为Ⅱ级、偶为Ⅲ级出血。上述部分症状 50% 见于生后 24 小时内,25% 见于生后第 2 天,15% 见于生后第 3 天,因而 90% 于生后 72 小时内发生。其余可于 2 周内发生。症状于数小时至数天内发展,但可有缓解间隙,表现为神志异常,肌张力低下,但不发生昏迷,大部分存活,少数发展为出血后脑积水。

(3)无症状型:占 25%~50%,多为Ⅰ~Ⅱ级出血,临床症状不明显,多在影像检查时发现。

2.并发症

(1)出血后脑积水:脑室内出血的主要并发症是出血后脑室扩大(头围每周增加<2 cm)及出血后脑积水(头围每周增加>2 cm)。其发生主要与脑脊液吸收障碍有关:出血后脑脊液中大量血细胞成分及纤维蛋白,可凝成血块,堵塞脑脊液循环通道如第四脑室流出道及天幕孔周围脑池等处,使脑脊液循环不良和积聚,导致以梗阻为主的脑室扩大及早期脑积水,若不及时清除,更可致蛛网膜炎而发生以交通性为主的脑室扩大及晚期脑积水。脑室的进行性扩大,可压迫脑室周围组织致其缺血性坏死,最终导致患儿死亡或致残。国外报道脑室内出血伴脑室扩大/脑积水的发生率为 49%,其中Ⅲ、Ⅳ级脑室内出血引起者分别占 40% 及 70%,常于出血后 15~70 天内发生。

(2)慢性脑室扩大：有25%的脑积水可发展为慢性脑室扩大(PVD,脑室扩大持续2周以上)。Ⅲ级以上脑室内出血的慢性脑室扩大发生率可高达80%,有38%自然停止发展、48%非手术治疗后停止发展,34%最终必须手术治疗。

(3)脑室周围出血性梗死(PHI)/脑室周围白质软化(PVL):80%的严重SHE-IVH,常于发病第4天,伴发脑室周围出血-脑室周围出血性梗死(PVH-PHI)或脑室周围白质软化(PVL)。PHI位于与脑室内出血同侧的侧脑室角周围,呈扇形分布,与静脉回流血管分布一致(静脉梗死)。

(四)脑实质出血(IPH)

脑实质出血(IPH)为产伤或缺氧所致。

1. 大脑实质出血

可见于足月儿,为血管周围点状出血；或见于早产儿,多为生发基质大面积出血,并向前、外侧扩展,形成额顶部脑实质出血,少数为生发基质出血并向下扩展进入丘脑,形成丘脑部脑实质出血。余临床表现为早期活动少,呼吸与脉搏慢弱,面色尚好,持续6~10天后,转为激惹、肌张力低下、脑性尖叫,有15%患儿无症状。本型特点为起病缓慢,病程较长,死亡较迟。

2. 小脑实质出血

多见于出生体重<1 500 g或孕龄<32周的早产儿,由缺氧所致,发病率为15%~25%,可为灶性小出血或大量出血。临床分3型:①原发性小脑出血;②小脑静脉出血性梗死;③脑室内出血或硬膜下出血蔓延至小脑的继发性出血。症状于生后1~2天出现,主要表现为脑干受压征象,常有脑神经受累,多于12~36小时内死亡。

(五)硬膜外出血(EDH)

多见于足月儿,常由产伤所致,为脑膜中动脉破裂,可同时伴有颅骨骨折。出血量少者可无症状,出血量多者亦可表现为明显的占位病变表现、颅内压增高、头部影像学见明显中线移位,常于数小时内死亡。

(六)混合性出血

可同时发生上述2个或2个以上部位的出血,症状可因出血部位与出血量的不同而异。由产伤所致者主要为硬膜下出血,脑实质出血及蛛网膜下腔出血；由缺氧窒息所致者主要为脑室内-脑室周围出血。胎龄<3周以脑室内、脑室周围出血及小脑出血为主,胎龄32~36周以脑实质出血、脑室内-脑室周围出血及蛛网膜下腔出血为主,胎龄≥37周以脑实质出血、硬膜下出血及蛛网膜下腔出血为主。

五、临床表现

重度窒息及产伤所致的ICH,常于生后2~3天内出现症状,表现为以下几方面。

(一)神经系统兴奋症状

呻吟、四肢抖动、激惹、烦躁、抽搐、颈强直、四肢强直、腱反射亢进、角弓反张、脑性尖叫等。

(二)神经系统抑制症状

反应低下、吸吮无力、反射减弱、肌张力低下、嗜睡、软瘫、昏迷等。

(三)眼部症状

凝视、斜视、眼球震颤、瞳孔扩大或大小不等、对光反射迟钝等。

(四) 其他

呼吸与心率快或慢、呼吸暂停、发绀、呕吐、前囟饱满、体温不稳定等。

早产儿ICH症状多不典型,常表现吸吮困难、肢体自发活动少或过多、呼吸暂停、皮肤发灰或苍白、血压与体温不稳、心率增快或持续减慢、全身肌张力消失。

六、影像学检查

(一) 头颅B超

头颅B超用于诊断ICH及其并发症,其敏感性及特异性分别高达96%及94%,是ICH最有效的筛选方法。因ICH多在生后1~7天内发生,故检查宜在此期进行,并应每隔3~7天复查1次,直至出血稳定后,仍须定期探查是否发生出血后脑积水。超声(US)对诊断SEH和IVH的敏感性最高,这与US对颅脑中心部位高分辨率的诊断特性以及对低血红蛋白浓度具有较高敏感性有关。研究显示,即使脑室少量出血、脑脊液中血细胞比容低至0.2%时,或在出血吸收、血红蛋白分解、出血部位血红蛋白降至70~80 g/L,出血部位与周围组织密度相等,CT难以发现出血时,US仍可分辨并做出诊断,因此US诊断颅内出血的时间通常可延至出血后3个月或更久,故头颅B超在很大程度上已可代替CT检查。

SEH-IVH的头颅B超表现及诊断标准,按Papile分级法分为4级。①Ⅰ级:单或双侧室管膜下生发基质出血。②Ⅱ级:室管膜下出血穿破室管膜,引起脑室内出血,但无脑室增大。③Ⅲ级:脑室内出血伴脑室扩大(脑室扩大速度以枕部最快,前角次之),可测量旁矢状面侧脑室体部最宽纵径,6~10 mm为轻度扩大,11~15 mm为中度扩大,≥15 mm为重度扩大;也可由内向外测量旁矢状面脑室后角斜径,≥14 mm为脑室扩大;或每次测量脑室扩大的同一部位以作比较。④Ⅳ级:脑室内出血伴脑室周围出血性梗死;后者于沿侧脑室外上方呈球形或扇形强回声反射,多为单侧。

SHE-IVH按出血程度分为:①轻度出血,单纯生发基质出血或脑室内出血区占脑室的10%以下。②中度出血,脑室内出血区占脑室的10%~50%。③重度出血,脑室内出血区占脑室的50%以上。

(二) 头颅CT

头颅CT适用于早期快速诊断颅内出血,但分辨率及对脑实质病变性质的判断不及磁共振显像,一般在生后1周内分辨力最高,故宜于生后1周内检查。头颅CT可检查到各部位的出血,对SHE-IVH分级与B超分级相同,但分辨率明显逊于US,对室管膜下及少量脑室内出血敏感性亦不及US。7~10天后随着出血的吸收,血红蛋白逐渐减少,血肿在CT中的密度也明显降低,等同于周围组织的密度。此时CT对残余积血不敏感。

(三) 头颅磁共振显像(MRI)

对各种出血均有较高诊断率,分辨率高于头颅B超与CT,并可准确定位及明确有无脑实质损害。但对新鲜出血敏感性较差,故宜在出血3天后检查。由于新鲜血肿内主要为氧合血红蛋白,T_1加权像上仅表现为等信号或稍低信号,在T_2加权像上表现为高信号。7~10天后,氧合血红蛋白转变为脱氧血红蛋白和高铁血红蛋白,血肿在MRI中的信号也随之变化,在T_1和T_2加权像上均表现为高信号。因此,MRI中不同的出血信号,可以估计出血时间。

CT和MRI可很好辨别第三、四脑室内出血以及SDH和SAH,但US未能诊断上述部位的出血,此与US对颅脑边缘以及后颅窝部位的病变分辨率差有关。较大量的脑实质出血,US、

CT 和 MRI 均能做出很好诊断。

七、诊断

(一)病史
重点了解孕产妇病史、围产史、产伤史、缺氧窒息史及新生儿期感染史。

(二)临床表现
对有明显病因且临床出现抽搐者易于诊断,但有部分病例诊断困难,包括:①以呼吸系统症状为主要特征,神经系统症状不明显者,易误诊为肺部疾病,误诊率为20%~65%;②晚期新生儿 ICH 多与其他疾病并存,尤其以感染为多见,由于感染症状明显,常致忽略 ICH 的诊断,漏诊率达69.7%;③轻度 ICH 亦可因无临床症状而漏诊。故应提高警惕,对可疑病例加强检查。由于窒息缺氧既可引起肺部并发症、又可引起 ICH,两病亦可同时并存,故仅靠病史、体检常难以做出诊断,如无影像学配合,ICH 临床总误诊率为55.4%~56.2%,多误诊为呼吸系统疾病。

(三)影像学检查
影像学检查是确诊 ICH 的重要手段,头颅 B 超使用方便,可在床边进行,可作连续监测,可对各项治疗的效果进行追踪与评估,价格便宜,应作首选。头颅 CT 会有 X 线辐射,头颅 MRI 诊断率高,但扫描时间长,价格较贵。可根据实际情况选用。

(四)脑脊液检查
由于影像学的进展,目前已很少做脑脊液检查。急性期脑脊液常为均匀血性,红细胞呈皱缩状,糖定量降低且与血糖比值<0.6(正常 0.75~0.80),蛋白升高。脑脊液改变仅可考虑蛛网膜下腔出血,但仍未能明确是原发或继发,故诊断价值有限。1 周后脑脊液转为黄色,一般可持续 4 周左右。

八、治疗

(一)一般治疗
保持绝对安静、避免搬动、头肩高位(30°)、保暖、维持正常血气、消除各种致病因素、重者延迟24~48小时开奶、适当输液。

(二)纠正凝血功能异常
补充凝血因子,可用巴曲酶 0.5 kU 加 0.9%氯化钠 2 mL 静脉注射,隔 20 分钟重复 1 次,共 2~3 次,可起止血作用。或用维生素 K_1 0.4 mg/kg 静脉注射。必要时输血浆,每次 10 mL/kg。

(三)镇静与抗惊厥
对于无惊厥者用苯巴比妥 10~15 mg/kg 静脉注射以镇静及防止血压波动,12 小时后用维持量 5 mg/(kg·d),连用 5 天。有惊厥者抗惊厥治疗。对Ⅳ级脑室内出血伴生后 1 个月内仍有惊厥发作者,因 80%以上于 1 个月后仍可发生迟发性惊厥,可使用抗癫痫药物。

(四)脑水肿治疗
(1)于镇静、抗惊厥治疗 12 小时后,可给予呋塞米 1 mg/kg 静脉注射,每天 3 次,至脑水肿消失。

(2)地塞米松 0.5~1.0 mg/kg 静脉注射,每 6 小时 1 次,连用 3 天。本药能降低脑血管通透性,减轻脑水肿,增强机体应激能力而不会加重出血。

(五)穿刺放液治疗

1.硬膜下穿刺放液

用于有颅内高压之硬膜下出血,每天穿刺放液1次,每次抽出量<5 mL,若10天后液量无显著减少,可作开放引流或硬膜下腔分流术。

2.腰椎穿刺放液

用于有蛛网膜下腔出血或Ⅲ~Ⅳ级脑室内出血者。腰椎穿刺放液于B超确诊后即可进行,每天穿刺放液1次,每次放液量5~15 mL,以降低颅内压,去除脑脊液中血液及蛋白质,减少日后粘连,避免发生脑积水。当B超显示脑室明显缩小或每次只能放出<5 mL液量时,改隔天或隔数天1次,直至脑室恢复正常为止。

3.侧脑室引流

对有Ⅲ~Ⅳ级脑室内出血、腰椎穿刺放液未能控制脑室扩大者,或伴有颅内压增高的急性脑积水者,均可作侧脑室引流,首次引流液量10~20 mL/kg。此法常可控制脑室扩大及急性脑积水。为防感染,一般仅维持7天即应拔管。

4.手术治疗

侧脑室引流效果不佳者,应行脑室-腹腔分流术。

(六)出血后脑积水(PHH)治疗

早产儿脑室内出血,其血性脑脊液引起化学性蛛网膜炎,脑脊液吸收障碍,导致脑室扩大,虽较常见,但87%能完全恢复,只有约4%的IVH可发展为出血后非交通性脑积水(Ⅲ级78%、Ⅳ级100%可发生脑积水)。后者乃脑室内血性脑脊液沿脑脊液通路进入蛛网膜下腔,引起脑脊液循环通路阻塞所致,以中脑导水管梗阻为多。

1.连续腰椎穿刺

对严重ICH,可作连续腰椎穿刺放液,以控制出血后脑积水,成功率为75%~91%,连续腰椎穿刺应做到早期应用(病后1~3周)、放液量不宜过少(应每次5~8 mL)、间隔期应短(1~2天)、疗程足够(1个月左右),并避免腰椎穿刺损伤。对连续腰椎穿刺效果欠佳者,可联合应用乙酰唑胺治疗。有人认为反复腰椎穿刺放液并不能减少PHH的发生,反而会增加颅内感染的机会,因而提出反对。但因持续的颅内高压可破坏神经元轴突和损伤白质的少突胶质细胞,轴突的损伤亦可累及皮层的神经元,已证实腰椎穿刺放液能使皮层灰质容积明显增加,因此连续腰椎穿刺放液对控制持续颅内高压,防止脑积水发生确有其实际意义。

2.脑脊液生成抑制剂

乙酰唑胺40~100 mg/(kg·d)口服。由于出血后脑积水的发病机制主要是脑脊液吸收障碍而不是分泌增加,故不主张单独应用。

3.其他

过去用于溶解血凝块的尿激酶、链激酶,抑制脑脊液生成的甘油、呋塞米等,均已证实未能减少脑积水发生而停止使用。

4.手术治疗

采用脑室腹腔分流术(ventricul eritoneal shunt,V-P分流术),指征为以下几方面。

(1)每周影像检查提示脑室进行性增大。

(2)每周头围增长>2 cm。

(3)出现心动过缓、呼吸暂停、惊厥、昏迷等颅内高压症。

(4)术前脑脊液蛋白量<10 mg/mL。术后常见并发症为感染及分流管梗阻。

经正规治疗的 ICH 患儿,大多于 5~7 天后痊愈。

九、预防

(一)产前预防

(1)预防早产:预防可导致产伤的各种因素,治疗孕产妇高危疾病如妊娠期高血压疾病。胎膜早破孕妇应用抗生素防感染。

(2)早产孕妇产前应用糖皮质激素:糖皮质激素促肺成熟的同时,亦可促进生发基质毛细血管发育成熟,明显降低新生儿 ICH 的发生率。其不良反应为可导致低出生体重及头围缩小,但主要发生在多疗程使用糖皮质激素者。为避免产生不良反应,可仅于分娩前 24~48 小时内给予地塞米松 10 mg 或倍他米松 12 mg 静脉滴注,于 1 天内 1 次或分 2 次滴入,必要时可连用 2 天(第 2 次应用应与分娩时间间隔 24 小时以上),可明显降低早产儿颅内出血发生率。

(3)早产孕妇产前应用维生素 K_1:目的是促使胎儿血浆 Ⅱ、Ⅶ、Ⅹ 三种凝血因子水平升高,从而降低早产儿颅内出血发生率。可于分娩前给予维生素 K_1 静脉或肌内注射,每天 1 次,连用 2~7 天(最后 1 次应用应与分娩时间间隔 24 小时以上),同样有良好效果,如出生早期给予早产儿注射活性因子 Ⅶ,效果更佳。

(4)产前联合应用糖皮质激素及维生素 K_1:联合应用比单用糖皮质激素或维生素 K_1 效果更佳,两药用法同上,可使 PVH-IVH 发生率下降 50% 以上,重度出血减少 75%。

(5)其他:早产孕妇产前应用苯巴比妥,经循证医学分析,无良好效果,不能用于早产儿颅内出血的预防。亦有介绍产前联合应用硫酸镁(每次 4.0 g)及氨茶碱(每次 240 mg)静脉滴注 12 小时,然后每 12 小时 1 次,直至分娩或疗程已达 48 小时。

(二)产前产后联合预防

由于 ICH 多发生在宫内或生后 1~6 小时,故生后 6 小时才注射苯巴比妥,确实不能预防早产儿颅内出血的发生,若于生后 1~3 小时内注射该药,虽仍不能降低颅内出血发生率,但可减少重度出血的发生及减少轻度出血转为重度出血。故可于产前采用糖皮质激素及维生素 K_1,而于婴儿出生 3 小时内注射苯巴比妥,可获得更好的预防效果。

(三)产时预防

采用延迟结扎脐带。已证实早产儿脱离母体后 30~45 秒结扎脐带(延迟结扎脐带),与脱离母体后 10 秒内结扎脐带(即刻结扎脐带)比较,早产儿颅内出血发生率明显降低。

(四)新生儿药物预防

1.苯巴比妥

尽管有报道早产儿应用苯巴比妥后,可使脑室内出血发生率从 43.9%~54% 降至 7.1%~28.2%,并使重度脑室内出血发生率从 20%~33.3% 降至 0~11%。于生后 6~12 秒及大于生后 12 秒给药,脑室内出血发生率分别为 15.6%、32.8% 及 44.9%。故可于生后 6 秒内应用,苯巴比妥负荷量 20 mg/(kg·d),分 2 次,间隔 12 小时静脉注射,24 秒后维持量 5 mg/(kg·d),共用 3~5 天。但国外经循证医学分析后认为,于生后 6 小时内应用苯巴比妥,对降低 ICH 及 ICH 后遗症、病死率均无效,且可增加对机械通气的需求,因而不推荐使用。

2.吲哚美辛

吲哚美辛能调节脑血流,促进室管膜下生发基质成熟。出生体重<1 250 g 的早产儿,于生

后6～12小时给予吲哚美辛0.1 mg/kg,24小时后重复1次;或生后6～12小时给予1次,此后每12小时1次,连用2～3天,可使脑室内出血发生率降低66%,但对男婴效果好于女婴,且可升高坏死性小肠结肠炎发生率。

3.维生素K_1

至今为止,采用维生素K_1预防维生素K缺乏所致之ICH,其用药方法、用药途径、使用剂量均未统一,多认为口服比肌内注射更为合适。尽管证实维生素K_1作为氧化剂,对患G-6-PD缺乏症新生儿的红细胞不会发生氧化损害,亦不会发生DNA损伤,但尚未能排除导致儿童期白血病的可能。目前多建议以下几种。

(1)由于肌内注射维生素K_1,短期内可引起机体非常高的维生素K_1水平,对新生儿可能会有潜在损害,故非必要不作肌内注射。

(2)足月儿生后可有维生素K缺乏,于生后第1天及第4天分别口服水溶性混合微胶粒制剂(内含维生素K_1 2 mg及卵磷脂、甘氨胆酸)2 mg,维生素K缺乏性出血症可减少61.1%,从而预防维生素K缺乏性ICH。对单纯母乳喂养者,亦可每周口服2 mg,采用少剂量多次口服,安全性更高。

(3)早产儿维生素K依赖性凝血因子减少,不是由维生素K缺乏所致,而是蛋白质合成不足造成,且早产儿维生素K缺乏并不明显,给予维生素K_1效果不佳,故早产儿生后前几周应适当减少维生素K_1的供给,不必过早给予。

(4)对不适宜口服者可予静脉注射维生素K_1 0.4 mg/kg,效果与口服3 mg者相同。

(5)对服用抗生素、抗结核药及抗癫痫药物的孕妇,于分娩前15～30天口服维生素K_1 10～20 mg/d,该新生儿生后应立即静脉注射维生素K,亦有预防作用。

4.其他

尚有报道应用泮库溴铵、维生素E、酚磺乙胺、钙通道阻滞剂等者,但多认为效果不大。

十、预后

(一)影响ICH预后的因素

(1)若临床出现:①昏迷或半昏迷;②中枢性呼吸衰竭;③重度惊厥;④原始反射全部消失。具备上述项目越多,预后越差。其中严重室管膜下生发基质-脑室内出血发生后遗症率>35%,若伴发脑室周围出血-脑室周围梗死脑室周围白质软化者可高达90%,常表现为半身瘫,认知障碍。

(2)出血部位及出血量:严重硬膜下出血、严重原发性蛛网膜下腔出血、严重脑室内出血及小脑实质出血,均预后不良。常见的脑室内出血,其预后与出血程度有关:轻度出血者几乎全部存活,后遗症率为0～10%;中度出血病死率为5%～15%,后遗症率为15%～25%;重度出血病死率为50%～60%,后遗症率为65%～100%。

(3)脑室围周出血性梗死脑室周围白质软化:严重后遗症的发生可能与下列因素有关。①生发基质损伤,可使神经细胞分化障碍及板下区神经元损伤,导致髓鞘、皮层发育异常而发生运动、认知障碍;②脑室周围白质、特别是对应中央区、顶枕区白质损伤,皮质脊髓视放射及丘脑投射纤维损害,导致双下肢痉挛瘫,视觉损害及认知障碍;③持续颅内高压及脑积水,可导致神经发育迟缓;④皮层神经元损伤,可导致认知障碍。

室管膜下生发基质-脑室内出血后所导致的脑实质损害与神经发育的关系见表1-1。

表1-1 脑实质损害与神经发育的关系

白质损害	例数	神经发育		
		正常	轻度异常	重度异常
无	43	25	17	1
轻度	20	11	8	1
重度	9	0	4	5

(二)常见后遗症

1.脑积水

脑积水主要由IVH所致。54%可于8周后自然缩小并恢复正常;部分可继续扩大超过6个月,然后渐消退,并于1岁左右恢复正常;另一部分保持稳定或继续发展成严重脑积水。过去曾广泛采用乙酰唑胺[100 mg/(kg·d)]及呋塞米[1 mg/(kg·d)]治疗,但最后证实不但无效,反可增加死亡率及伤残率。过去亦曾于脑室内注射链激酶,亦证明无效。而脑室-腹腔引流则可有一定疗效。

2.智力、运动发育障碍

多由PVH-IVH所致,包括有运动、认知障碍,视觉损害及脑性瘫痪。

(牛俊红)

第三节 新生儿惊厥

新生儿惊厥是新生儿期常见的症状。可由多种原因引起,表现亦多种多样,有些预后良好,而有些则表明病情凶险,还可能影响新生儿脑的发育,产生神经系统后遗症。

一、病因及发病机制

(一)围产期并发症

窒息缺氧或产伤,引起缺氧缺血性脑病(hypoxicischemic encephalopathy,HIE)或颅内出血(intracranial hemorrhage,ICH)。HIE主要见于足月儿,惊厥常发生在生后第一天,可表现为微小型惊厥、多灶性甚至强直型惊厥。ICH包括蛛网膜下腔出血、硬膜下出血和脑实质出血,多与产伤有关,已较少见。值得注意的是,早产儿窒息缺氧后常发生脑室内出血,出血量多者常在1~2天内病情恶化死亡。

(二)感染

先天宫内感染、围产期感染或生后感染,可引起脑炎、败血症、脑膜炎或脑膜脑炎。病原多为细菌或病毒。新生儿化脑症状常不典型,易漏诊,临床诊断败血症和惊厥的患儿均应做脑脊液检查。先天宫内病毒感染的患儿常有全身多脏器功能损害表现,如小头畸形、黄疸、肝脾大、皮肤出血点、瘀点、瘀斑、血小板计数减少、白内障、视网膜脉络膜炎、耳聋等。

(三)代谢紊乱

这些疾病惊厥常表现为局灶性或多灶性阵挛型惊厥。原因有低血糖、低血钙、低血镁、低血钠或高血钠、胆红素脑病、维生素 B_6 依赖症、遗传代谢缺陷(先天性酶缺陷)等。

(四)药物相关性惊厥
药物相关性惊厥包括药物中毒和撤药综合征。

(五)其他
先天脑发育不全、染色体病、基因缺陷病等,如良性家族性惊厥、色素失禁症、神经纤维瘤等。

二、诊断

(一)病史
母孕期病史及用药史、家族遗传史、围产期窒息史、生后喂养情况、黄疸情况、有无感染等。

(二)临床表现
出现不同的惊厥表现(惊厥类型)。

1. 微小型

最常见,26%~50%的新生儿惊厥表现为微小惊厥,可由多种病因引起,可与其他发作类型同时存在,可损伤脑组织。表现为呼吸暂停、眼强直性偏斜、反复眨眼、吸吮、咀嚼、单一肢体的固定姿势、上下肢游泳及踏车样运动等。

2. 局灶性阵挛型

身体某个部位局限性阵挛,常起自一个肢体或一侧面部,然后扩大到身体同侧的其他部位,通常意识清醒或轻度障碍,无定位意义,多见于代谢异常,有时为蛛网膜下腔出血或脑挫伤引起。大多预后较好。

3. 多灶性阵挛型

由一个肢体移向另一个肢体或身体一侧移向另一侧的游走性、阵挛性抽动。常伴意识障碍,可影响呼吸引起发绀,常见于 HIE、ICH、中枢神经系统感染等,亦反映神经系统损害较重。

4. 强直型

四肢强直性伸展,有时上肢屈曲、下肢伸展伴头后仰,常伴呼吸暂停和双眼上翻、意识不清。是疾病严重的征象,表示有脑器质性病变而不是代谢紊乱引起的。常见于胆红素脑病、严重中枢神经系统病变,如晚期化脓性脑膜炎、重度颅内出血或早产儿较大量脑室内出血等,预后不好。

5. 全身性肌阵挛型

表现为肢体反复屈曲性痉挛,有时躯干也有同样痉挛。此型在新生儿少见,表示有弥漫性脑损害,预后不良。脑电图显示暴发抑制类型和逐渐演变成高峰节律紊乱。

(三)体征
(1)接生时需认真检查脐带胎盘有无畸形、感染、老化等表现。

(2)体格检查:除观察了解惊厥发作的临床表现、神经系统体征外,还要注意有无其他部位的畸形(如小头畸形,皮肤的改变如皮疹、黄疸、色素沉着或脱失、有无感染灶、有无眼部发育异常、有无特殊气味等)。

(四)实验室检查
(1)全血细胞计数、血小板计数、出凝血时间、凝血酶原时间等,对于评价感染或出血有意义。

(2)生化检查:血糖、血生化、肝肾功能、血气分析、血乳酸、血氨、尿筛查及血串联质谱测定等,协助诊断各种代谢紊乱导致的惊厥。

(3)血培养、血 TORCH-IgM 或 PCR 测定;脑脊液检查,包括涂片、常规、生化和细菌培养;

脑脊液 TORCH-IgM 或 PCR 测定；在诊断感染及除外中枢神经系统感染非常必要。

(4)影像学检查：头颅 CT、头颅 B 超及磁共振检查，对于判断惊厥的解剖学上的病因，如出血、梗死、先天畸形和先天性感染是重要的方法。

(5)脑电图：对病因诊断意义不大，但对于了解病情及预后有一定参考价值。目前采用床边视频脑电图进行动态监护，可同时录下异常放电和惊厥动作，减少漏诊。

(6)眼底检查(注意有无先天白内障、视网膜脉络膜炎等)。

(7)对于原因不明且临床惊厥持续难止者，可于临床发作时试用维生素 B_6 100 mg 静脉注射协助诊断。

(五)鉴别诊断

1. 惊跳(抖动、震颤)

大幅度、高频率、有节律的活动，特别是一打开包的时候，肢体束缚被解除，皮肤受到寒冷刺激而出现，有时见踝部、膝部和下颌抖动，有时见于 HIE、低血钙、低血糖患儿，正常新生儿亦可见。与惊厥鉴别：发生时无眼球凝视、斜视等；在弯曲抖动的肢体时，发作立即停止；可因声音、皮肤刺激或牵拉某一关节而诱发，而惊厥是自发的；不伴有脑电图的异常。

2. 早产儿原发呼吸暂停

应与惊厥引起的呼吸暂停、阵发性发绀鉴别。原发呼吸暂停为呼吸暂停＞20 秒，伴心率下降、发绀，无眼球活动改变，刺激后缓解，用呼吸兴奋药有效。

3. 周期性呼吸

呼吸暂停＜10 秒，无心率下降、发绀等，暂停后，出现一次深长呼吸，有周期性变化。

4. 活动睡眠期

新生儿 50% 的睡眠时间为活动睡眠，可表现呼吸不规整，眼球转动，有肌肉活动，如张口、笑、咂嘴、睁眼等，而在清醒时消失，注意与微小惊厥鉴别。

三、治疗

(一)一般治疗

保暖，保持呼吸道通畅，监护生命体征，维持水、电解质及酸碱平衡。

(二)病因治疗

尽量去除或缓解引起惊厥的原发病因。

1. HIE、ICH

维持内环境稳定，限制液量，降低颅内压，控制惊厥发作。

2. 低血糖

新生儿血糖低于 2.6 mmol/L，应予治疗。10% 葡萄糖 2～4 mL/kg，缓慢静脉输入，并以 4～8 mg/(kg·min)的输糖速度维持输液，同时密切检测血糖，维持血糖在正常水平(2.6～6.5 mmol/L)。加奶后，可逐渐减少输糖量。顽固性低血糖需要积极查找病因，必要时可加用激素治疗。

3. 低血钙

10% 葡萄糖酸钙 2 mL/kg+10% 葡萄糖等量稀释，静脉推注 1 mL/min，6～8 小时 1 次。病情缓解后减 1/2 量，血钙正常 3 天后改口服。葡萄糖酸钙输注速度不应超过 0.5 mL/min(50 mg/min)，应在心电监护下给药，同时尽量避免药物外渗(应签署知情同意书)。

4.低血镁

低血钙者可同时有低血镁,给 25%～50%硫酸镁 0.2～0.4 mL/kg,静脉缓慢输入或深部肌内注射。静脉给药时需注意检测呼吸及血压。

(三)抗惊厥药物治疗

1.苯巴比妥钠

首选药,负荷量 15～20 mg/kg,静脉注射或肌内注射,可分 2 次给药。如果为惊厥持续状态,可予苯巴比妥 5～10 mg/kg,每隔 15～30 分钟 1 次,直至发作停止或累计量达到 40 mg/kg。惊厥停止后 12～24 小时给维持量 5 mg/(kg·d),分 2 次给药,间隔 12 小时。如果惊厥发作频繁或持续,应静脉注射苯巴比妥,当病情稳定后,可改为口服。注意监测苯巴比妥血清浓度,有效血浓度为 20～40 μg/mL,有个体差异。累积负荷量大于 20 mg/kg 时,尤其是静脉注射或联合其他抗惊厥药时,可能会导致呼吸抑制或血压下降,应密切观察患儿情况。

2.苯妥英钠

作用快、效果好。负荷量 10～20 mg/kg,缓慢静脉注射,负荷量可分 2 次静脉注射,间隔 20～30 分钟。12 小时后可给维持量 3～4 mg/(kg·d),分 2 次静脉注射或口服。有效血浓度 15～20 μg/mL,应监测血浓度,且不宜长期使用。

3.氯硝西泮

安全有效,每次 0.05 mg/kg,缓慢静脉注射(2～5 分钟),20 分钟后可重复 1 次。半衰期较长,平均 9 小时,每天可用 2～3 次。

4.地西泮

因其可抑制新生儿的呼吸,现已少用。剂量每次 0.3～0.5 mg/kg,缓慢静脉注射,可 15～20 分钟后重复。

5.水合氯醛

剂量每次 50 mg/kg,口服或加等量生理盐水后灌肠。注意有消化道出血时,应避免使用。

(四)脱水剂

现已很少使用。如有占位效应的颅高压,必要时可给 20%甘露醇,每次 0.25～0.5 g/kg,每 8 小时或 6 小时 1 次。

四、预后

(1)胎龄越小,惊厥的发生率和病死率越高。

(2)与病因有关:早产儿脑室内出血,低血糖,核黄疸,发育畸形,重度 HIE,化脓性脑膜炎(晚期)等预后差。

(3)与惊厥类型有关:强直型惊厥、肌阵挛性惊厥等预后不良,微小型约有 1/2 预后不良。

(4)脑电图表现:脑电图显示波形平坦或低电压,预后极差;暴发抑制波形的预后也差;脑电图异常持续时间超过 1 周不恢复,预后不好。

(5)其他与预后不良的相关因素。Apgar 评分:5 分钟≤6 分,生后需要 5 分钟的正压复苏,生后 5 分钟仍肌张力低下。早期出现惊厥,惊厥持续超过 30 分钟;或≥3 天惊厥难以控制,用抗惊厥药效果不好或需用多种抗惊厥药。惊厥间歇期有明显意识障碍及神经学异常。影像学检查显示颅内明显器质性病变。

(牛俊红)

第四节 新生儿脑卒中

新生儿脑卒中又称新生儿脑梗死,是指生后28天内新生儿的脑血管一个或多个分支因各种原因发生梗死,导致脑组织相应供血区域的缺血性损伤。新生儿脑卒中分为出血性和缺血性两类,临床以缺血性卒中多见。由于新生儿脑卒中在出生时多无特异临床症状,往往于生后数月才出现运动或认知功能障碍,因此,早期诊断比较困难,治疗往往滞后。虽然97%新生儿脑卒中患儿可以存活,但57%遗留有运动或认知功能障碍,严重影响了患儿的生存质量。

一、发病率及危险因素

新生儿脑卒中的发病率为1/4 000,并呈增加趋势。新生儿脑卒中的病因繁多,包括新生儿产前、产时及产后等诸多因素,如产伤、窒息、心脏及血管异常、缺血缺氧、血液凝固性异常、遗传代谢性疾病、感染性疾病等。

二、诊断

(一)临床表现

惊厥是新生儿脑卒中早期最常见的症状,生后12小时已经开始出现惊厥,多为病灶对侧躯体局部抽搐,有时也会存在不同程度的意识障碍、肌张力和原始反射异常等非特异性症状和体征。惊厥常发生于大脑前、中、后动脉主干血管供血区大面积严重梗死的病例;而当梗死区病变并不十分严重或仅为脑血管分支供血区发生梗死时,不一定表现出惊厥。

(二)辅助检查

神经影像学检查是新生儿脑卒中的重要辅助诊断手段,包括传统的头颅超声、头颅CT、头颅磁共振成像(MRI)等。

1.头颅B超检查

可进行早期床旁检查,具有无创、方便、经济的特点,常作为首选的筛查方法。病变早期在超声中表现为梗死部位强回声反射,病变晚期梗死部位脑组织逐渐坏死液化,呈现低回声或无回声。

2.头颅CT

头颅CT能证实新生儿动脉缺血性梗死的数目、体积、血管分布区域以及病灶区域是否存在出血。早期典型CT表现为局灶性低密度影,脑结构界限模糊,可对发病后24小时内的病变进行早期初步诊断,晚期则可出现典型的楔形病灶。但由于CT放射污染大,目前不作为新生儿脑卒中影像学诊断的首选方法。

3.MRI检查

目前新生儿脑卒中影像学诊断的"金标准",可以了解具体脑损伤部位、范围及其周围脑水肿情况。

其他检查包括血常规、心电图、脑电图、血沉、凝血因子Ⅴ、Ⅷ、Ⅻ、纤维蛋白溶酶原等。

(三)鉴别诊断

由于新生儿脑卒中临床症状和体征缺乏特异性,在临床上与缺氧缺血性脑病、中枢神经系统感染、先天性遗传代谢病等不易鉴别,单纯依赖临床表现作出诊断极易造成漏诊及误诊。因此,对于具有高危发病因素的新生儿,生后早期应常规进行头颅超声筛查,并且借助其他影像学检查手段,方可对新生儿脑卒中作出早期诊断。

(四)评估

新生儿脑卒中常发生在类似健康的足月新生儿,早期症状轻微或无症状,临床诊断比较困难。因此,对高危新生儿应早期进行脑卒中的评估,有利于早期诊断。

(五)诊断流程

脑卒中的诊断流程:①了解患儿是否有头颈外伤史、感染史、不明原因发热等。②了解母亲药物使用情况,家族中有无发育迟滞、凝血功能紊乱。③仔细询问与早期心血管疾病、血栓形成疾病相关的家族史。④体格检查应特别注意生命体征、意识状态等改变。⑤影像学检查包括MRI和MRA或CT。

三、治疗

目前,对新生儿脑卒中以支持和对症治疗为主。

(一)急性期治疗

1.急性期以支持和对症治疗为主

惊厥是新生儿脑卒中早期常见的症状,频繁惊厥可加重脑损伤,早期积极有效地控制惊厥是减轻脑损伤的重要治疗措施。因此,应早期给予抗惊厥药物(如苯巴比妥)控制惊厥。降低颅内压可通过限制液体入量、应用呋塞米或甘露醇脱水等措施减轻脑水肿。

2.颅内血肿引流

脑实质内血肿导致严重颅内高压时,应及时实施手术进行引流。另外,如患儿脑室内出血导致进行性脑水肿加重,对其实施脑室引流,有利于新生儿脑卒中的康复。

3.抗凝治疗

对于新生儿动脉缺血性和脑静脉窦血栓性脑卒中,目前尚无很好的治疗措施。抗凝治疗的应用尚缺乏安全性和有效性评价,目前不主张常规使用。

4.补充治疗

血小板明显减少所致颅内出血时,应及时补充血小板;凝血因子缺乏,应及时采用补充疗法;虽然维生素K缺乏是一个世界范围的问题,但维生素K在新生儿脑卒中治疗中并不作为常规使用。

(二)慢性期治疗

慢性期主要提倡尽早进行康复治疗。促进肢体功能的恢复,改善感觉障碍,预防和纠正不良的习惯性运动。

四、预防

由于新生儿脑卒中复发少见,不提倡长期预防性使用低分子肝素等药物,但是对于具有血栓形成高危因素(如复杂性先天性心脏病)的新生儿,再次发生动静脉栓塞的风险高,应对其采取预防性治疗措施。同时,应积极预防和纠正脑卒中患儿的脱水和贫血,以避免静脉窦血栓形成和脑卒中复发。

(牛俊红)

第五节 新生儿梗阻性脑积水

新生儿梗阻性脑积水是指新生儿期各种病因所致脑脊液循环障碍，脑脊液在脑室内过度堆积，导致脑室扩大，颅内压增高。由于脑脊液循环障碍，脑积水往往是逐渐进展的，表现为脑室进行性扩大，使脑室周围脑实质受压，造成脑室旁白质损伤，严重者脑室旁白质软化。

一、病因

(一)颅内出血

脑室内出血是早产儿最常见的颅内出血类型，梗阻性脑积水是颅内出血后最常见、最严重的并发症。主要发生在Ⅲ～Ⅳ度颅内出血。当脑室内出血发生后，小凝血块、不凝血液等随着脑脊液流动，进入第三脑室，易阻塞狭长的中脑导水管，导致中脑导水管以上部位梗阻，表现为双侧侧脑室、第三脑室扩大。脑积水通常在脑室内出血后1～3周出现，但是头围增大和颅内压增高的临床表现出现较晚，常常在影像学发现脑室扩大后数天到数周才表现出来。

(二)中枢神经系统感染

中枢神经系统感染时，病原菌侵入脑膜引起毛细血管扩张、充血及通透性增加，并产生纤维蛋白等炎症渗出物，炎性渗出可堵塞脑脊液循环的中脑导水管、第四脑室正中孔、侧孔，造成梗阻性脑积水。除此以外，炎症因子的局部刺激引起蛛网膜、蛛网膜下腔、蛛网膜绒毛、软脑膜以及神经根周围间隙等部位的纤维增生、粘连，甚至发生闭塞，引起脑脊液回流和吸收障碍，亦可加重脑积水。

(三)其他

1.先天性脑积水

由孕6～17周时脑脊液循环通路发育异常所致。近1/2是由于脊髓脊膜膨出(脊柱裂)所致，脊髓脊膜膨出患儿的脑积水多为第四脑室流出道(正中孔、侧孔)梗阻所致；其他先天脑发育异常包括Chiari畸形、Dandy-Walker畸形、Galen静脉畸形等也可表现为先天性脑积水。

2.遗传代谢性疾病

在有机酸代谢病中最常见的类型是甲基丙二酸尿症合并高同型半胱氨酸血症，常伴有脑积水，其原因与高同型半胱氨酸对血管的损害有关。

二、临床表现

常有呼吸暂停、心动过缓、易激、嗜睡、呕吐、前囟紧张、颅缝增宽、大脑血管杂音、头皮静脉扩张及头颅快速增大及出现"落日征"。

三、诊断

(一)产前诊断

可通过胎儿超声或MRI诊断。妊娠15～18周时即可早期诊断胎儿脑积水。建议行羊膜腔穿刺术以评估有无与脑积水相关的染色体异常(13号和18号染色体)，并可鉴别胎儿性别(X-连锁遗传导水管狭窄)，检测甲胎蛋白水平。

(二)体格检查

头围每周增加＞2 cm 常提示脑室快速进行性扩张。

(三)头颅彩超

(1)可早期发现脑出血、脑积水；98%的出血后脑积水病例和早期脑室周围白质软化可在生后 2 周筛查时发现。必须每隔 1~2 周对脑室扩张程度进行连续超声扫描,直至脑室大小稳定或扩大的脑室回缩。

(2)梗阻性脑积水的颅脑超声诊断标准为：①侧脑室明显扩张,有张力感,前角圆钝,甚至呈球形；②矢状面侧脑室深＞3 mm；中线至侧脑室外缘与中线至同侧颅骨内板距离之比增大,一般＞1/3；③冠状面第三脑室增宽,＞3 mm。

(四)头颅 MRI

宫内 MRI 检查中,任何胎龄胎儿脑室大小超过 10 mm 均认为脑室扩大。生后头颅 MRI 可用于以下问题的诊断：①由脑室/双顶径值估计脑室扩张程度；②大脑皮质厚度测定；③其他相关中枢神经系统异常的诊断(如神经元移位)；④脑实质损伤的诊断(如钙化或囊肿)。

(五)头颅 MRA

可了解脑动脉血管是否有畸形情况。

四、治疗

(一)降低颅内压

由于多数为梗阻性脑积水,任何药物治疗效果均较差,目前没有足够的证据证实降低颅内压的药物能够改善远期预后,临床应慎重使用。

1.甘露醇

(1)药理作用：它通过提高血浆胶体渗透压,使脑组织内水分进入血管内,脑组织体积相对缩小而达到降颅压目的,降颅压速度快。快速静脉注射后 15 分钟内出现降颅压作用,30~60 分钟达到高峰,可维持 3~8 小时,半衰期为 100 分钟。

(2)用法：每次 0.25~0.5 g/kg,每 6~8 小时 1 次,30 分钟内静脉注射。

(3)不良反应：最大的不良反应是引起肾功能损害,甚至导致急性肾功能不全；同时,由于影响水电解质的重吸收,大量电解质从尿液中丢失,使血电解质发生紊乱。

2.甘油果糖

(1)药理作用：为高渗性脱水药,是一种复方制剂,可通过血-脑屏障进入脑组织还能参与脑代谢提供热量。与甘露醇相比,该药起效慢,注射后(0.59±0.39)小时颅内压开始下降,2 小时左右达高峰,降颅压可持续(6.03±1.52)小时,比甘露醇约长 2 小时。

(2)用法：由于甘油果糖起效慢,紧急需要降颅压的情况难以奏效,但它作用时间长,无反跳现象,可以与甘露醇交替使用。每次 2.5 mL/kg,每 6~8 小时 1 次。

(3)适应证：适用于有心功能障碍不能耐受快速静脉输注甘露醇；伴有肾功能损害、不需要立即获得降颅压挽救患儿生命的紧急效果。

(二)减少脑脊液产生

乙酰唑胺目前没有足够的证据证实临床效果,应谨慎应用。

1.适应证

在出血后脑积水时减少脑脊液产生。

2.用法

起始剂量每次 5 mg/kg,每 6 小时 1 次,缓慢静脉推注或口服,可增加到能耐受的剂量,每次 25 mg/kg,每 6 小时 1 次。

3.并发症

代谢性酸中毒、高钙血症和肾脏钙沉着症。

(三)腰椎穿刺放脑脊液

腰椎穿刺放出脑脊液中陈旧血液和增高的蛋白质,并降低颅内压,通过脑脊液的不断稀释减轻梗阻,达到脑脊液循环通畅的目的。对影像学诊断为Ⅲ～Ⅳ度脑室内出血、脑室在短期内呈进行性增大者即应开始连续腰椎穿刺治疗。每次释放脑脊液 10 mL 左右,每天 1 次。应控制速度,超过 1 mL/(kg·min)可引起呼吸暂停、心率减慢、氧饱和度降低。如脑室扩张停止则延长间隔时间,一般需进行 2～3 周。约 2/3 患儿将会部分或完全缓解,1/3 患儿仍需要行脑室-腹腔分流术。存在中枢感染风险,腰椎穿刺为有创操作,且目前没有足够的证据支持临床常规应用。

(四)侧脑室穿刺引流脑脊液

用腰椎穿刺针自前囟中点矢状线 1.0～1.5 cm 处进针,向同侧眼外眦侧方向进针,进针时必须垂直,每进针 1 cm 拔出针芯观察有无脑脊液流出。进针深度可参考下面数据:1 000～1 500 g(2～3 cm),1 500～2 500 g(3～4 cm)、>2 500 g(4 cm)。每次抽液量<15 mL/kg。

(五)手术治疗

1.直接脑室外引流

能够把脑脊液较快地引流到体外,是一个延缓脑室扩大的有效方法。引流管一端置于侧脑室内,另一端接无菌引流袋,接通后即可引流脑脊液,引流袋悬挂于患儿脑室下方 10～15 cm 处,每天引流的脑脊液量一般 10～15 mL/kg,根据前囟张力、超声监测脑室的大小调整引流量。一般外引流的时间不超过 10～14 天。

2.头皮下放置储液囊(Omaya 囊)引流

头皮下放置储液囊(Omaya 囊)引流是在头皮帽状腱膜下放置一个储液囊,储液囊由一导管连至侧脑室,通过经头皮对储液囊的反复穿刺,把脑室内脑脊液通过储液囊引流至体外,达到治疗脑积水的目的。储液囊可以反复穿刺,并发症发生率低,最多可放置 6 个月左右,每天引流量一般 10～15 mL/kg,定期复查颅脑超声监测脑室大小即可。

3.脑室-腹腔引流脑脊液

早期引流效果好。脑脊液蛋白水平增高是否增加引流并发症机会及患儿脑脊液蛋白水平高时是否应该延迟引流仍存在争议。

五、预后

(1)轻度脑积水脑室进行性扩张常在 4 周内终止或在生后最初几个月内恢复正常。

(2)出血后脑积水的早产儿远期预后差。

六、转诊

(1)需要进一步评估是否需要外科干预者。

(2)脑室进行性扩大不能进行外科干预者。

(牛俊红)

第二章 新生儿常见呼吸系统疾病

第一节 新生儿感染性肺炎

感染性肺炎为新生儿常见病,是引起新生儿死亡的重要原因,可发生在宫内、分娩过程中或出生后,由细菌、病毒或原虫等引起。发生在宫内、分娩过程中占活产新生儿的0.5%,占新生儿尸解的5%～35%。全世界每年约有200万儿童死于新生儿肺炎。

一、宫内感染性肺炎

宫内感染性肺炎(先天性肺炎)是一种严重疾病,是通过羊水或血行传播发病,其病理变化广泛,临床表现与出生后肺炎不同,常与产科因素密切相关。

(一)病因

宫内感染的途径如下。

1.吸入污染的羊水

母孕期受细菌、病毒、原虫等感染,羊膜早破24小时以上或绒毛膜羊膜炎污染羊水,感染发生率高达80%。孕母阴道内的细菌(如大肠埃希菌、克雷伯杆菌、李斯特菌、GBS、金黄色葡萄球菌)和真菌、病毒、支原体、衣原体等上行感染羊膜,胎儿吸入污染的羊水而产生肺炎。诱因为早产、滞产、阴道指诊过多等。

2.血行传播至肺

孕母在妊娠后期受到病毒、原虫、支原体及梅毒螺旋体等感染,本人可无症状,但病原体可通过胎盘屏障,经血行传播给胎儿,使胎儿发生脑、肝、脾及肺等全身性多脏器感染。

(二)病理

由羊水及血行传播,引起广泛性肺泡炎,渗液中含多核细胞、单核细胞和少量红细胞。镜检下可见到羊水沉渣,如角化上皮细胞及胎儿皮脂及病原体等。

(三)临床表现

婴儿出生时常有窒息史,复苏后呼吸快,常伴呻吟、憋气、呼吸暂停、体温不稳、黄疸等,无咳嗽。体征:反应差,约半数可有啰音,呼吸音粗糙或减低。严重病例出现发绀、呼吸衰竭。有时抽搐、昏迷,但不一定有颅内病变,少数病例可有小头畸形,颅内钙化灶。合并心力衰竭者心脏扩大、心音低钝、心率快、肝大。常并发 DIC、休克、新生儿持续肺动脉高压(PPHN)、肺出血等。

(四) X 线表现

出生后第一天肺部 X 线检查可无改变,随访中出现病灶:①以间质性肺炎为主;②双肺满布小片状或线状模糊影,从肺门向周围呈扇形扩展;③支气管壁增厚;④有时呈颗粒影伴支气管充气影及肺气肿,肋间肺膨出。

(五) 实验室检查

周围血常规白细胞大多正常或减低或增高,多形核粒细胞不高,血 IgM 和 IgA 升高(早产儿可不增高)。血培养阳性率不高,出生后 1 小时内检查胃液涂片可发现白细胞与孕母阴道相同的病原体。生后 8 小时内气管内分泌物涂片及培养可提示肺炎致病菌。

采用血、尿、气管分泌物培养及涂片,对流免疫电泳、ELISA 等检查相关病原菌的特异性 IgG、IgM,聚合酶链反应(PCR)及 16 SrRNA 基因 PCR 加反相杂交检测细菌的 DNA,可快速诊断相关的病原细菌。血气分析判断有无呼吸衰竭;血液生化检查了解有无肝肾功能损伤、心肌酶谱异常及电解质紊乱。

(六) 防治

对羊膜早破、绒毛膜羊膜炎孕妇在分娩前可用抗生素预防胎儿感染,婴儿娩出后孕妇仍继续用药 2~3 天;新生儿在 NICU 监护,一旦出现呼吸增快等症状,可先选用氨苄西林和/或头孢噻肟、甲硝唑、阿莫西林-克拉维酸等治疗。然后根据病原学结果调整抗生素。衣原体、支原体等感染用红霉素、阿奇霉素等治疗;病毒感染者根据病原体采用 α-干扰素、阿昔洛韦、更昔洛韦等治疗。常规进行心电监护、血压监测、24 小时尿量及血糖监测,保持内环境稳定。置于中性温度,加强营养,不能经口喂养者予肠外营养,保持液体和电解质平衡,纠正酸碱平衡紊乱。呼吸困难者给予机械通气,合并 PPHN 者予 NO 吸入治疗。有低血压及心功能不全者予多巴胺和/或多巴酚丁胺等血管活性药物治疗。

二、分娩过程中感染性肺炎

胎儿在分娩过程中吸入孕母阴道内被病原体污染的分泌物而发生肺炎,或因断脐不洁发生血行感染。

(一) 病因

致病的微生物与宫内吸入污染羊水所致肺炎相仿,细菌感染以革兰阴性杆菌较多见,此外有 GBS、沙眼衣原体、解脲脲原体及巨细胞病毒(CMV)、疱疹病毒(HSV)等病毒。

(二) 临床表现

分娩时的感染须经过一定潜伏期才发病。如Ⅱ型疱疹病毒感染在分娩后 5~10 天出现症状,开始为皮肤疱疹,后出现脑、肝、脾、肺等脏器受累症状与体征。肺炎的症状有呼吸暂停、肺部啰音等,严重者出现呼吸衰竭。衣原体肺炎常在生后 3~12 周发病。细菌感染发病多在生后 3~5 天内,可伴有败血症。

(三) 治疗

同宫内感染性肺炎的治疗。

三、出生后感染性肺炎

(一)病因

1.传播途径

出生后感染性肺炎发生率最高,其传播途径如下。

(1)接触传播:接触婴儿者患呼吸道感染时易传给新生儿,致新生儿发生肺炎。

(2)血行传播:脐炎、皮肤感染和败血症时,病原体经血行传播至肺而致肺炎。肺炎的病原体也可进入血液,引起败血症,但较前者少见。

(3)医源性传播:医用器械(如暖箱、吸引器、雾化吸入器、供氧用面罩、气管插管、呼吸机管道及湿化器等)消毒不严格,医护人员无菌观念不强、洗手不勤,输入含有 CMV、HIV 等病毒的血制品等,均可致病。医源性感染的高危因素:①出生体重<1 500 g;②长期住院;③病房过于拥挤、消毒制度不严;④护士过少;⑤医护人员无菌观念差;⑥滥用抗生素;⑦使用呼吸机交叉感染;⑧多种侵入性操作,气管插管 72 小时以上或多次插管。

2.病原体

(1)细菌:以金黄色葡萄球菌、大肠埃希菌为多见。许多机会致病菌如克雷伯杆菌、铜绿假单胞菌、枸橼酸杆菌、表皮葡萄球菌、不动杆菌在新生儿也可致病。我国近年来在肺炎和败血症新生儿中表皮葡萄球菌的阳性率不断增加。另外,厌氧菌、深部真菌感染呈上升趋势,亦应引起重视。

(2)病毒:以呼吸道合胞病毒、腺病毒感染多见,见于晚期新生儿。易发生流行,同时继发细菌感染。出生后也可发生 CMV 感染,病情比宫内感染轻。

(3)其他:如卡氏肺孢子虫、解脲脲原体、衣原体都可致肺炎。

(二)病理生理

肺炎时,由于气体交换面积减少和病原体的作用,可发生不同程度的缺氧和感染中毒症状,如低体温,反应差,昏迷,抽搐及呼吸、循环衰竭。可由毒素、炎症细胞因子、缺氧及代谢紊乱、免疫功能失调引起。缺氧的发生机制如下。

1.外呼吸功能障碍

可由于下列因素引起。

(1)小气道因炎症、水肿而增厚,管腔变小甚至堵塞。由于新生儿出生后肺尚未发育成熟,毛细支气管径小,气道阻力增高,再加出生时窒息,肺膨胀不全,更易堵塞。同时,由于呼气阻力高于吸气阻力,气流排出受阻,可引起肺气肿。如小支气管完全堵塞,则可引起肺不张。

(2)病原菌侵入肺泡后损伤肺泡,促发炎症介质与抗炎因子的产生,两者平衡失调常产生抗蛋白溶解酶,结果加重组织破坏,使促纤维因子增加,使肺纤维化。

(3)早产儿原发性 PS 生成少,炎症使 PS 生成减少、灭活增加,可致微型肺不张,使肺泡通气下降。上述因素引起通气性呼吸功能不全。

(4)肺透明膜形成、肺泡壁炎症、细胞浸润及水肿,致肺泡膜增厚,引起换气性呼吸功能不全。

由于以上变化,可使肺泡通气下降,通气/血流比例失调及弥散功能障碍,结果导致低氧血症、二氧化碳潴留。

2.内呼吸功能障碍

当细胞缺氧时,组织对氧的摄取和利用不全,加上新生儿胎儿血红蛋白高,2,3-DPG 低,易造成组织缺氧,以及酸碱平衡失调,胞质内酶系统受到损害,不能维持正常功能,可引起多脏器炎性反应及功能障碍,导致多器官功能衰竭。

(三)病理

以支气管肺炎和间质性肺炎为主,可影响一叶或数叶。有时小病灶融合成大片病变,肺不张和肺气肿较易发生。镜检各病灶存在不同阶段的炎症反应,由于病原不同,病变也不同。

(四)X线表现

细菌性和病毒性肺炎在胸部X线片上不易区别,常见表现:①两肺广泛点状浸润影;②片状、大小不一、不对称的浸润影,常伴肺气肿、肺不张,偶见大叶实变伴脓胸、脓气胸、肺脓肿、肺大疱(图2-1);③两肺弥漫性模糊影,阴影密度深浅不一,以细菌性感染较多见;④两肺门旁及内带肺野间质索条影,可伴散在的肺部浸润及明显肺气肿及纵隔疝,以病毒性肺炎较多见。

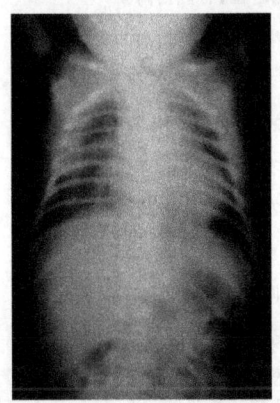

图2-1 细菌性肺炎胸部X线表现
示右肺内侧和右心后区斑片状、大小不一浸润影,伴两侧肺气肿,致横膈向下压低变平

(五)预防

(1)育龄妇女在婚前应注射风疹疫苗及GBS荚膜多糖疫苗等。

(2)分娩过程中避免过多阴道指诊。羊水早破应严密监测,尽早结束分娩。有绒毛膜羊膜炎或胎盘炎症者应取脐血、羊膜、胎盘做相关检查,以便早诊早治。胎儿娩出后应在无菌操作下吸净胎粪及污染羊水。

(3)母婴同室、婴儿室、新生儿病房及NICU,应严格执行隔离制度,护理新生儿前必须严格洗手,能引起流行的患者应予隔离,病房不应过度拥挤,患有呼吸道感染者严禁探视,有感染性疾病的医护人员应暂调离新生儿病房,给予相应治疗。

(六)治疗

1.加强护理及重症监护

保暖,保持适中环境温度。

2.供氧及加强呼吸管理

保持呼吸道通畅,必要时给予雾化吸入。供氧,使血PaO_2维持在$6.7\sim10.7$ kPa($50\sim80$ mmHg),不高于13.3 kPa(100 mmHg),以防氧中毒。氧需先加温($31\sim33$ ℃)、湿化后供给。一般用头罩供氧,氧流量需$\geqslant5$ L/min以防止二氧化碳潴留。当肺炎伴I型呼吸衰竭用持续呼气末正压给氧(CPAP),病情严重或II型呼吸衰竭做气管插管和机械通气,注意呼吸机并发症,适时停机。

3.胸部物理治疗

胸部物理治疗包括体位引流,胸部叩击/震动。

(1)体位引流:根据重力作用的原理,通过改变体位的方法,促使肺部分泌物从小支气管向大的支气管方向引流。肺部不同部位病变采用不同的姿势(表2-1)。体位引流适用于呼吸道分泌物多及肺不张的患儿,每2小时更换体位1次,俯卧位有利于肺扩张及分泌物引流,改善氧合。

表2-1 胸部理疗的部位

病变部位	体位引流	胸部叩击/震动区域
上叶尖段	垂直位(扶坐位)	适用于大于1个月的婴儿
上叶前段	仰卧位,床头抬高30°	锁骨与乳头之间
右肺尖段	左侧卧位,右侧抬高30°	右锁骨与肩胛骨之间
左肺尖后段	右侧卧位,左侧抬高30°	左锁骨与肩胛骨之间
右上叶后段	俯卧位,右侧抬高45°,床头抬高30°	右侧肩胛骨上方
左上叶后段	俯卧位,左侧抬高45°,床头抬高30°	左侧肩胛骨上方
右肺中叶	侧仰卧位,右侧抬高45°,床头放低45°	右侧乳头上方
左上叶舌段	侧仰卧位,左侧抬高45°,床头抬高45°	左侧乳头上方
下叶上段	俯卧位	左侧或右侧肩胛骨下缘
下叶前基底段	仰卧,床头放低30°	最低的肋骨上方
下叶基底段	侧卧,床头放低30°	腋窝下方
下叶后基底段	俯卧,床头放低30°	肩胛骨下缘

(2)胸部叩击/震动:胸部叩击是应用无创性的叩击器或以医护人员的手指手掌紧贴患儿胸壁(手指方向与肋间平行),在婴儿呼气时,通过上肢和肩部肌肉有节奏的紧缩,引起手掌的震动,促使分泌物排出,创伤比叩击小,效果相似。叩击应在喂养或吸痰前30~45分钟时改变体位后进行,操作时可适当提高FiO_2 10%~15%,持续时间不超过10分钟。叩击器边缘均要接触胸壁,以免漏气。叩击速度为100~120次/分,每次提起叩击器2.5~5.0 cm,每次叩击1~2分钟,每部位反复6~7次。当胸部叩击/震动治疗出现呼吸困难、发绀、呼吸暂停、心动过缓时应停止叩击,予吸痰、吸氧,待症状消失后再予叩击。但下列情况下不宜进行:①机械通气的前48~72小时及ELBW儿;②应用呼吸机高氧、高通气时,此操作会影响通气效果;③胃管喂养后30分钟内。

4.抗病原体治疗

细菌性肺炎以早用抗生素为宜,静脉给药疗效较佳。原则上选用敏感药物,但肺炎的致病菌一时不易确定,因此多先采用青霉素类和头孢菌素,根据病情选用其他药物,如红霉素、氯唑西林钠、头孢霉素等。病毒性肺炎可采用利巴韦林雾化吸入,或$α_1$干扰素,轻症20万U/d,重症100万U/d,肌内注射,疗程5~7天。

5.供给足够的营养及液体

喂奶以少量多次为宜。供应热量不足,可予静脉营养。输液勿过多过快,以防心力衰竭、肺水肿。

6.对症治疗

脓气胸时立即抽气排脓或行胸腔闭式引流,其他并发症应对症治疗。

四、呼吸机相关性肺炎

随着机械通气在新生儿临床的广泛应用,呼吸机相关性肺炎(VAP)已是 NICU 主要获得性感染。国外文献报道新生儿 VAP 的发生率为 28.3%～50.0%,每用机械通气 1 天,VAP 的发生率增加 1%～3%。

(一)病因

NICU 收治的患者病情严重,免疫功能低下,侵入性操作多;气管插管损害患者气道的防御功能,口咽部寄植菌被吸入并繁殖;胃内容物反流;病室环境过度拥挤,消毒隔离不严,尤其是医务人员未按操作规程洗手;呼吸机及治疗器械污染,机械通气时间延长等都是造成 VAP 的原因。

病原菌:文献报道 VAP 的病原菌以革兰阴性杆菌为主,如大肠埃希菌、肺炎克雷伯杆菌、不动杆菌、铜绿假单胞菌等,对多种抗生素均耐药;革兰阳性球菌以葡萄球菌、肠球菌为主,对青霉素、头孢菌素也常耐药。因此,临床医师必须熟悉并了解当地当前有关的细菌感染的流行病学和药敏资料,并根据自己医院的情况,建立本医院或本病房的抗生素应用指南。近年来,白色念珠菌在 VAP 中也有上升趋势,对氟康唑尚敏感。

(二)诊断

诊断标准如下。

(1)患者机械通气 48 小时后发生肺部炎症。

(2)体温>37.5 ℃,呼吸道吸出脓性分泌物,肺部可闻及湿啰音,外周血常规白细胞增多($>10\times10^9/L$)。

(3)胸部 X 线片检查示肺部有浸润阴影。

(4)支气管分泌物培养出病原菌。

(5)对考虑肺部已存在感染者,应在上机前和上机后 48 小时分别行痰培养,如病原菌不同可考虑 VAP 的诊断。

(三)治疗

除加强全身支持治疗,选用敏感抗生素外,积极防治其他并发症及脏器功能衰竭,尽早结束机械通气。

(1)最大限度减少机械通气所造成的肺损伤,包括降低吸气峰压、平均气道压和吸入氧浓度,给予低潮气量 5～8 mL/kg,并尽早撤机。

(2)给予规范化抗感染治疗,每 3 天复查气道分泌物细菌培养。

(3)合理的营养支持,除静脉营养外,尽早开始肠内微量喂养。

(4)规范化无菌操作,轻柔地拍背吸痰。

(5)监测重要感染指标,包括血常规、CRP、PCT、胸部 X 线片、体温、脉搏、呼吸、血压、血氧饱和度等。

(四)预防

预防 VAP 的发生是关键。

(1)严格执行消毒隔离制度,阻断交叉感染及感染暴发流行。

(2)加强呼吸道管理,缩短气管插管时间。

(3)定时监测院内及社区感染及真菌感染情况,防止滥用抗生素。

(4)改善患儿全身情况,及时供应肠内外营养。
(5)呼吸机管道应定期用环氧乙烷消毒。
(6)建立与健全一整套完善的院内感染监测体系,是预防NICU中VAP发生的关键。

五、不同病原体所致的新生儿感染性肺炎

(一)金黄色葡萄球菌肺炎

在新生儿室中常有发生,并可引起流行。金黄色葡萄球菌致病性强,能产生多种毒素和酶并具有多种中毒表现,病理示有散在的浸润病灶和脓肿,易发生脓胸或脓气胸,有时空气沿血管至纵隔引起纵隔气肿。临床中毒症状重、体温不稳、神萎,面色苍灰,气促,呼吸困难,不规则,呼吸暂停,拒乳,反应差,肺部半数可有啰音,有时呼吸音减低或管样呼吸音,黄疸,肝脏>2 cm,硬肿等。有时尚有呻吟、肌张力低下、脱水及心动过速等,常并发休克、化脓性脑膜炎、脓胸、肺脓肿、肺大疱、骨髓炎等。X线表现与支气管肺炎相似。肺脓肿时两侧肺野可有大小不等之播散病灶和云絮影。血常规白细胞可增多、减少或正常。血、脓液、气管吸取液、脑脊液、气管分泌物、肺穿刺液培养阳性有助于确诊。近年来用对流免疫电泳、质粒分析、限制性核酸内切酶及核酸分子杂交等对流行病学提供可靠方法。

治疗选用头孢呋辛、头孢硫脒和耐酶青霉素如苯唑西林、氯唑西林。万古霉素作为二线抗生素,主要针对耐甲氧西林葡萄球菌感染。新一代糖肽类抗生素替考拉宁疗效与万古霉素相同,而毒副反应小,新生儿第1天剂量16 mg/kg,第2天8 mg/kg,每天1次静脉滴注,且时间不少于30分钟,由于其脑脊液浓度低,故不用于化脓性脑膜炎的治疗。

(二)B组溶血性链球菌肺炎

该病多发生于发达国家,国内少有报道。GBS根据菌壁S抗原特异性又分为8个血清型,以Ⅲ型毒力最强,为发达国家GBS感染的主要血清型,发展中国家则以Ⅰ$_b$、Ⅰ$_c$及Ⅱ型感染为主。出生前感染者临床表现为出生时常有窒息,早产儿、低出生体重儿多见呼吸困难、青紫、吸气性三凹征等,两肺呼吸音减低,有时可有啰音,由于缺氧、高碳酸血症和酸中毒,脑和心肌受累,反应差,四肢松弛,体温不升。X线表现与肺透明膜病不易区别,后期呈大片毛玻璃影。在分娩过程中或生后感染者与细菌性肺炎相似。血-脑脊液、气管分泌物培养及对流免疫电泳、乳胶凝集试验可助快速诊断。治疗选用青霉素G 20万U/(kg·d)静脉注射,氨苄西林150~200 mg/(kg·d),疗程10天;合并脑膜炎者青霉素G 50万U/(kg·d),氨苄西林300~400 mg/(kg·d),疗程14天;亦可用头孢菌素。

(三)大肠埃希菌肺炎

大肠埃希菌感染在国内仅次于葡萄球菌,它具有多糖荚膜KI抗原,可由母亲垂直传播给婴儿,也可由医护人员水平传播。临床表现中毒症状重,神志萎靡,不吃、不哭、低体温、呼吸窘迫、黄疸与贫血。脓胸之脓液黏稠,有臭味,可有肺大疱及肺脓肿。治疗:近年来对氨苄西林耐药,虽对阿米卡星、环丙沙星敏感,但前者有耳、肾毒性,后者动物试验可影响软骨发育,故不宜应用,可选用第三代头孢菌素或碳青霉烯类抗生素治疗。

(四)机会致病菌肺炎

1.表皮葡萄球菌肺炎

近年来国内报道的病例增多,表皮葡萄球菌占院内感染的10%,NICU中占31%,有增多趋势。表皮葡萄球菌有类δ毒素,可引起溶血,能产生黏液、递质或增加黏附力,能减弱抗生素渗

透,干预宿主的防御作用,从而增加毒力。病情比金黄色葡萄球菌肺炎轻,常有发热或低体温、咳嗽等,病程迁延。但常是医院内感染的一个重要病原菌,且常耐药。治疗用头孢硫脒或万古霉素,耐药者可与利福平合用。

2. 克雷伯杆菌肺炎

肺炎克雷伯杆菌为肺炎杆菌科细菌,革兰染色阴性,根据荚膜抗原成分的不同,肺炎克雷伯杆菌可分为78型,引起呼吸道感染以1～6型为多。近年来发病率增加,占院内感染69%。新生儿特别是早产儿使用污染的呼吸器、雾化器等可导致感染发病,急性者似支气管肺炎,慢性者病程长,肺组织坏死,形成脓肿和空洞,易发生脓胸、心包炎、BPD及肺纤维化。X线表现呈大叶实变、小叶浸润和脓肿及空洞形成,治疗根据药敏选用头孢曲松,耐药株对亚胺培南、环丙沙星等敏感,但后者具有毒副反应,不作首选。

3. 铜绿假单胞菌肺炎

铜绿假单胞菌为假单胞菌属中对人类致病的主要病原菌,它具有许多种细胞外毒力,如黏附素、黏液外多糖、外毒素、溶血素等,是院内感染的一种严重肺炎,近年来有上升趋势,病死率高。由于长期应用抗生素、激素、免疫抑制剂,应用雾化器、暖箱等消毒不严,早产儿免疫功能低下易于感染。尤其是气管插管患者,其分泌物为绿色,皮肤溃疡坏死为本病特征。病理改变示肺泡壁坏死形成微脓肿及局部出血,小动脉壁坏死与动脉血栓形成。临床表现和一般细菌性肺炎相似。有败血症时常有口腔溃疡,眼睑溃疡,皮肤有坏死灶。病原诊断依靠鼻咽部拭子、气管分泌物培养。铜绿假单胞菌由于细胞壁的构造改变,使多种抗生素耐药。治疗用羧苄西林、头孢他啶或碳青霉烯类抗生素。

(五) 呼吸道合胞病毒肺炎

由呼吸道合胞病毒(RSV)引起肺间质和毛细支气管炎,易发生在住房拥挤、早产儿、LBW儿。院内继发RSV感染高达50%。病理变化主要为肺泡间隔增宽及单核细胞浸润为主的间质渗出,肺泡腔水肿可见透明膜形成,亦可见肺实质坏死区水肿导致肺泡阻塞实变和萎缩。病情常较严重,常有呼吸暂停,且可发生BPD。患儿常有喘憋、咳嗽,无热,肺部听诊有哮鸣音,有时有湿啰音。X线表现为散在小斑片影和两肺过度膨胀和条索影、肺气肿。气管分泌物及鼻咽部洗液可分离到合胞病毒,酶联免疫吸附试验,血清查特异性IgM抗体,可以作为敏感、特异、快速诊断。RSV可引起新生儿室流行,必须隔离患者。治疗可选用利巴韦林雾化吸入或用干扰素100万U/d,肌内注射5～7天。

(六) 巨细胞病毒肺炎

CMV常侵犯多脏器,孕母CMV感染后经胎盘或污染羊水感染胎儿,出生后亦可由母乳、输血感染,约1/3发生肺炎。病理改变镜下可见双侧或单侧肺泡细胞变大,部分肺泡细胞有核内包涵体,间隔壁上有局限性或弥散性单核细胞或浆细胞浸润,呈间质性肺炎。患儿除肺炎症状外,常有黄疸、皮疹、肝脾大、发育落后、小头畸形及神经行为异常等。尿沉渣涂片、鼻咽分泌物或肺吸取液做病毒分离,可找到核内或胞质内含有包涵体的巨大细胞。荧光抗体间接染色法、酶联免疫吸附试验和放射免疫法可测得CMV特异性IgM抗体,检测血CMV特异PP65抗原,DNA杂交检测及聚合酶链定量法可快速、敏感检测CMV-DNA等作病原诊断。治疗可用更昔洛韦。

(七) 腺病毒肺炎

本病占新生儿病毒性肺炎的10%～35%,近年来新生儿腺病毒性肺炎并不少见,这可能与新生儿白细胞产生干扰素少有关。新生儿腺病毒肺炎多在出生后获得,亦可发生于宫内或产程中经胎盘或产道上行感染所致。我国流行以血清3型(3Ⅰ、3Ⅱ、3Ⅲ)、7型(7b、7d)及11型多见。其中7b型常发生重型肺炎,且中毒症状重,病程长,病死率高。而7d、3Ⅰ型引起的肺炎较轻,临床表现为低热、轻咳、咽结合膜炎、口唇发绀。新生儿重症常有喘憋,中毒症状重,体温不稳,常合并多脏器功能衰竭,病死率高。病理特征为小支气管、毛细支气管及肺泡内见严重的坏死性炎症,在坏死病灶内可找到大量核内包涵体为特征。鼻咽部洗液及气管分泌物可分离到腺病毒,酶联免疫吸附试验和血清查特异性IgM抗体有助于早期诊断,治疗除对症和支持疗法外,可用利巴韦林或α-干扰素雾化吸入。

(八)卡氏肺孢子虫肺炎

卡氏肺孢子虫肺炎(PCP)是由卡氏肺孢子虫所引起的肺炎。由于近年来获得性免疫缺陷病(艾滋病,AIDS)增多,PCP的发病率随之上升,在未感染HIV但免疫力低的人群中亦显著上升,可高达80%。主要见于:①早产儿和新生儿;②先天性免疫缺损或继发性免疫力低下患儿;③恶性肿瘤患儿;④器官移植接受免疫抑制治疗的患儿;⑤艾滋病患儿。传播方式为人与人之间的传播。病理示肺肿大、质硬;镜检:肺气肿明显,肺间质纤维增生,细胞浸润以浆细胞为主,故又称为浆细胞肺炎。临床上多在生后3~5周发病,起病慢,气促或呼吸困难,发绀,咳嗽,体温正常或低热。偶有湿啰音,可并发气胸。X线表现示广泛肺间质浸润,呈间质性肺炎,有时肺野有弥漫性颗粒状浸润影、结节、空洞。病因诊断可从气管吸取物或肺活检组织切片染色发现原虫,用乌洛托品硝酸银染色可见6~8μm的黑褐色圆形或椭圆形囊体可确诊。或用交叉免疫电泳法测特异性抗体。治疗可用复方磺胺甲噁唑(SMZ Co)100 mg/(kg·d),疗程2周,减半量再用2周,后用1/4量连用2个月,有效率75%。

(九)解脲脲原体肺炎

解脲脲原体(UU)是泌尿生殖道中常见的支原体之一。在性成熟无症状的妇女宫颈或阴道定植率为40%~80%。国内报道非孕期妇女下生殖道的定植率为52.3%,孕期妇女可达72.6%,孕母胎盘分离到解脲脲原体26%~71%。由孕母垂直传播发生的足月儿为45%~66%,早产儿为58%。国外有研究报告在生后12~24小时气管内分泌物分离到解脲脲原体为14%。孕妇可发生绒毛膜羊膜炎,导致流产、早产、死产、羊膜早破、LBW儿和肺、脑部感染;早产儿病死率高于足月儿的40倍,发病占出生婴儿的8%~10%。UU阳性孕妇新生儿出生时口腔分泌物UU阳性率为14.3%,肺炎发生率为48%。先天性肺炎常由UU绒毛膜羊膜炎所致。UU在体内产生特异抗体形成免疫复合物激发免疫效应。患儿生后常有严重窒息,复苏后呼吸窘迫,呼吸暂停,发绀,反应差,体温低下,肺部呼吸音减低,偶有啰音,常合并PPHN,早产儿可发生BPD。X线表现似间质性肺炎。检测特异IgM抗体;PCR法检测解脲脲原体DNA;分泌物、羊水、胎盘、羊膜培养阳性或免疫荧光、电镜检测到解脲脲原体可确诊。治疗首选红霉素,体重<1.2 kg,0~4周,20 mg/(kg·d)分成2次,每12小时1次;体重≥1.2 kg,0~7天,20 mg/(kg·d)分成2次,每12小时1次;>7天,30 mg/(kg·d),分成3次,每8小时1次,共14天。红霉素耐药者可用阿奇霉素,10 mg/(kg·d),静脉注射,3~5天。预防:对UU定植于下生殖道孕妇进行口服大环内酯类抗生素,对清除下生殖道有一定的作用。

(十)衣原体肺炎

据调查孕妇宫颈沙眼衣原体(CT)定植率为2%~47%。宫颈衣原体感染阴道产儿25%~60%可被感染,17%~46%发生结膜炎,14%~23%发生肺炎。孕妇感染后未治疗者常早期破水,在低出生体重儿中有较高的发生率。病婴生后5～14天少数可发生衣原体结膜炎,多数在生后3～12周发病,起病缓慢,先有上呼吸道感染症状,气促,呼吸窘迫,喘憋,断续的咳嗽,无热或低热;肺部有哮鸣音及湿啰音,病程可达数周至1个月。X线表现两肺呈过度膨胀与弥漫性间质浸润;有时有肺膨胀不全及网状影。嗜伊红细胞增多,血清 IgM 及 IgG 增高。诊断可取鼻咽部或气管吸取物标本做mccoy细胞培养;直接荧光抗体法检测 CT 特异性抗体;酶联免疫试验检测 CT 抗原等。血清特异性 IgM 常≥1∶64;IgG 特异性抗体对诊断价值不大。治疗首选红霉素,剂量同上。红霉素耐药者可用阿奇霉素 10 mg/(kg·d),共3天。预防:有衣原体宫颈炎孕妇口服红霉素 0.25 g 每天4次,连服14天。

(十一)真菌性肺炎

近年来由于新生儿 NICU 的发展,广谱抗生素的广泛应用,中心静脉置管、机械通气等有创治疗技术的应用,加之新生儿处于免疫发育未成熟阶段,侵袭性真菌感染已成为 VLBW 儿院内感染的主要原因。真菌的来源大部分来自医务人员及各种诊疗用具,部分由于内源性感染,由血行或消化道侵入肺。引起侵袭性真菌肺炎的病原菌较多,其中主要致病菌有念珠菌属、曲霉菌属、隐球菌属等。白色念珠菌则是新生儿肺炎最主要的致病菌。念珠菌入侵组织后即转为菌丝型,并大量繁殖,且有芽生孢子形成。菌丝型念珠菌对抗吞噬作用的能力较一般念珠菌强,毒力大,可引起以多核白细胞浸润为主的急性炎症反应,在急性播散性病变中产生凝固性坏死和多发性小脓肿,慢性感染可出现纤维组织增生,肉芽肿形成而发生 BPD。新生儿真菌性肺炎临床表现呈非特异性,可表现为发热或低体温,反应差,呼吸增快或呼吸暂停增多,腹胀或胃肠不耐受,胸部 X 线片出现病变或肺炎加重,且更换抗生素治疗无效。怀疑真菌感染时应做痰、血、脑脊液、中心静脉或周围静脉插管尖端培养。确诊应根据临床表现,镜检、培养或组织病理检查阳性。必要时可做肺、脑、肝、肾等部位 CT 扫描以确定肺部感染或肺外脏器的感染。抗原检测如乳胶颗粒凝集试验和 ELISA 检测可用于早期诊断。巢式聚合酶链反应(巢式 PCR)具有良好的灵敏度和特异性,可作早期诊断,但应注意污染,以防假阳性。

在治疗新生儿真菌性肺炎时应强调综合治疗,包括全身支持治疗,如 IVIG、血浆的应用。在治疗原发病的同时,注意防治并发症和多脏器功能衰竭,此外应治疗合并的细菌及病毒感染。关于抗真菌治疗可选用:①氟康唑是一种新型的三唑类抗真菌药,适用于全身性念珠菌病、隐球菌病。剂量 3～6 mg/(kg·d)口服或静脉注射。脑脊液中浓度为血浓度的60%,可治疗脑膜炎,需监测肝功能。氟康唑是治疗新生儿、早产儿、VLBW 儿真菌感染的首选的安全有效药物。②两性霉素 B 脂质体,能安全有效地治疗新生儿及 VLBW 儿侵袭性真菌感染。国内使用的是两性霉素 B,适用于包括念珠菌、曲霉菌、毛霉菌、隐球菌和球孢子菌。不良反应有高热、畏寒、恶心、呕吐,可有谷丙转氨酶(ALT)升高和低钾血症,但均为一过性。治疗剂量:第1天 0.5 mg/(kg·d),第2天 1.0 mg/(kg·d),第3天 2.0 mg/(kg·d),第4天 2.0～4.0 mg/(kg·d),5天以上 2.0～4.0 mg/(kg·d),每天滴注6～8小时,需监测肾功能。该药价格昂贵。

(十二)厌氧菌肺炎

近年来有增高趋势,为社区或隐性感染的常见病原菌。革兰阴性厌氧菌以脆弱类和产黑素类杆菌为常见,革兰阳性厌氧球菌以消化球菌属和消化链球菌属为主,革兰阴性厌氧球菌主要为产碱韦荣球菌;革兰阳性厌氧杆菌中包括产芽孢的艰难梭菌、产气荚膜杆菌、不产气的放线菌属、真杆菌属。这些细菌入侵后可引起肺间质炎症,轻中度单核细胞反应并发化脓性坏死,呈脓肿,脓胸,痰液有恶臭。送培养时避免接触空气。重症选用甲硝唑,治疗剂量每次 7.5 mg/kg;

<1 200 g者每48小时1次;<2 000 g者0～7天每24小时1次,>7天每12小时1次;≥2 000 g者每12小时1次或用碳青霉烯类抗生素,治疗2～4周。

(王献娥)

第二节　新生儿肺出血

新生儿肺出血指肺二叶以上出血,不包括肺散在、局灶性小量出血,多发于出生后1周内,常见于各种严重疾病的晚期,发病率占活产儿0.8‰～1.2‰。本病缺乏早期临床诊断方法,如不予治疗,病死率可高达90%,是新生儿死亡的主要原因,近年应用正压呼吸治疗,治愈率明显提高。常见的危险因素有出生窒息、感染、低体温、氧疗、严重Rh溶血病、表面活性物质治疗及凝血机制异常等。

一、诊断要点

(一)症状
患儿突然出现进行性呼吸困难,发绀,周身苍白。

(二)体征
(1)早期休克表现:肢体凉、毛细血管再充盈时间延长等。
(2)肺内啰音迅速增多,可伴有呼吸暂停。
(3)自口鼻腔内涌出大量血性泡沫状液体,或直接喉镜下有血性液体自气管溢出。
(4)心率下降。
(5)可见皮肤出血点及瘀斑,穿刺部位出血不止。
(6)如出血量不多,无血性分泌物自气管内涌出,应根据肺部体征及血气变化及时诊断,早期治疗。

(三)实验室检查
(1)血常规:红细胞总数、血细胞比容及血小板计数进行性下降,亦可测定出血性肺液的血细胞比容。
(2)血气分析:常为混合性酸中毒及低氧血症。
(3)凝血因子水平异常。

(四)影像学检查
(1)双肺可见网状或斑片状阴影,严重者双肺透过度明显降低,可伴支气管充气征,此时与RDS及肺炎不易鉴别。
(2)可见心脏增大。
(3)原发病改变。

二、治疗

肺出血的治疗关键是早期诊断,对有发生肺出血可能者,应及时治疗。

(一)保温

出生时即应将婴儿身体擦干,防止过多散热,保持体温恒定。

(二)供氧

可给鼻导管或氧气罩吸氧。

(三)限制液体量,纠正酸中毒

输液量 60 mL/(kg·d),以免加重肺水肿和诱发心力衰竭;纠正代谢性酸中毒用 1.5% 碳酸氢钠。

(四)纠正凝血机制异常,维持有效循环血量

可输浓缩红细胞或血浆,合并 DIC 时,可根据血液凝固状态给予肝素。

(五)改善心功能

血管活性药物,如多巴胺和多巴酚丁胺,必要时可用强心剂和利尿剂。

(六)正压呼吸

正压呼吸可使肺泡扩张,减少渗出,纠正低氧。经气管滴入 1:1 万肾上腺素每次 0.1~0.2 mL,加压吸氧,必要时可重复使用。通气方式 IPPV,呼吸机初调参数:FiO_2 0.6~0.8,RR 40 次/分,PIP 2.45~2.94 kPa(25~30 cmH_2O),PEEP 392~588 kPa(4~6 cmH_2O)。治疗中应根据血气及时调整呼吸机参数。当气管内无血性分泌物,肺部啰音消失,无明显呼吸困难时,可撤离呼吸机。

(七)病因治疗

积极治疗原发病。

(八)表面活性物质

替代疗法因肺出血时肺泡Ⅱ型上皮细胞结构破坏,表面活性物质产生减少,故有研究认为气管内滴入外源性表面活性物质可降低呼吸机参数,缩短使用时间。

(王献娥)

第三节　新生儿慢性肺病

新生儿慢性肺病(chronic lung disease,CLD)又称支气管肺发育不良(bronchopulmonary dysplasia,BPD)。主要见于胎龄小于 28 周、出生体重低于 1 000 g 的早产儿;少数胎粪吸入综合征、肺炎、PPHN、先天性心脏病、膈疝等严重疾病在出生后数周内需正压通气、高浓度氧的足月儿也可发生。目前 CLD 已成为 NICU 最为棘手的问题之一,以及婴儿期慢性呼吸系统疾病的主要病因。

一、病因

BPD 由多因素引起。其本质是在遗传易感性的基础上,氧中毒、气压伤或容量伤及感染或炎症等各种不利因素对发育不成熟的肺导致的损伤,以及损伤后肺组织异常修复。其中肺发育不成熟、急性肺损伤、损伤后异常修复是引起 BPD 的 3 个关键环节。"旧"BPD(又称经典型 BPD)以长期高浓度氧、高气道压引起的肺和气道损伤为主要病因;而宫内感染引起的肺炎性损

伤,导致肺发育受阻是"新"BPD的主要病因。

此外,出生后症状性动脉导管未闭,输液不当致肺间质水肿,维生素 A、维生素 E 缺乏,败血症及胃食管反流等因素均增加了 BPD 易感性。

二、病理生理

早期以急性肺损伤为主。高浓度氧、气压伤和容量伤、感染或炎症等各种不利因素触发不成熟的肺炎症反应,大量促炎因子释放、促炎因子和抗炎因子失衡,引起肺泡和间质损伤、肺泡上皮和血管内皮渗透性改变,大量炎性因子、蛋白、液体渗漏,肺表面活性物质(PS)灭活,肺严重损伤。

晚期改变以肺损伤后异常修复、重建为主。"旧"BPD 以肺实质慢性炎症、纤维化及局限性肺气肿,气道受损严重为主要特征。"新"BPD 以炎性损伤导致的肺泡和肺微血管发育受阻为主要特征,表现为肺泡数目减少、体积增大、结构简单化,肺微血管形态异常,而肺泡和气道损伤及纤维化较轻。

三、诊断

诊断标准:出生后持续用氧≥28 天。

(一)病情分度

(1)如胎龄<32 周,矫正胎龄(postmenstrual age,PMA)36 周未用氧为轻度;FiO_2<30% 为中度;FiO_2≥30% 或需 CPAP、机械通气为重度。

(2)如胎龄≥32 周,生后 56 天未用氧为轻度;FiO_2<30% 为中度;FiO_2≥30% 或需 CPAP、机械通气为重度。

肺部 X 线片改变不作为疾病严重程度的评估依据。

(二)辅助检查

(1)胸部 X 线片:经典型 BPD Northway 根据 BPD 的病理过程将胸部 X 线片分为 4 期。Ⅰ期(1~3 天):双肺野呈磨玻璃样改变;Ⅱ期(4~10 天):双肺完全不透明;Ⅲ期(11~30 天,慢性期):双肺野密度不均,呈线条状或斑片状阴影间伴充气的透亮小囊腔;Ⅳ期(1 个月后):双肺野透亮区扩大呈囊泡状,伴两肺结构紊乱,散在条状或斑片影及充气过度和肺不张。但并非所有婴儿均进展至Ⅳ期,某些可从Ⅰ期直接进入Ⅲ期。胸部 X 线异常可持续至儿童期。

"新型 BPD"X 线改变不典型,特征性不强,仅呈肺过度充气和肺纹理轮廓模糊影,偶见小泡状影;而轻型 X 线常无明显改变,或仅见磨玻璃状改变。

(2)动脉血气低氧血症、高碳酸血症,严重者 pH 常低于正常。

(3)肺功能试验呼吸道阻力(respiratory system resistance,Rrs)增加和顺应性(respiratory system compliance,Crs)减低是其主要特征。生后第 1 年,婴儿肺功能试验表现为用力呼气流速减低,功能残气量和残气量(residual volume,RV)增加,RV/总肺容量比值和支气管扩张反应性增加,提示轻、中度气流阻塞、气体滞留及气道反应性增加等特点。

四、治疗

(一)氧疗法

(1)PaO_2 应维持在>7.3 kPa(55 mmHg),胎龄<32 周 SaO_2 应维持在 85%~93%;胎龄

32周可放宽至87%～97%。氧疗过程中应监测血气,并作适当的调整。

(2)气管插管、机械通气可作为单一的、最重要的致BPD危险因素。应尽可能采用鼻塞持续气道正压(nCPAP)、经鼻正压间歇通气(nIPPV)等无创通气,压力至少 5 cmH$_2$O,流量 3～5 L/min,并应装有空气、氧气混合器的装置,以便调整氧浓度,避免纯氧吸入。RDS患儿应尽早采用 INSURE(INtubate-SURfactant-Extubate to CPAP)策略,以降低机械通气的应用和BPD发生率。

(3)机械通气时根据病情尽可能采取低气道压、低潮气量、改进的PEEP、允许性高碳酸血症[PaCO$_2$＞7.3 kPa(55 mmHg),pH＞7.25],而避免低碳酸血症,因后者增加BPD及脑室周围白质软化(periventricular leukomalacia,PVL)的风险。

(4)高频通气优点为潮气量小、低通气压,不易产生气压伤,对血流动力学影响小,可酌情选用。

(二)营养支持

提供充足的能量和蛋白质,以利于增加机体抗感染、抗氧中毒能力及促进正常肺组织生长、成熟和修复。进食不足者加用肠道外营养。

(三)限制液体

早期即应严格控制液体量和钠摄入。提供的液体量需维持尿量至少 1 mL/(kg·h),血清钠140～145 mEq/L。出现下列情况可使用利尿剂:①生后1周出现呼吸机依赖、有早期BPD表现。②病程中因输入液量过多致病情突然恶化。③肺水肿或心功能受损。④为了增加热量而加大输液量时。首选呋塞米(速尿),可迅速控制肺水肿、改善肺顺应性、减低气道阻力,改善肺功能。每次 0.5～1.0 mg/kg,每天2次。用药过程中须注意该药的不良反应,如电解质紊乱、高尿钙症、骨质疏松、肾钙化等,不应长期使用。氢氯噻嗪(双氢克尿噻)和螺内酯(安体舒通)联合应用,以减少药物不良反应,剂量分别为 2～5 mg/(kg·d)和 2～4 mg/(kg·d)。

(四)药物治疗

1.肾上腺糖皮质激素

肾上腺糖皮质激素是预防和治疗BPD最有效的药物。但由于该药能引起高血糖、高血压、感染、消化道溃疡、生长抑制和心脏肥大,抑制头围生长、神经系统发育及肺组织成熟,引起婴儿神经系统发育迟缓和脑瘫等不良反应,尤其早期(生后96小时内)或早中期(生后7～14天)应用或大剂量应用时。因此,对于VLBW患儿生后使用地塞米松应采取谨慎态度,不应作为常规预防或治疗BPD药物。2002年美国等儿科学会推荐的应用标准:①仅作为糖皮质激素对神经系统发育影响的随机对照研究方案的一部分。②仅在病情严重等特殊的临床情况下应用,如FiO$_2$＞0.5,平均气道压(MAP)＞12 cmH$_2$O;反复肺水肿而利尿剂无效及出现支气管高反应症状,如喘鸣、肺分泌物过多等。③应用前应正式告知家长该药可能出现的近期或远期不良反应。开始应用时间应在生后7天以后,首次剂量尽可能小[地塞米松＜0.25 mg/(kg·d)],持续时间尽可能短(3天疗程的冲击治疗)。2010年9月,美国儿科学会再次提出VLBW患儿生后使用地塞米松仍应采取谨慎态度。

2013年的欧洲RDS防治指南建议:当机械通气持续1～2周后,可考虑短期使用渐减式、低/极低剂量的地塞米松,以利于拔管。

因此,对于仍需机械通气或高浓度氧数周仍不能拔管的患儿,临床医师必须权衡该药有利于拔管的益处和可能出现的不良反应。

2.吸入型糖皮质激素

具有局部抗炎作用而全身性反应甚微,因此可考虑应用。常用药物有布地奈德、倍氯米松等。吸入1~4周,有改善拔管成功率、减少机械通气时间和36周时氧需要的趋势。然而目前尚无证据证实雾化吸入糖皮质激素在预防或治疗BPD中的疗效。

3.肺泡表面活性物质 PS

可减轻BPD严重性和降低死亡率,但不能降低其发生率。

4.支气管扩张剂

β-肾上腺素受体激动剂可降低 Rrs,改善 Crs,心动过速是其主要的不良反应。首选沙丁胺醇,可用有贮雾化器装置的沙丁胺醇计量吸入器(MDI);或0.5%沙丁胺醇喷雾剂(5 mg/mL),0.02~0.04 mL/kg,雾化吸入,(最大剂量:0.9%NaCl 2 mL 中加 0.1 mL),每6~8小时1次。机械通气时可将贮雾装置的沙丁胺醇 MDI 连接在机械通气内导管的近端雾化吸入。

5.枸橼酸咖啡因

该药可防治早产儿呼吸暂停,能明显缩短机械通气时间,减少BPD发生率,减少脑瘫和认知功能障碍发生率,改进存活率。可作为出生体重≤1 250 g 的早产儿常规治疗。首次负荷量为20 mg/(kg·d),以后5 mg/(kg·d)维持,可酌情持续使用至纠正胎龄34周。

6.维生素 A

对于 ELBW 儿出生后给予维生素 A 肌内注射,每次 5 000 U,每周 3 次,连续 4 周,可降低 BPD 发生率。但长期预后尚需进一步评估。

7.控制感染

病程中继发细菌、病毒或真菌感染是诱发病情加重而危及生命的常见原因。应加强消毒隔离制度,避免医源性感染;可针对病原菌选择有效的抗生素治疗。

8.人重组抗氧化酶超氧化物歧化酶(rhCuZn)

可减轻高浓度氧及机械通气引起的炎性反应和严重肺损伤,对于有可能发生 BPD 的小早产儿,出生时预防性气管内滴入 rhCuZn,可能会增加抗氧化防御能力,预防氧化应激反应导致的长期肺损伤。

9.吸入一氧化氮(iNO)

鉴于临床多中心研究结果提示,对于该药的益处、安全性及长期影响并未确定,因此,NIH不支持 iNO 作为预防或治疗 BPD 应用于临床。

(王献娥)

第四节 新生儿肺气漏

新生儿肺气漏是指由于肺泡内空气外漏而造成的病症,包括肺间质气肿、气胸、气腹、心包囊积气、纵隔腔积气、皮下气肿与全身性空气栓塞症。

一、病因及发病机制

由于肺泡的过度膨胀和肺泡壁破裂导致空气外漏形成,通常与过高的压力或不均匀的换气有关,但亦可为自发性,即无明显外因。

高危因素。①呼吸道疾病:气道梗阻;肺代偿性过度充气,如肺发育不全、肺不张等;肺部疾病,如肺透明膜病、吸入综合征、肺部感染、慢性肺疾病等。②出生时急救复苏,医源性肺脏破裂。③应用呼吸机:吸气压力过高;呼气末期压力过高;呼吸不协调,出现人机对抗;气管插管位置不当等。④其他:对侧膈疝;先天肾发育畸形;神经肌肉性疾病等。

二、诊断

(一)症状

轻者可无症状。重者可出现气促、喘憋、发绀、呼吸停止。

(二)体征

1.肺间质气肿

肺间质气肿指气体在气道外和间质的集聚,可以表现为全肺病变、单侧或单肺叶病变,全肺性病变与早期支气管肺发育不良难以鉴别。多与呼吸机使用有关,越早产的婴儿因肺脏含较多的结缔组织及肺泡发育不完善,故发生肺间质气肿的危险性越高。

肺间质气肿较轻的,常无明显症状。病变较广泛的,患儿表现呼吸窘迫,呼吸音减低。血气可出现高碳酸血症和低氧血症。胸部X线可确诊,表现为过度膨胀的肺组织中,多处出现小气囊而形成网状影。

2.纵隔积气

纵隔积气指气体在纵隔中的集聚,常因肺泡破裂后,由于形成类似"活瓣"结构,使空气不断经由纵隔腔胸膜的破孔进入纵隔腔而形成。少数病例则由食管破裂引起。也可以由肺间质积气发展形成。

少量纵隔腔积气在临床上无症状。积气量多则引起呼吸困难、发绀、听诊心音遥远。胸部X线可看见集于纵隔腔的空气而确诊。另一特殊表现为空气围绕于胸腺四周,将胸腺抬起,而形成"船帆样"阴影。大量纵隔积气也可致膈下气体集聚形成气腹,或气体进入皮下形成皮下气肿。

3.气胸

气胸指气体进入胸膜腔形成。自发性气胸发病率在足月正常新生儿约为1%,其中仅10%出现临床表现。患有肺透明膜病、肺炎或胎粪吸入综合征的婴儿,气胸的危险性大大增加。呼吸器正压通气的使用使之发生率增加,为20%～40%。气胸15%～20%表现为双侧,2/3表现为单侧气胸。

气胸对心肺功能影响的大小,视胸腔气体量的大小、气胸形成的快慢及原发肺部病变的严重程度而不同。少量气胸通常胸膜腔被占据不足15%,中量气胸15%～60%,大量气胸超过60%。较重且发生较快的气胸可出现呼吸窘迫,严重者甚至会出现发绀、心跳缓慢或呼吸暂停。临床可见患侧胸廓饱满、听诊呼吸音减弱、叩诊呈鼓音,左侧气胸听诊心脏时,可见心音遥远、心音右移等。

4.心包腔积气

心包腔积气指气体在心包腔集聚形成,较少见,甚少自发性,通常与纵隔气肿伴行,一般为呼吸器使用或急救不当引起。小量积气可无症状,严重者可压迫心脏,引起心排血量减少、心率减慢甚至心搏骤停等心脏压塞表现。

5.全身性空气栓塞

全身性空气栓塞为罕见、病死率极高的病症。由过高的呼吸器压力引起,故常伴有其他气漏的现象。临床表现为病情急速恶化而出现苍白、发绀、低血压与心跳缓慢,患儿可于数小时或数分钟内死亡。

6.皮下气肿

触诊时可于皮下摸到有如碎冰、握雪的感觉,需注意其他合并出现的气漏症状。

(三)实验室检查

1.胸部 X 线

胸部 X 线可明确诊断。

2.透照法

应用冷光源透照胸部患侧,可帮助确定气胸部位,可用于危重不便搬动又无条件床边拍片的患儿。

3.血气分析

轻者无异常,重者可有呼吸衰竭的血气表现。

4.超声学检查

可帮助诊断。

(四)鉴别诊断

1.先天性肺囊肿

胸部 X 线片、胸部 CT、超声检查有助于明确诊断。

2.大叶气肿

胸部 X 线片、胸部 CT、超声检查有助于明确诊断。

三、治疗

(一)一般处理

治疗原发病。

(二)针对不同类型气漏治疗

1.肺间质气肿

使用呼吸机的,首先尽量保证人机合拍,确保气管插管位置良好;在可能范围内,先增加呼吸频率与氧浓度,以降低吸气压力与呼气末正压;采用较短的吸气时间;严重病例可使用高频通气。让患侧肺部位于低处,有助于严重气肿的自然消退。轻微的肺间质气肿可于数天内自然消退。出生体重<1 500 g的婴儿,如出现肺间质气肿,则病死率可明显增高,存活者发生肺支气管发育不良的机会亦较高。

2.纵隔积气

纵隔积气常不需加以特殊处理,对肺功能并无多大改变,需加以监测,如肺功能受损则需引流,用呼吸机患者应尽量减低呼吸机压力。

3.气胸

临床无症状的气胸可密切观察,对于足月儿可以予鼻导管吸氧12~24小时,以利于气胸吸收,此种方法不能用于早产儿及张力性气胸患儿;严重者应穿刺抽气以缓解症状;对于正使用呼吸器或气胸持续加重(多为张力性气胸)的患儿,可放置胸腔闭式引流管行持续引流,进针位置一般为患侧锁骨中线上第二肋间。

4.心包腔积气

无症状者仅支持治疗即可。然而,对于伴有心排血量降低或心脏功能受损的患儿,则需要紧急以空针将空气抽出。进针位置从剑突下方,针尖朝左肩的方向进入心包腔。

5.全身性空气栓塞

无特效治疗,主要是对症、支持治疗。

6.皮下气肿

无特别治疗。

四、预防

针对病因进行预防。

(王献娥)

第五节 新生儿吸入综合征

吸入综合征是指新生儿吸入胎粪、大量羊水、血液或吸入奶液等引起的呼吸系统病理改变。根据吸入发生的时间可分为产前、产时或产后吸入。临床上,产前或产时最为常见的吸入性肺炎为胎粪吸入综合征(MAS),较少见的有血液的吸入,后者临床常不需治疗。大量羊水吸入可见于胎儿严重窒息,由于羊水内的脱落上皮细胞阻塞末端气道而引起呼吸困难,一般只需支持疗法,临床预后相对良好。

一、胎粪吸入综合征

MAS或称为胎粪吸入性肺炎是产前或产时发生的最常见的吸入性肺炎。由于胎儿在宫内排出胎粪污染羊水,宫内或产时吸入被胎粪污染的羊水而出现新生儿呼吸困难。MAS多见于足月儿或过期产儿。

(一)病因与发病机制

1.胎粪的排出

胎粪的排出使胎粪污染羊水(meco niumstaining of amniotic fluid,MSAF),这在所有活产儿中约占12%,其发生率随胎龄而增加。在>42周胎龄分娩者,MSAF发生率超过30%;而<37周者发生率<2%;在<34周者极少有胎粪排入羊水。MSAF发生率与胎龄明显相关的可能机制是:①在神经系统成熟的胎儿,脐带的挤压可引起短暂的副交感刺激引起胎粪排出;②胎粪排出是胃肠道成熟一种自然现象。

MSAF与胎儿宫内窘迫相关,但临床较多胎儿有MSAF而并无宫内窘迫表现,可能机制是仅仅短暂宫内缺氧导致胎粪排出而尚未引起明显的窒息(如脐血pH降低等)。引起宫内胎粪排出的机制仍不十分清楚。MSAF曾被作为胎儿宫窘迫的同义词,但其与Apgar评分、胎心异常、脐血pH等不十分相关;一般认为羊水被黏稠胎粪污染与慢性宫内缺氧、胎儿酸中毒和不良预后相关;目前多数观点认为MSAF伴胎心异常是胎儿窘迫和围产期出现并发症的标志。

通过观察羊水被胎粪污染的颜色可以推测宫内胎粪排出或窘迫发生的大致时间。黄色提示为较陈旧胎粪,而绿色常为新近排出的胎粪。

2.胎粪的吸入

在一般情况下,胎儿肺液的分泌量较大,使气道的液体自气道流出至羊膜腔。如不存在明显的宫内窘迫,即使羊水被胎粪污染,正常的宫内呼吸活动不会导致胎粪的吸入;一旦有吸入,也大多位于上气道或主气管;而在明显的宫内缺氧所引起的胎儿窘迫、出现喘气时,可使胎粪进入小气道或肺泡。在生后的呼吸开始后,尤其是在伴有喘气时,可使胎粪吸入至远端气道。临床有严重的羊水胎粪污染(如羊水Ⅲ度混浊)、胎心过快、脐动脉 pH 低等都提示有胎粪吸入的可能而需积极干预。

3.胎粪吸入后的病理生理

如宫内已有胎粪吸入或有 MSAF 而生后大气道胎粪未被及时清除,随着呼吸的建立胎粪可进入远端气道引起梗阻(图 2-2)。首先,胎粪引起小气道机械性梗阻,当完全梗阻时可出现肺不张;当胎粪部分阻塞呼吸道时,可产生活瓣样效应。由于吸气为主动过程,即由于胸腔负压作用而产生的气道压差较大,气体易于吸入;而呼气为被动过程,压差较小而不易呼出,最终使肺内气体滞留而出现肺气肿,进一步可发展为纵隔气肿或气胸等气漏。在胎粪吸入后 12~24 小时,由于吸入的胎粪对小气道的刺激,可引起化学性炎症和肺间质水肿;化学性炎症时肺气肿可持续存在而肺萎陷更为明显;可见肺泡间隔中性粒细胞浸润、肺泡和气道上皮细胞坏死、肺泡内蛋白样碎片积聚等表现;由于末端气道的阻塞而使肺动态顺应性降低。胎粪使 PS 灭活,降低 SP-A 和 SP-B 的产生。胎粪中引起 PS 灭活的成分有溶蛋白酶、游离脂肪酸、磷脂、胆盐、血液、胎毛、脱落细胞、胆红素、多种蛋白质、胆固醇及甘油三酯等;胎粪抑制 PS 蛋白的程度与吸入胎粪量相关;MAS 时 PS 功能降低,肺顺应性降低,萎陷加重而进一步影响肺气体交换。

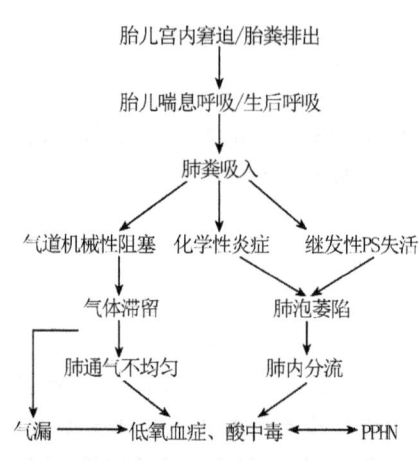

图 2-2 MAS 病理生理

在窒息、低氧的基础上,胎粪吸入所致的肺不张、肺萎陷、化学性炎症损伤、PS 的继发性灭活可进一步加重肺萎陷、通气不足和低氧。上述因素使患儿肺血管压力不能适应生后的环境而下降,即适应不良,出现持续增高,即新生儿持续肺动脉高压(PPHN)。在 MAS 患儿约 1/3 可并发不同程度的 PPHN。除 MAS 因素所致的 PPHN 外,宫内窘迫所致的肺动脉发育异常,表现为血管平滑肌延伸至正常无肌化的肺泡细小动脉,导致其管腔减小、肺血管阻力增加也是其病理基础。总之,MAS导致PPHN的确切机制仍不完全清楚,产前的肺细小动脉改变和生后的肺血管适应不良可能都参与其病理过程。

(二)临床表现

MAS多见于过期产儿。患儿生后见指甲、皮肤、脐带严重黄染,出生初期常表现为低氧所致的神经系统抑制;早期呼吸系统表现常是肺液吸收延迟伴肺血管阻力增高而非胎粪吸入本身所致。呼吸困难可表现为发绀、呻吟、鼻翼煽动、三凹征和明显的气急,呼吸浅而快。胸部体征有过度充气的表现,胸廓前后径增大如桶状胸;听诊可闻及啰音。上述症状和体征于生后12~24小时随胎粪进一步吸入远端气道而更为明显。由于胎粪最终需通过吞噬细胞清除,患儿呼吸困难表现常持续至生后数天至数周。如果症状在24~48小时后即缓解,则常为胎儿肺液吸收延迟所致。

(三)辅助检查

胸部X线片表现为肺斑片影伴肺气肿,由于过度充气而使横膈平坦;重症者可出现大片肺不张、继发性肺损伤或继发性PS缺乏所致的肺萎陷表现;可并发纵隔气肿、气胸等气漏。由于围产期的缺氧,心影可以增大。上述X线片表现在生后12~24小时常更为明显。

动脉血气分析显示有低氧血症、高碳酸血症和代谢性或混合性酸中毒。如低氧血症很明显,与肺部的病变或呼吸困难的程度不成比例时,可通过心脏超声检查发现有心脏卵圆孔和/或动脉导管水平的右向左分流。

(四)诊断

根据足月儿或过期产儿有羊水胎粪污染的证据,初生儿的指甲、趾甲、脐带和皮肤被胎粪污染而发黄,生后早期出现的呼吸困难,气管内吸出胎粪及有典型的胸部X线片表现时可作出诊断。如患儿胎龄<34周,或羊水清澈时,胎粪吸入则不太可能。

(五)鉴别诊断

1.大量羊水吸入

大量羊水吸入可见于胎儿严重窒息,因宫内胎儿的喘气,吸入后羊水内的脱落上皮细胞阻塞末端气道而引起呼吸困难。患儿生后多表现为窒息后肺水肿及相关的症状,临床预后相对良好。在胎儿期,正常情况下肺内充满清澈的羊水,在分娩时羊水仍为清澈的情况下,临床上很难界定是羊水吸入还是窒息后肺水肿所致呼吸困难。总之,对在羊水清澈情况下是否会发生"大量羊水吸入"仍有争议。

2.血液吸入

其血源多来自母亲。由于在胎儿期气道充满了液体,血液较难进入呼吸道而引起严重的呼吸困难,故该病临床少见;当血性羊水伴有感染时,患儿可因吸入污染羊水而发生感染性肺炎。

3.新生儿感染性肺炎

MAS在生后即出现临床症状,应与早发性感染性肺炎相鉴别。原发性的感染性肺炎如在生后早期(一般指<3天)发病,常为先天或经产道感染所致。肺部感染经胎盘血行获得时,母亲常有相应的感染病史和临床表现,常见病原体有梅毒、李斯特菌、病毒等。肺部感染经产道获得时,为上行性感染,母亲可有羊膜炎病史,有发热,羊水浑浊并有臭味;病原体常为衣原体、GBS、大肠埃希菌等,也可由病毒引起。新生儿早发性感染性肺炎可有感染的临床表现及相关的实验室检查证据;在胸部X线摄片检查时,胎盘血行获得的感染性肺炎表现为弥漫均一的肺密度增加,而经产道获得的上行性感染时表现似支气管肺炎,可有胸膜渗出。

MAS发生继发性感染时应与原发的感染性肺炎作出鉴别。患儿有MAS的典型病史和临床表现,在并发感染时原有的症状加重,胸部X线片可见斑片影或渗出等表现;在人工呼吸机应用状态下可见氧的需要量增加、呼吸道分泌物增多等。通过痰培养可明确感染的病原以指导治疗。

4.足月儿RDS

足月儿RDS可见于母亲宫缩尚未发动而进行的选择性剖宫产儿。近年来由于选择性剖宫产的增加而该病发病率增加。患儿常无胎粪污染羊水的证据,临床表现与早产儿PS缺乏的RDS相同;X线片有典型的RDS表现,但临床症状可能更重,并发PPHN的机会也更多。对于选择性剖宫产的足月儿,生后早期发生呼吸困难时应重视该病的可能。

(六)治疗

1.产科处理和MAS的预防

对母亲有胎盘功能不全、先兆子痫、高血压、慢性心肺疾病和过期产等,应密切进行产程的监护,必要时进行胎儿头皮血pH的监护。产妇分娩时并发羊水过少和羊水含黏稠胎粪时可采用经子宫颈生理盐水羊膜腔注射,以减少胎儿窘迫和胎粪吸入。由于经生理盐水羊膜腔注射后黏稠胎粪被稀释,此时即使有深大呼吸发生,胎粪吸入的机会也将大大减少。该方法在20世纪80~90年代开始应用,目的是预防羊水有胎粪污染者MAS的发生;然而近年来的临床观察并未显示对预防MAS均有效,相反,生理盐水羊膜腔注射可引起胎儿心律失常及新生儿感染的机会增加。

在分娩中见胎粪污染羊水时,应在胎肩和胸尚未娩出前以洗耳球或DeLee管清理鼻和口咽部胎粪;通过评估,如新生儿有活力(包括心率>100次/分、有自主呼吸和肌张力正常)可进行观察而不需气管插管吸引,如"无活力",应采用气管插管进行吸引清除胎粪;当不能确定是否有"活力"时,一般应进行气管插管吸引。在气道胎粪清除前不应进行正压通气。

2.一般监护及呼吸治疗

对有胎粪吸入者应密切监护,观察呼吸窘迫症状和体征,减少不必要的刺激,监测血糖、血钙等;对低血压或心功能不全者使用正性肌力药物;为避免脑水肿和肺水肿,应限制液体。常规胸部X线摄片检查,应注意有许多患儿无临床表现而X线胸片可见异常。胸部物理治疗和用头罩或面罩给以温湿化用氧将有助于将气道胎粪排出。

3.机械通气治疗

胎粪阻塞可引起患儿缺氧,由于肺萎陷可出现右向左分流,使低氧加重。当$FiO_2>0.4$时可用CPAP治疗。一般用4~5 cmH_2O压力能使部分萎陷的气道开放、使通气血流灌注比值(V/Q)失调得到部分纠正;但某些情况下CPAP可引起肺内气体滞留,尤其在临床及X线胸片示肺过度充气时应特别注意。当$PaO_2<6.7$ kPa(50 mmHg),$PaCO_2>8.0$ kPa(60 mmHg)时常是MAS的机械通气指征。对于MAS常用相对较高的吸气峰压,如30~35 cmH_2O,足够的呼气时间,以免气体滞留。MAS呼吸机治疗时最好进行肺力学监测,常常由于胎粪的阻塞引起气道梗阻,使呼吸时间常数延长,此时需要较长的呼气时间。当肺顺应性正常时,机械通气以慢频率、中等的压力为主,开始常用吸气时间为0.4~0.5秒,频率为20~25次/分。当肺炎明显时,可用相对快的呼吸频率。适当的镇静剂使用可减少患儿的呼吸机对抗,减少气压伤的发生。

对于常频呼吸机应用无效或有气漏,如气胸、间质性肺气肿者,用高频喷射或高频振荡通气,可能有较好的效果。一般在MAS治疗中,高频呼吸的频率为8~10 Hz。

4.肺表面活性物质的应用

自20世纪90年代初，人们就尝试用PS治疗MAS。研究发现多数患儿在应用第2及第3剂PS后临床才出现显著改善。以后多采用较大的剂量，相对较长的给药时间（20分钟），显示了较好的临床效果。PS应用后患儿气胸的发生及需体外膜肺（ECMO）应用的机会减少。国内16家儿童医院进行的PS治疗MAS多中心随机对照临床试验结果表明应用200 mg/kg PS后有较多的病例6小时及24小时血氧合状态显著提高。MAS时也可将PS结合高频通气、吸入NO等联合应用，可获取更好的疗效。

5.抗生素的应用

仅凭临床表现和X线片鉴别MAS和细菌感染性肺炎比较困难。常需要选择广谱抗生素进行治疗，同时积极寻找细菌感染的证据以确定抗生素治疗的疗程。

6.对胎粪引起的肺炎症损伤的治疗

在暴露胎粪数小时后肺即可出现严重的炎症反应，在肺泡、大气道和肺实质可见大量的中性粒细胞和吞噬细胞。研究显示胎粪可通过抑制中性粒细胞的氧化暴发和吞噬作用而影响其功能。也有研究显示胎粪可通过激活肺泡巨噬细胞，使超氧阴离子增加，导致肺损伤。由于炎症性细胞因子在胎粪性损伤后产生增加，它们可直接对肺实质造成损伤，使血管出现渗漏，其表现形式类似ARDS。细胞因子还参与肺动脉高压的病理生理过程。对于肺炎症的治疗，激素（地塞米松或甲基泼尼松龙）的治疗效果仍有争议，一般不推荐应用；小剂量NO吸入（如5 ppm）对肺中性粒细胞趋化有抑制作用，除能降低肺血管阻力外，能减轻肺病理损伤，显示出潜在的抗感染作用。其他抗氧化治疗，如重组人超氧化物歧化酶对肺损伤的治疗已显示出一定的效果，今后是否可用于临床治疗新生儿MAS尚需作进一步的评估。

二、其他吸入综合征

在众多的生后吸入性肺炎中，胃内容（奶液）的吸入最为常见。可引起窒息、呼吸困难等表现，继发感染时与细菌性肺炎相似。

（一）病因和发病机制

极度早产或患BPD者最易发生胃内容的反流吸入；在吞咽障碍、食管闭锁或气管食管瘘、严重腭裂或兔唇者、小早产儿每次喂奶量过多等也易发生乳汁吸入。吸入前由于局部刺激，引起会厌的保护性关闭，患儿出现呼吸暂停，临床表现为呼吸道梗阻症状；吸入后出现呼吸窘迫临床表现和相应的X线片肺部浸润灶，临床表现与感染性肺炎常难以鉴别。吞咽功能障碍可致吸入性肺炎的发生，其常见原因为围产期的脑缺氧、缺血，患儿表现为吞咽不协调、喂养困难、喂养时发绀、流涎增多、吸奶能力差等。典型的食管闭锁所引起的吸入肺炎常在右上或右下肺叶，也可位于左肺门周。新生儿在长期使用机械通气或配方奶喂养时易发生吸入性肺炎。在乳汁吸入性肺炎，气管吸出物可见乳汁或见带脂质的巨噬细胞。

正常新生儿咽部富含各种机械和化学感受器。当咽部受异常液体刺激时，首先出现会厌关闭及长时间呼吸暂停，这种反射机制在新生儿，尤其是早产儿很强烈，随着咳嗽反射的建立，该反射机制逐渐消失。大多数新生儿在咽部出现胃液反流时都会出现呼吸暂停和会厌关闭，以免胃内容吸入气管；因此，新生儿在呼吸暂停复苏时常从咽部吸出胃内容物，而胸部X线片较少提示有肺炎。

(二)临床表现

患儿有突然青紫、窒息或呛咳史,在复苏过程中有呼吸道吸出胃内容物的证据;有呼吸困难的临床表现,患儿突然出现气急、三凹征、肺部啰音增多;有引起吸入性肺炎的原发疾病表现,如极度早产、反应差、喂养困难如发绀、流涎增多、吸奶能力差、机械通气应用等。

(三)X线表现

胸部X线片表现为广泛的肺气肿和支气管炎性改变,肺门阴影增宽,肺纹理增粗或炎性片影。反复吸入或病程较长者可出现间质性病变。

(四)治疗

在怀疑有食管闭锁等畸形而尚未证实前进行喂养有发生吸入的危险,故首次喂养常推荐用水或葡萄糖水。喂养后仰卧或侧卧可显著减少吸入的危险。在奶汁吸入后应立即气管插管吸引,保持呼吸道通畅;停止喂奶或鼻饲,待病情稳定后再恢复喂养;选用有效的抗生素治疗继发感染;治疗引起吸入的原发疾病。

(王献娥)

第六节 新生儿窒息

新生儿窒息是指婴儿出生后1分钟内未起动自主呼吸或未建立有效通气的呼吸动作,呈现外周性(四肢肢端)和/或中央性(面部、躯干和黏膜)发绀甚至肤色苍白,肌张力不同程度的降低(严重时四肢松软),心率可能下降至<100次/分甚至<60次/分,血压正常或下降,最严重者甚至无心跳。主要是由于产前或产程中胎儿与母体间的血液循环和气体交换受到影响,致使胎儿发生进行性缺氧、血液灌流降低,称胎儿窒息或宫内窘迫。少数是出生后的因素引致的。产前、产时或产后因素导致的窒息可统称为围产期窒息。

一、病因

产前或产程中,常见的因素如下。

(一)母亲因素

任何导致母体血氧含量降低的因素都会引致胎儿缺氧,如急性失血、贫血(Hb<100 g/L)、一氧化碳中毒、低血压、妊娠期高血压疾病、慢性高血压或心、肾、肺疾病、糖尿病等。另外要注意医源性因素:①孕妇体位,仰卧位时子宫可压迫下腔静脉和腹主动脉,前者降低回心血量,后者降低子宫动脉血流;②孕妇用药,保胎用吲哚美辛可致胎儿动脉导管早闭,妊娠期高血压疾病用心痛定可降低胎盘血流,孕妇用麻醉药,特别是腰麻和硬膜外麻可致血压下降。

(二)脐带因素

脐带≥75 cm(正常30~70 cm)时易发生打结、扭转、绕颈、脱垂等而致脐血流受阻或中断。

(三)胎盘因素

胎盘功能不全,胎盘早剥,前置胎盘等。

(四)胎儿因素

宫内发育迟缓,早产,过期产,宫内感染。

(五)生产和分娩因素

常见的因素是滞产。第一产程分为潜伏期和活跃期,初产妇潜伏期正常约需8小时,超过16小时称潜伏期延长;初产妇活跃期正常需4小时,超过8小时称活跃期延长,或进入活跃期后宫口不再扩张达2小时以上称活跃期停滞;而第二产程达1小时胎头下降无进展称第二产程停滞。以上情况均可导致胎儿窘迫。其他因素有急产、胎位异常、多胎、头盘不称、产力异常等。

少数婴儿出生后不能启动自主呼吸,常见的原因是中枢神经受药物抑制(母亲分娩前30分钟至2小时接受镇静剂或麻醉药)、早产儿、颅内出血、先天性中枢神经系统疾病、先天性肌肉疾病、肺发育不良等。

二、病理生理

(一)生化改变

由于缺氧,糖原进入无氧酵解,导致大量乳酸堆积,即代谢性酸中毒。同时二氧化碳潴留致高碳酸血症,即呼吸性酸中毒。故婴儿出现严重混合性酸中毒和低氧血症,血气分析可见$PaO_2\downarrow$、$SaO_2\downarrow$、$PaCO_2\downarrow$、$pH\downarrow$、$BE\downarrow$。此外,很快出现低血糖(由于糖原耗竭)、低血钙和高血钾,并见氧自由基、心钠素等释放,以及血清肌酸激酶同工酶(CPK-MB)和乳酸脱氢酶增高。

(二)血流动力学改变

新生儿窒息后,回复到胎儿型循环,此时肺血管收缩,阻力增加,肺血流量减少,故左心房血流量亦减少,压力降低,通过卵圆孔右向左分流增加,新生儿即出现青紫。如此状态持续则可诊断为"持续胎儿循环"或"肺动脉高压"。另外,窒息初期,血液重新分配,肠、肾、皮肤、肌肉、肺血管收缩,心排血量和血压基本正常,保持了脑、心、肾上腺的血液供应。但这种代偿时间短暂,随着窒息持续,缺氧、酸中毒和低血糖等代谢紊乱造成脑和心等重要脏器损伤,血压、心率下降,加重缺氧、酸中毒和器官损伤,形成恶性循环。

(三)再灌注损伤

近年来研究发现,窒息过程的缺氧、缺血、酸中毒等对重要脏器(如脑)的损伤只是初步的,更重要的损伤往往发生在经过复苏、血液再灌注之后,由于一些有害的兴奋氨基酸的释放、钙内流及大量氧自由基产生,造成重要脏器更多细胞凋亡和坏死。

(四)重要脏器损伤

1.脑

对缺氧最敏感。动物实验发现,窒息8分钟,部分动物出现脑损伤;窒息12.5分钟,全部动物发生脑损伤。主要改变是脑水肿、出血、脑实质坏死和白质软化。

2.心脏

缺氧、酸中毒、ATP减少、钙离子内流,以及心肌糖原耗竭均可致心肌受损,使心排血量、血压和心率下降。有报道缺氧可致心脏乳头肌坏死,导致房室瓣反流而发生心力衰竭。

3.肾脏

窒息后不少新生儿出现尿少[尿量<1 mL/(kg·h)]、血尿、蛋白尿和管型尿,少数因重度窒息致肾皮质和/或肾小管坏死而致肾衰竭,监测尿α_1及β_2微球蛋白有助早期发现肾功能减退。

4.胃肠道

可发生应激性溃疡并出血,早产儿窒息可诱发坏死性小肠结肠炎。

5.肝脏

缺氧可全面影响肝脏功能,包括转氨酶升高、黄疸加重、凝血因子生成障碍而引起出血等。

6.肺脏

缺氧、酸中毒可引起肺血管收缩及血管活性介质释放,而导致持续肺动脉高压;又由于肺泡上皮细胞坏死、脱落,形成透明膜,而发生肺透明膜病;同时肺毛细血管亦受损伤,如凝血因子减少(肝脏受损所致),加上医源性因素(如心功能受损情况下,仍大量输入碳酸氢钠、全血、清蛋白等),可发生肺出血;如窒息同时有胎粪吸入,则可发生肺不张、张力性气胸等严重并发症。

三、临床表现

正常分娩过程,胎儿要经历短暂缺氧,这是由于子宫阵阵收缩,子宫、胎盘和脐带受到挤压而使血流间歇性减少甚或中断,致胎儿间歇性缺氧即窒息。但时间短暂,每次宫缩历时50~75秒,宫缩停止,血流便恢复。90%的胎儿可以耐受此过程,娩出后2~5秒内便发出第一声哭声,起动自主呼吸,1分钟内出现规律呼吸。约10%的胎儿受到一些病理因素的影响,出生后起动自主呼吸有困难,表现为轻或中度窒息:发绀,心率100次/分左右,肌张力尚可或稍差,需简单复苏支持。其中约1%则因缺氧严重,表现为重度窒息:中央性发绀,甚或肤色苍白,肌张力低,心率<100次/分甚至<60次/分,需强有力的复苏措施。90%的新生儿窒息发生在产前或产时,前者称孕期胎儿窘迫,多为慢性缺氧,后者称产时胎儿窘迫,多为急性缺氧或慢性缺氧急性加重。

(一)慢性缺氧或慢性窒息

较多见。由于上述各种致病因素影响,使胎儿间歇发生缺氧缺血。开始通过血液重新分配进行代偿,如病因不去除,胎儿由于缺氧和酸中毒逐渐加重,出现胎动异常,胎心率不规则(<120或>160次/分),排出胎粪。如生物物理学监测(biophysicalprofile,BPP,生物物理学监测包括胎儿呼吸、胎动、肌张力、胎儿心率反应、羊水量等)、心音图(cardiotocograph,CTG)异常或胎儿头皮血pH<7.2(正常7.25~7.35),如接近足月,应考虑结束妊娠。此时婴儿娩出,多为轻度窒息,发绀可能主要是外周性(四肢肢端),呼吸轻度抑制,对复苏反应良好,少有后遗症。如胎儿窘迫持续,发展为严重酸中毒和低血压,必然导致重要脏器损伤。此时婴儿娩出,虽经积极复苏抢救,难免发生并发症和后遗症。可见,早期检出胎儿窘迫并密切观察十分重要,这有待产科、儿科医师密切合作,共同研究,必要时提早分娩,即宁要一健康的、接近足月的早产儿,而不应等发生了脑损伤才让婴儿娩出,此时娩出的可能是一个足月儿,但将来可能是个智残儿,这是医师一定要避免发生的。

(二)急性缺氧或急性窒息

临床上并不少见,如产程中突然发现持续的脐血流受阻或中断。急性窒息的典型过程,根据在猕猴所做的实验(正常、足月猕猴胎儿剖宫产娩出,未开始呼吸便将其头放入一袋盐水内),分为4个期。

(1)原发性呼吸增快:1~2分钟,一阵阵喘气,肢体挣扎,皮色红,反应良好、活跃。

(2)原发性呼吸停止:约1分钟,发绀,心率下降,约100次/分,肌张力及对刺激反应尚可,刺激它可恢复自主呼吸。

(3)继发性呼吸增快:5~6分钟,深而不规则的连续喘气,发绀加重,血压开始下降。

(4)继发性(终末性)呼吸停止:约在窒息开始后8分钟出现,呼吸动作完全停止,刺激不能诱发自主呼吸,肌张力进行性降低,显著苍白,心率和血压进一步下降。如不复苏抢救,于数分钟内死亡。

在实验性窒息过程中,PaO_2在3分钟内从3.3 kPa(25 mmHg)降至0,$PaCO_2$按1.3 kPa(10 mmHg)/min速度升高,即在10分钟内从6.0 kPa(45 mmHg)升至20.0 kPa(150 mmHg),血中乳酸含量从15 mmol/L升至10 mmol/L,pH在10分钟内从7.3降至6.8~6.5。终末期并出现高钾血症,血钾高达15 mmol/L。

临床上很难准确判定一名窒息婴儿是处在原发性呼吸停止或继发性(终末性)呼吸停止。凡婴儿出生后无呼吸或只阵发性喘气(无效的呼吸动作),说明婴儿极需辅助通气,故均应认真进行复苏抢救。有条件者,可测血中pH,如pH>7.25,则多属原发性呼吸停止,即轻或中度窒息,经处理很快出现自主呼吸;如pH在7.0~7.10,可能是原发性也可能是继发性呼吸停止,经刺激,可能出现微弱自主呼吸,但不足以建立肺泡通气,需短时间的复苏支持;如pH<7.0,多为严重窒息,肌肉松弛,心率<60次/分,肯定是处在继发性(终末性)呼吸停止阶段,如仍得不到正确的复苏抢救,婴儿最终死亡,全过程在足月儿约20分钟。

四、诊断

主要根据临床表现作出诊断,并决定是否需要进行复苏。

新生儿窒息的诊断标准至今尚未统一。美国麻醉科医师Virginia Apgar提出Apgar评分(表2-2),包括5个项目,每一项目分0分、1分和2分3个分度。婴儿娩出后1分钟、5分钟各进行一次评分,1分钟评分在4~7分为轻度窒息,0~3分为重度窒息;如1分钟评分正常(8分及以上),但5分钟评分在7分或以下,仍应诊断为窒息。必要时在10分钟、15分钟和20分钟再行评分。Apgar评分提出后在国外继而在国内广为应用,对及时发现和处理窒息及不良预后的判断起了很好的作用。但现在人们认识到,婴儿出生后第一秒钟便要进行初步评估,以确定该婴儿是正常分娩或需要复苏支持;一名窒息婴儿生后1分钟已经经历了至少2次甚至3次评估及一系列的处理,故1分钟Apgar评分已不可能反映婴儿出生时状况,但是5分钟、10分钟、15分钟和20分钟的Apgar评分,对估计婴儿对复苏的反应及对不良预后的判断仍有参考价值。在实际工作中,除使用Apgar评分,将当时的复苏情况予以详细记录也十分重要。

表2-2 Apgar评分

体征	评分		
	0	1	2
心率(次/分)	0	<100	>100
呼吸	无	不规则,喘气	规则,哭声响亮
肌张力	松软	降低或正常,但无活动	正常伴活跃动作
对咽插管反应	无	面部有少许反应	反应好,咳嗽
躯干颜色	苍白	紫蓝	红润

由于Apgar评分存在局限性,美国儿科学会(AAP)和美国妇产科学会(ACOG)共同制订了新生儿窒息诊断标准:①脐动脉血显示严重代谢性或混合性酸中毒,pH<7.0;②Apgar评分0~3分,并且持续时间>5分钟;③有神经系统表现,如惊厥、昏迷或肌张力低;④多脏器损伤。

五、新生儿窒息的复苏术

美国心脏协会(AHA)和美国儿科学会(AAP)于2006年发表他们2005年修订的"新生儿复苏指南"[以下简称"美国指南(05)"]。我国参照美国的方案,于2007年发表由"中国新生儿复苏项目专家组"修订的"新生儿窒息复苏指南"[以下简称"指南(07)"],这是我国实施新生儿窒息复苏的指导性文件。以下简要介绍"指南(07)"的一些特点及一些参考意见。

(1)首先强调3个30秒:第1个30秒决定是否要复苏,不要等待1分钟进行Apgar评分后认为"有窒息"再开始复苏,而是生后立即用几秒钟时间进行快速评估四项指标(是否足月?羊水是否清?是否呼吸或哭?肌张力好否?),如全为"是",不必进行复苏,但只要四项中有一项为"否",则进行初步复苏(进入A即通畅的气道:包括保暖、头轻度仰伸体位、清理气道、擦干全身、触觉刺激诱发自主呼吸)。以上快速评估及初步复苏共需时30秒。第2个30秒根据评估三项生命体征:呼吸、心率和肤色,决定是否需要进入B(B即人工正压通气)。第3个30秒再次评估三项生命体征,特别是心率(可听诊心脏或触摸脐带根部脐动脉搏动)。心率>100次/分说明病情稳定,心率<60次/分需进入C(C即胸外心脏按压)和D(D即应用肾上腺素和/或扩容剂)。

(2)羊水胎粪污染的处理问题:国内、外对是否早期插管吸引或用表面活性物质冲洗等存在不同意见。指南(07)和美国指南(05)都明确规定:羊水胎粪污染不论稠或稀,不再推荐头娩出后肩娩出前插管吸引,只要婴儿有活力(呼吸规则或哭声响亮,肌张力好,心率>100次/分),则继续初步复苏而不插管,如无活力(上述三项中有一项不好者),立即插管吸引。

(3)用氧或空气复苏问题:国内、外近年来都有用空气(含21%的氧)进行新生儿窒息复苏的成功经验,主要是用于足月儿,至于对早产儿,其安全性及效果尚不清楚。总之,对用空气进行复苏尚需进行更深入的研究。指南(07)及美国指南(05)仍首先推荐用纯氧进行复苏,也可用21%~100%的氧,但如90秒病情无改善,应将吸氧浓度(FiO_2)提高至100%(即纯氧)。至于早产儿,动脉血氧过高有伤害性,用氧浓度要特别小心。

(4)用药问题:复苏一般不再推荐使用碳酸氢钠,但经加压通气及心脏按压改善通气和循环以后,如确定存在代谢性酸中毒,特别是较重的酸中毒,可以适当使用碳酸氢钠。纳洛酮一般也不再推荐使用,除非指征明确:①正压人工呼吸使心率和肤色恢复正常后,出现严重的呼吸抑制。②母亲分娩前4小时有注射麻醉药史;则推荐静脉内给药。若母亲是吸毒者,则一定不能使用纳洛酮,否则会使病情加重。肾上腺素要静脉内给药,药量是1∶10 000每次0.1~0.3 mL/kg。

(5)专项强调早产儿[特别是出生体重<1 500 g的极低出生体重(VLBW)儿和<1 000 g的超低出生体重(ELBW)儿],复苏需关注的6个方面,如保暖特别重要。初步复苏中的擦干身只适用于足月儿,对早产儿(特别是VLBW儿和ELBW儿)则不应费时去擦身,而是除头颅外,全身立即放入聚乙烯塑料袋(保鲜袋)内并放在辐射保暖台上。但无论是早产儿或足月儿都要避免高体温,缺血后高体温可加重脑损伤。

(6)人工正压通气问题:新生儿窒息复苏首先是要让肺泡有良好的通气和换气,建立稳定的功能残气量,避免肺内分流。要达此目标就要正确进行人工正压通气,正确应用PEEP和CPAP,特别是早产儿及早应用CPAP可减少插管和正压通气的并发症。指南(07)在这方面做了十分详尽的介绍。

(7)强调每次高危分娩都有一名熟悉新生儿复苏的人员参加,要达此目标:第一要有计划地广泛开展理论与实践相结合的人员培训,让各级医疗机构凡有分娩的地方都要有人熟悉进行新生儿复苏;人员掌握的技术可分两个层次:多数人掌握保持气道通畅和让肺膨胀的技术(如用面罩气囊加压通气),少数人掌握较全面的复苏技术如气管插管、正压通气、胸外按压及用药等。第二要建立良好的产儿合作机制,提高预见性,及早发现高危分娩。第三国外用复苏现场录影带做回顾研究,发现即使是高年资的顾问医师在复苏时都有不规范的动作,因此强调复训的重要性。

(8)强调事前做好准备,包括场所(保暖、抢救台、光照、电源等)、设备、药物及各种用品等

(9)强调各级政府和医疗机构的有力领导和支持,才有可能保证上述各项的实现。

总之,新生儿窒息复苏成功的关键在于:①预见性,根据存在的高危因素预测婴儿出生时需要复苏;②足够的准备,包括熟悉复苏的人员、场所、设备、药品和用品等;③正确的评估;④迅速开始各项支持措施。还特别强调复苏后继续监护,包括体温、生命体征、血液生化及血气,以及各重要脏器的功能,并积极防止感染。

(王献娥)

第三章 新生儿常见消化系统疾病

第一节 新生儿黄疸

一、黄疸概述

新生儿黄疸是新生儿期常见症状之一,尤其是1周内的新生儿,既可以是新生儿正常发育过程中的生理现象,也可以是多种疾病的主要表现。胆红素重度升高或虽然不很高,但同时存在缺氧、酸中毒、感染等高危因素时,可引起胆红素脑病,病死率高,幸存者多存在远期神经系统后遗症。因此,需及时正确判断黄疸的性质,早期诊断和早期治疗。

二、新生儿生理性黄疸

新生儿生理性黄疸是新生儿早期由于胆红素的代谢特点所致,除外各种病理因素,血清未结合胆红素增高到一定范围的新生儿黄疸。肉眼观察,50%的足月儿和80%的早产儿可见黄疸。

(一)临床表现

足月儿生理性黄疸多于生后2~3天出现,4~5天达高峰,黄疸程度轻重不一,轻者仅限于面颈部,重者可延及躯干、四肢,粪便色黄,尿色不黄,一般无不适症状,也可有轻度嗜睡或食欲缺乏,黄疸持续7~10天消退;早产儿多于生后3~5天出现黄疸,5~7天达高峰。早产儿由于血浆清蛋白偏低,肝脏代谢功能更不成熟,黄疸程度较重,消退也较慢,可延长到2~4周。

(二)诊断

早期新生儿有50%~80%可出现生理性黄疸,但此期间有许多病理因素(包括溶血因素、感染因素、围产因素等)可引起病理性黄疸。因此,对早期新生儿出现黄疸时,不能只依据血清总胆红素(TSB)值,必须结合临床其他因素,作出正确的诊断。

新生儿生理性黄疸传统的TSB值诊断标准,足月儿不超过220.6 μmol/L(12.9 mg/dL),早产儿不超过256.5 μmol/L(15 mg/dL)。

(三)治疗

生理性黄疸不需特殊治疗,多可自行消退。但临床工作中应结合胎龄、体重、病理因素、监测血胆红素,及时诊断,并给予相应的干预及治疗措施。

三、新生儿病理性黄疸

新生儿病理性黄疸是在新生儿时期出现皮肤、巩膜黄染超过正常生理范围,其病因特殊而复杂,严重者可引起胆红素脑病,常导致死亡和严重后遗症。

(一)分类

1.按发病机制

(1)红细胞破坏增多(溶血性、肝前性)。

(2)肝脏胆红素代谢功能低下(肝细胞性)。

(3)胆汁排出障碍(梗阻性、肝后性)。

2.按实验室测定总胆红素和结合胆红素浓度的增高程度

(1)高未结合胆红素血症。

(2)高结合胆红素血症。

(二)病因

(1)胆红素生成过多:由于红细胞破坏增多,胆红素生成过多,引起未结合胆红素增高。

(2)肝细胞摄取和结合胆红素能力低下,可引起未结合胆红素增高。

(3)胆红素排泄异常:由于肝细胞、胆管对胆红素排泄功能障碍引起。

(4)肠-肝循环增加:如先天性肠道闭锁、巨结肠、饥饿、喂养延迟等。

(三)诊断

1.诊断要点

新生儿黄疸出现下列情况之一时要考虑为病理性黄疸。

(1)生后 24 小时内出现黄疸,血清总胆红素>102 μmol/L(6 mg/dL)。

(2)足月儿血清总胆红素>220.6 μmol/L(12.9 mg/dL),早产儿>255 μmol/L(15 mg/dL)。

(3)血清结合胆红素≥26 μmol/L(1.5 mg/dL)。

(4)血清总胆红素每天上升>85 μmol/L(5 mg/dL)。

(5)黄疸持续时间较长,超过 4 周,或进行性加重。

2.鉴别诊断

需与生理性黄疸鉴别。

(四)治疗

采取措施降低血清胆红素,以防止胆红素脑病的发生。可采用光疗、换血、输注清蛋白及其他药物治疗。同时要针对不同的病因进行治疗。

四、新生儿母乳性黄疸

新生儿母乳性黄疸主要特点是新生儿母乳喂养后未结合胆红素升高,临床出现黄疸。

(一)病因及发病机制

新生儿母乳性黄疸的病因及发病机制迄今尚未完全明确。最近认为本病是在多种因素作用下,由新生儿胆红素代谢的肠-肝循环增加所致。

1.新生儿肠-肝循环增加学说

(1)喂养方式:生后 1 周内纯母乳喂养正常新生儿,出现黄疸,血清胆红素超过传统的生理性黄疸标准值,称早发型母乳性黄疸。其发病原因常与能量摄入不足、喂养频率及哺乳量少有关,其发病机制与肠蠕动少、肝肠循环增加有关。

(2)母乳成分:生后1周以上纯母乳喂养正常新生儿,出现黄疸,血清胆红素超过传统的生理性黄疸标准值,称晚发型母乳性黄疸。其发病机制推测可能与母乳中β-葡萄糖醛酸苷酶(β-glucuronidase,β-GD)含量高,在肠道内通过水解结合胆红素成为未结合胆红素,使回吸收增加,导致黄疸。

(3)肠道菌群:母乳喂养儿缺乏转化结合胆红素的菌群,使肠-肝循环的负担增加,导致黄疸。

2.遗传因素

近年来,通过分子生物学技术的研究,发现胆红素代谢与尿苷二磷酸葡萄糖醛酸转移酶(UGT)UGT_1基因突变有关,此遗传因素可以发生于母乳喂养儿,使母乳性黄疸加重或迁延时间延长。

(二)诊断

1.症状及体征

主要为母乳喂养的新生儿出现黄疸,足月儿多见,黄疸在生理期内(2天至2周)发生,但不随生理性黄疸的消失而消退。以未结合胆红素升高为主,其分型见表3-1。患儿的一般情况良好,生长发育正常。

表3-1 新生儿母乳性黄疸分型

	早发型	迟发型
喂哺乳类	母乳	母乳
黄疸出现时间	出生后2~3天	出生后6~7天
黄疸高峰时间	出生后4~7天	出生后2~3周
黄疸消退时间	—	6~12周

2.实验室检查

目前尚缺乏实验室检测手段确诊母乳性黄疸。

3.诊断标准

根据其临床特点,诊断标准包括如下5条。

(1)足月儿多见,纯母乳喂养或以母乳喂养为主的新生儿。

(2)黄疸出现在生理性黄疸期,TSB≥220.6 μmol/L(12.9 mg/dL);或黄疸迁延不退,超过生理性黄疸期限仍有黄疸,TSB>34.2 μmol/L(2 mg/dL)。

(3)详细采集病史、查体和各种必要的辅助检查,认真将各种可能引起病理性黄疸的病因逐一排除。

(4)一般情况好,生长发育正常。

(5)停母乳1~3天后黄疸明显消退,血清胆红素迅速下降30%~50%。

4.鉴别诊断

(1)各种原因引起的新生儿黄疸。

(2)先天性甲状腺功能减退。

(3)半乳糖血症。

(4)遗传性葡萄糖醛酸转移酶缺乏症。

(三)治疗

本病确诊后无须特殊治疗,对于足月健康儿,一般不主张放弃母乳喂养,而是在密切观察下鼓励母乳少量多次喂哺。门诊监测胆红素的浓度,一旦高达 256.5 μmol/L(15 mg/dL)以上时停母乳改配方乳并进行光疗。在实际临床工作中要结合日龄、胎龄等具体情况分析,监测血胆红素。胎龄、日龄越小,治疗宜积极。

(四)预后

一般认为母乳性黄疸预后良好。

(张献陆)

第二节 新生儿先天性食管闭锁和气管食管瘘

先天性食管闭锁和气管食管瘘简称先天性食管闭锁,是新生儿严重的先天性畸形之一,先天性食管闭锁及气管食管瘘的治愈率也是一项代表新生儿外科技术水平的标志,发病率为 1/4 000～1/3 000,男女比例为 1.4∶1。

一、病因

目前尚不清楚,有人认为是炎症、血管发育不良或遗传因素,基因遗传尚没有完全证实。但部分临床资料提示,食管闭锁的后代有同样的畸形。有人报道一些同胞兄弟或姐妹均有食管闭锁,有一家族中有 5 个孩子患食管闭锁。

二、解剖及病理分型

新生儿闭锁的食管近端至口为 8～10 cm,至鼻孔为 10～12 cm,而食管远端瘘口多位于气管分叉处或右侧支气管近端。1929 年 Vogt 将食管闭锁首先分型。Ladd 提出分型分类法。Gross 将食管闭锁分为 6 型。Roberts 按闭锁两端距离,将 GrossⅢ型分为Ⅲa 及Ⅲb 型,第Ⅵ型食管保持连续,并不中断只是狭窄,多在中段,故多数学者将其排除。

Ⅰ型:食管闭锁的近远端均为盲端,两端距离远,占 4%～8%。
Ⅱ型:食管近端有瘘与气管相通,远端盲端,两端距离远,占 0.5%～1%。
Ⅲ型:食管近端盲端,远端距离大于 2 cm 称Ⅲa,两端距离小于 2 cm 称Ⅲb。
Ⅳ型:食管闭锁的近远端均有瘘管与气管相通,占 1%。
Ⅴ型:无食管闭锁,但有瘘管与气管相通,占 2%～5%。

以上 5 型中以Ⅲ型最为常见。如国外统计 500 例食管闭锁中Ⅲ型占 88.2%。国内统计 201 例食管闭锁中Ⅲ型占 91.4%,Ⅰ型占 7.6%,Ⅱ型占 1%,未见过Ⅳ型,Ⅴ型仅 1 例。

三、病理生理

最常见的Ⅲ型食管闭锁给患儿带来严重导致大量唾液积聚在盲袋内,通过会厌反流入气管及支气管,造成吸入性肺炎或肺不张。近端食管与气管间有瘘相通,新生儿出生时因吸入羊水,胃液呈碱性,几小时后转向高酸度,pH 可降至 1.3～1.5,且新生儿多数有胃食管反流,这样高酸度的胃液可经过食管气管瘘进入肺脏,引起化学刺激性肺炎。以上两种因素造成患儿肺炎出现又早又危重,很难治愈。其次,由于气管食管瘘,大量气体充满肠腔,引起腹胀,膈肌升高,严重影响新生儿通气量,出现严重的呼吸障碍。个别患儿同时合并消化道梗阻,如十二指肠闭锁、肛门闭锁,致使近端肠管更扩张,导致呼吸障碍更严重。

四、临床表现

临床表现以呼吸系统和消化系统的症状为主,特别是最常见的Ⅲ型食管闭锁,生后即表现唾液过多,泡沫状唾液可从口角溢出,也可从口鼻大量涌出。有的患儿在第一次喂养即出现呛咳,奶水由口鼻涌出。患儿呈明显呼吸困难,鼻翼翕动并阵发性青紫,这是由于奶和唾液充满食管上段盲袋后反流入气管及支气管的结果。此时如能迅速充分吸净盲袋中的奶汁和黏液,患儿情况好转,此后每次喂奶均可发生同样症状。检查两肺均有明显痰鸣音,深吸气时可闻细湿啰音,合并肺不张叩诊浊音,临床上表现似吸入性肺炎。由于肺炎是双重原因,吸入性和化学刺激引起,如果处理及诊断不及时,则病情迅速恶化,短期内导致生命危险。

腹部体征可以帮助区分是哪一型:Ⅲ型由于大量气体通过食管气管瘘进入胃肠道,呈腹部饱满;而Ⅰ型食管闭锁由于食管与气管无瘘相通,腹部平坦和干瘪。此外,患儿可有正常胎便,由于不能进食,2~3天出现脱水及电解质紊乱。

五、诊断

产前诊断并非困难,产妇羊水过多及B超发现胎儿胃泡小或缺少时,应高度怀疑该病,生后插胃管受阻或从口腔翻出,诊断即基本成立,但应注意胃管卷曲在食管盲袋而误认为进入胃内。根据母亲有羊水过多史,生后短期内出现口吐泡沫,第1次喂养就出现呕吐、青紫及呛咳等呼吸困难症状,应立即用吸管吸净口腔分泌物,情况好转即考虑有食管闭锁的可能,X线是最简单的诊断方法。从鼻腔或口腔插入食管近端8号胃管,在10~12 cm处受阻,继续插入见管端自咽部返回入口内,如反复2次有此现象,可将胃管向外拔出2~3 cm,摄胸腹正位或右前斜位片,即可明确诊断,通常无须造影检查。如插管仍不能确诊,可用30%泛影葡胺少量注入近端食管造影,检查其盲端位置及有无瘘管。不用钡剂造影,因钡剂误吸入肺后有一定危险。对此,有人将空气注入近端,但近端有瘘易被漏诊。注意拍X线片应拍胸腹片,以便分辨是哪型食管闭锁,肠内有气则证实远端有瘘,多为Ⅲ型及Ⅳ型;肠内无气则证实无瘘,多为Ⅰ型。并注意有无液平面及有无肠梗阻。观看肺部情况,肺炎轻重,有无肺不张,并排除心脏、大血管、脊柱及肋骨畸形。

六、治疗

过去观点认为食管闭锁是急症,入院后应立即手术,而未重视肺炎及营养是导致死亡的主要因素。随着围产医学发展和肠外营养、呼吸管理和高效抗生素的出现,认识到有必要先进行充分的术前准备,是提高食管闭锁成活率的关键,包括以下几点。

(1)精心护理:注意室内温度,患儿置辐射热暖箱内,头高位,减少分泌物误吸。

(2)食管近端置导管,并有效地吸引唾液(每15~30分钟1次),同时做咽培养和药敏。

(3)禁食,应用肠外营养严格限制入量及速度,有条件者可应用输液泵。最初每天只给50~70 mL/kg,氨基酸、脂肪酶及清蛋白等按需输入。

(4)抗生素:现在多用第三代头孢菌素类药物,如头孢曲松钠、头孢哌酮钠或根据咽培养结果选择敏感的药物。国外有人认为肠管预防性用抗生素不可取,因在做了食管上端盲袋的细菌学研究结果中,表明术前未用抗生素的早前修复病例,近端无菌生长占50%;而在延期手术病例中,无论是否应用抗生素,均有细菌生长。研究者指出重要的是近端盲袋有效地持续吸引。

(5)呼吸管理:是食管闭锁多年来提高成活率的关键。过去对有呼吸困难的处理,最早的传统方法是急诊行胃造瘘术,而近年来多已不采用。目前处理包括:持续吸氧,超声雾化,定时翻身、拍背及吸痰,保持呼吸道通畅,每天做血气分析检测呼吸功能。采用以上方法肺部情况若仍无好转,则应及时转入 NICU 病房作持续正压给氧或使用呼吸器来改善呼吸功能。

(6)有效的呼吸道管理是提高成活率的关键,手术是唯一救治手段(经胸或胸膜外手术),预后好。

(张献陆)

第三节　新生儿胃穿孔

新生儿胃穿孔在临床上较少见,但病情极为严重,往往发现时已是严重的腹膜炎、感染性休克,死亡率至今仍为30%~50%。

一、病因

其病因尚不明确,发病的学说有胚胎发育异常所致胃壁肌层先天性缺损、胃壁局部缺血和胃内压增高等。

(一)胚胎发育异常

在胚胎发育过程中,来自中胚叶的胃壁环肌发生最早,始于食道下端,逐渐向胃底和大弯部延伸,至胚胎第9周出现斜肌,最后形成纵肌。如果在此过程中出现发育障碍或血管异常,则可形成胃壁肌层的缺损。

(二)胃局部缺血

在出生前或分娩过程,如发生呼吸障碍、低体温和低氧血症时,为保证生命重要器官大脑、心脏的供血供氧,体内可出现代偿性血液的重新分布,致使胃肠道血液供应明显减少。胃缺血后发生坏死,病理检查时发现局部无胃壁肌肉结构。

(三)胃内压增高

也有人认为胃内压升高可促使贲门部和胃大弯部异常扩张,导致胃肌层断裂而穿孔。这种情况往往发生于分娩后窒息或呼吸障碍时,采用面罩加压呼吸或鼻管供氧时,胃内压力迅速增高,致使胃壁变薄发生破裂。

(四)医源性损伤

新生儿特别是早产儿胃壁组织薄而嫩,在进行胃肠减压或鼻饲插管时,如所用管子放置不当或过于坚硬,也会造成胃壁损伤以致穿孔。

二、病理

胃破裂穿孔部位多位于胃前壁大弯侧近贲门部,极少数病例为胃后壁穿孔。穿孔大小不一,往往于穿孔边缘组织不规则,呈青紫色或黑色。穿孔主要病理变化是胃壁肌层广泛缺损、坏死,穿孔边缘无肌纤维,黏膜下肌层菲薄,胃腺发育不良或缺如,腹腔内有继发性腹膜炎的病理改变。

三、临床表现

在穿孔发生前无明显的临床症状,部分病例早期表现为拒奶、呕吐、精神萎靡、哭声无力及嗜睡。有正常的胎便排出。穿孔往往发生于出生后开始进奶的3～5天,由于大量气体进入腹腔,横膈抬高,影响肺部气体交换,患者突然出现呼吸急促、发绀;同时胃液和奶液进入腹腔,毒素吸收,一般情况迅速恶化,出现面色苍白、体温不升、脉搏快而弱、四肢花纹等中毒性休克的征象,未成熟儿多见。

体格检查见腹部高度膨隆,呈球形,腹壁静脉怒张,腹壁、阴囊或阴唇处均有水肿,新生儿脐周腹壁最薄,故常表现为脐周红肿;腹肌紧张,伴有压痛或触之表情怪异;肝浊音界和肠鸣音消失,腹水时有移动性浊音。

四、辅助检查

(1)血pH和电解质紊乱,表现为严重的代谢性酸中毒、低钾血症。

(2)腹腔穿刺可吸出大量的气体、液体甚至含奶的腹腔渗液,晚期为脓液,涂片可见革兰阴性杆菌。

(3)X线检查可见膈肌升高,腹腔内有大量游离气体。整个腹腔可成一个大的气液平面,见不到胃泡影,插入胃管减压时,有时可进入腹腔,抽出大量气体,并见腹内气体减少。

五、诊断要点

在胃穿孔前作出诊断比较困难,新生儿第1～3天内突然出现呕吐、腹胀、拒奶或精神萎靡就应考虑本病而停止喂奶。如果体征有明显腹胀,腹壁、阴囊或阴唇处水肿,脐周红肿,肝浊音界和肠鸣音消失等腹膜炎体征,就应立即行X线检查,膈下大量游离气体和胃泡消失,可考虑本病。腹腔穿刺可帮助诊断,并能减轻腹胀,以改善呼吸。

六、治疗

本病较少见,常在发生胃穿孔后才就诊。穿孔后,患儿迅速出现严重的腹膜炎、败血症和呼吸功能衰竭,病死率很高。

(一)术前准备

原则为积极改善呼吸、纠正酸中毒及控制中毒性休克。

(1)入院后一旦确定穿孔,立即胃管减压。

(2)输液量为20～30 mL/(kg·h),术前共补充液体75 mL/kg,其中胶体10～20 mL/kg,如出现血压波动或有休克的临床征象,给予多巴胺或多巴酚丁胺以维持血压并保护肾功能,同时置保留导尿管以观察尿量。

(3)应用抗生素、给氧、纠正酸中毒及置暖箱保温等。供氧时不宜用正压,以防更多的气体进入腹腔,腹胀明显并影响呼吸时腹腔穿刺减压。

(4)对于有呼吸困难、发绀、经皮氧分压低于85%的患儿,应考虑进行气管插管、呼吸机辅助呼吸,近年来的资料显示,对于此类患者术前术后进行早期、正确的呼吸管理,可大大降低死亡率。

(5)经术前准备 3~4 小时,血 pH>7.3,尿量>1 mL/(kg·h),即可考虑进行手术治疗,如患儿一般情况尚好,无明显休克征象,也需要进行 1~2 小时的术前准备,以保证术中循环的稳定。

(二)手术

手术方法为修补穿孔。采用气管插管全身麻醉,脐上腹横切口逐层进腹,探查胃穿孔的部位和范围,并了解有否其他肠道畸形存在。因胃壁肌层缺损的范围较广泛,穿孔边缘往往仅有黏膜和浆膜层,所以要将坏死、薄弱和不正常的胃壁全部切除,切除边缘应有新鲜血液流出,然后全层缝合,再行浆肌层内翻缝合,并用周围大网膜覆盖。绝大部分病例经此方法修补均可成功,小部分病例因胃壁肌层缺损范围过大,需行胃部分切除或全胃切除。手术后用大量温盐水冲洗腹腔,并放置腹腔引流。

(三)术后处理

手术后的主要矛盾是感染及中毒性休克,多数死亡病例术后因腹膜炎而迅速发展为败血症,继而出现肾衰竭、呼吸衰竭和 DIC,故术后的抗休克治疗和持续呼吸机辅助呼吸极为重要。同时持续胃肠减压,待肠蠕动恢复后去除胃管。开始喂小量糖水,若无呕吐及腹胀加重,即可开始少量喂奶,逐渐增加到正常量。广谱抗生素须继续应用到伤口愈合,给予支持疗法,注意保暖,按新生儿常规精心护理。

(张献陆)

第四节 新生儿胆汁淤积综合征

新生儿胆汁淤积综合征是由于肝细胞不能正常合成胆汁酸,或由于胆管系统功能异常不能有效地将胆汁排泄导致胆红素、胆酸及胆固醇在血液及肝外组织蓄积的临床过程。

一、病因及发病机制

常见原因包括梗阻性、遗传代谢性、感染性及中毒性疾病,其中胆道闭锁、特发性婴儿肝炎最常见。

(一)肝细胞性

新生儿肝炎(各型肝炎病毒、巨细胞病毒、EB 病毒等)、新生儿败血症等感染性疾病、药物及中毒等。

(二)肝后性梗阻

肝后性梗阻包括胆道闭锁、胆总管囊肿、胆囊结石、胆汁浓缩、囊性纤维化病、新生儿胆总管硬化等。

(三)遗传代谢病

α_1-抗胰蛋白酶缺乏、酪氨酸血症、半乳糖血症、尼曼-皮克病、新生儿垂体功能低下、囊性纤维化病等。

二、诊断

一旦诊断胆汁淤积即应尽快明确病因,但快速、有效地诊断新生儿胆汁淤积的病因往往较难。

(一)临床表现

黄疸是最常见的临床表现,发生率达92%,还包括大便颜色变浅、尿色加深、肝大或质地改变等,皮肤瘙痒在新生儿期较少见。

(二)胆红素测定

国外对新生儿胆汁淤积的定义:如果总胆红素<5 mg/dL,直接胆红素>1.0 mg/dL为异常;如果总胆红素>5 mg/dL,直接胆红素>总胆红素的20%为异常。我国采用结合胆红素≥26 μmol/L(1.5 mg/dL)作为新生儿胆汁淤积性黄疸的诊断标准,仅总胆汁酸升高不能作为胆汁淤积的诊断标准。

(三)病理检查

美国儿科学会推荐对诊断不明的胆汁淤积患儿、诊断胆道闭锁考虑外科手术的患儿应行经皮穿刺肝脏活检。

(四)影像学检查

(1)放射性核素扫描:注射核素24小时后肠道内无核素显影为异常,可反映胆道梗阻或肝细胞功能障碍。

(2)肝胆系统磁共振显像(MRCP):近年应用逐渐增多,可准确地除外胆道闭锁。

(3)十二指肠吸引:若十二指肠引流液中不含胆汁,应注意胆道梗阻或肝细胞功能障碍。

(4)内镜逆行性胆总管胰腺显影(ERCP)。

(5)腹部超声。

(五)其他

血清谷氨酰胺转肽酶(GGT)、血清胆汁酸、谷丙转氨酶、谷草转氨酶等。

(六)针对原发病病因的检查

除前述有关胆汁淤积症诊断及肝活检病因诊断外,还应根据可能的原发病进行针对性检查,如针对遗传代谢性疾病的特异酶学、基因检查,各类可能的感染性疾病的系统检查,如针对败血症进行的血培养、急性期反应蛋白的监测,针对病毒感染的血清病毒抗体检查等。有时病因会有所交叉及重叠,如胆道闭锁合并CMV感染,因此,对胆汁淤积症患儿应全面进行病因学评估。

三、治疗

(一)病因治疗

采用内科和外科方法对确定的导致胆汁淤积的原发病进行治疗。

1.胆道闭锁或其他导致胆道梗阻的畸形

一旦确诊,应积极、尽早治疗。手术效果与胆道闭锁类型、手术时间有关。肝门肠吻合术(Kasai手术)可缓解胆汁在肝脏的淤积,减轻对肝脏的损害,手术越早预后越好。根据早期治疗与否及治疗效果,成长期肝移植也是治疗选择之一。

2.感染

尽快明确病原,有针对性地选用适宜的抗感染药物。治疗中除注意原发感染的治疗外,还应注意药物不良反应、继发感染的预防与治疗。

3.胃肠外营养相关性胆汁淤积

胃肠外营养相关性胆汁淤积需综合治疗。加强高危人群的管理,如早产儿系统管理、围术期管理,在安全、合理的前提下,尽可能减少胃肠外营养比例,缩短胃肠外营养时间,选用新生儿适宜的胃肠外营养成分。

(二)对症治疗

1.保肝、利胆

熊去氧胆酸是外源性胆汁酸,可促进胆汁流动,剂量 10~30 mg/(kg·d)。有肝功受损可应用促肝细胞生长素、谷胱甘肽、肝水解肽、门冬氨酸鸟氨酸、复方甘草酸苷等保肝药。

2.其他

对较重病例,注意肝功能异常导致的各种合成、代谢功能不足,注意补充脂溶性维生素;检测凝血功能,对凝血功能异常者进行矫正,以及合理的营养支持。

四、预防

加强产前保健,及时发现母亲存在的可能导致婴儿发生宫内感染的情况并积极治疗;出生后密切观察,早期发现及治疗存在的各种感染性疾病;对黄疸患儿注意家族史的询问,对突变位点明确的疾病考虑产前咨询及必要的产前诊断。早期治疗时全面分析病情并评估治疗的利弊,注意药物不良反应并严密观察;积极开展肠道内营养,肠道外营养时注意营养素来源的选择、合适的配比,必要的营养素如牛磺酸、胆碱的添加等。

(张献陆)

第四章 新生儿常见泌尿系统疾病

第一节 新生儿急性肾功能不全

新生儿急性肾功能不全(ARF)是指各种原因在短期内引起肾小球滤过率急剧减少,或肾小管发生变性、坏死,以致机体内环境出现严重紊乱的病理过程,临床表现为水中毒、氮质血症、高钾血症和代谢性酸中毒。

一、病因和发病机制

正常新生儿尿量每小时 1~3 mL/kg,新生儿肾脏的浓缩能力相对较差。肾功能不全可引起容量超负荷,高钾血症,酸中毒,高磷血症和低钙血症。急性肾功能不全常见的病因可分为肾前性、肾实质性和肾后性三类。

(一)肾前性肾功能不全

肾前性肾功能不全是由肾脏灌注减少所致。

1.有效循环血量降低

脱水、失血,低血压(各类型休克)。

2.肾血管阻力升高

红细胞增多症、布洛芬、肾上腺素能药物应用。

(二)肾性肾功能不全

由肾实质或肾小管损伤所致。

(1)持续性低灌注导致急性肾小管坏死。

(2)先天异常:未发育、发育不全/发育不良、多囊肾。

(3)血栓性疾病:双侧肾静脉/动脉栓塞。

(4)肾毒性药物:氨基糖苷类药物、放射造影剂、母体应用卡托普利或吲哚美辛。

(三)肾后性肾功能不全

所有引起尿液流出受阻的原因。

(1)尿路阻塞:后尿道瓣膜、狭窄。

(2)输尿管疝。

(3)肾盂输尿管连接处狭窄。
(4)膀胱输尿管反流。
(5)肾外肿瘤压迫。

二、临床表现

(一)少尿或无尿
尿量是判断肾功能不全的关键指标,出现少尿要考虑是否存在 ARF,ARF 少尿期持续 3 天以上者病情危重。

(二)水中毒
因少尿、补液过多等原因,导致体内水潴留、稀释性低钠血症和细胞水肿。严重时可出现心功能不全、肺水肿和脑水肿。

(三)高钾血症
高钾血症是 ARF 的最危险变化,常为少尿期致死病因。可引起心脏传导阻滞和心律失常,严重时可出现心室颤动或心脏停搏。

(四)代谢性酸中毒
具有进行性、不易纠正的特点。酸中毒可抑制心血管系统和中枢神经系统。

(五)氮质血症
血中尿素、肌酐、尿酸等非蛋白氮含量显著升高,称氮质血症。其发生主要是由肾脏排泄功能障碍和体内蛋白质分解增加所致。氮质血症进行性加重,严重时可出现尿毒症,尿毒症的主要表现是中枢神经系统功能紊乱。

三、诊断

(一)实验室检查
(1)出生 48 小时后无排尿或出生后少尿(每小时<1 mL/kg)或无尿(每小时<0.5 mL/kg)。
(2)出现氮质血症:血清肌酐(Cr)≥88 μmol/L,血清尿素氮(BUN)≥7.5 mmol/L 或每天增加 Cr≥44 μmol/L,BUN≥3.57 mmol/L。血清尿素氮升高提示脱水或者肾脏灌注不足;肌酐水平升高提示肾脏疾病。
(3)电解质紊乱:高钾血症、低钠血症、低钙血症、高磷血症、高镁血症。
(4)代谢性酸中毒。

(二)肾脏超声检查
可精确描述肾脏大小、形态等。结合 CT 及 MRI 检查有助于肾后性梗阻的诊断。

(三)肾前性和肾性肾衰竭的实验室鉴别
1.BUN/Scr 比值

肾脏本身损害时 BUN/Scr 比值常<10;如果因肾前性因素使 GFR 下降,尿素和肌酐的滤过都减少,但尿素在肾小管中的重吸收量相对较多,此时 BUN/Scr 比值常>10。

2.FENa(%)

肾前性时<2.5,肾性时>3.0。FENa(%)=(尿钠/尿肌酐)×(血浆肌酐/血浆钠)

(四)诊断性补液

1.扩容

如果患儿没有出现容量负荷过度或者心力衰竭的临床表现,输入生理盐水 20 mL/kg,液速 10 mL/(kg·h)。心排血量下降对生理盐水扩容无反应时可使用血管活性药物改善心功能如多巴胺 2~4 μg/(kg·min)可增加心排血量,这样会增加肾小球滤过率及尿量[收集 2 小时尿量,肾前性时尿量>1 mL/(kg·h);肾性肾功能不全,尿量无增加]。

2.扩容无效时

可使用呋塞米 1 mg/kg,静脉推注利尿。

3.对增加心排血量及利尿无反应时

进行腹部超声,以明确肾脏、尿路、膀胱的解剖结构。也可应用静脉肾盂造影、肾脏扫描、血管造影或膀胱尿道造影观察是否存在肾脏本身畸形。

四、治疗

(一)早期防治

重点为去除病因和对症治疗,防止 ARF 继续进展。如纠正低氧血症、休克、低体温及防止感染等;肾前性给予扩容,纠正心功能不全。肾后性及时解除梗阻或留置导尿管;停用肾脏毒性药物。

(二)少尿或无尿期的治疗

1.严格限制液体量

(1)限制液体入量:补充不显性失水量[早产儿 50~70 mL/(kg·d),足月儿约 30 mL/(kg·d)]和显性丢失(前日尿量与胃液丢失量)。液体以葡萄糖为主、不加钾。血清 BUN 和 Cr 降低提示治疗有效。治疗期间应保持体重不增或每天减少 1%~2%,血钠应维持在 135 mmol/L 左右,体重增加或血钠下降均是水过多的标志。此期若水负荷过多可引起心力衰竭、肺水肿、肺出血等并发症。

(2)呋塞米:如果肾功能足够,给呋塞米每次 1~2 mg/kg,每 6~8 小时 1 次,并可用小剂量多巴胺改善微循环、扩张肾血管,剂量 2.5~5 μg/(kg·min),静脉输注。

2.纠正电解质紊乱

(1)高钾血症:当血钾>6.5 mmol/L,ECG 有高钾血症表现时,应即刻治疗。①10% 葡萄糖酸钙 0.5~1.0 mL/kg,稀释后静脉注射,以拮抗钾对心肌的毒性;②5% 碳酸氢钠 3~5 mL/kg,静脉注射,但若并发高钠血症和心力衰竭,应禁用碳酸氢钠;③首剂推注:胰岛素 0.05 U/kg+10% 葡萄糖 2 mL/kg(每 1 U 胰岛素加 4 g 葡萄糖)。持续静脉滴注:0.1~0.2 U/(kg·h)稀释于 10% 葡萄糖溶液中(每 1 U 胰岛素加 4 g 葡萄糖),一般先计算 4 小时所需的胰岛素量持续泵入,之后根据复查血钾水平调整方案。需密切监测血糖,防止发生医源性低血糖。以上治疗无效时考虑做透析治疗。

(2)低钠血症:多为稀释性,轻度低钠血症(血钠 120~125 mmol/L),可通过限制液体量,使细胞外液逐渐恢复正常。血钠<120 mmol/L,可适当补充 3% 氯化钠(3%NaCl,按 1.2 mL/kg 可以提高 1 mmol/L 的钠)。

(3)高磷血症和低钙血症常共存:降低磷的摄入,补充钙剂。血磷>2.24 mmol/L 时使用低磷配方乳(如 Similac PM60/40)限制磷的摄入。口服碳酸钙作为磷结合剂。一旦血磷恢复正常,常需要补充含或不含维生素 D 的钙剂。若血钙<1.87 mmol/L 给 10% 葡萄糖酸钙 1.0 mL/kg 静脉滴注。可同时给适量的维生素 D_2 或维生素 D_3,促进钙在肠道吸收。

(4)纠正酸中毒:pH<7.2 或 HCO_3^-<15 mmol/L 时,应补充碳酸氢钠。

3.供应热量及营养

充足的营养可减少组织蛋白的分解和酮体的形成,而合适的热量摄入及外源性必需氨基酸的供给可促进蛋白质合成和新细胞成长,并从细胞外液摄取钾、磷。ARF 时应提供 40 kcal/(kg·d) 以上的热量,主要以糖和脂肪形式给予。当输入液量限制于 40 mL/(kg·d) 时,应由中心静脉输注 25% 葡萄糖。脂肪乳剂可加至 2 g/(kg·d),氨基酸不能超过 1.5 g/(kg·d)。

4.治疗高血压

出现高血压主要是水潴留所致,应限制水和钠的摄入并给利尿剂和降压药。

5.控制感染

选择对肾脏影响小的敏感抗生素治疗如青霉素类,对肾脏功能有影响的抗生素应根据肾功能调整剂量和输注频次。

6.肾替代疗法

若上述治疗仍无效,且伴有下列情况,可给予肾替代疗法。指征:①严重的液体负荷,出现心力衰竭、肺水肿;②严重代谢性酸中毒(pH<7.1);③严重高钾血症;④持续加重的氮质血症,已有中枢抑制表现,或 BUN>35.7 mmol/L 者。常用的肾替代疗法包括腹膜透析或连续性动静脉血液滤过。

(三)利尿期治疗

此期尿量开始增多,但补液仍需谨慎。多尿期前 3~4 天可按尿量的 2/3 补给。

(四)恢复期的治疗

贫血可少量输血,补充各种维生素。

五、转诊

肾性和肾后性肾功能不全病因较为复杂,处理较为困难。如出现下列情况之一建议转诊:①如果持续少尿 48 小时或无尿超过 24 小时;②血肌酐进行性上升;③明确存在肾脏畸形;④需要肾替代治疗的;⑤如已经明确存在后尿道梗阻,转诊前应留置导尿管;⑥转诊前尽可能控制高钾血症。

(牛俊红)

第二节 新生儿泌尿系统感染

新生儿泌尿系统感染是指细菌感染引起的菌尿或尿中白细胞或脓细胞增多,包括肾盂肾炎、膀胱炎及尿道炎。由于感染病变难以局限在尿道某一位置,临床上无法定位,统称为泌尿系统感染。新生儿期男婴发病率较高。

一、危险因素

(1)留置尿管:很快即可有细菌定植在膀胱,进而可导致泌尿系统感染。

(2)全身败血症血行播散至尿路。

(3)肾脏和尿路畸形:尿路感染的新生儿肾脏和尿道畸形的检出率为30%~50%。主要异常是肾盂扩张和肾积水。

(4)膀胱输尿管反流是指排尿时尿液从膀胱反流至输尿管和肾盂,是婴幼儿反复泌尿道感染的常见原因。

(5)神经源性膀胱(脊髓发育不良/损伤)。

(6)延迟更换尿布:尿道口易为粪便污染。

二、病原体及感染途径

(一)病原体

最常见的病原是革兰染色阴性杆菌,大肠埃希菌属最多见,其次为肺炎克雷伯菌。近年来,革兰染色阳性球菌感染有增加趋势,如尿/粪肠球菌、链球菌等。早产儿或留置导尿管的患儿真菌感染也可发生。

(二)感染途径

常见感染途径为血行播散和上行感染。

三、临床表现

(一)败血症表现

如呼吸窘迫、呼吸暂停、心动过缓、低血糖、循环不良或者腹部膨隆。

(二)非特异性表现

非特异性表现包括反应低下、发热、体重不增、喂养困难、不明原因延迟黄疸(黄疸是一个重要特征)。

四、辅助检查

(一)尿培养及菌落计数

尿培养及菌落计数是确诊的重要依据,菌落计数$>10^5$/mL示感染,$10^4 \sim 10^5$/mL为可疑,$<10^4$/mL多是污染。最好是耻骨上膀胱穿刺采取标本,其次是导尿管采取标本。生后3天内尿路感染较少见,不需要做常规尿培养。

注:尿培养阳性患儿,治疗2天后应复查,如果仍不能转阴提示治疗效果不理想。血培养应该在开始抗生素治疗前进行。

(二)尿常规

未离心尿(清洁中段尿)沉渣白细胞5个/高倍视野,离心尿(清洁中段尿)沉渣白细胞10个/高倍视野,提示泌尿系统感染。新生儿尿路感染尿常规可能正常,应多次随访。

注:新生儿尿常规正常并不代表没有尿路感染。

(三)尿试纸检查

显示白细胞脂酶和亚硝酸盐阳性。

(四)肾脏/膀胱超声检查

可发现尿路畸形、肾盂积水、肾囊肿、肾发育不良、肾盂肾炎等。

(五)排泄膀胱尿道造影(VCUG)

排泄膀胱尿道造影(VCUG)是诊断输尿管反流的重要方法。

五、治疗

(1)初始治疗应同时针对革兰染色阳性和阴性菌,首选氨苄西林-舒巴坦或第三代头孢类抗生素,最后根据药敏选择抗生素。

(2)推荐静脉用药疗程3天,3天后如临床症状消失或尿常规恢复正常,可换成β-内酰胺酶抑制剂口服(阿莫西林,每次15 mg/kg,每12小时1次),总的疗程7~10天。

(3)存在泌尿道畸形的婴儿,应该预防性给予抗生素,如阿莫西林20 mg/(kg·d)。

(4)约25%的患儿在1岁内反复出现泌尿系统感染。

六、转诊

泌尿系统畸形是尿路感染高危因素,所有尿路感染的患儿均应进行B超明确是否存在尿路感染,存在泌尿系统畸形的患儿本院不具备手术条件者,应转院治疗。

(牛俊红)

第三节 新生儿肾静脉血栓形成

新生儿肾静脉血栓形成(RVT)是指肾静脉主干和/或分支血栓形成而致肾静脉部分或全部阻塞引起的一系列病理生理改变和临床表现,可发生于单侧或两侧肾脏。

一、病因和发病机制

任何原因导致新生儿血液出现高凝状态、肾脏血流障碍及血管内留置导管,均可诱发深静脉血栓形成。

(1)血液高凝:糖尿病母亲婴儿及红细胞增多症时易发生新生儿RVT,多与高凝倾向有关。脱水包括隐匿性脱水也是导致高凝状态的很重要因素。应用利尿剂或造影剂也可导致血黏度增加。

(2)血管损伤:危重儿的缺氧、感染、循环障碍、低体温、酸中毒等均可导致血管壁损伤,从而诱发新生儿RVT发病。

(3)肾血流量减少:休克、严重感染、母亲妊娠期高血压疾病等。

(4)动脉或静脉置管,特别是脐动脉置管。

(5)肾脏发育畸形或肾脏本身疾病如先天性肾病综合征。

二、临床表现

新生儿RVT以肾肿大、血尿为主,也常有进行性血小板减少。

(1)肾肿大:约60%的新生儿RVT患儿可触及突然肿大的肾脏。

(2)尿液改变:60%患儿在发病24小时内可见肉眼血尿,继之有持久性的镜下血尿及蛋白尿。少尿或无尿者约占30%。

(3)血压变化:血压突然下降后急剧上升,高血压可持续几天、几个月或更长时间。

(4)血小板减少。

三、辅助检查

(一)血小板

90%患儿有进行性消耗性血小板减少。

(二)凝血功能

PT及APTT均延长。

(三)血生化

氮质血症多见,半数有代谢性酸中毒,血钾升高。

(四)尿常规

尿常规示血尿、蛋白尿。

(五)腹部X线

可估计肾脏大小及有无钙化斑。

(六)超声检查

可确诊RVT,典型表现肾脏增大、弥散强回声;多普勒超声可见下腔静脉或肾静脉栓塞。

四、治疗

(1)纠正脱水和电解质紊乱,改善氧合和低体温,阻断血液黏稠、血黏滞度增高等血栓形成的主要环节。

(2)基础疾病的治疗:高血压可用卡托普利等血管紧张素转化酶抑制剂,后期肾功能不全者可行透析疗法。

(3)抗凝药物的治疗:如果累及一侧肾脏,无DIC,保守治疗。如果累及双侧,伴有DIC,开始肝素治疗,肝素化的首次负荷量为50~100 U/kg,维持量为25 U/(kg·h)静脉输注。每8~12小时监测血药浓度维持在0.3~0.5 U/mL。亦可监测凝血酶原时间,控制在正常值的2倍以内。最近使用低分子量肝素开始溶栓及再通后预防治疗。

(4)溶栓治疗:有应用尿激酶溶栓的报道。溶栓治疗前需要进行头颅超声检查除外颅内出血。

(5)外科治疗:晚期肾萎缩或持续高血压时行肾摘除术。对肾(主)静脉及下腔静脉血栓形成,可采取血栓摘除术,以获得该静脉的再疏通。

五、转诊

肾静脉血栓如果诊断和处理不及时容易导致严重肾功能不全,对于不明原因血尿、不明原因高血压或已经明确诊断的肾静脉血栓,建议转诊到上一级医院治疗。

(牛俊红)

第五章 新生儿常见血液系统疾病

第一节 新生儿贫血

新生儿贫血是指单位体积周围血液中红细胞、血红蛋白和血细胞比容低于正常值,或其中一项明显低于正常。

一、正常生理值

足月儿出生时血红蛋白为 170 g/L(140～200 g/L)。生后 1 周内静脉血血红蛋白<140 g/L 定义为新生儿贫血。健康足月新生儿在生后第 3 周开始出现血红蛋白下降,在生后 2～3 个月降至 100 g/L,即通常所说的"生理性贫血"。早产儿血红蛋白下降更显著,在生后 1～2 个月最低可下降至 70～90 g/L。

二、发病机制和病因

新生儿贫血由以下 3 个方面原因所致:①红细胞丢失或失血性贫血是最常见原因;②红细胞破坏增加或溶血性贫血;③红细胞生成减少或称生成不良性贫血。

(一)失血性贫血

1.产前失血

(1)双胎输血:发生在单卵多胎者(单个胎盘、双胎同性别、胎儿间有很薄的隔膜)。其病理生理基础是胎盘有共同的胎儿血管床,在胎盘循环中存在着血管吻合。两个胎儿体重可相差 20% 以上,Hb 相差在 50 g/L 以上,双胎中的供体苍白、瘦小,甚至出现贫血性心力衰竭,治疗上供血胎儿常需要扩容、红细胞输注;受体红润、发育良好,可有红细胞增多的表现,受血胎儿常需用新鲜冰冻血浆进行部分换血。

(2)胎-母输血:主要由于妊娠后期胎盘绒毛的细胞滋养层消失,胎盘表面扩张变厚或胎盘屏障破坏,脐动脉与绒毛间隙存在压力,导致胎儿血液进入母体循环。贫血程度不一,临床表现取决于失血的量和速度。①若急性失血量>血容量的 20% 可引起宫内死亡、循环性休克或水肿,出生时出现严重贫血;若失血量<血容量的 20%,分娩时血红蛋白可正常,但发生血液稀释时血红蛋白迅速下降。最有价值的诊断性检查:72 小时内采母血行红细胞酸洗脱试验(Kleihauer-

Betke 试验,可定量母亲血液循环中含 HbF 的胎儿红细胞,正常值≤3%)或者行甲胎蛋白检查(孕母一般在 200 μg/L 左右,一般不会超过 400 μg/L),血涂片可见正色素/正细胞性贫血伴大量有核红细胞。②慢性失血的患儿通常状况良好,但可存在心力衰竭,此时血涂片可见低色素/小细胞性贫血,有核红细胞不显著,Kleihauer-Betke 试验难以解释。

在许多病例中,慢性胎母出血可并发急性胎母出血,此时严重的贫血(Hb<50 g/L)提示预后较差,因为大多数存活患儿留有脑损伤。

(3)胎儿-胎盘输血:多发生在胎儿娩出尚未断脐时,所处位置高于胎盘,使血液通过脐动脉持续注入胎盘,由于动静脉压差阻止静脉血回流到胎儿。脐带打结或扭转也可发生胎-胎盘失血,由于脐静脉较脐动脉壁薄,更容易受压,导致通过脐静脉到胎儿血流减少,但通过脐动脉回流到胎盘的血正常,而导致胎儿-胎盘失血。

2.产时失血

分娩时因胎盘、脐带的畸形,产科意外,如前置胎盘、胎盘早剥或剖宫产时损伤胎盘,脐带堵闭(如脐带绕颈、打结或脐带脱垂)时新生儿出血量可达 30 mL,此多为急性失血,量较大,常有休克表现。

3.产后失血

多为内出血,包括消化道出血、颅内出血及巨大头颅血肿、肝脾破裂、腹膜后出血、肾上腺出血等。广泛的皮肤瘀斑也可导致贫血。

(二)溶血性贫血

提示溶血性贫血的主要线索有网织红细胞增多和/或有核红细胞增多、非结合性高胆红素血症、Coombs 试验阳性(若为免疫性溶血)及血涂片见到典型的红细胞形态的改变(如遗传性球形红细胞增多症)。

1.免疫性贫血

(1)同种免疫性溶血性贫血:最常见的是 ABO 血型不合,其次是 Rh 血型不合所致。

(2)自身免疫性溶血性贫血(AIHA):由于机体免疫功能紊乱而产生针对自身红细胞抗原的免疫抗体,与红细胞表面抗原结合和/或激活补体导致红细胞破坏、寿命缩短而产生的一种溶血性疾病。常见有:①感染占多数,特别是病毒和支原体感染;②新生儿狼疮综合征主要是患 SLE 的母亲体内抗 SS-A 或抗 SS-B 抗体等经胎盘进入胎儿体内所致,新生儿及其母亲血清中均存在此抗体;③维生素 E 缺乏;④代谢紊乱。

2.非免疫性贫血

(1)红细胞膜疾病引起的溶血性贫血:主要诊断线索是家族史,另外是无法解释的溶血和血涂片异常。红细胞膜病变几乎都可通过血涂片上典型的细胞形态加以识别。常为常染色体显性遗传,如遗传性球形[新生儿期出现急性溶血性贫血和高胆红素血症,外周血涂片可见明显的小球形红细胞增多(>10%),红细胞渗透脆性增加]、椭圆形、口形红细胞增多症。正常新生儿血液中也可见到少量的异常红细胞,结果解读应谨慎。

(2)红细胞酶缺陷引起的溶血性贫血:主要疾病是 G-6-PD 缺乏症和丙酮酸激酶(PK)缺乏症。通常两者表现为非结合性高胆红素血症。①G-6-PD 缺乏症:通常在生后数天内出现严重黄疸,贫血极为罕见,血涂片完全正常,通过测定 G-6-PD 酶活性确诊。②丙酮酸激酶(PK)缺乏症:常染色体隐性遗传,临床有异质性,重者出现导致胎儿水肿的严重贫血,轻者仅见轻微的非结合性高胆红素血症。外周涂片红细胞无特征性改变,网织红细胞增多,白细胞数和血小板数正常,骨髓红细胞系呈代偿性增生改变。输血前检测红细胞 PK 活性可确诊。

(3) 血红蛋白病引起的溶血性贫血:①重型 α-地中海贫血是最常见的血红蛋白病引起的溶血性贫血。任何妊娠中期发生严重胎儿贫血和胎儿水肿病例都需怀疑重型 α-地中海贫血。通过血红蛋白电泳和 HPLC(仅显示 Hb Bart 或同时有少量 HbH,无 HbA、HbA_2 和 HbF)可确诊。外周血常规呈小细胞低色素性贫血,出现异形、靶形、碎片红细胞等,有核红细胞和网织红细胞明显增高。②重型 β-地中海贫血,患儿出生时正常,常在生后 2~3 个月时出现溶血性贫血。实验室检查示红细胞渗透脆性明显减低,HbF 含量明显增高(新生儿期 HbF≥88%)是诊断重型 β-地中海贫血的重要依据。

(三)红细胞生成减少导致的新生儿贫血

红细胞生成减少主要的诊断线索是网织红细胞降低($<20×10^9/L$),和 Coombs 试验阴性,其他有效的诊断点是疾病是否局限于红细胞系(即贫血,但白细胞和血小板计数正常),或是否血细胞计数提示白细胞和/或血小板也有受累。若血细胞生成衰竭局限于红细胞系,如先天性再生障碍性贫血(Diamond-Blackfan 综合征)和微小病毒 B19 感染,这种贫血是由红细胞再生障碍引起。

(1) 若血细胞生成衰竭局限于红细胞系,如先天性再生障碍性贫血(Diamond-Blackfan 综合征)和微小病毒 B19 感染,这种贫血是由红细胞再生障碍引起。

(2) 若血细胞生成衰竭伴有粒细胞和/或血小板生成减少,可见于巨细胞病毒(CMV)导致的先天感染、先天性白血病及先天性骨髓衰竭综合征,如 Pearson 综合征。

三、临床表现

新生儿贫血的临床表现与贫血严重程度和相关疾病有关。急性和慢性失血的区别见表 5-1。

表 5-1 新生儿急性和慢性失血的特征

特征	急性失血	慢性失血
临床	急性窘迫:苍白,呼吸急促、表浅,常不规则,心动过速、脉微弱或消失,血压低或无,肝、脾不大	苍白与窘迫不成比例,偶有充血性心力衰竭,包括肝脾大
静脉压	低	正常或增加
实验室检查		
血红蛋白浓度	出生正常,24 小时内迅速下降	出生时低
红细胞形态	正色素、大细胞性	低色素小细胞,红细胞大小不均,异形红细胞
血清铁	出生时正常	出生时低
转归	及时治疗贫血、休克以预防死亡	一般良好
治疗	静脉注射液体和全血,以后补铁	铁剂治疗,偶尔输血

新生儿贫血多数为无症状,严重贫血可能出现以下症状。

(1) 液量和热量足够的情况下体重增长不满意、经口喂养困难、喂养不耐受。

(2) 呼吸循环表现:心动过速、呼吸急促、呼吸暂停、吸入氧浓度增加、脉压增加、低血压、心脏杂音。

(3) 一般情况:活动少、反应差、嗜睡。

(4)面色或皮肤颜色苍白。
(5)肝脾大、黄疸。
(6)代谢性酸中毒。

四、诊断

(一)新生儿贫血诊断原则

对无法解释的新生儿贫血最有效的筛查试验是网织红细胞计数、Coombs 试验和平均红细胞容积(MCV)。

1.网织红细胞计数

(1)网织红细胞计数降低($<20\times10^9$/L),提示红细胞再生障碍,最常见的病因是微小病毒感染和 Diamond-Blackfan 贫血(DBA);伴有粒细胞和/或血小板减少,可见于巨细胞病毒感染、先天性白细胞及先天性骨髓衰竭综合征,如 Pearson 综合征。

(2)网织红细胞计数升高,检查 Coombs 试验。

2.Coombs 试验

(1)网织红细胞计数升高、Coombs 试验阳性:可能诊断 HDN,确定抗体,检查血涂片和胆红素。

(2)网织红细胞计数升高、Coombs 试验阴性:排除 HDN,检查母亲血 Kleihauer-Betke 试验。

3.Kleihauer-Betke 试验

(1)阳性:提示胎母输血。

(2)阴性:检查 MCV。

4.MCV 检查

(1)MCV 正常或升高:血涂片正常,提示 G-6-PD 缺乏症;血涂片异常,提示遗传性红细胞膜疾病、遗传性红细胞酶疾病。

(2)MCV 降低:重型 α-海洋性贫血或 HbH 病;遗传性热异形红细胞增多症;慢性宫内失血(双胎)。

(二)临床表现

临床表现与病因、失血量及贫血速度有关。

1.急性失血

患儿心率增快、脉搏细数、血压下降、休克。

2.慢性失血

患儿面色苍白、可有轻度呼吸窘迫或易激惹。

3.溶血性贫血

面色苍白、黄疸和肝脾大。

(三)病史

1.出生时贫血

(1)失血性贫血:有妊娠后期阴道出血或羊膜腔穿刺病史,失血性贫血与多胎、母亲产后寒战、发热和非选择性剖宫产有关。

(2)溶血性贫血:与胎儿生长受限和 Rh 阴性母亲有关。注意家族史询问,新生儿和母亲用药史。

2.生后 24 小时后贫血

常与产伤、急产、家中分娩、围产期胎儿窘迫和低 Apgar 评分有关。

3.黄疸伴贫血

提示溶血性贫血。

(四)辅助检查

1.必须检查的项目

(1)血红蛋白：一般认为日龄 2 周内新生儿末梢血红蛋白≤145 g/L、静脉血红蛋白＜140 g/L；2 周后末梢血红蛋白：足月儿＜110 g/L,早产儿＜100 g/L 可诊断贫血。

分度：轻度,120 g/L≤Hb＜144 g/L；中度,90 g/L≤Hb＜120 g/L；重度,60 g/L≤Hb＜90 g/L；极重度,Hb＜60 g/L。

注：急性失血时血容量自身代偿性增加尚需要数小时时间,在此之前 Hb 浓度既不是判断是否出血的指标,也不是估计出血量的指标。

(2)红细胞指数：①小细胞低色素贫血,提示胎-母输血或双胎输血或 α-地中海贫血；②正细胞正色素贫血,急性出血、全身疾病、红细胞自身缺陷或生成不良性贫血。

(3)网织红细胞计数：网织红细胞是刚从骨髓释放入循环的红细胞,网织红细胞数初生 3 天内为 0.04～0.06,4～7 天迅速降至 0.005～0.015,4～6 周回升至 0.02～0.08。网织红细胞计数增多提示骨髓造血功能活跃,可见于溶血或出血性贫血；减少提示造血功能低下,可见于感染、生成不良性贫血。

(4)血涂片：①球形红细胞与 ABO 溶血病和遗传性球形红细胞增多症有关；②椭圆形红细胞见于遗传性椭圆形红细胞增多症；③固缩红细胞可见于 G-6-PD 缺陷；④裂隙红细胞和盔型红细胞见于凝血消耗性疾病。

(5)直接 Coombs 试验：阳性提示自身免疫性或同种免疫性溶血病。

2.其他可选择的实验室检查

(1)同种免疫性溶血：行 ABO 和 Rh 血型检测。

(2)胎-母输血：72 小时内采母血行。①Kleihauer-Betke 试验(是基于胎儿 HbF 在酸性缓冲液中有抗酸作用而保留在红细胞内,母亲的 Hb 则被酸洗去成为空影细胞)。②甲胎蛋白检查(孕母一般在 200 μg/L 左右,一般不会超过 400 μg/L)。目前孕期及产后甲胎蛋白变化趋势不清楚,结果解读应慎重。③母血胎儿血红蛋白定量分析：正常成人 HbF 含量＜3%,妊娠期母血 HbF 含量生理性增加,可高达 5.7%,但红细胞酸洗脱后呈淡红色,而胎儿的红细胞酸洗脱后则呈鲜红色。

(3)先天性生成不良和再生障碍性贫血：行骨髓涂片检查(骨髓穿刺常选髂后上棘穿刺；髂后上棘与第 5 腰椎间可及圆钝或三角形骨突起)、细小病毒抗原检测。

(4)TORCH 感染：行 TORCH 检查、测定 IgM 水平。

(5)消耗性凝血性疾病：行凝血功能及血小板检查。

(6)红细胞自身缺陷：行红细胞酶检查、血红蛋白电泳分析、红细胞膜研究。

(7)内脏器官出血：头颅或腹部超声有助于确定出血部位。

(8)足月新生儿血红蛋白电泳常参考值：无异常 Hb 区带；HbA 约为 30%；HbF 占 70%；HbA_2 为 0.1%～1%。α-地中海贫血有异常 Hb Bart 区带、Hb CS 区带；β-地中海贫血：HbA

≤12%，HbF≥88%，同时参考父母双方是否至少一方为β-地中海贫血信息。

五、治疗

根据个体情况，结合单纯输血、换血、营养物质补充和原发病治疗等方面。

(一)出生时贫血

(1)伴血流动力学不稳定的病因未明的严重贫血：应立即给予生理盐水或5%白蛋白(用生理盐水稀释)，随之输注浓缩红细胞(可使用未交叉配型O型血)15～20 mL/kg，输注时间5～10分钟，可重复输血，目标是达到正常血压、正常pH，血红蛋白>120 g/L。

(2)如果患儿血红蛋白在8～10 g/L，但临床稳定，无低血压、气促、酸中毒或呼吸窘迫，尤其是未发现急性失血原因，提示可能为孕后期慢性或亚急性出血。此时可能发生血红蛋白稀释，血流动力学稳定。如果贫血严重可能会引起胎儿心力衰竭，甚至胎儿水肿，此时使用浓缩红细胞单次容量(80 mL/kg)交换输血是最安全的升高血红蛋白而不加重心力衰竭。

(3)如果患儿血红蛋白在10～12 g/L且无贫血症状，可在2小时输浓缩红细胞20～30 mL/kg，同时给予呋塞米。

(二)晚发新生儿贫血(2～28天龄)

1.红细胞输注指征

见表5-2。

表5-2 新生儿红细胞输注指征

Hct/Hb/g·L^{-1}	指征	输血量及用法
Hct≤0.40 或 Hb≤120	生后24小时急性出血；先天性发绀型心脏病	15 mL/kg,2～4小时
Hct≤0.35 或 Hb≤110	机械通气(MAP>8 cmH$_2$O,FiO$_2$>40%)	15 mL/kg,2～4小时
Hct≤0.30 或 Hb≤100	机械通气或CPAP(FiO2<40%)	15 mL/kg,2～4小时
Hct≤0.25 或 Hb≤80	婴儿需要氧，但不需要其他呼吸支持者	20 mL/kg,2～4小时
Hct≤0.20 或 Hb≤70	婴儿无症状，Ret<0.1×10^{12}/L	20 mL/kg,2～4小时

注：早产儿大量(20 mL/kg)红细胞输注不但能使血红蛋白大幅度升高、减少输注次数，也可被大多数早产儿耐受。

2.输血量计算

严重贫血应输浓缩红细胞，单次输血量不应超过20 mL/kg，应在4小时内输完。输注红细胞悬液4 mL/kg，可提高Hb 10 g/L。

(三)营养替代

1.铁剂治疗

大量失血患儿，无论急性还是慢性均要补充铁剂，以补充储存铁量。元素铁剂量为2～3 mg/(kg·d)，补充时间至少3个月，为保证婴儿生长需要，甚至要持续1年。

2.叶酸

尤其在血清水平<0.5 ng/mL，补充叶酸50 mg/(kg·d)。常用于以下贫血：①胎龄<34周或出生体重<1 500 g；②慢性溶血性贫血；③接受苯妥英钠治疗的患儿。

3.维生素E

胎龄<34周的早产儿，在矫正胎龄38～40周给予维生素E，每天25 U，口服，疗程2周，可降低早产儿贫血的发生。

(四)转诊

多不需要转诊,下列情况可考虑转诊:①如果出血进行性增多或者需要外科干预的出血应尽快转诊,转诊前一定要扩容,有条件应输注浓缩红细胞;②贫血加重且诊断不明确者;③除贫血外存在血小板减少或白细胞异常或怀疑血液系统疾病者。

(牛俊红)

第二节 新生儿红细胞增多症

新生儿红细胞增多症是指胎儿缺氧等致宫内红细胞生成增加或红细胞经胎盘灌注过多致继发性红细胞输注,导致新生儿在出生2周内血液中红细胞、血红蛋白及血细胞比容异常增加所引起的疾病。

新生儿红细胞增多症和高黏滞度不是同义名称,但常伴随存在。血细胞比容、红细胞变形性及血浆黏滞度这几个因素决定全血黏度,但最重要的是血细胞比容。

一、病因

(一)真性红细胞增多

1.胎盘输血

发生在脐带延迟结扎、双胎输血、母胎输血或者围产期窒息。

2.宫内缺氧

胎盘功能不全可以导致宫内缺氧,多见于过期产儿、小于胎龄儿、先兆子痫/子痫、糖尿病母亲婴儿及孕妇应用普萘洛尔。孕妇吸烟或患儿严重的心脏病。

3.医源性红细胞增多症

输血过多。

4.其他原因

(1)染色体异常:如21-三体、13-三体和18-三体。

(2)Beckwith-Wiedemann综合征。

(3)新生儿甲状腺功能亢进。

(4)先天性肾上腺皮质增生症。

(二)脱水

如果体重下降超过出生体重的8%~10%,应怀疑脱水导致的继发性血液浓缩,通常发生于生后2~3天。

二、临床表现

多与高黏滞血症的相关症状。

(一)皮肤

发红,活动后更为明显,呈多血质貌。

(二)血液系统
高胆红素血症、血栓形成、血小板减少。

(三)消化系统
坏死性小肠结肠炎、肠梗阻。

(四)泌尿系统
肾静脉栓塞、肾衰竭。

(五)循环系统
充血性心力衰竭。

(六)神经系统
嗜睡、激惹,严重者可发生惊厥、脑静脉栓塞。

(七)呼吸系统
气促、需要氧疗,严重者可发生呼吸窘迫、呼吸暂停。

(八)代谢方面
低血糖症、低钙血症。

三、辅助检查

(一)血常规
生后1周内静脉血 Hct≥65%或两次周围毛细血管血 Hct≥70%。Hct 测定最好以生后12小时为准,因生后数小时内血液浓缩,12小时恢复常态。尚可有血小板减少,白细胞数一般正常或偏高。

附:毛细血管的血红蛋白及 Hct 可显著高于同期采集的静脉血的值,尤其是早产儿差异更显著,如将足跟先温暖改善周围循环后再采血,两者的差距将减少。

(二)凝血功能检查
可因血小板减少而发生出血时间延长和凝血功能异常。

(三)血糖
红细胞增多症通常伴有低血糖。

(四)血胆红素
由于红细胞破坏增多,常伴有高胆红素血症。

(五)血钙
可见低钙血症。

(六)血气分析
除外缺氧。

(七)血钠和尿素氮
脱水状态下通常增加。

(八)尿比重
脱水时常伴有尿比重的增加(>1.015)。

四、治疗

(一)脱水导致的血液浓缩

婴儿若存在脱水但没红细胞增多症的症状和体征,可以在6~8小时内纠正脱水。根据日龄和血清电解质的情况决定补液的性质,一般给予130~150 mL/(kg·d)。每6小时测定1次Hct,Hct一般在脱水纠正后降低。

(二)真性红细胞增多症

1.原则

(1)如果无症状,周围静脉Hct在65%~70%,仅需注意观察。大多数患儿对增加液体量反应良好,可给予白蛋白、生理盐水10~20 mL/kg扩充血容量,降低血液黏滞度,每天可增加液体量20~40 mL/(kg·d),每6小时重新测定1次Hct。

(2)周围静脉Hct在70%~75%,是否换血仍有争议。

(3)当周围静脉Hct>75%时常有高黏滞度血症,大多数学者认为即使无症状,也应部分换血,将Hct降至55%。

2.部分换血方法

(1)任何静脉血管都可作为输入通道,周围小动脉可作为输出通道。

(2)优先使用生理盐水或5%白蛋白,而不推荐使用血浆或新鲜冰冻血浆。

(3)总换血量:一般为25~30 mL/kg。换血量依赖于Hct测量值。

$$换血量=血容量\times(实际Hct-预期Hct)\div实际Hct$$

$$血容量=体重(kg)\times(80~100\ mL/kg)$$

足月儿血容量为80~90 mL/kg,早产儿100 mL/kg,预期的Hct为55%~60%。

例如,体重为3 kg患儿,Hct为75%,血量80 mL/kg,预计Hct降至50%。

换血量=3×80×(75-50)÷75=80 mL。

五、转诊

多不需要转诊,如果并发血栓或脑梗死需要转诊。

(牛俊红)

第三节 新生儿血小板减少症

正常新生儿外周静脉血的血小板计数为$(150\sim350)\times10^9/L$;血小板计数为$(100\sim150)\times10^9/L$者视为可疑异常,应进行动态观察;血小板计数$<100\times10^9/L$称为新生儿血小板减少症(NTP),应探明原因。

一、病因分类及发病机制

血液中血小板水平是血小板生成与破坏达到平衡的结果,因此新生儿血小板减少的原因有3种情况:巨核细胞产生或释放血小板减少、血小板破坏增加或上述两种因素同时存在。

血小板减少症分为早发性和晚发性。发病在生后 72 小时内称为早发型,以细菌或病毒感染、免疫性血小板减少症、妊娠相关的原因如妊娠期高血压疾病、糖尿病、SGA 等最为常见;发病在 72 小时之后称为晚发型,常见原因为生后重症感染(细菌性败血症、NEC)、中心导管血栓和先天性遗传性血小板减少症或综合征。

(一)免疫性血小板减少症

此型特点是母亲和胎儿血中都存在抗血小板抗原的免疫性抗体,抗体为 IgG,可通过胎盘传递给胎儿。如果抗体只破坏胎儿血小板,称为同族免疫性血小板减少;如果抗体同时破坏母亲和胎儿的血小板,称为自身免疫性血小板减少。胎儿在出生时可无明显出血表现,而在生后数分钟至数小时出现皮肤瘀斑、紫癜,与分娩时压力有关。新生儿除血小板减少外,无肝脾大、溶血性贫血、胎儿生长受限或其他全身性疾病,随着来自母体的抗体逐渐减少和消失,病情自行缓解痊愈。

1.新生儿同族免疫性血小板减少症(NAITP)

为母婴血细胞抗原性不合所致,50% 的病例发生于首次妊娠。发病机制是由于母儿血小板抗原性不合所致,特点是母亲和胎儿血中都存在抗血小板抗原的免疫性抗体,抗体是 IgG,可通过胎盘进入胎儿体内,加速血小板的破坏,血小板的寿命缩短到只有几小时,新生儿出生后血小板在 48 小时内降到最低值,如未经治疗,患儿血小板通常在生后 3 周恢复正常。通过母亲与患儿间血小板抗原不相容可作出诊断(在 80% 的 NAITP 病例中,母亲为 HPA-1a 阴性而患儿 HPA-1a 阳性)。除此以外,母、儿血清 HPA-IgG 阳性亦可确诊是由于同族免疫引起。

2.新生儿自身免疫性血小板减少症

本病的特点是母亲和胎儿的血小板均受到抗体破坏。按病因的不同,可分为两类。

(1)母患免疫性血小板减少症:孕妇血中血小板抗体可通过胎盘进入胎儿血液循环破坏胎儿血小板,其分娩新生儿中 30%~80% 有血小板减少,发病率与母亲自身病情轻重有关。

(2)母患系统性红斑狼疮(SLE):SLE 患儿 80%~85% 血中有血小板抗体,可通过胎盘进入胎儿体内破坏胎儿血小板,导致生后常有血小板减少,但出血症状轻微,血中可查出狼疮细胞,有时伴发狼疮样皮疹,历时数月才消失。

3.新生儿溶血病并发血小板减少

其发病机制可能为:①患儿同时存在抗红细胞和血小板抗体,溶血过程中血小板同时被破坏;②大量红细胞被破坏可释出红细胞素,其作用类似于血细胞第Ⅲ因子,可加速凝血过程,增加血细胞消耗,使血小板减少。

4.药物致血小板减少

可分为先天性和后天性两种。前者由孕妇服用药物致敏而产生抗体引起,母儿均可受抗体影响发生血小板减少,主要药物有磺胺、奎宁、奎尼丁、对氨基水杨酸、苯巴比妥、噻嗪类利尿剂等;后者为新生儿应用某些药物(磺胺、地高辛、吲哚美辛等)引起免疫性或中毒性血小板减少,免疫性血小板减少时骨髓巨核细胞正常,中毒性血小板减少时骨髓巨核细胞数减少。

(二)感染性血小板减少症

1.宫内感染

多为先天性慢性感染,以巨细胞病毒及风疹病毒最多见。常在生后 72 小时内出现血小板减少。可能与慢性宫内感染使胎儿骨髓受抑制、血小板生成减少、产生抗血小板抗体、脾功能亢进致血小板破坏增加等因素有关。

2.细菌感染

早发性和晚发性败血症均可出现严重的血小板减少,金黄色葡萄球菌和革兰阴性杆菌感染更多见。任何时候的血小板减少都要按感染给予抗生素治疗,一旦排除感染尽快停用抗生素。

(三)先天性或遗传性血小板减少症

1.先天性巨核细胞增生不良

骨髓巨核细胞减少或缺如,导致血小板减少。临床上可为单纯的先天性增生不良性血小板减少,骨髓穿刺示巨核细胞减少或缺如;也可合并存在各种先天畸形(如小头畸形、13-三体综合征、18-三体综合征、骨骼畸形等),发病原因不明,可能与孕妇服药或感染有关,亦可能与遗传有关。

2.遗传性血小板减少症

(1)湿疹伴血小板减少综合征(WAS):属伴性隐性遗传病,病因可能与过敏、单核-巨噬细胞系统增生、慢性感染有关。多有家族史,女性为基因携带传递者,男性发病。临床特点为血小板减少伴出血、湿疹和复合免疫缺陷。出生时或生后不久即出现症状,可见皮肤出现点和瘀斑。由于免疫缺陷常合并感染。血小板持续减少,但骨髓巨核细胞正常或增多,可产生血小板。

(2)家族遗传性血小板功能不全(Glanzmann病):最好的检测血小板功能的检查是标准化的出血时间(1.5~5.5分钟)。

(四)其他能引起血小板减少的疾病

(1)巨大血管瘤。

(2)骨髓浸润性疾病。

(3)血栓性血小板减少性紫癜。

(4)围产期合并症:如窒息、红细胞增多症、硬肿症等。

二、临床表现

(一)全身性紫癜

最常见,尤其见于轻微外伤或静脉压升高者,血小板通常<$6×10^9$/L。

(二)胃肠道出血、黏膜出血或其他部位自发性出血

血小板通常<$3×10^9$/L。

(三)颅内出血

通常见于严重血小板减少,易发生神经系统后遗症。

附:大片瘀斑和肌肉出血多见于凝血功能异常而非血小板减少。针尖大小出血点成批出现于头部和胸部,不会反复出现,多由分娩时静脉压暂时性升高所致,血小板计数正常。

三、实验室检查

(一)血常规

血小板计数<$100×10^9$/L,注意平均血小板体积(MPV)、血小板分布宽度(PDW)情况;先天性巨核细胞增生不良患儿约50%有类白血病反应,白细胞数多超过$40×10^9$/L;严重细菌感染时白细胞计数明显增高、中性粒细胞核左移。

2.骨髓穿刺

免疫性血小板减少时骨髓巨核细胞数正常;而中毒性者巨核细胞数减少;遗传性血小板减少

症巨核细胞正常或增多,能产生血小板,但血小板超微结构严重紊乱;先天性巨核细胞增生不良患儿,骨髓巨核细胞可见减少或缺如。

3.凝血功能检查

出血时间延长,严重减少时可因血小板因子Ⅲ缺乏而致凝血时间延长。

4.人血小板抗原(HPA)与抗体(HPAIgG)

一般情况下,同族免疫性血小板减少症患儿的母亲 HPA-1a 阴性,而父亲 HPA-1a 阳性;如果父母双亲 HPA-1a 阳性,则应检测其他不常见的 HPA。母、儿血清 HPA-IgG 阳性可以确诊新生儿血小板减少症是由于同族免疫引起。

5.Coombs试验

一般阴性,感染性血小板减少症、新生儿溶血病伴血小板减少患儿 Coombs 试验可阳性。

6.先天性感染全套(如 TORCH)

检查相应病原 IgG、IgM。

7.染色体检查

有先天性畸形如小头畸形、13-三体综合征或 18-三体综合征等临床表现时,可查染色体明确诊断。

8.头颅 CT 或 MR

严重的血小板减少症时行头颅 CT 或 MR 可明确颅内出血的位置及程度。

四、治疗

本病为自限性疾病,如血小板$>30\times10^9/L$,出血不严重,可不作特殊治疗,但应予严密监测,每天检测血小板计数,直至血小板保持在 $50\times10^9/L$ 以上。一般血小板减少持续数天至 2 个月(平均 2 周)后自然恢复正常;如血小板$\leq30\times10^9/L$,为防止发生颅内出血,在未得到实验室证实之前即应开始血小板输注治疗。

(一)新生儿同族免疫性血小板减少症

1.静脉输注丙种球蛋白(IVIG)

可保护血小板免受破坏。总量为 2 g/kg,1 g/(kg·d),连用 2 天,70%~80%患儿血小板计数可增加 $30\times10^9/L$ 以上。IVIG 输注后通常需要 24~72 小时才能发挥最大效用,因而临床上发现患儿有出血倾向、重要脏器出血或活动性出血时应尽快输注血小板制品。

2.输注血小板

详细的血小板输注指征见表5-3。

表5-3 血小板输注原则

血小板数量/$\times10^9\cdot L^{-1}$	非出血者	出血者	自身免疫性ITP	非自身免疫性ITP
<30	全部考虑输注	输注	出血或没有IgG时输注	出血输注(HPA一致)
30~49	临床不稳定时输注*	输注	稳定没有出血者不输注	出血输注(HPA一致)
50~99	不输注	输注	不输注	严重出血输注(HPA一致)
>99	不输注	不输注	不输注	不输注

注:* 临床不稳定包括:外科手术或需要换血;生后 1 周内<1 000 g;临床不稳定(如血压波动);既往有严重的出血倾向(3~4级的IVH);目前有少量的出血(瘀点,穿刺部位渗血);同时存在凝血障碍。

(1)指征：①当 PLT<20×10^9/L 时,应立即输注血小板,以防止颅内出血和肺出血等;②当 PLT 在($20\sim50$)$\times10^9$/L 并有明显出血时,也应立即输注血小板。若新生儿有发热、严重感染、DIC 等破坏血小板的因素存在时,应放宽血小板输注的指征并加倍剂量使用。

(2)输注量和速度：每次输注血小板 $10\sim20$ mL/kg,输注时间 $30\sim60$ 分钟。每次输注血小板 1 小时后复查血小板计数,如无明显上升提示存在血小板破坏。由于血小板半衰期仅 $1\sim2$ 天,故常需 $2\sim3$ 天输注 1 次。血小板计数在 50×10^9/L 以上,不必再次输注血小板。

(二)新生儿自身免疫性血小板减少症

1.孕妇治疗

分娩时的产科处理很重要,产前为控制母亲出血可静脉滴注地塞米松,此药可同时通过胎盘,对胎儿有保护作用。分娩时尽量保护胎头不受压迫创伤,以免发生颅内出血,必要时选择剖宫产。

2.患儿治疗

原则与新生儿同种免疫性血小板减少症相似。

(三)药物致血小板减少

(1)一旦怀疑药物引起新生儿血小板减少,应立即停用,如苯妥英钠、地高辛、吲哚美辛、利福平、氯噻嗪等。并加速其排泄。停药后血小板逐渐回升至正常,病程 $2\sim3$ 周。

(2)如出血严重,可输血小板或用枸橼酸磷酸葡萄糖(CPD)抗凝新鲜全血作换血,疗效显著。

(四)感染性血小板减少症

治疗上应积极控制感染,必要时输新鲜血或血小板,也可考虑静脉滴注 IVIG,换血治疗败血症有较好效果。

(五)遗传性血小板减少症

对 Wiskott-Aldrich 综合征需加强抗感染、应用免疫球蛋白、转移因子、新鲜血浆等提高免疫力,有可能缓解症状。

(六)母亲再次妊娠处理

同胞中再发风险>75%,在随后的妊娠中,在妊娠后期每周给予激素和 IVIG 治疗有效。部分胎儿可接受宫内血小板输注。绝大多数采取剖宫产分娩。

五、随访

出院后随访 $3\sim6$ 个月,每 $1\sim2$ 周复查血常规,血小板连续 3 次正常可逐渐减少检测次数。

六、转诊

下列情况应转诊：①病因诊断不明伴严重血小板减少;②继发性血小板减少但原发病不能治疗或治疗不理想者。

(牛俊红)

第四节　新生儿出血症

新生儿出血症(HDN)是由于维生素 K 缺乏,体内维生素 K 依赖因子的凝血活性低下所致的出血性疾病。

一、病因和发病机制

当维生素 K 缺乏时,维生素 K 依赖因子(Ⅱ、Ⅶ、Ⅸ、Ⅹ)不能羧化,只是无功能的蛋白质,因此不能参与凝血过程而导致出血。

本病病因是维生素 K 缺乏,与下列因素有关:①孕母维生素 K 只有10%可通过胎盘达到胎儿,新生儿(尤其是早产儿及小于胎龄儿)出生时血中维生素 K 水平普遍较低;②人乳中维生素 K 含量(15 μg/L)很少,远低于牛奶中含量(60 μg/L),故纯母乳喂养儿多见;③新生儿出生时肠道无细菌,维生素 K 合成减少;④慢性腹泻或口服抗生素抑制肠道正常菌群,使维生素 K 合成不足;⑤肝胆疾病影响维生素 K 的吸收;⑥母亲产前应用抗惊厥药、抗凝药、抗结核药,可影响维生素 K 的代谢。

二、临床表现

(一)早发型

生后 24 小时之内发病,多与母亲产前服用抗惊厥药、抗凝血药影响患儿维生素 K 代谢有关。

(二)经典型

生后第 2～7 天发病,早产儿可延迟至生后 2 周发病,以脐残端渗血、消化道出血、皮肤受压处及穿刺处出血多见。

(三)晚发型

生后 1～3 个月发病,多见于母乳喂养儿及慢性腹泻、肝胆疾病患儿。最常见颅内出血。

三、辅助检查

(1)出血时间、血小板计数正常。

(2)凝血酶原时间(PT)及部分凝血活酶时间(APTT)延长(为对照的 2 倍以上意义更大)。

四、治疗

(一)一般治疗

胃肠道出血时应禁食,静脉补充营养,保持安静,减少搬动,注意保暖。

(二)药物治疗

(1)维生素 K_1:对发生出血的新生儿立即给予维生素 K_1 1 mg/kg 静脉推注,可使失活的凝血因子很快羧化而发挥凝血活性,迅速改善凝血,根据凝血酶原时间每 6～12 小时 1 次,一般注射 1～2 次后出血可停止。根据病情连用 3～5 天。

(2)血液制品:严重者可新鲜冰冻血浆 10～20 mL/kg,或静脉滴注凝血酶原复合物,每天 10 U/kg,以补充血浆中的凝血因子、纠正贫血和低血压。

(3)合并颅内出血或肺出血时,应及时给予相应对症处理。

五、预防

(1)全部新生儿出生后立即肌内注射维生素 K_1 1～3 mg。

(2)母乳喂养儿生后 3 个月内及慢性腹泻、肝胆疾病患儿注意补充维生素 K_1。

(3)母亲产前应用抗惊厥药、抗凝药、抗结核药者在妊娠最后的 3 个月期间应肌内注射维生素 K_1,每次 10 mg,共 3～5 次。

(4)对于全胃肠外营养的婴儿及应用抗生素超过 2 周的婴儿每周至少给予 0.5 mg 维生素 K_1 以预防维生素 K_1 缺乏。

六、转诊

大多不需要转诊,对维生素 K 治疗和血浆输注疗效不佳者或诊断不明确者需要转诊。如果出现颅内出血需要外科干预者需要转诊。

(牛俊红)

第五节 新生儿血栓症

新生儿血栓症是指血栓栓塞性疾病,是由血栓形成和血栓栓塞两种病理过程所引起的疾病。

一、病因

新生儿尤其是早产儿、低出生体重儿,由于本身凝血机制发育不完善,生后机体的抗凝和纤溶活性均处于被抑制或未被激活状态,凝血系统在极低水平上维持相对平衡,既有出血,又有血栓形成的倾向。

(一)危重症疾病

主要危险因素为败血症。另外,窒息、母亲患糖尿病、心排血量不足及脱水等亦为血栓事件的高危因素。

(二)动、静脉置管

导管容易损伤血管内皮使血流中的血小板黏附到被暴露的血管内皮下层,引起血栓形成。尤其是早产儿,置管后近 50% 的血管内径被堵塞,血流缓慢,形成血栓的风险进一步增大。

(三)遗传性易栓症

遗传性易栓症并非一个独立的疾病,而是指由于抗凝蛋白、凝血因子、纤溶蛋白等的遗传性或获得性缺陷或存在获得性危险因素而容易发生血栓栓塞的疾病或状态。因此,此类患儿需要检测:抗凝血酶-Ⅲ、蛋白质 C 水平、蛋白质 S 水平、因子 Leiden 与凝血酶原 G20210A 突变。

二、临床表现

(一)动脉血栓

新生儿动脉血栓非常少见,主要与新生儿期的动脉置管有关。动脉血栓主要表现为栓塞远端肢体苍白、温度降低、血管搏动减弱或消失,甚至血压测不出。另外,如果脐动脉置管的新生儿出现坏死性结肠炎的临床表现,应警惕肠系膜动脉栓塞。

(二)静脉血栓

新生儿常见的静脉血栓发生部位包括肾静脉、门静脉和四肢深静脉。肾静脉血栓是新生儿期非导管相关血栓事件中最常见的。

1.肾静脉血栓

最常见的三联症为血尿、超声可见腹部包块和血小板减少,临床上蛋白尿和肾功能损害亦不少见。

2.门静脉血栓

通常无症状,约10%的患儿表现为肝功能异常、肝脾大。

3.四肢深静脉血栓

主要表现为肢体末端肿胀、疼痛、充血或发绀。

(三)肺栓塞

临床表现主要为通气/血流比例失调、氧合下降、右心衰竭等,诊断主要依靠肺通气灌注扫描及血管造影。

(四)新生儿脑卒中

新生儿脑卒中包括动脉栓塞和颅内静脉窦血栓形成。主要表现为惊厥和嗜睡,临床表现均为非特异性,定位较困难,主要依靠颅脑超声或磁共振确诊。

三、鉴别诊断

血管痉挛是血管肌肉的收缩,表现为上肢或下肢颜色的急性变化(苍白或青紫)。有时仅发生于指端或趾端,有时遍及整个肢体。偶尔,颜色的变化延伸到臀部和腹部。颜色的变化可以是暂时的,也可以持续存在。血管痉挛患儿必须评价血管痉挛的严重程度。

(一)严重的血管痉挛

累及一侧或双侧下肢的大部分、腹部、臀部。严重的上肢血管痉挛包括上臂的大部分和全部的手指。皮肤完全苍白,受累肢体的脉搏存在。

(二)中度的血管痉挛

累及一侧或双侧下肢的小部分(通常是部分脚和脚趾),在上肢,可以累及远端的一小部分和部分手指。皮肤颜色为花斑样表现,受累肢体的脉搏存在。

(三)血栓性栓塞现象

血栓是血管特别部位凝血块的形成。可以引起完全堵塞,导致肢体末端脉搏消失和变白。栓子是在血管内流动的凝血块,可以导致血管痉挛和阻塞。约89%的血管栓塞与血管置管有关。

四、辅助检查

(一)实验室检查

1.凝血功能检查

(1)蛋白质C水平:<0.01 U/mL,可诊断为蛋白质C缺乏症。

(2)蛋白质S水平:<0.01 U/mL,可诊断为蛋白质S缺乏症。

(3)抗凝血酶-Ⅲ(AT-Ⅲ)测定:活性下降,反映血液高凝状态的指标之一,低于60%有诊断意义。

(4)凝血酶时间、活化部分凝血酶原时间、凝血酶原时间及D-二聚体(高D-二聚体水平意味着患儿血栓持续存在、发生栓塞或者出现静脉炎后综合征的危险性明显增加)。

2.血小板计数

局部栓塞可能导致血小板减少。

3.血细胞比容

Hct≥65%,提示存在红细胞增多症。

(二)影像学检查

1.血管超声和超声心动图

血管超声和超声心动图是确诊血栓事件的最常用检查。

2.血管造影

血管造影是公认的诊断血栓事件的金标准,近期一项双盲研究指出,应用1.5~2 mL碘海醇,在1~2秒内静脉推注,血栓检出率为100%。

3.磁共振血管成像

可以用于诊断新生儿脑卒中和肺栓塞。

五、治疗

(一)抗凝治疗

对于新生儿来说,针对血栓事件最常用的治疗就是抗凝治疗。肝素是主要的抗凝治疗药物,肝素或类肝素制剂能够通过增强抗凝血酶Ⅲ的活性,灭活凝血因子Ⅹa,从而阻断凝血过程,有良好的抗凝效果。

1.普通肝素

负荷量50~75 U/kg,加NS 2~3 mL,Ⅳ;维持量25 U/(kg·h)。配置方法:本品25 U×24×体重(kg)加5% GS至24 mL,输注速度1 mL/h。需要监测APTT,调整肝素剂量维持APTT在60~85秒。疗程10~14天。

2.低分子量肝素

足月儿,每次1.7 mg/kg(1 mg低分子量肝素=100 U),皮下注射,每12小时1次;早产儿,每次2 mg/kg,皮下注射,每12小时1次。疗程10~14天。首次用药后4小时查抗凝血因子Xa活性,以后每周监测2次,并根据其调整低分子量肝素剂量,治疗血药浓度活性范围在0.5~1.0 U/mL。

(二)溶栓治疗

由于存在出血的风险,溶栓治疗仅适用于危及生命或肢体功能的血栓栓塞患儿。溶栓治疗的常用药物包括尿激酶和重组组织纤溶酶原激活剂(r-TPA),均可以激活纤溶酶原向纤溶酶转变,促使纤维蛋白溶解,从而使血栓崩解,恢复血流。建议溶栓治疗之前,用冷沉淀和输注血小板维持纤维蛋白浓度>1 g/L 和血小板计数>$50×10^9$/L 很重要。溶栓治疗之前应常规检查颅脑超声除外颅内出血,存在颅室内出血的患儿应慎用溶栓治疗。

1.尿激酶

能直接激活纤溶酶原变为纤溶酶,使纤维蛋白溶解。颅内出血或其他内出血禁用。用法:每次 4 400 U/kg,用 5% GS 溶解成 4 400 U/mL 的溶液,30 分钟内输注,每 12 小时 1 次,视栓子溶解情况,可重复使用 5~7 天。

2.重组组织纤溶酶原激活剂(r-TPA)

为纤维蛋白选择性溶栓药物,可选择性地结合于纤维蛋白上,而且半衰期较短,所以在新生儿溶栓治疗中更为常用。在溶栓治疗之前,需要保证血小板>$100×10^9$/L,纤维蛋白原>1 g/L。用量为 0.03~0.06 mg/(kg·h),用 NS 溶解成 0.5 mg/mL 的溶液,持续静脉输注 24~48 小时。r-TPA 和肝素须同时使用,因为它不能抑制血凝块形成或改变高凝状态。在溶栓开始之前和溶栓 2 小时之后,推荐常规检测纤维蛋白原浓度,如果<1 g/L 或发生出血事件,应及时补充新鲜冰冻血浆。

(三)改善微循环

右旋糖酐-40 具有降低血液黏滞性和改善微循环的作用。用法:每次 10 mL/kg,速度为 5 mL/(kg·h),每天 1 次,连续 3 天。但没有循证医学依据支持该疗法。

(四)遗传性血栓形成紊乱

1.蛋白质 C 缺乏症

应用蛋白质 C 浓缩剂,剂量从 40 U/kg 开始,目标是将蛋白质 C 的血浆水平维持在>0.25 U/mL,存在 DIC 时需要在起始阶段频繁给药。不能得到蛋白质 C 浓缩剂时需使用 FFP。

2.蛋白质 S 缺乏症

应用 FFP(10~20 mL/kg)至维持蛋白质 S 的血浆水平>0.25 U/mL。

(五)介入和手术治疗

1.导管接触溶栓

导管接触溶栓是将导管直接插至血栓中,经导管滴注溶栓药物,使药物直接与血栓接触,增加与血栓的接触面积,延长与血栓的作用时间,提高局部药物的浓度,同时减少溶栓药物的全身代谢,并减少出血等并发症,可以较好地溶解血栓,恢复血管再通。

2.手术治疗

手术治疗包括直接切除血栓、进行血管重建及经导管碎栓,仅应用于极少数危及生命或肢体长时间缺血坏死的患儿。由于受累血管有较高的血栓复发率,应尽量避免手术治疗。

六、转诊

单侧肢体肿胀、颜色灰暗、苍白,应想到血栓可能。不明原因血尿应想到肾脏栓塞可能。存在中心静脉置管但持续不明原因血小板减少也是血栓形成的征兆。疑似血栓的患儿应转诊进一步明确诊断和治疗。血栓导致的肢体坏死及脏器功能衰竭属于严重预后不良。抗凝和溶栓治疗需要一定的监测手段,且临床不良反应多,没有相应条件尽可能转到有条件的医院干预。

(牛俊红)

第六节　新生儿弥散性血管内凝血

弥散性血管内凝血(DIC)是由多种病因引起,发生于许多疾病过程中的一种获得性出血综合征。其主要特征是在某些致病因素作用下,凝血因子和血小板被激活,大量促凝物质入血,使凝血酶增加,进而微循环中形成广泛的微血栓。大量微血栓的形成消耗了大量凝血因子和血小板,同时激活了纤维蛋白溶解系统,引起继发性纤维蛋白溶解亢进,从而导致广泛性出血、循环障碍、器官功能障碍和溶血性贫血等临床表现。

一、病因

(1)新生儿时期多种凝血因子呈生理性低水平,血液黏稠、处于高凝状态及纤溶活动增强。
(2)易患重症感染、寒冷损伤、缺氧-酸中毒、休克、NEC、呼吸循环衰竭等,这些疾病是导致DIC的高危因素。

二、临床表现

(一)出血
自发、广泛和多部位出血是DIC的重要特征。

(二)多器官功能障碍
微血栓可发生于各组织和器官,致心、肺、肾、肝和脑等功能障碍。

(三)休克
DIC与休克之间互为因果,可形成恶性循环。

(四)微血管病性溶血
大量红细胞破坏造成溶血性贫血;大量红细胞破坏产生红细胞素,加重凝血过程。

三、辅助检查

(一)反映消耗性凝血障碍的检查

1.血小板计数减少
常降至$100×10^9/L$以下,如呈进行性下降则更有诊断意义。

2.凝血时间(CT)
参考值7～12分钟,在DIC高凝期明显缩短,进入消耗性低凝期明显延长。

3.活化部分凝血酶时间(APTT)
反映内源性凝血功能,主要检测Ⅱ、Ⅴ、Ⅷ、Ⅸ、Ⅹ、Ⅺ和Ⅻ因子活性。正常足月儿(55±10)秒,早产儿70秒(早产儿的Ⅺ、Ⅻ因子低于足月儿),超过正常对照10秒以上有意义。

4.凝血酶原时间(PT)及凝血酶原活动度(PTA)
凝血酶原时间正常值为12～14秒,它的正常活动度(PTA)为75%～100%。

(1)PT:反映外源性凝血功能,主要检测Ⅱ、Ⅴ、Ⅶ和Ⅹ因子活性。DIC诊断标准:日龄<4天者≥20秒;>5天者≥15秒。

(2)PTA:判断肝细胞坏死的严重程度及预后的敏感指标,<40%为肝细胞坏死的肯定界限。

5.血浆纤维蛋白原(Fbg)

Fbg为急性期反应蛋白,在DIC高凝期可增高,低凝期及继发性纤溶期常减低。正常值为1.17~2.25 g/L,<1.17 g/L为诊断标准。

6.抗凝血酶-Ⅲ(AT-Ⅲ)测定

AT-Ⅲ是重要的生理抗凝物质,它使凝血酶、激活的因子Ⅹ失去活性而起抗凝作用,在此过程中AT-Ⅲ被消耗,故DIC早期血浆中AT-Ⅲ明显减少。正常值足月儿80%~100%(活性),低于60%有诊断意义;早产儿活性40%~70%,低于40%有诊断意义。

7.因子Ⅷ

DIC时Ⅷ:C活性<50%,尤其是肝病时其活性明显降低。

(二)反映纤维蛋白形成和纤维蛋白溶解亢进的检查

1.凝血酶凝固时间(TT)

凝血酶凝固时间(TT)是反映凝血第3阶段的试验,TT延长(较正常对照延长3秒有意义),纤溶亢进时FDP增多或血浆纤维蛋白原缺乏时,TT均延长。正常值(28~31周:16~28秒;32~36周:11~17秒;足月儿:10~16秒)。

2.纤维蛋白降解产物(FDP)

是纤维蛋白及纤维蛋白原在纤溶酶的作用下所降解产生,主要为X、Y、D、E碎片。参考值1~6 mg/L,超过20 mg/L提示纤溶亢进,特别是超过40 mg/L时有诊断价值,但新生儿期此值不一定增加。

3.D-二聚体(DD)

DD是纤溶酶分解纤维蛋白的产物。其增高是继发性纤溶的标志,正常值0~0.5 mg/L,高于正常4倍以上有诊断意义。另外,急性炎症反应综合征、血肿时常增高。所以其升高并没有特异性,不过其在排除血栓栓塞时非常有用,DD正常在一定程度上可以排除DIC。

(三)其他

1.血涂片检查

可见红细胞呈盔形、三角形、扭曲形及红细胞碎片(>2%),网织红细胞增多。

2.抗凝血因子活性下降

(1)蛋白质C水平:<0.01 U/mL,可诊断为蛋白质C缺乏症。

(2)蛋白质S水平:<0.01 U/mL,可诊断为蛋白质S缺乏症。

四、诊断

(一)有DIC疾病基础

如严重感染、窒息、硬肿等。

(二)有异常的临床表现

广泛的出血,包括肺出血或静脉穿刺部位的渗血等。

(三)实验室检查

实验室检查包括凝血因子消耗证据(血小板计数、PT、APTT、Fbg、AT-Ⅲ、凝血因子Ⅷ:C活性)和纤溶系统活化证据(FDP、D-二聚体)。

五、治疗

治疗目标是血小板计数达 $50×10^9/L$,纤维蛋白原＞1 g/L,APTT、PT 正常范围和 AT-Ⅲ 活性＞40%。

(一)祛除病因

纠正缺氧、酸中毒、低体温、抗感染。

(二)支持疗法

保暖、供氧,供给营养和热量,纠正水及电解质紊乱,改善微循环。

(三)肝素的应用

1.作用

与抗凝血酶-Ⅲ因子结合,使凝血因子Ⅸ、Ⅹ、Ⅺ、Ⅻ和凝血酶失活,抑制纤维蛋白原向纤维蛋白的转换。

2.常规剂量

每次 0.25～0.5 mg/kg(1 mg 肝素=100 U),每 6 小时 1 次,静脉滴注 1 小时。用药时应备好鱼精蛋白以防出血(4 小时内使用的肝素每 100 U 给 1 mg)。

3.目前对肝素的使用有 4 点趋向

(1)趋向于早期使用:在早期出现血小板进行性下降、D-二聚体阳性、TT 或 PT 或 APTT 缩短即开始应用。

(2)趋向于超小剂量:肝素每次 10 U/kg,每隔 6 小时 1 次,或 1 U/(kg·h)持续静脉泵入。

(3)趋向于皮下注射:吸收缓慢均匀,并可维持较低的有效浓度,不需监测凝血时间,不引起抗凝血酶Ⅲ减少。常用低分子肝素钙,每次 10 U/kg,皮下注射,每天 2 次,3 天。

(4)趋向于个体化。

注意:①用药后 4 小时监测 APTT,以不超过正常值的 1.5～2 倍为准(即 APTT 60～85 秒)或定期检测凝血时间,不超过 20～25 分钟为宜,超过 30 分钟,停用肝素,用鱼精蛋白中和。②如果出现颅内出血,肝素化应禁忌。③肝素不推荐用于早产儿 DIC 治疗。④病情好转后,逐渐减量至停药。用药时间一般可持续 3～7 天。

(四)补充治疗

1.补充凝血因子

如 DIC 过程停止(肝素-抗凝血酶Ⅲ正常)或在肝素化后仍持续出血,可输新鲜冰冻血浆或凝血酶原复合物。

(1)新鲜冷冻血浆(FFP):含所有凝血因子及 ATⅢ,是补充多种凝血因子(APTT 和/或 PT 超过正常值 2 倍)的首选制剂。输注 FFP 常用剂量 10～20 mL/kg 可提高凝血因子 20%～40%。如继续出血,可每 8～12 小时 1 次。凝血因子的补充不会加重体内凝血过程。

(2)凝血酶原复合物:含Ⅱ、Ⅶ、Ⅸ、Ⅹ因子,适用于凝血酶原活动度(PTA)延长的患儿。用法为 20～40 U/kg,以 5%葡萄糖 50 mL 稀释,30 分钟内滴完。

2.冷沉淀(40 mL/U)

冷沉淀(40 mL/U)是由新鲜冰冻血浆在 4 ℃缓慢解冻和随后再度结冰储存的沉淀蛋白质,它有丰富的纤维蛋白原、第Ⅷ因子、第Ⅷ因子和血管性假血友病因子。适用于低纤维蛋白原血症(＜1.5 g/L),剂量 5～10 mL/kg,一般每次输注时间≤2 小时。

3.血小板

在血小板≤50×10⁹/L,患儿存在出血倾向时,应在抗凝的基础上输足够剂量的血小板,常用剂量 10 mL/kg。

4.洗涤红细胞

若血红蛋白进行性下降,输洗涤红细胞,剂量每次 10~20 mL/kg。

5.纤维蛋白原浓缩剂

适用于低纤维蛋白原血症的 DIC 患儿,当纤维蛋白原<1.0 g/L 时可考虑输入,每次给予 2~4 g;当血浆纤维蛋白原≥1.0 g/L,即可达止血水平。在输入 4~6 小时后应监测纤维蛋白原的含量。若纤维蛋白原水平在输入后迅速减少,则应增加肝素的用量。

六、转诊

DIC 发生多提示患儿病情加重,且治疗过程中不但要考虑凝血异常,还存在血栓形成、纤溶亢进,需要综合考虑各种因素选择合适血液制剂。因此,一旦发现存在早期 DIC 证据如血小板减少、APTT 延长,D-二聚体增加等,建议转上级医院治疗。

(牛俊红)

第六章 新生儿常见内分泌系统疾病

第一节 新生儿先天性肾上腺皮质增生症

新生儿先天性肾上腺皮质增生症（CAH）是一组由肾上腺皮质类固醇合成通路各阶段各类催化酶的缺陷，引起以皮质类固醇合成障碍为主的属于常染色体隐性遗传病。

一、病因

目前已知可有5种酶的缺陷，表现不同的临床表现类型，其中21-羟化酶缺陷症（21-OHD）最常见，占90%以上，部分缺乏时，表现为单纯男性化；完全缺乏时有发生致命的肾上腺失盐危象风险。高雄激素血症致生长和性腺轴紊乱。

二、病理生理

肾上腺皮质由球状带、束状带、网状带组成。

（一）球状带

球状带位于最外层，占皮质的5%～10%，是盐皮质激素-醛固酮的唯一来源。

（二）束状带

束状带位于中间层，是最大的皮质带，约占75%，是皮质醇的合成场所。

（三）网状带

网状带位于最内层，主要合成肾上腺雄激素和少量雌激素。正常肾上腺以胆固醇为原料合成糖皮质激素、盐皮质激素、性激素（雄、雌激素和孕激素）3类主要激素。

21-OHD由 *CYP21A2* 基因突变引起，它编码21-羟化酶（P450c21）。P450c21催化17-羟基孕酮（17-OHP）为11-脱氧皮质醇和催化孕酮（P）为11-脱氧皮质酮，两者分别为皮质醇和醛固酮的前体。P450c21活性低下致皮质醇和醛固酮合成受损。皮质醇低下，经负反馈使ACTH分泌增加，刺激肾上腺皮质细胞增生，以期增加皮质醇合成；但酶缺陷使皮质醇依然低下。因雄激素合成通路无缺陷，在高ACTH刺激下，堆积的17-OHP和孕酮向雄激素转化增多，产生了旁路代谢亢进的特征性后果——高雄激素血症。盐皮质激素合成通路阻滞使孕酮不能向醛固酮转化致醛固酮低下，致水盐平衡失调。

三、临床表现

因缺陷酶的种类不同、程度不同而有不同的临床表现。本节主要讨论 21-羟化酶缺乏。

(一)单纯男性化型

由 21-羟化酶不完全缺乏所致。由于患儿仍有残存的 21-羟化酶活力,可合成少量皮质醇和醛固酮,故临床无失盐症状,主要表现雄激素增多症状和体征。

(1)男孩出生至婴儿期无阴茎增大等外生殖器异常致延误诊断(是由于雄激素受体不敏感)。幼儿期表现为外生殖器过早发育,阴茎早年达到成人大小,但睾丸小如婴儿。

(2)女孩于出生时即可发现有男性化,阴蒂增大似阴茎状,大阴唇发育似阴囊,出现两性畸形、尿道口开口异常,似男婴尿道下裂,易误诊。

(3)由于 ACTH 增高,可有皮肤黏膜色素沉着。一般缺陷越严重,色素增加越明显,以皮肤皱褶处为明显。

(二)失盐型

由 21-羟化酶完全缺乏所致。皮质醇的前体物质,如孕酮、17-羟孕酮等分泌增多,而皮质醇、醛固酮合成减少,临床上以肾上腺皮质功能不全表现为主。患儿除具有上述男性化表现外,生后不久即可有厌食、呕吐、腹泻、体重不增或下降,皮肤黏膜色素沉着显著,不及时治疗可出现脱水、低血氯、低血钠、高血钾、代谢性酸中毒及循环衰竭和休克。

(三)非经典型

由 21-羟化酶轻微缺乏所致。主要为女性,生后正常,直至儿童期或青春期出现多毛、痤疮、初潮延迟及月经紊乱或多囊卵巢与不孕症等表现。

四、辅助检查

(一)实验室检查

1.血 17-羟孕酮(17-OHP)测定

(1)对 21-羟化酶缺陷极有诊断价值(但不是 21-OHD 唯一的特异诊断依据,应结合皮质醇、ACTH 等检查分析),足月儿生后 3 天、早产儿生后 5 天,清晨 8 点取样检查。足月儿以 30 nmol/L 为临界值,早产儿则以 60 nmol/L 为临界值。但结果在 30~60 nmol/ 的早产儿应注意临床随访,以免漏诊。诊断界值:典型≥300 nmol/L;非典型 6~300 nmol/L。

(2)低出生体重儿和患某些心肺疾病时可能升高 2~3 倍,需注意鉴别。早产儿肾上腺皮质功能发育不成熟,包括 21-羟化酶成熟延迟,其 17-OHP 水平常常会高于足月新生儿。新生儿期若合并心肺等严重疾病,往往继发肾上腺皮质功能不全,导致体内的皮质醇降低,反馈促进 ACTH 的分泌,从而引起皮质醇的前体产物增加。

2.肾上腺皮质功能检查

(1)基础血清皮质醇和 ACTH:典型患儿血清皮质醇低下(正常值 138~662 nmol/L)伴 ACTH 升高(正常值 100~140 ng/L)。皮质醇分泌具有昼夜节律和睡醒节律,但生后 2 月龄时才开始建立,因此小婴儿在醒觉时采血,必要时应多次采血。因酶活性低下程度不同,皮质醇不一定明显低下。

(2)雄激素:雄激素升高显著程度依次为雄烯二酮(A,17-OHP 直接下游产物)、睾酮(T,雄烯二酮下游产物)、DHEA(与 17-OHP 无直接关联)。其中雄烯二酮与 17-OHP 有较好的相关性,诊断和监测意义最佳。

(3)血浆肾素和醛固酮:肾素是盐激素补充治疗中的监测重要指标。肾素在典型失盐型升高,但诊断特异性不高。醛固酮低下支持失盐型诊断;因小婴儿有生理性醛固酮抵抗,故1/4患儿血清醛固酮可正常。

3.血电解质水平测定

21-羟化酶缺乏症患儿出现低血钠、高血钾、代谢性酸中毒。

4.染色体检查

对性别难辨者需进行性染色体检查,以确定其遗传性别。

5.CYP21B 基因分析

基因诊断是遗传病诊断最可靠的方法。孕 9~11 周取绒毛膜活检进行胎儿细胞 DNA 分析。

(二)影像学检查

(1)在生后尽早行 B 超检查了解有无子宫。

(2)肾上腺 B 超和 CT 检查:有助于鉴别肾上腺发育不良或肿瘤。

(3)至 2 岁开始检查骨龄:骨龄常明显增速超过其实际年龄。

(4)3 岁开始定期睾丸 B 超:可早期诊断残余瘤。

五、鉴别诊断

(一)真两性畸形

由于性腺发育问题导致同一患儿体内睾丸和卵巢共存,大多数染色体核型为 46,XX,是导致两性畸形的罕见原因,某些综合征和两性畸形有关。其血浆皮质醇与 17-OHP 正常,尿 17-KS 不升高,无水、电解质紊乱。

(二)先天性肥厚性幽门狭窄

生后出现呕吐、脱水症状,可有低钠与低氯血症,但无高钾与酸中毒,常有低钾与碱中毒,右上腹可扪及橄榄状肿块,腹部 B 超和 X 线钡剂造影可明确诊断。

(三)肾上腺皮质肿瘤

可有 17-OHP 升高,需行肾上腺皮质 CT 等检查明确。

六、治疗

(一)治疗目标

治疗目标包括补充生理需要以防止危象发生,同时合理抑制高雄激素血症。抑制高雄激素血症目标是保证未停止生长个体有正常的线性生长和青春期发育,减少成年身高受损。外源性氢化可的松(HC)补充后易发生两种后果:剂量不足以抑制高雄激素血症或剂量过度抑制生长,甚至发生医源性库欣综合征。9α-氟氢可的松(FC)补充同样也需要维持防止失盐和过度致钠潴留,甚至高血压间的平衡。

(二)氢化可的松的补充治疗方案

1.按年龄设定剂量

婴儿期因 HC 对 GC 抑制生长高敏感性,故此期采用低剂量 8~12 mg/(m²·d);青春期因 HC 清除率增高,剂量偏高 15~17 mg/(m²·d),每 8 小时 1 次(因 HC 血药浓度维持在最低生理剂量6～7小时)。在应激情况下,如感染或手术,剂量需加倍。体表面积(m^2)＝体重(kg)×0.05＋0.05。

2.监测和剂量调节

(1)内分泌激素监测:主要监测早晨空腹,未服氢化可的松前测定的17-OHP和雄烯二酮,两者测定值需综合判断。17-OHP反映ACTH被抑制状态。雄烯二酮血浓度稳定,与雄激素临床效应(骨龄、线性生长)相关。17-OHP和雄烯二酮控制在按年龄参考范围上限或稍高(17-OHP维持在3～30 nmol/L)。

(2)监测间隔建议:①17-OHP和雄烯二酮,<3个月,每月1次;3～24个月,每3个月1次;≥2岁,每6个月1次。②骨龄,2岁起每年1次;6岁起结合第二性征,按需每6个月1次。

(三)盐皮质激素替代治疗

1.治疗原则和目标

约75%的21-OHD患儿醛固酮低下,早期诊断和替代治疗减少了失盐危象,但需防止过量引起的医源性高血压。

2.制剂和剂量

口服9α-氟氢可的松(FC)0.05～0.1 mg/d,失盐难以纠正者可加大剂量至0.2～0.3 mg/d,每天1～2次,对未添加半固体食物喂养的乳儿需额外补充食盐1～2 g/d。1岁后FC剂量相应减少,青春期更少。

3.监测和剂量调节

为防止医源性高血压,需定期监测血压、血钠、钾和血浆肾素作为调节FC剂量依据。肾素是调节FC剂量最敏感指标,建议在电解质正常前提下,控制在年龄正常参照值偏上限。肾素低下、高血钠和/或低血钾、血压升高等提示补充过量,反之示不足。监测间隔时间同GC。

(四)急性肾上腺皮质功能不全处理

严重失盐型患儿极易发生肾上腺危象,需及时补充皮质激素、扩充血容量和提高血钠。

1.纠正脱水

通常是20 mL/kg的生理盐水快速补液,1小时内完成,应用纠正脱水的方法可以治疗患儿显著的高钾血症。

2.纠正低钠血症

一般采用生理盐水输注,如果出现惊厥发作或其他中枢神经系统异常,需要用3% NaCl溶液缓慢输注纠正低钠血症,目标主要是控制惊厥发作或提供血钠至125 mmol/L。假如过快纠正低钠血症,个别患儿会发生渗透性脱髓鞘综合征。可用氟氢可的松0.05～0.1 mg/d口服。

3.纠正严重高血钾

开始时普通胰岛素0.05 U/kg加10%葡萄糖2 mL/kg静脉注射,然后给予普通胰岛素0.1～0.2 U/(kg·h)稀释于10%葡萄糖溶液中(每1 U胰岛素加4 g葡萄糖),一般先计算4小时所需的胰岛素量持续泵入,之后根据复查血钾调整方案。

4.补充氢化可的松

剂量100 mg/(m^2·d),每6小时1次静脉滴注,2天后减量,3～4周后减至维持量。

5.重症可用醋酸脱氢皮质酮(DOCA)

剂量1～3 mg/d,肌内注射。

(五) 手术治疗

女孩阴蒂增大,可将阴蒂切除,手术最适宜年龄为6个月至1岁。青春发育期可行阴道成形术。

(六) 注意事项

(1) 激素治疗不足与过度均影响最终成人身高。①治疗不足:皮质醇接近正常,不能控制ACTH增高,导致雄激素水平仍高,临床症状得不到控制。②治疗过度:过高剂量可抑制雄激素分泌,但出现库欣面容、生长障碍。

(2) 治疗中应定期随访,开始每1~2周1次,以后1~3个月1次,稳定后可延长间隔,主要观察生长速度、骨龄及性征发育情况。测定血清电解质浓度、血浆肾素活性、17-OHP(接近正常)、睾酮(雄激素)、ACTH、皮质醇等。

(3) 遇发热、感染、缺氧等应激状态时,患儿不能自主增加分泌量,必须临时增加皮质醇补充量,以免发生肾上腺皮质危象。

七、转诊

(1) 医院没有儿童内分泌科医师。
(2) 合并其他激素缺乏者。
(3) 无相应药物治疗者。
(4) 药物治疗效果不理想者。
(5) 发生肾上腺危象者。

(王献娥)

第二节 新生儿低血糖

新生儿全血血糖低于2.2 mmol/L诊断为新生儿低血糖,而低于2.6 mmol/L作为临床需要处理的界限值。

一、病因和发病机制

(一) 暂时性低血糖

1. 糖原和脂肪储备不足

糖原储备是新生儿出生后1小时内能量的主要来源。糖原储备主要发生在妊娠的最后4~8周。因此,早产儿和FGR糖原储备不足,糖异生途径中的酶活力也低,故此类患儿容易发生低血糖。若生后不能经胃肠道喂养者可给10%葡萄糖静脉滴注,足月适于胎龄儿按3~5 mg/(kg·min)、早产适于胎龄儿以4~6 mg/(kg·min)、小于胎龄儿以6~8 mg/(kg·min)速度滴注,可达到近似内源性肝糖原的产生率。

2. 葡萄糖消耗增加

应激状态下,如窒息、严重感染等,儿茶酚胺分泌增加,血中高血糖素、皮质醇类物质水平增高,血糖增高,继之糖原耗竭,血糖水平下降。

3.暂时性高胰岛素血症

主要见于:①糖尿病母亲婴儿,由于母亲高血糖时引起胎儿胰岛细胞代偿性增生,高胰岛素血症,而出生后母亲血糖供给突然中断所致;②新生儿溶血病,红细胞破坏致谷胱甘肽释放,刺激胰岛素分泌增加。

(二)持续性低血糖

新生儿持续(顽固)性低血糖是指葡萄糖的滴注速度≥12 mg/(kg·min)才能维持血糖正常,以及低血糖持续存在或反复发生超过72小时。临床上发生持续性低血糖时常提示有代谢性疾病存在。

1.先天性高胰岛素血症(CHI)

先天性高胰岛素血症(CHI)是由于胰岛素自律性分泌过多,血胰岛素浓度增加,从而导致出生后出现持续(顽固)性低血糖。

(1)病因:CHI是一种遗传性疾病,由于参与胰岛素分泌的关键基因突变,这种变异可表现为隐性或显性遗传。迄今已知4种不同的基因突变:①编码β细胞膜上ATP敏感钾通道的两个亚基SUR1(磺胺类受体)和Kir6.2(钾内向整流孔)蛋白的基因突变,*SUR1*和*Kir62*基因都位于11号染色体,其中50%～60%的CHI是由编码SUR1的*ABCC8*基因突变导致,10%～15%的CHI是由编码Kir6.2的*KCNJ11*基因突变引起;②编码GDH(谷氨酸脱氢酶)的基因突变;③编码GK(葡萄糖激酶)的基因突变;④编码线粒体HADH(3-羟酰辅酶A脱氢酶)的基因突变。

(2)病理改变:病理改变主要有两种情况,大部分与胰岛β细胞的弥漫性病变有关(弥散型CHI),另一部分与局部胰腺小结的增生有关(局限性CHI)。

(3)诊断标准:需在低血糖时采集样本进行诊断,符合以下4条可诊断。①血浆胰岛素＞2 U/L,血浆胰岛素(U/L)/血糖(mg/dL)＞0.3;②血浆游离脂肪酸＜1.5 mmol/L;③血浆β-羟基丁酸＜2.0 μmol/L;④胰高血糖素(0.1 mg/kg)治疗后,血糖升高＞30 mg/dL。

(4)鉴别诊断:应与胰岛细胞腺瘤和Beckwith综合征(特征是巨大儿、巨舌、脐疝和低血糖)相鉴别。

2.内分泌缺陷

下丘脑缺陷、垂体功能低下、肾上腺皮质功能低下、生长激素缺乏、胰高血糖素缺乏等。

3.遗传代谢性疾病

(1)碳水化合物疾病:如糖原累积症Ⅰ型、Ⅲ型,半乳糖血症、果糖不耐受等。

(2)脂肪酸代谢疾病:如中链酰基辅酶A脱氢酶缺乏。

(3)氨基酸代谢缺陷:如枫糖尿病、丙酸血症、甲基丙二酸血症、酪氨酸血症、亮氨酸代谢缺陷等。

二、临床表现

新生儿低血糖的临床表现取决于低血糖的严重程度、持续时间、基础情况和低血糖的病因。临床上常将低血糖分为"症状性"和"无症状性"低血糖。"无症状"低血糖提示患儿可能有另外的代谢底物可得,预后较好。

症状性低血糖多见于严重的反复发作的低血糖的新生儿。大多数的低血糖表现是非特异性的,包括异常的呼吸类型(呼吸加快、呼吸暂停、呼吸窘迫)、心血管体征(心动过速或心动过缓)、神经学症状(激惹、嗜睡、吸吮减弱、惊厥)及苍白、反应低下等全身症状。这些症状和体征也可由其他常见的新生儿疾病所致,如败血症、低钙血症、颅内出血等。因此,当新生儿出现这些症状或体征时,应常规考虑低血糖的可能。

三、辅助检查

(一)葡萄糖监测

(1)每 30～60 分钟监测血糖水平直至稳定,改为 4 小时 1 次,监测 24 小时,之后 12 小时 1 次,一般监测 3 天(POC 葡萄糖测定仪监测低血糖时,需行全血葡萄糖浓度测定明确,因为 POC 葡萄糖测定仪在低血糖浓度时准确性受限,与真实水平的变化多达 1.11 mmol/L)。

注:全血血糖低于 2.2 mmol/L 即可确诊低血糖,全血血糖水平一般较血浆血糖低 10%～15%,采血标本后须及时检测,因室温下红细胞糖酵解增加,血糖值每小时可下降 0.83～1.1 mmol/L。

(2)停止血糖监测的指征:高危儿,如糖尿病母亲新生儿出生后 24 小时、早产或 SGA 出生后 36～48 小时,若在监测时间范围内未发生过低血糖,则可停止监测。全肠道喂养后血糖稳定 12～24 小时且至少 2 次餐前 BG≥2.8 mmol/L,可停止。

(二)持续性低血糖者

(1)激素相关检查:①胰岛素增高;②胰高血糖素缺乏(正常值:210～1 500 ng/L);③皮质醇缺乏(正常值:早晨 8 点时为 140～630 nmol/L;下午 4 时为 80～410 nmol/L;晚 8 时为早晨 8 时的 50%);④生长激素缺乏(正常值:5～27 μg/L);⑤甲状腺素缺乏(T_4 正常值:84～210 nmol/L;TSH 正常值:1.7～9.1 mU/L)。不同实验室由于采取的检查方法不同,正常值可能不同。另外与胎龄也有一定关系,判断是否为正常需要结合当地的实验室正常值范围以及胎龄。

(2)代谢相关检查(如血氨、乳酸、游离脂肪酸、甘油、酮体,血串联质谱筛查氨基酸等)。

(3)患儿及父母基因检测:ABCC8、KCNJ11、GLUDI、GCK、HADH、SLC16AI、HNF4A、UCP2 和 HNFIA 等。

(4)^{18}F-DOPA PET 显像技术:可用于鉴别胰腺弥漫性或局灶性病变。

(三)神经系统损伤评估检查

1.头颅 MRI 检查

文献报道了低血糖新生儿的影像学资料,82% 的病例均涉及枕叶的损害,MRI 表现为顶枕叶皮层、皮层下斑片状长 T_1、长 T_2 信号。DWI 呈高信号,对早期诊断意义明显。3 个月后复查,顶枕部相应部位出现萎缩,甚至形成软化灶。严重低血糖也可导致广泛的皮层灰质、基底节区等损伤。有时严重低血糖可能导致惊厥呼吸抑制等继发缺氧缺血病变,在影像学上目前还不能区分低血糖合并缺氧缺血损伤。

关于新生儿脑的枕部区域对低血糖易感性的机制尚未明确,较多的观点认为,枕叶易感性与新生儿期枕叶是轴突生长和突触形成最旺盛的部位有关。

2.视觉诱发电位(FVEP)

视觉通路包括眼视网膜、视神经、视交叉、视辐射、枕叶视觉皮层,反复发作性或顽固性低血糖主要损伤大脑后部的顶枕叶区,继而导致视觉发育不同程度的受损。FVEP 是通过记录大脑皮质枕叶区对频闪视刺激发生的电位变化,从而反映视觉传导通路的完整性有无破坏。已有研究表明,低血糖时视觉诱发电位分化异常,可随着低血糖的纠正而逐渐恢复正常。

3.脑电图

可有背景电活动变慢,双侧或单侧大脑半球癫痫波。

四、诊断

对持续(顽固)性低血糖症要积极查找病因,作出病因诊断。

(1)首先测定血清胰岛素水平,必须同一个血标本同时测血糖,如胰岛素水平绝对值不高,要计算胰岛素/血糖比值,以确定是否存在高胰岛素血症。

(2)如存在胰高胰岛素血症,要进一步检查胰腺疾病。

(3)如存在胰高胰岛素血症,要进一步检查代谢性疾病和内分泌疾病。

五、治疗

(一)无症状性低血糖

(1)对可能发生低血糖者生后1小时开始喂养,24小时内每2小时1次监测微量血糖。

(2)如血糖低于需要处理的界限值2.6 mmol/L而无症状,应给予口服配方乳或母乳喂养。如果不能经口喂养,应静脉滴注葡萄糖溶液6~8 mg/(kg·min);如血糖低于1.6 mmol/L,应进行静脉输注葡萄糖,糖速为8~10 mg/(kg·min)。每小时1次检测微量血糖,直至血糖正常(目标值为BG≥2.8 mmol/L)后逐渐减少葡萄糖输注,同时增加经口喂养量,直至完全经口喂养,停止输注葡萄糖溶液。

(二)症状性低血糖

(1)立即静脉注入10%葡萄糖液2 mL/kg,速度为1 mL/min。

(2)静脉输注葡萄糖,速度为6~8 mg/(kg·min),并根据需要提高速度,每次提高2 mg/(kg·min),每30~60分钟监测血糖直至最高可增加至12 mg/(kg·min),如仍不能维持血糖稳定≥3.5 mmol/L,需要给予胰高血糖素或皮质激素治疗。经外周静脉输注葡萄糖速很难超过12 mg/(kg·min),超过此值建议进行中心静脉置管,中心静脉输注糖速可达18 mg/(kg·min)。

(三)持续性低血糖

如果葡萄糖输注速度提高到每分钟12 mg/kg,症状仍然存在或血葡萄糖<2.7 mmol/L,则考虑为顽固性或持续性低血糖,需行相关检查明确低血糖原因。

1.氢化可的松

剂量5 mg/kg,每12小时1次,静脉滴注,用3~5天或血糖恢复正常24~48小时后停用。氢化可的松可减少周围组织对糖的利用,促进糖异生,增加胰高血糖素作用。

注:用药前查血清胰岛素、皮质醇,如外院已用过激素,需停药3天后抽血检查为宜。

2.胰高血糖素

通过促进糖原分解迅速升高血糖水平。在静脉滴注糖速高于12 mg/(kg·min)仍不能维持血糖稳定,应用胰高血糖素10~20 μg/(kg·h)开始,用药1小时血糖开始升高,最大剂量每天1 mg。如突然发生低血糖危象,静脉补糖不能立即缓解时,可肌内注射或静脉推注胰高血糖素0.5~1.0 mg。

3.治疗目标

血糖维持在3.5~6.0 mmol/L。

4.撤药指征

(1)总糖速<12 mg/(kg·min),同时24小时内所有血糖在正常范围(3.5~6 mmol/L)。

(2)总糖速≥12 mg/(kg·min),同时48小时内所有血糖在正常范围。

(3)24小时内1次以上血糖值＞6 mmol/L。

5.撤药步骤

(1)第一步:降低静脉糖速直到10 mg/(kg·min)以下。①如果患儿接受高浓度葡萄糖溶液,糖浓度应尽快下降。②如果血糖在正常范围,每12小时降低糖速1 mg/(kg·min)。③糖速降低过程中,如BG＜2.7 mmol/L;增加糖速;BG 2.7～3.4:保持相同速度24小时。如果后续所有血糖≥3.5,可每12小时降低糖速0.5 mg/(kg·min)。如果后续血糖＜3.5 mmol/L,则增加糖速。

(2)第二步:减少胰高血糖素使用。①血糖正常范围内,每12小时降低20%胰高血糖素。②血糖异常:BG＜2.7 mmol/L,增加糖速;BG 2.7～3.4,保持相同速度24小时。如果后续所有血糖≥3.5 mmol/L,可每12小时降低10%胰高血糖素。如果后续血糖＜3.5 mmol/L,增加胰高血糖素。③如果因低血糖,高血糖输注速度不能降低,同时有高胰岛素血症证据,考虑应用二氮嗪。

(3)第三步:从10 mg/(kg·min)降低静脉糖速。血糖正常范围,每12小时降低静脉糖速2 mg/(kg·min)。

(四)高胰岛素血症

经过上述处理后[糖速增加至15 mg/(kg·min)]血糖仍低(1次BG＜2.7 mmol/L或48小时内2次BG为2.7～3.4 mmol/L)疑先天性高胰岛素血症,可考虑使用下列药物,当开始试用新的药物时,不必停止上述已经应用的药物。

1.二氮嗪

二氮嗪是治疗高胰岛素血症的首选药物,它是胰岛β细胞的ATP敏感钾通道兴奋剂,能与K_{ATP}通道的SUR1亚单位结合,使钾通道处于长期开放状态,从而抑制胰岛素的分泌。因此仅对K_{ATP}功能正常的先天性高胰岛素血症有效(*GDH*基因突变、*GCK*基因突变、*SCHAD*基因突变),对基因突变导致没有正常的钾离子通道的高胰岛素血症亚型(如常染色体隐性遗传的*AB-CC8/KCNJ11*基因突变)则对该药疗效不佳。该药起始剂量5 mg/(kg·d),如果有效则在48～72小时起效;若血糖仍低(1次BG＜2.7 mmol/L或48小时内2次BG为2.7～3.4 mmol/L),每48小时增加二氮嗪2.5 mg/kg直至最大剂量25 mg/(kg·d),分3次口服。该药具有较高的安全性,对二氮嗪有效的CHI患儿,可长期使用。

二氮嗪的常见不良反应为水钠潴留和多毛症(停药后可消失)。若出现尿量减少、眼睑水肿等心力衰竭的相关症状,建议口服噻嗪类利尿剂氢氯噻嗪2 mg/(kg·d),分2次口服,同时限制入液量,预防心力衰竭。

2.生长抑素

常用奥曲肽,亦可抑制胰腺胰岛素的释放。一般是在对二氮嗪治疗效果不佳的患儿使用(1次BG＜2.7 mmol/L或48小时内2次BG为2.7～3.4 mmol/L)。短程治疗,可以单用,或与胰高血糖素联用。该药半衰期较短,需持续泵入或静脉滴注,5～35 μg/(kg·d),用5%葡萄糖或生理盐水稀释成10～25 μg/mL,维持6～8小时;皮下注射时使用起始剂量为2～5 μg/(kg·d),分3～4次使用。使用该药后可立即出现暂时性血糖升高,起效时间一般为首剂使用后24～48小时,故评估疗效、更改剂量一般需要2天后方能确定。

3.β胰岛细胞增生或胰腺瘤

通常至少切除胰腺的95%。

注:高胰岛素血症者补糖速度可能需要12～15 mg/(kg·min)(通常需15%或20%GS),最

高可达 18 mg/(kg·min)。

(五)特殊治疗

1.垂体和肾上腺皮质功能不全者

使用肾上腺皮质激素和生长激素。

2.代谢缺陷

(1)糖原累积症Ⅰ型:频繁少量喂养,避免果糖或半乳糖。

(2)遗传性果糖不耐受:限制蔗糖和果汁。

(3)半乳糖血症:完全停止含乳糖的食品,代以配方豆乳或不含乳糖配方乳。

六、喂养调整

(1)血糖维持 3.5~6.0 mmol/L 至少稳定 24 小时,则静脉糖速以 2 mg/(kg·min)递减,并逐渐增加肠道喂养量,当糖速减至 4 mg/(kg·min)时停静脉补液,该全肠道口服喂养。

(2)停静脉滴注葡萄糖后,可用强化乳方案(每 100 mL 奶液加入 3~5 g 糖调配配方乳)维持血糖稳定。

七、转诊

基层医院限于实验室检查条件以及中心静脉置管困难。对于顽固性或反复性低血糖建议转上级医院进一步明确诊断和治疗。如果静脉输注葡萄糖速度达到 10 mg/(kg·min),仍不能维持血糖在 2.6 mmol/L,或者 72 小时内有 3 次以上的低血糖发作可作为转院指征。转院期间应持续静脉输注葡萄糖。

八、预后

血糖<2.7 mmol/L,持续超过 3 天,30%有神经后遗症;如果持续超过 5 天,40%有远期神经发育后遗症。低血糖脑损伤,头颅 MRI 典型表现为枕叶损害,其中约 1/2 有视觉障碍。

(王献娥)

第三节 新生儿高血糖

新生儿高血糖是指各种原因造成的血糖高于正常同年龄新生儿血糖值的临床综合征,目前国内外多采用全血血糖足月儿高于 7 mmol/L(125 mg/L),早产儿高于 8.4 mmol/L 作为高血糖的诊断指标。与低血糖一样,诊断指标不等于干预指标。

一、病因和发病机制

(一)葡萄糖供应较多

葡萄糖供应较多是高血糖重要原因。首先应该评估给予更多的糖是否超过其处理能力。葡萄糖计算错误或静脉液体配方错误可能引起高血糖症。

(二)葡萄糖代谢能力缺陷

早产、败血症或应激情况下葡萄糖代谢能力不正常。极小的早产儿应用全胃肠道外营养时很容易发生高血糖症,因为不能耐受葡萄糖。

(三)血糖平衡障碍

1.超低出生体重儿(<1 000 g)

由于肾功能不成熟和不显性失水较多,这些孩子常需要更多液体量,一般需要给予更多的液体量和葡萄糖。另外,这些患儿多有胰岛素抵抗,胰岛素反应不成熟,静脉输注葡萄糖时,糖异生仍正常进行。

2.早产/小于胎龄儿(SGA)

早产儿给予葡萄糖激发,胰岛素分泌有不同程度增加,同时存在胰岛素抵抗,可能与周围组织受体下调或不成熟有关。由于葡萄糖平衡异常,SGA患儿也可发生一过性高血糖。

(四)败血症

可导致高血糖。疑似败血症的婴儿静脉输注葡萄糖的量或速率没有变化时血糖可维持在正常水平。病因包括应激反应、外周组织葡萄糖的利用减少、胰岛素释放减少。真菌感染高血糖更常见。高血糖可能是细菌感染最早期的症状。真菌败血症婴儿,在其他症状出来之前,可能已经持续高血糖2~3天。

(五)高渗配方乳喂养

询问如何配制配方乳?配方乳稀释不当可导致渗透压过高,暂时性葡萄糖不耐受。胃肠炎患儿严重脱水也可导致高钠血症或高血糖。

(六)脂肪输注

脂肪输注的婴儿即使以较低的葡萄糖速率输注也可发生高血糖。脂肪在葡聚糖溶液中乳化。脂肪成分也可导致三酰甘油增高降低外周组织葡萄糖利用,抑制胰岛素效应。一项研究发现脂肪输注可使血糖浓度较基础值升高24%。

(七)应激

疼痛、疼痛性操作(静脉穿刺、血管切开等)、外科操作(术中或术后)、NEC、急性颅内出血、缺氧、儿茶酚胺输注、RDS等可导致皮质醇升高,引起高血糖。

(八)缺氧

葡萄糖消耗增加。

(九)药物

母亲应用二氮嗪可引起新生儿高血糖。新生儿期用药如咖啡因、茶碱、皮质醇、血管活性药物、苯妥英钠和前列腺素E_1也与高血糖有关。

(十)新生儿糖尿病

新生儿高血糖少见原因。如果高血糖持续存在超过2周且需要用胰岛素治疗即可诊断。新生儿糖尿病多在6月龄以内起病,不属于自身免疫性疾病,更多的与遗传因素有关。基因分析如6号染色体异常、*KCNJ11*和*ACC8*基因异常能够将暂时性和永久性糖尿病区分开来。新生儿糖尿病可以有代谢性酸中毒、酮症和糖尿,分2型:

1.新生儿暂时性糖尿病(TNDM)(占50%~60%病例)

胰岛素发育过程中暂时性异常,可自发缓解。主要是基因缺陷(染色体6q24异常和KATP通道缺陷)。多发生于SGA或FGR婴儿。疾病可在生后2天到6周的任何时候出现,需要胰岛素治疗。病程超过2周但一般3~4月龄缓解。常见于生后第12天。最常见的临床表现是高血糖症,脱水,糖尿,多尿,进行性消瘦,低胰岛素血症和酸中毒,不出现酮尿。血清或尿的C-肽水平可正常或短暂降低。0~33%的患儿可有阳性家族史。1/2患儿青春期或成人期发展为胰岛素抵抗性糖尿病。

2.新生儿永久性糖尿病(PND或PNDM)(较TNDM少见)

新生儿期起病,不能自行缓解。常见的基因突变为 *KCNJ11*、*ABCC8* 和 *INS*。与FGR无关。

3.胰岛素抵抗糖尿病(1型)

在儿童和青春期起病。

(十一)特发性

没有找到病因,除外性诊断。

二、临床表现

(1)多数患儿无明显临床表现,对高血糖高危儿应加强监测。

(2)与高血糖症主要相关的是它可引起高渗透压、渗透性利尿和并发脱水。高渗透压有引起颅内出血的危险。

附:正常血清渗透压280~300 mOsm/L。血糖每升高1 mmol/L可使血清渗透压增加1 mOsm/L。高渗状态,即渗透压上升25~40 mOsm或血糖高于25~40 mmol/L,可导致细胞内水分转移到细胞外。脑细胞浓缩会使颅内体积下降,引起颅内出血。

三、实验室检查

(一)初始检查

1.血浆葡萄糖水平

血浆葡萄糖证实床旁纸片法测定的血糖结果。建议治疗前复查血浆葡萄糖。

2.尿纸片监测葡萄糖

尿糖增高提示渗透性利尿的风险增加。

3.进行全血细胞计数和分类

用于败血症的筛查。

4.血、尿和脑脊液培养

如果怀疑败血症应进行相应检查。

5.血清电解质

高血糖可引起渗透性利尿,导致电解质丢失和脱水。因此,高血糖的患儿监测血清电解质。

6.动脉血气

可观察是否存在缺氧。败血症和新生儿糖尿病可发生代谢性酸中毒。

(二)进一步检查

1.血清酮体

新生儿糖尿病血酮体可能增加。无或存在轻微酮尿。

2.血清胰岛素水平

新生儿暂时性糖尿病血胰岛素水平正常或降低。败血症婴儿正常或增高。

3.血清或尿 C-肽水平

新生儿暂时性糖尿病患儿降低。

4.分子诊断

如 6 号染色体异常、*KCNJ11* 和 *ACC8* 基因异常能够将暂时性和永久性糖尿病区分开来。

5.基因分析

可以识别新生儿永久性糖尿病,一般口服二甲双胍治疗有效,需要胰岛素治疗。

(三)放射学和其他检查

通常不需要,然而,胸部 X 线片有助于评估败血症;腹部 X 线有助于 NEC 诊断。早产儿建议进行头颅超声检查除外颅内出血。

四、治疗

当葡萄糖浓度已经降至5%(不要使用糖浓度<4.7%的溶液,因为低渗透压溶液可能造成溶血,导致高钾血症),葡萄糖输注速度降至 4 mg/(kg·min)时,空腹血糖浓度>14 mmol/L 或空腹血糖浓度持续>10 mmol/L 伴尿糖阳性时可试用胰岛素。具体用量及用法如下。

(1)标准配制为将胰岛素稀释浓度为 0.1 U/mL(如 15 U 加 150 mL 的 10%GS 或 5%GS 或生理盐水),最大浓度 1 U/mL,为了减少胰岛素吸附在塑料管上丢失,方法为至少用 25 mL 胰岛素液冲管。

(2)持续用胰岛素:①速度 0.01~0.1 U/(kg·h),一般开始 0.05 U/(kg·h)。输注胰岛素速度(mL/h)=剂量[U/(kg·h)]×体重(kg)/浓度(U/mL)。如要求体重 600 g 婴儿用胰岛素 0.05 U/(kg·h),浓度 0.1 U/mL,输注胰岛素速度=0.05×0.6/0.1=0.3 mL/h。②每 30~60 分钟查血糖直至血糖稳定(血糖下降速度一般为每小时 2 mmol/L),血糖稳定后每 2~4 小时测血糖,胰岛素滴注期间,每 6 小时监测血钾。③如血糖仍>10 mmol/L,按 0.01 U/(kg·h)增加胰岛素剂量。④当血糖<10 mmol/L 后,可停用胰岛素。⑤如果发生低血糖,停胰岛素,静脉推注 10% GS 2 mL/kg 一剂。

(3)治疗基础疾病,停用易引起血糖升高的药物。

(4)皮下注射中效胰岛素:除新生儿糖尿病外,皮下注射胰岛素少用。

五、转诊

严重高血糖可能导致脱水、电解质紊乱、颅内出血以及远期神经发育问题。对通过降低糖速到 4 mg/(kg·min),仍不能维持血糖在 10 mmol/L 以下者;建议转到有条件完善相关检查或可疑应用胰岛素治疗的医院继续治疗。

(王献娥)

第七章 小儿常见神经系统疾病

第一节 急性细菌性脑膜炎

急性细菌性脑膜炎又称化脓性脑膜炎,是由各种化脓性细菌引起的脑膜炎症,部分患者病变累及脑实质。本病是小儿,尤其是婴幼儿时期常见的中枢神经系统感染性疾病。临床上以急性发热、惊厥、意识障碍、颅内压增高和脑膜刺激征及脑脊液脓性改变为特征。随着脑膜炎球菌及流感嗜血杆菌疫苗、肺炎球菌疫苗的接种和对本病诊断治疗水平不断提高,本病发病率和病死率明显下降。

一、病因与发病机制

许多化脓性细菌都能引起本病,但2/3以上的患儿是由脑膜炎球菌、肺炎链球菌和流感嗜血杆菌引起的。新生儿、2个月以下婴幼儿及原发性或继发性免疫缺陷病患者,易发生肠道革兰阴性杆菌和金黄色葡萄球菌脑膜炎,前者以大肠埃希菌最多见,其次如变形杆菌、铜绿假单胞菌或产气杆菌等。与国外不同,我国较少发生B组β溶血性链球菌颅内感染。由脑膜炎球菌引起的脑膜炎呈流行性。

致病菌可通过多种途径侵入脑膜:①血源感染,最常见的途径是通过血流,即菌血症抵达脑膜微血管。当小儿免疫防御功能降低时,细菌通过血-脑屏障到达脑膜。致病菌大多由上呼吸道入侵血流,新生儿的皮肤、胃肠道黏膜或脐部也常是感染的侵入门户。②邻近组织器官感染,如中耳炎、乳突炎等扩散波及脑膜。③与颅腔存在直接通道,如颅骨骨折、神经外科手术、皮肤窦道或脑脊膜膨出,细菌可因此直接进入蛛网膜下腔。

二、病理生理

在细菌毒素和多种炎症相关细胞因子作用下,形成以软脑膜、蛛网膜和表层脑组织为主的炎症反应,表现为广泛性血管充血、大量中性粒细胞浸润和纤维蛋白渗出,伴有弥漫性血管源性和细胞毒性脑水肿。在早期或轻型病例,炎症渗出物主要在大脑顶部表面,逐渐蔓延至大脑基底部和脊髓表面。严重者可有血管壁坏死和灶性出血,或发生闭塞性小血管炎而致灶性脑梗死。感染进一步扩大,可累及脑室系统和脑实质,形成脑室管膜炎、脑膜脑炎;炎性渗出物可造成马氏孔、路氏孔或大脑导水管阻塞,引起阻塞性脑积水;蛛网膜颗粒因炎症阻塞或粘连而影响脑脊液回吸收,可形成交通性脑积水。炎症损伤可引起脑水肿、颅内压增高,血管炎性渗出、血管闭塞,可进一步引起脑神经受损,如视神经、听神经、面神经、动眼神经等,出现失明、耳聋、面瘫、复视等。部分病例可有抗利尿激素异常分泌,或并发脑脓肿、硬膜下积液,严重时发生脑疝。

三、临床表现

90%的化脓性脑膜炎患儿为5岁以下儿童,1岁以下是患病高峰年龄,流感嗜血杆菌引起的化脓性脑膜炎多集中在2个月至2岁的儿童。一年四季均有化脓性脑膜炎发生,但肺炎链球菌以冬、春季多见,而脑膜炎球菌和流感嗜血杆菌引起的化脓性脑膜炎分别以春、秋季发病多。本病大多急性起病,部分患儿病前有数天上呼吸道、胃肠道、泌尿道或皮肤感染病史。脑膜炎球菌和流感嗜血杆菌引起的细菌性脑膜炎有时伴有关节痛。

典型临床表现可简单概括为三方面:①感染中毒及急性脑功能障碍症状,包括发热、烦躁不安和进行性加重的意识障碍。随病情加重,患儿逐渐从精神萎靡、嗜睡、昏睡、昏迷到深度昏迷。约30%的患儿有反复的全身或局限性惊厥发作。脑膜炎球菌感染常有瘀点、瘀斑和休克。②颅内压增高表现,包括头痛、呕吐,婴儿则有前囟饱满与张力增高、头围增大等。合并脑疝时,则有呼吸不规则、突然意识障碍加重及瞳孔不等大等体征。③脑膜刺激征,以颈项强直最常见,其他如 Kernig 征和 Brudzinski 征阳性。

年龄小于3个月的婴幼儿和新生儿细菌性脑膜炎表现多不典型,主要差异在:①体温可高可低或不发热,甚至体温不升;②颅内压增高表现可不明显,幼婴不会诉头痛,可能仅有吐奶、尖叫或颅缝分离;③惊厥可不典型,如仅见面部、肢体局灶或多灶性抽动、局部或全身性肌阵挛,或呈眨眼、呼吸不规则、屏气等各种不显性发作;④脑膜刺激征不明显,与婴儿肌肉不发达、肌力弱和反应低下有关。

四、辅助检查

(一)脑脊液检查

脑脊液检查是确诊本病的重要依据,参见表7-1。典型病例表现为压力增高,外观混浊似米汤样。白细胞总数显著增多,≥$1\,000×10^6/L$,但有20%的病例可能在$250×10^6/L$以下,分类以中性粒细胞为主。糖含量常明显降低,蛋白显著增高。

表 7-1 颅内常见感染性疾病的脑脊液改变特点

	压力(kPa)	外观	潘氏试验	白细胞 ($×10^6/L$)	蛋白 (g/L)	糖 (mmol/L)	氯化物 (mmol/L)	查找病原
正常	0.69～1.96	清亮透明	—	0～10	0.2～0.4	2.8～4.5	117～127	
化脓性脑膜炎	不同程度增高	米汤样混浊	＋～＋＋＋	数百至数千,多核细胞为主	明显增高	明显降低	多数降低	涂片或培养可发现致病菌
结核性脑膜炎	增高	微浊,毛玻璃样	＋～＋＋＋	数十至数百,淋巴细胞为主	增高	降低	降低	涂片或培养可发现抗酸杆菌

续表

	压力(kPa)	外观	潘氏试验	白细胞 ($\times 10^6$/L)	蛋白 (g/L)	糖 (mmol/L)	氯化物 (mmol/L)	查找病原
病毒性脑膜脑炎	正常或轻度增高	清亮	$-\sim+$	正常至数百，淋巴细胞为主	正常或轻度增高	正常	正常	特异性抗体阳性，病毒分离可阳性
隐球菌性脑膜炎	增高或明显增高	微浊	$+\sim++$	数十至数百，淋巴细胞为主	增高	降低	多数降低	涂片墨汁染色可发现隐球菌

注：正常新生儿脑脊液压力 0.29~0.78 kPa，蛋白质 0.2~1.2 g/L；婴儿脑脊液细胞数(0~20)$\times 10^6$/L，糖 3.9~5.0 mmol/L。

确认致病菌对明确诊断和指导治疗均有重要意义，涂片革兰染色检查致病菌简便易行，检出阳性率甚至较细菌培养高。在提高培养阳性率方面应注意：尽可能在抗生素使用之前采集脑脊液标本；留取的脑脊液标本应尽快送检；同时进行脑脊液需氧菌和厌氧菌的培养。细菌培养阳性者应做药物敏感试验。以乳胶颗粒凝集试验为基础的多种免疫学方法可检测出脑脊液中致病菌的特异性抗原，对涂片和培养未能检测到致病菌的患者诊断有参考价值。

(二)其他

1.血培养

对所有疑似细菌性脑膜炎的病例均应做血培养，以帮助寻找致病菌。

2.皮肤瘀点、瘀斑涂片

是发现脑膜炎双球菌重要而简便的方法。

3.外周血常规

白细胞总数大多明显增高，以中性粒细胞为主。但在感染严重或不规则治疗者，有可能出现白细胞总数减少。

4.血清降钙素原

血清降钙素原可能是鉴别无菌性脑膜炎和细菌性脑膜炎特异和敏感的检测指标之一，血清降钙素原超过 0.5 ng/mL 提示细菌感染。

5.神经影像学

头颅 MRI 较 CT 更能清晰地反映脑实质病变，在病程中重复检查能发现并发症并指导干预措施的实施。增强扫描虽不是常规检查，但能显示脑膜强化等炎症改变。

五、并发症和后遗症

(一)硬脑膜下积液

30%~60%的化脓性脑膜炎并发硬脑膜下积液，若加上无症状者，其发生率可高达80%。本症主要发生在1岁以下婴儿。凡经细菌性脑膜炎有效治疗48~72小时后脑脊液有好转，但体温不退或体温下降后再升高；或一般症状好转后又出现意识障碍、惊厥、前囟隆起或颅压增高等症状，首先应怀疑本症的可能性。头颅透光检查和CT扫描可协助诊断，但最后确诊仍有赖硬膜下穿刺放出积液，同时也达到治疗目的。积液应送常规和细菌学检查，与硬膜下积脓鉴别。正常婴儿硬脑膜下积液量不超过 2mL，蛋白定量小于 0.4 g/L。

发生硬脑膜下积液的机制尚不完全明确，推测原因：①脑膜炎症时，血管通透性增加，血浆成分渗出,进入硬膜下腔;②脑膜及脑的表层小静脉,尤其穿过硬膜下腔的桥静脉发生炎性栓塞,导致渗出和出血,局部渗透压增高,水分进入硬膜下腔形成硬膜下积液。

(二)脑室管膜炎

主要发生在治疗被延误的婴儿。患儿在有效抗生素治疗下发热不退、惊厥、意识障碍不改善、进行性加重的颈项强直甚至角弓反张,脑脊液持续异常且CT显示脑室扩大时,需考虑本症,确诊依赖侧脑室穿刺,取脑室内脑脊液显示异常。治疗大多困难,病死率和致残率高。

(三)抗利尿激素异常分泌综合征

炎症刺激神经垂体导致抗利尿激素过量分泌,引起低钠血症和血浆低渗透压,可能加剧脑水肿,致惊厥和意识障碍加重,或低钠血症直接引起惊厥发作。

(四)脑积水

脑积水分为阻塞性和交通性脑积水。发生脑积水后,患儿出现烦躁不安、嗜睡、呕吐、惊厥发作,头颅进行性增大,颅缝分离,前囟扩大饱满、头颅破壶音和头皮静脉扩张。至疾病晚期,持续的颅内高压使大脑皮质退行性萎缩,患儿出现进行性智力减退和其他神经功能倒退。

(五)各种神经功能障碍

由于炎症波及耳蜗迷路,10%~30%的患儿并发神经性耳聋。其他如智力低下、脑性瘫痪、癫痫、视力障碍和行为异常等。下丘脑和垂体病变可继发中枢性尿崩症。

六、诊断与鉴别诊断

(一)诊断

早期诊断是保证患儿获得早期治疗的前提。凡急性发热起病,并伴有头痛呕吐、反复惊厥、意识障碍或颅内压增高表现的婴幼儿,均应注意本病的可能性,应进一步依靠脑脊液检查确立诊断。然而,对有明显颅压增高者,应先适当降低颅内压后再行腰椎穿刺,以防腰椎穿刺后发生脑疝。

婴幼儿患者和经不规则治疗者临床表现常不典型,后者的脑脊液改变也可不明显,病原学检查往往阴性,诊断时应仔细询问病史和详细进行体格检查,结合脑脊液中病原的特异性免疫学检查及治疗后病情转变,综合分析后确立诊断。

(二)鉴别诊断

除化脓性细菌外,结核分枝杆菌、病毒、真菌等都可引起脑膜炎,并出现与细菌性脑膜炎相似的临床表现而需注意鉴别。脑脊液检查,尤其是病原学检查是鉴别诊断的关键,参见表7-1。

1.结核性脑膜炎

需与不规则治疗的细菌性脑膜炎鉴别。结核性脑膜炎呈亚急性起病,不规则发热1~2周后才出现脑膜刺激征、惊厥或意识障碍等表现,或于昏迷前先有脑神经或肢体麻痹。有结核接触史、PPD阳性或肺部等其他部位结核病灶者支持结核性脑膜炎的诊断。脑脊液外观呈毛玻璃样,白细胞数多低于$500 \times 10^6/L$,分类以淋巴细胞为主,蛋白明显增高,糖、氯化物明显降低,薄膜涂片抗酸染色和结核分枝杆菌培养可帮助确立诊断。

2.病毒性脑膜炎

临床表现与细菌性脑膜炎相似,感染、中毒及神经系统症状均较细菌性脑膜炎轻,病程自限,大多数不超过2周。脑脊液较清亮,白细胞数为零至数百$\times 10^6/L$,分类以淋巴细胞为主,糖含量正常,蛋白轻度增高。脑脊液中特异性抗体和病毒分离有助诊断。

3.隐球菌性脑膜炎

临床和脑脊液改变与结核性脑膜炎相似,但病情进展可能更缓慢,头痛等颅压增高表现更持续和严重。诊断有赖于脑脊液涂片墨汁染色和培养找到致病真菌。

此外,还需注意与脑脓肿、热性惊厥、颅内出血、肿瘤性脑膜炎鉴别。复发的细菌性脑膜炎应注意与Mollaret脑膜炎鉴别。

七、治疗

(一)抗生素治疗

1.用药原则

细菌性脑膜炎预后严重,应力求用药24小时内杀灭脑脊液中的致病菌,故应选择对病原菌敏感且能较高浓度透过血-脑屏障的药物。急性期要静脉用药,做到用药早、剂量足和疗程长。

2.病原菌明确前的抗生素选择

包括诊断初步确立但致病菌尚未明确或院外不规范治疗者。应选用对肺炎链球菌、脑膜炎球菌和流感嗜血杆菌三种常见致病菌皆有效的抗生素。目前主要选择能快速在患者脑脊液中达到有效灭菌浓度的第三代头孢菌素,包括头孢噻肟 200 mg/(kg·d),或头孢曲松 100 mg/(kg·d),疗效不理想时可联合使用万古霉素 60 mg/(kg·d)。对β内酰胺类药物过敏的患儿可改用氯霉素 100 mg/(kg·d)。

3.病原菌明确后的抗生素选择

(1)肺炎链球菌:由于目前半数以上的肺炎球菌对青霉素耐药,故应继续按上述病原菌未明确方案选药。仅当药物敏感试验提示致病菌对青霉素敏感,可改用青霉素 20万～60万 U/(kg·d)。

(2)脑膜炎球菌:与肺炎链球菌不同,目前该菌大多数对青霉素依然敏感,故首先选用,剂量同前。少数耐青霉素者需选用上述第三代头孢菌素。

(3)流感嗜血杆菌:对敏感菌株可换用氨苄西林 200 mg/(kg·d)。耐药者使用上述第三代头孢菌素联合美罗培南 120 mg/(kg·d),或选用氯霉素。

(4)其他:致病菌为金黄色葡萄球菌者应参照药物敏感试验选用萘夫西林 200 mg/(kg·d)、万古霉素或利福平 10～20 mg/(kg·d)等。革兰阴性杆菌者除上述第三代头孢菌素外,可加用氨苄西林或美罗培南。

4.抗生素疗程

对肺炎链球菌和流感嗜血杆菌脑膜炎,其抗生素疗程应是静脉滴注有效抗生素 10～14 天,脑膜炎球菌者 7 天,金黄色葡萄球菌和革兰阴性杆菌脑膜炎者应 21 天以上。若有并发症或经过不规则治疗的患者,还应适当延长疗程。停药指征:临床症状消失,体温正常至少 1 周,脑脊液常规生化检查 2 次正常,细菌培养阴性。

(二)肾上腺皮质激素的应用

细菌释放大量内毒素,可能促进细胞因子介导的炎症反应,加重脑水肿和中性粒细胞浸润,使病情加重。抗生素迅速杀死致病菌后,内毒素释放尤为严重,此时使用肾上腺皮质激素不仅可抑制多种炎症因子的产生,还可降低血管通透性,减轻脑水肿和颅内高压。常用地塞米松 0.6 mg/(kg·d),分 4 次静脉注射。一般连续用 2～3 天,过长使用并无益处。皮质激素有稳定血-脑屏障的作用,因而减少了脑脊液中抗生素的浓度,必须强调在首剂抗生素应用之前或同时使用地塞米松。新生儿细菌性脑膜炎不推荐应用皮质激素。

(三)并发症的治疗

1.硬膜下积液

少量积液无须处理。如积液量较大引起颅压增高时,应行硬膜下穿刺放出积液,放液量每次、每侧不超过 15 mL。有的患儿需反复多次穿刺,大多数患儿积液逐渐减少而治愈。个别迁延不愈者需外科手术引流。

2.脑室管膜炎

进行侧脑室穿刺引流以缓解症状。同时,针对病原菌结合用药安全性,选择合适的抗生素脑室内注入。

3.脑积水

主要依赖手术治疗,包括正中孔粘连松解、导水管扩张和脑脊液分流术。

(四)对症和支持治疗

(1)急性期严密监测生命体征,定期观察患儿意识、瞳孔和呼吸节律改变,并及时处理颅内高压(应用甘露醇 0.25~1 g/kg 和地塞米松),预防脑疝发生。

(2)及时控制惊厥发作,并防止再发。

(3)监测并维持体内水、电解质、血浆渗透压和酸碱平衡。对有抗利尿激素异常分泌综合征表现者,积极控制脑膜炎的同时,适当限制液体入量,对低钠血症症状严重者酌情补充钠盐。

八、预后

合理的抗生素治疗和支持治疗降低了本病的死亡率,本病婴幼儿死亡率为 10%。死亡率与病原菌(肺炎球菌脑膜炎死亡率最高)、患儿年龄(<6 个月)、脑脊液中细菌量、治疗前惊厥持续时间(>4 天)相关。10%~20%的幸存者遗留各种神经系统严重后遗症,常见的神经系统后遗症包括听力丧失、智力倒退、反复惊厥、语言能力延迟、视力障碍、行为异常。

(赵文文)

第二节 病毒性脑炎

病毒性脑炎是指病毒直接侵犯中枢神经系统引起的脑实质的炎症。由于病原体致病性能和宿主反应过程的差异,形成不同类型的表现。若病变主要累及脑膜,临床表现为病毒性脑膜炎;若病变主要影响大脑实质,则以病毒性脑炎为临床特征。由于解剖上两者相邻近,若脑膜和脑实质同时受累,称为病毒性脑膜脑炎。临床表现也以急性发热、惊厥、意识障碍、颅内压增高为特征,部分患者脑膜刺激征阳性。大多数患者病程呈自限性。

一、病因与发病机制

临床工作中,目前仅能在 1/4~1/3 的中枢神经病毒感染病例中确定其致病病毒。其中 80%为肠道病毒,其次为虫媒病毒、腺病毒、单纯疱疹病毒、腮腺炎病毒和其他病毒等。虽然目前在多数患者尚难确定其病原体,但从其临床和实验室资料,均能支持急性颅内病毒感染的诊断。

病毒经肠道(如肠道病毒)或呼吸道(如腺病毒和出疹性病毒)进入淋巴系统繁殖,然后经血流(虫媒病毒直接进入血流)感染颅外某些脏器,此时患者可有发热等全身症状。若病毒在定居脏器内进一步繁殖,即可能入侵脑或脑膜组织,出现中枢神经症状。因此,颅内急性病毒感染的病理改变主要是大量病毒对脑组织的直接入侵和破坏,若宿主对病毒抗原发生强烈的免疫反应,将进一步导致脱髓鞘、血管与血管周围脑组织的损害。狂犬病毒、单纯疱疹病毒、脊髓灰质炎病毒也可经神经途径侵入中枢神经系统。

二、病理

脑膜和/或脑实质广泛性充血、水肿,伴淋巴细胞和浆细胞浸润。可见炎症细胞在小血管周围呈袖套样分布,血管周围组织神经细胞变性、坏死和髓鞘崩解。病理改变大多弥漫分布,但也可在某些脑叶突出,呈相对局限倾向。单纯疱疹病毒常引起颞叶为主的脑部病变。

有的脑炎患者见到明显脱髓鞘病理表现,但相关神经元和轴突却相对完好。此种改变是由于病毒感染激发的机体免疫应答,产生"感染后"或"过敏性"脑炎。

三、临床表现

病情轻重差异很大,取决于脑膜或脑实质受累的相对程度。一般说来,病毒性脑炎的临床经过较病毒性脑膜炎严重,重症脑炎更易发生急性期死亡或后遗症。

(一)病毒性脑膜脑炎

急性起病,一般先有上呼吸道感染或前驱传染性疾病。主要表现为发热、恶心、呕吐、软弱、嗜睡。年长儿会诉头痛,婴儿则表现为烦躁不安,易激惹。一般很少有严重意识障碍和惊厥。可有颈项强直等脑膜刺激征,但无局限性神经系统体征。病程大多在1~2周内。

(二)病毒性脑炎

起病急,但其临床表现因脑实质部位的病理改变、范围和严重程度而有所不同。主要表现包括意识障碍、颅内压增高、惊厥、精神情绪异常、肢体运动障碍等。

(1)大多数患儿因弥漫性大脑病变而主要表现为发热、反复惊厥发作、不同程度的意识障碍和颅内压增高症状。惊厥大多呈全身性,但也可有局灶性发作,严重者呈惊厥持续状态。患儿可有嗜睡、昏睡、昏迷、深度昏迷,甚至去皮质状态等不同程度的意识改变。若出现呼吸节律不规则或瞳孔不等大,要考虑颅内高压并发脑疝的可能性。部分患儿伴偏瘫或肢体瘫痪。

(2)有的患儿病变主要累及额叶皮质运动区,临床则以反复惊厥发作为主要表现,伴或不伴发热。多数为全身性或局灶性强直-阵挛或阵挛性发作,少数表现为肌阵挛或强直性发作,皆可出现癫痫持续状态。

(3)若脑部病变主要累及额叶底部、颞叶边缘系统,患者主要表现为精神情绪异常,如躁狂、幻觉、失语,以及定向力、计算力与记忆力障碍。伴发热或无热。多种病毒可引起此类表现,但由单纯疱疹病毒引起者最严重,该病毒脑炎的神经细胞内易见含病毒抗原颗粒的包涵体,此时被称为急性包涵体脑炎,常合并惊厥与昏迷,病死率高。

其他还有以偏瘫、单瘫、四肢瘫或各种不自主运动为主要表现者。不少患者可能同时兼有上述多种类型的表现。当病变累及锥体束时出现阳性病理征。

全身症状可为病原学诊断提供线索,如手、足、口特异分布的皮疹提示肠病毒感染,肝、脾及淋巴结肿大提示EB病毒、巨细胞感染,西尼罗河病毒感染则可能表现为腹泻和躯干皮肤红斑。

四、辅助检查

(一)脑电图
以弥漫性或局限性异常慢波背景活动为特征,少数伴有棘波、棘-慢复合波。慢波背景活动只能提示异常脑功能,不能证实病毒感染性质。某些患者脑电图也可正常。

(二)脑脊液检查
外观清亮,压力正常或增加。白细胞数正常或轻度增多,分类计数早期可为中性粒细胞为主,之后逐渐转为淋巴细胞为主,蛋白质大多正常或轻度增高,糖含量正常。涂片和培养无细菌发现。

(三)病毒学检查
部分患儿脑脊液病毒培养及特异性抗体检测阳性。恢复期血清特异性抗体滴度高于急性期4倍以上有诊断价值。可通过PCR检测脑脊液病毒DNA或RNA,帮助明确病原。

(四)神经影像学检查
磁共振成像在显示病变方面比CT更有优势。可发现弥漫性脑水肿,皮质、基底节、脑桥、小脑的局灶性异常。病变部位 T_2 信号延长,弥散加权时可显示高信号的水分子弥散受限等改变。

五、诊断和鉴别诊断

大多数病毒性脑炎的诊断有赖于排除颅内其他非病毒性感染、瑞氏综合征等急性脑部疾病后确立。少数患者若明确并发于某种病毒性传染病或脑脊液检查证实特异性病毒抗体阳性,可支持颅内病毒性感染的诊断。临床上应注意和下列疾病进行鉴别。

(一)颅内其他病原感染
主要根据脑脊液外观、常规、生化和病原学检查,与细菌性、结核性、隐球菌性脑膜炎鉴别。此外,合并硬膜下积液者支持婴儿细菌性脑膜炎。发现颅外结核病灶和皮肤PPD阳性有助于结核性脑膜炎的诊断。

(二)瑞氏综合征
因急性脑病表现和脑脊液无明显异常使两病易混淆,但依据瑞氏综合征无黄疸而肝功能明显异常、起病后3~5天病情不再进展、有的患者血糖降低等特点,可与病毒性脑炎鉴别。

(三)其他
可以借助头颅磁共振检查、脑脊液检查、血液免疫学检查等,与急性播散性脑脊髓炎、脑血管病变、脑肿瘤、线粒体脑病、全身性疾病脑内表现(如系统性红斑狼疮)鉴别。

六、治疗

本病无特异性治疗。但由于病程呈自限性,急性期正确的支持与对症治疗是保证病情顺利恢复、降低病死率和致残率的关键。主要治疗原则内容如下。

(1)维持水、电解质平衡与合理营养供给:对营养状况不良者给予静脉营养或清蛋白。

(2)控制脑水肿和颅内高压,可酌情采用以下方法:①严格限制液体入量;②过度通气,将 $PaCO_2$ 控制于20~25 kPa;③静脉注射脱水剂,如甘露醇、呋塞米等。

(3)控制惊厥发作:可给予止惊剂,如地西泮、苯巴比妥、左乙拉西坦等。如止惊剂治疗无效,可在控制性机械通气下给予肌肉松弛剂。

(4)呼吸道和心血管功能的监护与支持。

(5)抗病毒药物:阿昔洛韦是治疗单纯疱疹病毒、水痘-带状疱疹病毒的首选药物,每次5～10 mg/kg,每8小时1次;其衍生物更昔洛韦治疗巨细胞病毒有效,每次5 mg/kg,每12小时1次。利巴韦林可能对控制RNA病毒感染有效,10 mg/(kg·d),每天1次。3种药物均需连用10～14天,静脉滴注给药。

七、预后

本病病程大多2～3周。多数患者完全恢复。不良预后与病变严重程度、病毒种类(单纯疱疹病毒感染)、患儿年龄(<2岁幼儿)相关。临床病情重、全脑弥漫性病变者预后差,往往遗留惊厥及智力、运动、心理行为、视力或听力残疾。

(赵文文)

第三节 癫 痫

癫痫是一种以具有持久性的产生癫痫发作的倾向为特征的慢性脑部疾病,由此可引起的神经生物学、认知、心理学及社会方面后果。癫痫不是单一的疾病实体,而是一种有着不同病因、癫痫发作表现各异,但以反复癫痫发作为共同特征的慢性脑功能障碍。癫痫发作是指大脑神经元异常过度同步化放电引起的突然的、短暂的症状或体征,因累及的脑功能区不同,临床可有多种发作表现,包括意识、运动、感觉异常,精神及自主神经功能障碍。

癫痫发作和癫痫是两个不同的概念,前者是指发作性皮质功能异常所引起的一组临床症状,而后者是指临床呈长期反复发作的疾病过程。在癫痫这一大组疾病中某些类型可以确定为独立的疾病类型,即癫痫综合征(其在患病年龄、病因、发作表现、脑电图、预后等方面有其各自独特的特点,如West综合征、Lennox-Gastaut综合征)。

癫痫发作可表现为惊厥性发作和非惊厥性发作,前者是指伴有骨骼肌强烈收缩的痫性发作;而后者于发作过程中不伴有骨骼肌收缩,如典型失神、感觉性发作等。

据国内多次大样本调查,我国癫痫的年发病率约为35/10万人口,累计患病率为4‰～7‰。而其中60%的患者起源于小儿时期。长期、频繁或严重的发作会导致进一步脑损伤,甚至出现持久性神经精神障碍。

一、病因

癫痫根据病因可分为三大类:①特发性癫痫是指脑内未能找到相关的结构和代谢异常,而与遗传因素密切相关的癫痫;②症状性癫痫是指与脑内器质性病变或代谢异常密切关联的癫痫;③隐源性癫痫,虽未能证实有肯定的脑内病变或代谢异常,但很可能为症状性者。

(一)遗传因素

癫痫患儿的家系调查、双生子研究、头颅影像学、脑电图分析等均已证实,遗传因素在癫痫发病中起重要作用,包括单基因遗传、多基因遗传、染色体异常、线粒体脑病等。近年来癫痫基因的研究取得了较大的进展,至少有20余种特发性癫痫或癫痫综合征的致病基因得到了克隆确定,其中大多数为单基因遗传,系病理基因致神经细胞膜的离子通道功能异常,降低了发作阈值而患病。

(二)脑内结构异常

先天或后天性脑损伤可产生异常放电的致痫灶,或降低了痫性发作阈值,如脑发育畸形、染色体病和先天性代谢病引起的脑发育障碍、脑变性和脱髓鞘疾病、宫内感染、肿瘤、颅内感染、中毒、产伤或脑外伤后遗症等。

二、分类

目前仍广泛应用于儿科临床的是国际抗癫痫联盟(ILAE)提出的1981年的癫痫发作分类和1989年的癫痫与癫痫综合征分类。随着对癫痫研究的不断深入,在2001年、2010年ILAE又分别对癫痫发作、癫痫综合征的分类提出了新的建议和补充。

对癫痫发作、癫痫综合征进行正确分类有十分重要的临床意义。因为针对不同的癫痫发作类型、癫痫综合征,通常选用不同的抗癫痫药物;而且对分析病因、估计患儿病情与预后均有重要价值。

三、临床表现

(一)癫痫发作的临床特点

1.部分性发作(局灶性发作)

神经元异常过度放电始于一侧大脑半球的网络内,临床表现仅限于放电对侧的身体或某一部位。

(1)简单部分性发作:发作中无意识和知觉损害。①运动性发作:最常见,表现为一侧躯体某部位,如面、颈或四肢某部分的抽搐;或表现为头、眼持续性同向偏斜的旋转性发作;或呈现为某种特殊的姿势发作;或杰克逊发作,即异常放电沿大脑运动区扩展,其肌肉抽动的扩展方式及顺序与运动皮质支配的区域有关,如发作先从一侧口角开始,依次波及手、臂、躯干、下肢等。有的患儿于发作后出现抽搐肢体短暂性瘫痪,持续数分钟至数小时后消失,称为Todd麻痹。②感觉性发作:包括躯体感觉异常和特殊感觉异常。躯体感觉异常表现为躯体某一部位的针刺感、麻木感或本体和空间知觉异常;特殊感觉性发作包括:视觉性发作,表现为视幻觉,如颜色、闪光、暗点、黑矇;听觉性发作,表现为声幻觉,如蜂鸣声、敲鼓声或噪声感;嗅觉和味觉发作,多为令人不愉快的味道。③自主神经性发作:极少有单独的自主神经性发作,多为其他发作形式的先兆或伴发症状,如头痛、上腹不适、上升感、呕吐、苍白、潮红、竖毛、肠鸣等。④精神症状性发作:单独出现的很少,多见于复杂部分性发作过程中,表现为恐惧、暴怒、欣快、梦样状态、陌生感、似曾相识感、视物变大或变小、人格解体感等幻觉或错觉。

(2)复杂部分性发作:发作时有意识、知觉损害。发作表现形式可从简单部分性发作发展而来;或一开始即有意识部分丧失伴精神行为异常;或表现为自动症。自动症是指在意识混浊下的不自主动作,其无目的性,不合时宜,事后不能回忆。如吞咽、咀嚼、解衣扣、摸索行为或自言自语等。

(3)局灶性发作继发全面性发作:由简单部分性或复杂部分性发作扩展为全面性发作。

2.全面性发作

神经元异常放电始于双侧半球网络中并迅速扩散,发作时常伴有意识障碍,运动症状呈双侧性。

(1)强直-阵挛发作：发作包括强直期、阵挛期及发作后状态。开始为全身骨骼肌伸肌或屈肌强直性收缩伴意识丧失、呼吸暂停与发绀，即强直期；继之全身反复、短促的猛烈屈曲性抽动，即阵挛期。发作后昏睡，逐渐醒来的过程中可有自动症、头痛、疲乏等发作后状态。发作期EEG：强直期全导联10 Hz以上的快活动，频率渐慢，波幅增高进入阵挛期的棘慢波，继之可出现电压低平及慢波。

(2)强直性发作：发作时全身肌肉强烈收缩伴意识丧失，使患儿固定于某种姿势，如头眼偏斜、双上肢屈曲或伸直、呼吸暂停、角弓反张等，持续5～20秒或更长，发作期EEG为低波幅10 Hz以上的快活动或棘波节律。发作间期EEG背景活动异常，伴多灶性棘-慢或多棘-慢波发放。

(3)阵挛性发作：仅有肢体、躯干或面部肌肉节律性抽动而无强直成分。发作期EEG为10 Hz或10 Hz以上的快活动及慢波，有时为棘-慢波发放。

(4)失神发作。①典型失神发作：发作时突然停止正在进行的活动，意识丧失但不摔倒，两眼凝视，持续数秒钟后意识恢复，发作后不能回忆，过度换气往往可以诱发其发作。发作期EEG全导联同步3 Hz棘-慢复合波，发作间期背景活动正常。②不典型失神发作：与典型失神发作表现类似，但开始及恢复速度均较典型失神发作慢。发作期EEG为1.5～2.5 Hz的全导联慢-棘慢复合波，发作间期背景活动异常。多见于伴有广泛性脑损害的患儿。

(5)肌阵挛发作：为突发的全身或部分骨骼肌触电样短暂收缩(0.2秒)，常表现为突然点头、前倾或后仰，或两臂快速抬起，重者致跌倒，轻者感到患儿"抖"了一下。发作期EEG全导联棘-慢或多棘-慢波发放。

(6)失张力发作：全身或躯体某部分的肌肉张力突然短暂性丧失而引起姿势的改变，表现为头下垂、肩或肢体突然下垂、屈髋屈膝或跌倒。EEG发作期多棘-慢波或低波幅快活动。

(二)常见儿童癫痫综合征

1.儿童失神癫痫

占儿童癫痫的12%，起病多在5～7岁，与遗传有一定关系。发作频繁，每天可十余次至上百次发作，持续10秒左右，伴有两半球弥漫对称同步发放3 Hz的棘慢波或多棘慢波(图7-1)。90%的儿童失神常于成年之前消失，可伴其他发作类型。如果失神持续存在，则会出现全面性强直阵挛性发作。

2.伴中央-颞区棘波的儿童良性癫痫

伴中央-颞区棘波的儿童良性癫痫是儿童最常见的一种癫痫综合征，占儿童时期癫痫的15%～20%。多数认为与遗传相关，呈年龄依赖性。通常2～14岁发病。发作与睡眠关系密切，多在入睡后不久和睡醒前呈局灶性发作，大多起始于口面部，如唾液增多、喉头发声、口角抽动、意识清楚，但不能主动发声等，部分患儿因很快继发全面性强直-阵挛发作而意识丧失。发作间期EEG背景正常(图7-2)，在中央区和颞区可见棘波或棘-慢复合波，睡眠期异常波增多，检出阳性率高。本病预后良好，药物易于控制，生长发育不受影响，大多在12～16岁前停止发作。但有少数变异型，表现复杂，有认知障碍，对患儿预后有一定的不良影响。

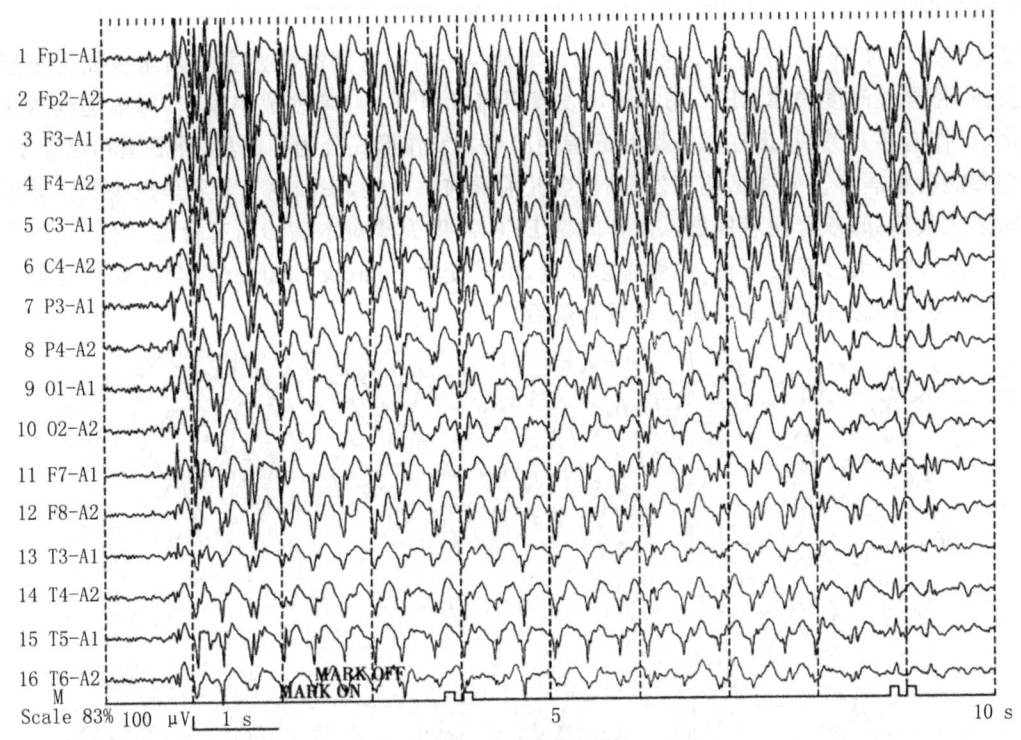

图 7-1 阵发棘慢波

患儿,男,9 岁,儿童失神,脑电图见 3 Hz 棘慢波阵发

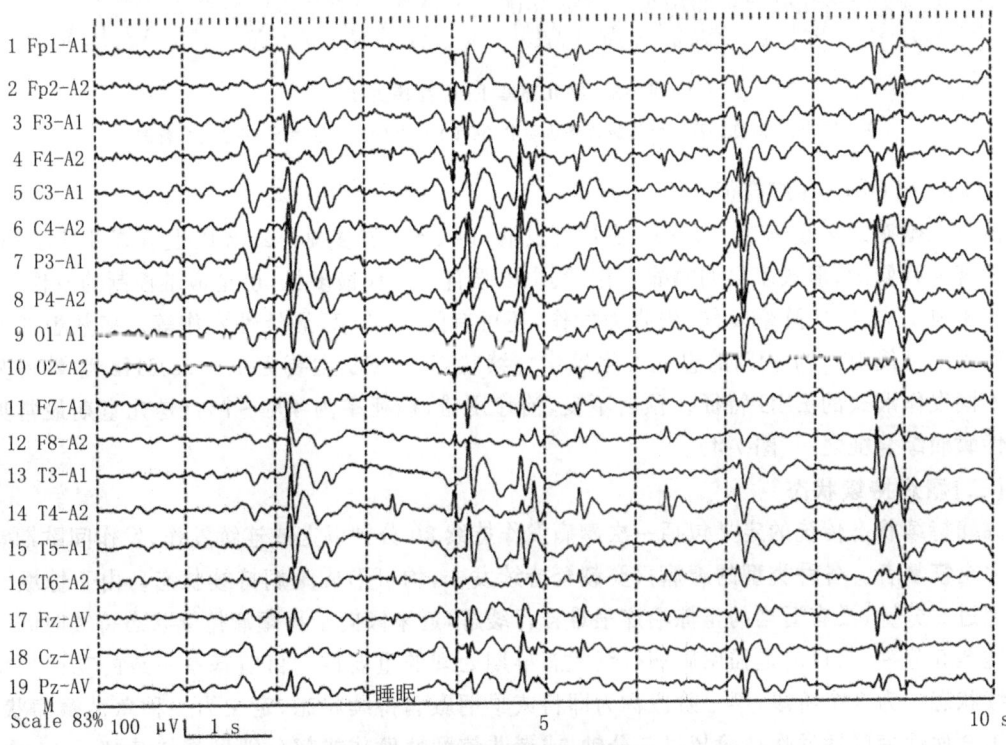

图 7-2 左侧颞中部棘波放电

患儿,女,8 岁,伴中央-颞区棘波的儿童良性癫痫,左侧颞中部见棘波放电

3.婴儿痉挛

婴儿痉挛又称West综合征。多在1岁内起病,4~8个月为高峰。主要临床特征为频繁的痉挛发作;特异性高度失律EEG;精神运动发育迟滞或倒退。痉挛多成串发作,每串连续数次或数十次,可伴有婴儿哭叫,多在思睡期和苏醒期出现。发作形式分为屈曲型、伸展型和混合型,以屈曲型和混合型居多。屈曲型痉挛发作时,婴儿前臂前举内收,头和躯干前屈呈点头状。伸展型发作时婴儿头后仰,双臂向后伸展。发作间期EEG高度失律对本病诊断有价值(图7-3)。该病属于难治性癫痫,大多预后不良,惊厥难以控制,可转变为Lennox-Gastaut综合征或其他类型发作,80%~90%的患儿遗留智力和运动发育落后。

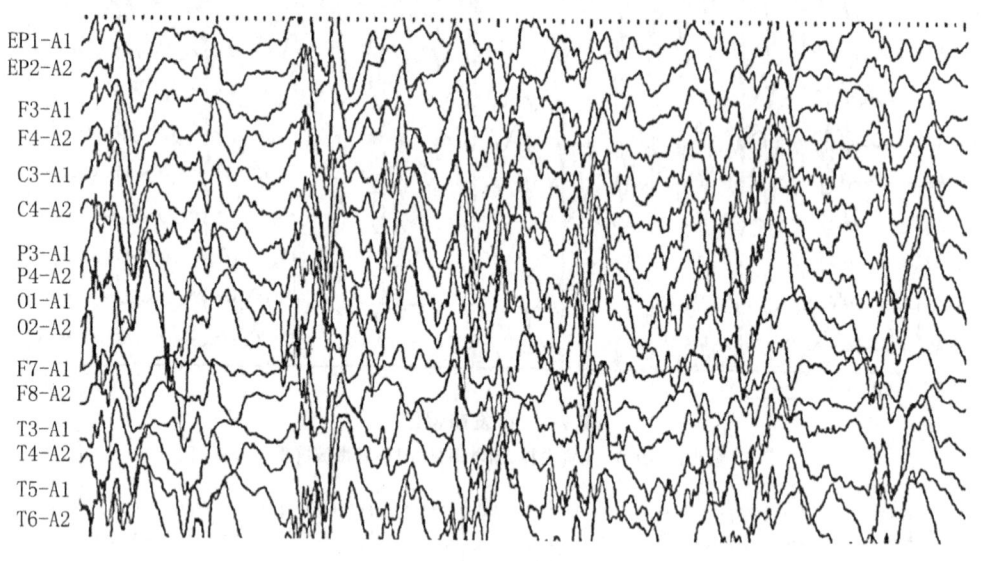

图7-3 婴儿痉挛EEG高峰失律

在不同步、不对称的高波幅慢波背景活动中,混有不规则的多灶性棘波、尖波与多棘波

4.Lennox-Gastaut综合征

占小儿癫痫的2%~5%。1~14岁均可发病,以3~5岁多见。25%以上有婴儿痉挛病史。临床表现为频繁的、形式多样的癫痫发作,其中以强直性发作最多见,也是最难控制的发作形式,其次为不典型失神、肌阵挛发作、失张力发作,还可有强直-阵挛、局灶性发作等。多数患儿的智力和运动发育倒退。约60%的患儿发生癫痫持续状态。EEG主要为1.5~2.5Hz慢-棘慢复合波及不同发作形式的EEG特征。预后不良,治疗困难,病死率为4%~7%,是儿童期最常见的难治性癫痫综合征之一(图7-4)。

(三)癫痫持续状态

癫痫持续状态传统的定义包括一次癫痫发作持续30分钟以上或连续发作、发作间歇期意识不能完全恢复者。各种类型的癫痫只要频繁持续发作,均可形成癫痫持续状态。由于惊厥发作持续超过5分钟,没有适当的止惊治疗很难自行缓解,近来倾向于将癫痫持续状态持续时间的定义缩短至5分钟,其目的是强调癫痫持续状态早期处理的重要性。目前基本一致的观点是将癫痫持续状态分为3个阶段:第一阶段称为即将或早期癫痫持续状态,定义为一种急性癫痫状态,表现为全面性惊厥性发作持续超过5分钟,或者非惊厥性发作或部分性发作持续超过15分钟,或者5~30分钟内2次发作间歇期意识未完全恢复者,此期绝大多数发作不能自行缓解,需紧急治疗以阻止其演变成完全的癫痫持续状态；第二阶段称为已建立的（完全）癫痫持续状态，定义为一种急性癫痫状态，表现为发作持续 30 分钟以上或连续发作，发作间歇期意识不能完全恢复者；第三阶段称为难治性癫痫持续状态，一般指经过一种苯二氮䓬类及一种其他一线药物充分治疗，癫痫持续状态仍无明显改善，发作持续超过 60 分钟者。

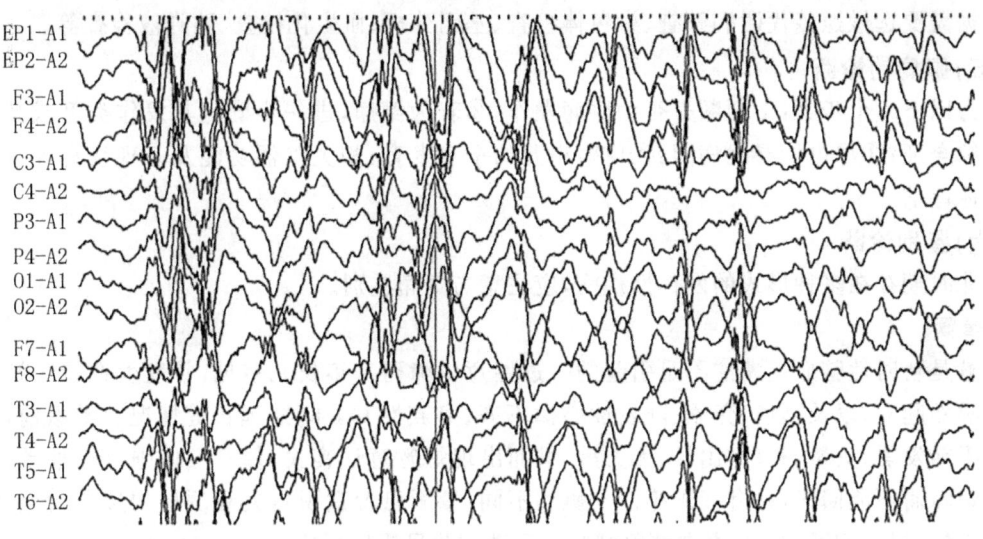

图 7-4　Lennox-Gastaut 综合征 EEG
清醒期异常慢波背景活动，广泛性 1.5～2.5 Hz 高波幅慢-棘慢复合波阵发

癫痫持续状态可分为惊厥性癫痫持续状态（全面性和部分性）、非惊厥性癫痫持续状态（失神性和精神运动性）及癫痫性电持续状态（清醒-睡眠期电持续状态和睡眠期电持续状态）。全面性惊厥性癫痫持续状态是最严重的一种癫痫持续状态，可以是局灶性发作或全面性发作起源。

癫痫持续状态是临床急症之一，严重者还有脑水肿和颅内压增高的表现，需及时处理。如果癫痫持续状态时间过长，可造成不可逆的脑损害甚至死亡。即使积极抢救，病死率仍达 3.6%。突然停药、药物中毒、感染或高热等是癫痫持续状态的常见诱因。

四、诊断与鉴别诊断

（一）病史与查体

详细而准确的发作史对诊断特别重要。询问起病年龄、发作起始时的表现、整个发作过程、发作后状态、是否有先兆、持续时间、意识状态、发作次数、有无诱因及与睡眠的关系，还要询问出生史、生长发育史、既往史、家族史。可让患儿家长模仿发作或用家庭摄像机、手机拍摄发作过程。查体应仔细，尤其是头面部、皮肤和神经系统的检查。

（二）脑电图检查

脑电图是诊断癫痫最重要的实验室检查，如果发现棘波、尖波、棘-慢复合波等痫样波发放，不仅对癫痫的确认，而且对临床发作分型和转归分析均有重要价值。但应注意在 5%～8% 的健康儿童中可以出现脑电图异常，由于没有临床发作，此时不能诊断癫痫，但应密切观察，临床随访。反之，当临床有明确发作史时，发作间期的脑电图正常并不能排除癫痫诊断。可根据需要选择常规脑电图、动态脑电图、录像脑电图检查。

(三)影像学检查

癫痫患者做此项检查的主要目的是寻找病因,尤其是有局灶性症状和体征者,更应进行颅脑影像学检查,包括CT、MRI甚至功能影像学检查。

(四)其他实验室检查

根据需要选做遗传代谢病筛查、染色体检查、基因分析、血生化检查、脑脊液检查等。

(五)癫痫的诊断

分为以下4个步骤:①判断是否为癫痫发作;②若为癫痫,进一步确定其发作类型或其归属的癫痫综合征;③尽可能寻找病因;④应对患儿的全身发育、相关脏器功能及心理发育等进行检查和整体评估。

(六)鉴别诊断

小儿时期存在多种形式的发作性疾病,应注意与癫痫鉴别。

1.晕厥

晕厥是暂时性脑血流灌注不足引起的一过性意识障碍。年长儿多见,常发生在持久站立或从蹲位骤然起立,以及剧痛、劳累、阵发性心律不齐、家族性QT间期延长等情况。晕厥前,患儿常先有眼前发黑、头晕、苍白、出汗、无力等,继而出现短暂意识丧失,偶有肢体强直或抽动,清醒后对意识障碍不能回忆,并有疲乏感。与癫痫不同,晕厥患者意识丧失和倒地均逐渐发生,发作中少有躯体损伤,EEG正常,直立倾斜试验或运动试验呈阳性反应。

2.癔症

癔症可与多种癫痫发作类型混淆。但癔症发作并无真正的意识丧失,发作中缓慢倒下,不会有躯体受伤,无大小便失禁或舌咬伤。抽搐动作杂乱无规律,常有夸张色彩,瞳孔无扩大,深浅反射存在,发作中面色正常,无神经系统阳性体征,无发作后嗜睡。发作期与发作间期EEG正常,暗示治疗有效,与癫痫鉴别不难。

3.睡眠障碍

儿童期常见的睡眠障碍,如夜惊、梦魇、梦游及发作性睡病等均需和癫痫鉴别。本症动态脑电检查发作期和发作间期均无癫痫性放电。

4.偏头痛

典型偏头痛主要表现为视觉先兆、偏侧性头痛、呕吐、腹痛和嗜睡等。儿童以普通型偏头痛多见,无先兆,头痛部位也不固定。患儿常有偏头痛家族史,伴恶心、呕吐等胃肠症状。实际上临床极少有单纯的头痛性或腹痛性癫痫患者,偏头痛绝不会合并惊厥性发作或自动症,EEG中也不会有局灶性痫性波发放。

5.抽动障碍

抽动是指突发性不规则肌群重复而间断的异常收缩。大多原因不明。情绪紧张时可致发作加剧,睡眠时消失。其临床上可表现为仅涉及一组肌肉的短暂抽动,如眨眼、头部抽动或耸肩等,或突然暴出含糊不清的嗓音,如清喉、吭吭声等,或腹肌抽动、踢腿、跳跃等动作。抽动障碍需与癫痫肌阵挛发作鉴别。抽动障碍的肌群抽动或伴发声性抽动,能被患者有意识地暂时控制,睡眠中消失,EEG发作期无癫痫样放电。

6.其他

如屏气发作和儿童下肢不宁综合征、维生素D缺乏性手足搐搦等均需与癫痫鉴别。

五、治疗

(一)癫痫治疗的目标

完全控制发作;少或无药物不良反应;尽量提高生活质量。为实现此目标,需要医师、家长、患儿、学校、社会的共同努力,普及癫痫知识,树立抗病信心,提高治疗的依从性。癫痫的治疗为综合性治疗,包括病因治疗、药物治疗、手术治疗等。

(二)病因治疗

如癫痫患儿有明确的可治疗的病因,应积极进行病因治疗,如脑肿瘤、某些可治疗的代谢病。

(三)药物治疗

合理使用抗癫痫药物是治疗癫痫的主要手段。抗癫痫药物的使用原则如下。

(1)尽早诊断,适时开始治疗。一般首次发作开始用药的指征:①发病年龄小,婴儿期起病,伴神经系统残疾,如脑性瘫痪、精神运动发育迟滞;②患先天遗传代谢病或神经系统退行性病变,如苯丙酮尿症、结节性硬化症等;③首次发作呈癫痫持续状态或成簇发作者;④某些癫痫综合征,如大田原综合征、West综合征、Lennox-Gastaut综合征等;⑤有癫痫家族史者;⑥伴头颅影像学CT/MRI异常,尤其是局灶性异常者;⑦脑电图明显异常者,如背景活动异常、频繁出现癫痫性放电。存在以上一项或多项危险因素的患儿,出现再次发作或反复发作的可能性极大,故应当尽早给予抗癫痫药物治疗。若不存在上述危险因素,首次发作且症状不重,平素健康、查体无异常者,可暂不用药,但要密切观察,一旦再次发作,将应用抗癫痫药物。对于发作频率低、发作间隔在1年以上的患儿,也不是必须用药的指征。

(2)根据发病年龄选择合适的抗癫痫药:见表7-2。

(3)尽可能单药治疗。

(4)用药剂量个体化。

(5)坚持长期规则服药;每天给药次数视药物半衰期而定;发作完全控制3年,连续两年脑电图正常、动态脑电图正常方可考虑减量,又经6~12个月的逐渐减量才能停药。青春期来临易致癫痫复发或加重,故要避免在这个年龄期减量与停药。

表7-2 不同年龄期的癫痫综合征及治疗选择

发病年龄	癫痫综合征	抗癫痫药物选择	其他
新生儿期	良性家族性新生儿惊厥(BFNS)	左乙拉西坦、托吡酯、苯巴比妥	
	早期肌阵挛性脑病(EME)	苯巴比妥、苯二氮䓬类	糖皮质激素
	大田原综合征	糖皮质激素、苯巴比妥、苯二氮䓬类	—
婴儿期	良性婴儿惊厥	丙戊酸、卡马西平、左乙拉西坦	—
	婴儿痉挛	氨己烯酸、苯二氮䓬类、托吡酯、丙戊酸	糖皮质激素、局灶皮质发育不良者病灶切除
	婴儿严重肌阵挛癫痫(Dravet综合征)	氯巴占、司替戊醇、托吡酯、丙戊酸	不应使用拉莫三嗪、卡马西平、奥卡西平片、苯妥英、氨己烯酸等药物

续表

发病年龄	癫痫综合征	抗癫痫药物选择	其他
儿童期	早期枕叶综合征/晚期枕叶综合征	卡马西平、奥卡西平、丙戊酸、左乙拉西坦、拉莫三嗪	—
	肌阵挛失张力癫痫（Doose综合征）	丙戊酸、托吡酯、苯二氮䓬类、拉莫三嗪、左乙拉西坦	—
	伴中央-颞区棘波的儿童良性癫痫（BCECTS）	丙戊酸、卡马西平、左乙拉西坦、拉莫三嗪、奥卡西平	—
	肌阵挛失神癫痫	丙戊酸、乙琥胺、托吡酯、拉莫三嗪、苯二氮䓬类	—
	Lennox-Gastaut综合征	丙戊酸、拉莫三嗪、托吡酯、卢非酰胺、非尔氨酯	胼胝体大部切开术对部分患者的跌倒发作有效
	慢波睡眠持续棘波癫痫（CSWS）	丙戊酸、乙琥胺、拉莫三嗪、苯二氮䓬类	糖皮质激素
	获得性癫痫失语（Landau-Kleffner综合征）	丙戊酸、乙琥胺、拉莫三嗪、苯二氮䓬类	糖皮质激素，软脑膜下多处横切
	儿童失神癫痫（CAE）	丙戊酸、乙琥胺、拉莫三嗪	不应使用卡马西平、奥卡西平片、苯妥英、氨己烯酸等药物
少年	少年失神癫痫（JAE）	丙戊酸、乙琥胺、拉莫三嗪、苯二氮䓬类	不应使用卡马西平、奥卡西平片、苯妥英、氨己烯酸等药物
	少年肌阵挛癫痫（JME）	丙戊酸、拉莫三嗪、左乙拉西坦、托吡酯、苯二氮䓬类	不应使用卡马西平、奥卡西平片、苯妥英、氨己烯酸等药物

（6）合理联合治疗：经2～3种单药合理治疗无效，尤其是难治性癫痫或多种发作类型的患儿，应考虑作用机制互补的药物联合治疗。

（7）如需替换药物应逐渐过渡：加用的药物和换下的药物需要有2周以上的重叠期。

（8）定期监测药物毒副反应：定期监测血、尿常规，肝、肾功能等；病情反复或更换新药时，应监测血药浓度。

抗癫痫药物分为广谱抗癫痫药，如丙戊酸、托吡酯、拉莫三嗪、左乙拉西坦、唑尼沙胺、氯硝西泮等，各种类型发作均可选用，多在全面性发作或分类不明时选用；窄谱抗癫痫药，如卡马西平、奥卡西平、苯妥英钠等，多用于局灶性发作或特发性全面强直-阵挛发作；特殊药物，如促肾上腺皮质释放激素、氨己烯酸等，用于婴儿痉挛或癫痫性脑病。

（四）手术治疗

经合理规范的抗癫痫药物治疗其疗效不佳者，或病因为局灶性病损或发育畸形者，可考虑手术治疗。做好术前评估，选择好手术适应证是决定术后疗效的关键。通过临床表现、视频脑电图监测、神经心理评估、高分辨率MRI可以对癫痫起源病灶进行定位。MRI光谱、EEG实时功能磁共振显像、发作期和发作间期SPECT检查、PET检查可为手术方案制定提供有利依据。病灶切除术旨在切除癫痫起源病灶，其他手术方式包括非颞叶皮质区病灶切除术、病变半球切除术、胼胝体离断术、软脑膜下皮质横切术及迷走神经刺激术等。

(五) 生酮饮食疗法

对一些难治性癫痫有效。

(六) 癫痫持续状态的急救处理

(1) 尽快控制发作:首选苯二氮䓬类快速止痉药,如地西泮,每次剂量 0.3~0.5 mg/kg,一次总量不超过 10 mg(婴幼儿≤2 mg),静脉推注,速度不超过 1~2 mg/min(新生儿 0.2 mg/min)。大多在 1~2 分钟内止惊。必要时 0.5~1 小时后可重复一次,24 小时内可用 2~4 次。静脉注射困难时用同样剂量经直肠灌入。静脉推注中要密切观察有无呼吸抑制。在不能或者难以马上建立静脉通道的情况下,咪达唑仑肌内注射具有很好的止惊效果,操作简便、快速,特别适合在儿科门诊、急诊及院前急救时作为首选止惊药之一,首剂 0.2~0.3 mg/kg,最大剂量不超过 10 mg。10% 水合氯醛灌肠也是目前一种较实用的初始止惊方法,剂量为 0.5 mL/kg(50 mg/kg),最大剂量不超过 6~8 mL。

(2) 保持呼吸道通畅,吸氧,必要时人工机械通气。

(3) 保护脑和其他重要脏器的功能、防治并发症,主要包括:生命体征监测,监测与纠正血气、血糖、血渗透压及血电解质异常,防治呼吸、循环衰竭或颅内压增高、脑疝。

(4) 序贯治疗:当癫痫持续状态控制,停用静脉止惊药物前,加用口服抗癫痫药物以防复发。

(5) 积极寻找潜在病因,有针对性地病因治疗。

(赵文文)

第四节 热 性 惊 厥

热性惊厥是儿童期最常见的惊厥性疾病。

一、病因和发病机制

(一) 遗传因素

1. 遗传性

流行病学调查表明,热性惊厥患儿的父、母均有阳性病史者,其子女 55.6% 发病;父、母一方有阳性病史者,其子女 21.7% 患病;父母双方均无热性惊厥病史者,其子女患病率为 5.5%,接近一般群体发病率,以上只是较保守的估计,有的学者的统计远高于此。目前多数学者的共识是:本病有遗传性,但不是单一原因,具有遗传上异质性,其遗传方式可能是:①常染色体显性遗传,伴不同外显率;②多基因遗传;③多因素性致病,后者指遗传因素和环境因素等的联合作用。

2. 分子遗传学研究

近年来,随着基因座神经学的兴起,研究热性惊厥易感基因和基因定位,探讨本病的发病机制已成为本病研究的热点,并已获得明显进展,有关热性惊厥易感基因定位可见表 7-3。

表 7-3　已知的热性惊厥及相关疾病基因座定位和相关基因

疾病	基因在染色体的定位	基因座名称	相关基因	家系来源
热性惊厥	8q13-q21	FEB1	不明	澳大利亚
	19p13.3	FEB2	不明	美国中西部
	2q23-q24	FEB3	不明	美国犹太州
	15q14-q15	FEB4	不明	日本
伴有热性惊厥附加症的全面癫痫	19q13.1		SCNIB	澳大利亚
	2q21-q33		SCNIA	法国
	5q34	GABARG2	(GABA)A 受体 γ-亚单位	法国

表 7-3 资料表明,热性惊厥已有 4 种基因座定位,说明本病的遗传异质性,其中 FEB2 基因定位于 19p13.3,长度约 11.7 cM(注:cM=厘摩,是遗传图距离单位,1 cM=1 000 kb),该基因的分子生物学特性尚未阐明。关于伴有热性惊厥附加症的全面癫痫,已查明的有 3 种基因,其中两种与电压依赖性钠通道亚单位变异有关,以电压依赖性钠通道 β 亚单位变异为例,是由该基因错义突变导致细胞膜电压依赖性钠通道 β 亚单位上的胱氨酸被色氨酸取代,以致该通道亚单位上的双硫键(—S—S—)消失,通道功能发生障碍,钠离子过多流入神经元细胞内,导致细胞兴奋性增高,易引起惊厥发作,另一种与(GABA)A 受体 γ-亚单位基因突变使(GABA)A 受体跨膜区的甲硫氨酸被丝氨酸取代,导致快速抑制性 GABA 神经元功能障碍。

(二)神经生物化学异常

长期以来人们设想,中枢神经系统内神经介质或具有类似神经介质作用的化学物质作用不平衡,是引起热性惊厥的原因,相关研究已获得较大进展。

1.源于氨基酸类的介质

GABA、谷氨酸、门冬氨酸、$GABA_A$ 受体、谷氨酸受体(Glu 受体)、N-甲基门冬氨酸受体(NMDA 受体)及 a-氨基-3-羟基-5-甲基异噁唑-4-丙酸受体(AMPA 受体)与中枢神经系内的兴奋和抑制有关。GABA 和 GABA 受体一般起抑制作用,兴奋性氨基酸如门冬氨酸、谷氨酸、AMPA 等是具有神经兴奋性的介质,作用于相关受体起兴奋作用。用微透析方法实验证明,惊厥时脑内谷氨酸、门冬氨酸含量升高,发作停止后 1.5 小时 GABA 含量明显升高。临床上也发现热性惊厥患儿脑脊液内 GABA 含量低于对照组,癫痫患儿脑脊液谷氨酸和门冬氨酸含量高于对照组。以上资料表明,机体脑内 GABA 类介质不足,其受体功能障碍及兴奋性氨基酸含量升高可能是热性惊厥易感的原因之一。

2.肽类介质

(1)精氨酸血管升压素:由 9 个氨基酸组成的精氨酸血管升压素(arginine-vasopressin,AVP)可作用于丘脑和边缘系统,具有体温调节和引发惊厥作用,向实验动物脑室内注射 AVP 可引起受试动物发热和致惊厥阈值升高。若用红外线照射提高动物体温后,其 AVP 含量升高。临床上也观察到热性惊厥患儿脑脊液 AVP 含量比对照组高,可以认为,发热引起的 AVP 升高可能促使热性惊厥的发生。

(2)生长抑素:生长抑素(somatostatin,SST)是由 14 个氨基酸组成的寡肽,存在于大脑边缘系统,具有突触间缓慢信号传导功能,用"点燃"法诱发大鼠听源性惊厥时,其脑内 SST 含量升高,若同时给予 GABA 类抑制性介质,则 SST 含量减少,提示 SST 作为一种突触间缓慢信号传导介质,具有为发生惊厥"作准备"的作用。临床上发现热性惊厥患儿 SST 含量升高,并显著高于对照组,在惊厥发生后 3 小时开始下降,提示 SST 与热性惊厥发病有一定关系。有人提出:GABA 与 SST 可以共存于神经元突触区的囊泡内,呈神经递质共存状态,当 GABA 含量升高时 SST 含量减少,两者呈负相关。因此,突触区囊泡内 SST 增多时可伴发 GABA 减少,使机体有惊厥易感性,在发热等因素触发下,易于发生惊厥。

(3)细胞激肽:由病毒或细菌等外源性致热质作用于免疫细胞使后者产生的一系列细胞激肽如白介素(IL)、转移因子(IFN)、集落刺激因子(CSF)、肿瘤坏死因子(TNF)等,中性粒细胞、单核细胞和巨噬细胞可产生白介素-1(IL-1)、白介素-6(IL-6)、TNF 和 γ-干扰素(IFN-γ),再在这些细胞激肽作用下形成前列腺素 E(PGE),刺激体温中枢引起发热,同时 IL-1β 可以抑制大脑皮质和海马神经元内谷氨酰胺合成酶活性,导致 GABA 形成减少,减弱抑制性神经元的作用,导致发热时的惊厥易感性。海马组织存在较多 IL-1 受体,给予实验动物 IL-1β 后,可使受试动物对红藻酸"点燃"性惊厥的敏感性增加。能影响脑组织的细胞激肽种类很多,作用复杂,相关惊厥易感性的研究刚开始,虽有待进一步积累经验,但他们与热性惊厥的关系已初露端倪。

(三)GABA 能神经元功能减低

上文已介绍过 GABA 能神经元抑制功能不足,可能是热性惊厥发生的原因之一,动物实验表明:用热水浴提高大鼠体温后,其枕叶皮质自发放电增加,到达一定阈值后皮质脑电图可见痫样放电,并发生惊厥,其痫样放电源自枕叶皮质第 2~4 层神经元。若预先给予 GABA 受体拮抗剂,受试动物的热性惊厥阈值下降,反之若先给予 GABA 受体增强剂 Muscimol,受试动物热性惊厥阈值提高。大鼠大脑皮质第 2~4 层神经元是谷氨酸受体集中区,其密度高于 GABA 能受体的密度,易在体温升高时出现脑电图上的痫样放电。以上资料表明,热性惊厥的易感性 GABA 能神经元抑制功能不足有关,随着年龄增长,热性惊厥可以自愈,可能与 GABA 能神经元功能发育成熟过程有关。

(四)热性惊厥与病毒感染的关系

1.病毒感染与热性惊厥

引起热性惊厥的感染主要源自呼吸道感染,少数并发与胃肠炎、泌尿系统感染和某些发疹性疾病,涉及多种呼吸道或肠道病毒,在发疹性疾病伴热性惊厥时,曾分离出人类疱疹病毒-6 型(HHV-6)。在少数临床已诊断为热性惊厥的患儿脑脊液中,曾分离出多种病毒,具体参见表 7-4。

表 7-4 临床诊断为热性惊厥患儿脑脊液病毒分离结果[注1]

报告者 (年份)	病例数	脑脊液检出 病毒例数(%)	病毒名称	其他病原体 分离结果	临床对发热 原因的诊断
Familusi 等 (1972)	105	2(1.9%)	柯萨基病毒 A15 弹状病毒[注2]	—	未明确
5quadrini 等 (1980)	66	9(14%)	单纯疱疹病毒 1 型 1 例	—	未明确
			单纯疱疹病毒 2 型 4 例	—	未明确
			单纯疱疹病毒未分型 2 例	—	未明确
			埃可病毒 1 例	—	未明确
			肠道病毒(未分型) 1 例	—	未明确

续表

报告者（年份）	病例数	脑脊液检出病毒例数(%)	病毒名称	其他病原体分离结果	临床对发热原因的诊断
Lewis 等（1979）	73	4(5.4%)	腺病毒 1型	尿大肠埃希菌培养(+)	中耳炎
			腺病毒 1.3型 1例		
			腺病毒 2型 1例	脑脊液流感嗜血杆菌(+)	无菌性脑膜炎
			副流感病毒 3型 1例	鼻咽部分离鼻病毒(+)	咽炎
Rantala	144	9(6.2%)	腺病毒 3例		
			副流感病毒 2型 1例	(−)	上呼吸道感染
			副流感病毒 3型 1例		
			呼吸道合胞病毒 1例	大便分离到脊髓灰质炎病毒 3型	发疹性疾病
			乙型流感病毒 1例		
			埃可病毒 11型 1例		上呼吸道感染
			单纯疱疹病毒 1例		

[注1]脑脊液常规检查均正常；[注2]弹状病毒可引起水疱性口腔炎。

表 7-4 资料显示：虽然本病患儿脑脊液常规检查正常，仍有 2%~6%的患儿脑脊液内可分离出肠道病毒、呼吸道病毒或单纯疱疹病毒，这些病例若做回顾性诊断应考虑为无菌性脑膜炎，但在入院当时脑脊液常规检查正常，按本病诊断标准似已可"排除中枢神经系统感染"而诊断为热性惊厥。这些事实提示，一小部分本病患儿实际上可能存在中枢神经系病毒感染，而临床上热性惊厥的定义只是对复杂临床表现的一种人为界定，存在一定片面性，另一方面也提示：这些患儿临床上中枢神经系统病变可能并不严重，但却表现惊厥，这种惊厥易感与机体的遗传特性有关。

2.人类疱疹病毒-6型(HHV-6)

此病毒常导致婴幼儿发疹性疾病（如幼儿急疹），初次感染 HHV-6 时，发生热性惊厥的比例可占总病例数的 1/4~1/3，在未出疹前常诊断为上呼吸道感染合并热性惊厥，脑脊液常规检查正常，但若检测脑脊液 HHV-6 脱氧核糖核酸(HHV-6 DNA)，其阳性率可达 24%~90%，因此，这些病例在修正诊断时可诊断为幼儿急疹伴热性惊厥。在一次 HHV-6 感染后，病毒可能在中枢神经系统内长期潜伏，当因其他疾病发热时可再次活化，导致惊厥。有人研究热性惊厥复发患儿的脑脊液，发现 HHV-6 DNA 阳性者很多。以上资料提示，HHV-6 感染与热性惊厥的发病和复发有一定关系。

二、病理

热性惊厥很少有当时死亡者，有关病理解剖的资料很少，热性惊厥持续状态可以引发与癫痫持续状态相类似的脑缺氧缺血性损害，表现为颞叶海马区和海马脚 CA_1 和 CA_3 区细胞群脱失，其次为杏仁核、丘脑、小脑浦肯野细胞和大脑皮质第三层的神经元脱失和胶质细胞增生。当前热性惊厥病理学研究的热点集中于两方面：①热性惊厥能否引起脑结构异常；②海马区神经细胞改变与颞叶癫痫有何因果关系。现分述如下。

(一)热性惊厥能否引起脑结构异常

此问题在人类病理解剖学上无直接记载，早年只限于对癫痫死亡病例的解剖，近年来又有对颞叶癫痫手术切除标本的研究,发现部分癫痫病例过去有热性惊厥病史,不少病理资料仅来源于急性动物实验模型。美国 Jiang 等及我国周国平等分别用 45 ℃ 热水浴诱导生后 22 天龄大鼠(相当于人类 1~2 岁儿童)热性惊厥,在惊厥反复 10 次的动物,CA_1 区神经元密度显著减少,腺粒体体积减小,基质浓缩,嵴模糊不清或消失部分出现空泡,高尔基复合体轻至中度肿胀,结论是:频繁发作的热性惊厥可导致发育期大鼠海马神经元损伤。但是,动物实验结果与临床上对热性惊厥预后的流行病学调查结果不相吻合,流调结果显示本病一般不造成明显后遗症。另有动物实验显示,幼年大鼠虽然对惊厥刺激易感,但不造成严重后果,推测与幼年动物在惊厥发生后脑内迅速出现神经元凋亡抑制基因强表达,从而抑制惊厥引起的神经元凋亡过程有关。

(二)癫痫患者海马硬化是否由惊厥引起,尤其是否由热性惊厥引起

早在 1880 年 Sommer 复习 90 例生前有惊厥史的尸体解剖资料,发现其海马区有明显神经元脱失,推测其起因与惊厥有关,其后 Bratz 和 Staude 的病理学研究证实,海马病变与颞叶癫痫有关,同时推测此类改变是幼年时惊厥引起的,Margerison 和 Corsellis 进一步指出:惊厥发生于平均年龄 6 岁时其海马硬化较严重,而平均发生于 16 岁时其海马硬化程度较轻,以上就是惊厥能引起海马病变,并导致癫痫的观点的起源,学界一直争论至今。但是,上述理论不能被大组流行病学调查和一部分学者所作的幼年动物惊厥脑损伤模型所证实,也即临床上热性惊厥的预后绝大多数是良好的,幼年动物对惊厥性脑损伤的耐受性远高于成年动物。为了证实惊厥发作与海马硬化的关系,Mathern 等分别采用儿童期由海马以外病变引起的癫痫(如婴儿痉挛、癫痫持续状态)和原发于颞叶海马的癫痫患儿手术切除的海马组织进行对比观察,结果可归纳为:①人类海马 Ammon 角区的锥状神经元数量在出生后是相对稳定的,其齿状丘脑束区颗粒细胞成熟较晚。②由海马以外病变引起的婴幼儿惊厥(如婴儿痉挛缺氧缺血性脑病、惊厥持续状态)只引起 Ammon 角轻微神经元脱失伴中等程度齿状丘脑束区颗粒细胞脱失,并出现苔藓样芽生。③只有源于海马病变的复杂部分性发作者,其海马区才出现明显的神经元脱失和苔藓样纤维芽生等符合海马硬化的病理改变。④除海马以外的其他致痫灶虽可引起反复惊厥,但并不引起进行性海马硬化改变。

结论是儿童惊厥可以引起海马区颗粒细胞发育延缓或受损,伴有苔藓样纤维芽生,由此引起的神经回路异常可导致慢性颞叶癫痫发作。但是,儿童期全面性惊厥发作不一定引起海马硬化。

总之,目前倾向于认为,由遗传因素决定的隐匿性海马畸形,可能是热性惊厥患儿继发顽固的颞叶癫痫和海马硬化的原因而不是热性惊厥的结果,若无上述因素,一般热性惊厥是不会引发海马硬化并导致日后癫痫发作,但目前仍有不少动物实验表明热性惊厥可引起海马神经元损伤,争论还将继续。在临床上,由海马硬化导致热性惊厥和日后复杂部分性发作者,其颞叶病变可通过脑电图和影像学检查(MRI 和海马容积测定)初步加以显示。

三、脑电生理表现

(一)脑电图检查

已报道的小儿热性惊厥的脑电图异常率为 2%~86%,引起如此巨大差异的原因与患儿年龄、描记时机、描记时间长短及判断标准不同有关。一般认为,本病发作 1 周之内痫波发放的阳性率为 1.4%~3%,一般不具备特征性脑电图异常,具体改变有以下几种。

1.背景波异常

本病发作后当时脑电图可见1～2 Hz δ波活动,1～6天后仍有约1/3患儿有类似改变,1周后上述慢波活动明显减少。这种慢波活动在清醒时,尤其在枕部导联表现突出。若有局灶性慢波活动或棘波发放者,则应注意排除脑炎或惊厥性脑损伤的存在。

2.异常波发放

本病在惊厥1～6天内异常波暴发的比例不高,据Frantzen等的报告为1.4%,但麻生等的报告可达7.5%,主要见于复杂性热性惊厥患儿,主要波型为顶/颞区棘-慢波、尖波等。

3.发作间歇期脑电图

主要指发作停止后1个月描记时出现的某些异常。

(1)尖波或棘波发放:Thorn(1982)曾报道本病惊厥停止后1个月的910例患儿,其中77例有异常(占8.5%),表现为尖波、棘波、多棘波或慢波发放,但若考虑到正常小儿脑电图也有1.9%可出现局限性尖波发放,两者相减,其异常波发放比例将在6%左右。

(2)清醒时顶部为主的4～7 Hz θ波活动:可在约50%的热性惊厥发作间歇期患儿见到,且睁眼时无抑制。

(3)入睡后顶部尖波伴高幅慢波活动:发生率约13.1%,但与日后癫痫发作等无关。

(4)局灶性棘波和中央前回棘波:发生率约4.2%,有此类改变者应重视,因其可能提示日后癫痫发作,包括日后出现伴有中央/颞区放电儿童良性癫痫。此外,顶/枕区也可出现类似的波形。

(5)双侧性同步棘-慢波:常出现于3岁左右小儿,睡眠期增多、过度换气或光刺激可诱发,发放持续长的可达3秒,以后转变为高幅慢波,其与本病的预后之间的关系尚不肯定,曾有人来决定长期用药预防者用药效果,减量或停药的指征之一,若棘-慢波消失,可将药物减量。

Rantala等认为,在热性惊厥后1～6天内单纯性热性惊厥与复杂性热性惊厥的脑电图改变是相同的。Mayta等发现,临床表现为复杂性热性惊厥的患儿,若病前中枢神经系统无异常,其脑电图异常率与单纯性热性惊厥相同,异常率很低。美国儿科科学院(AAP)1996年曾提出"发生于健康儿童的首次单纯性热性惊厥,脑电图检查可以不作为常规项目"。应当指出:临床脑电图检查对于有神经系统局部定位体征的热性惊厥患儿具有一定的鉴别诊断价值,尤其是曾有复杂性热性惊厥史后又出现无热(或低热)惊厥及有精神运动发育异常者,脑电图检查对指导临床处理是很有帮助的。

(二)诱发电位检查

已经证明,本病患儿存在大脑抑制机制不足,目前用体感诱发电位检查,发现给予刺激后大脑皮质可出现潜伏期20～100毫秒,振幅>10 μV的巨型体感诱发电位,这种波形在部分伴有中央颞区放电的小儿良性癫痫病例也可出现,因此,推测其起源可能是中央运动前回放电的结果,目前巨型体感诱发电位检查已被认为是小儿发育期大脑兴奋性增强,易发生惊厥的重要临床检查指标。

四、临床表现

初次热性惊厥常发生在体温骤然升高的12小时以内,一般体温在38～40 ℃,不典型病例发病时体温低于38 ℃,发作形式一般呈全面性强直-阵挛发作,个别呈部分性发作或失张力性发作。全面性发作患者常伴短暂意识障碍但很快恢复。临床检查无神经系统感染(脑炎、脑膜炎、脑病)表现,初发年龄最早在出生后 1～2 个月,部分为 5～6 个月,国外文献称,本病绝大多数停止发作年龄为 6 岁,我国终止发作年龄偏大,可到 7～8 岁或更大,期间复发 1～3 次,个别可达 7 次或更多。本病的临床经过有多样性,分述如下。

(一) 单纯热性惊厥

发病年龄 6 个月至 6 岁,体温骤升时很快出现惊厥,呈全面性强直或强直-阵挛发作,持续时间较短,一般不超过 5 分钟,发作前及发作后神经系统检查正常,无惊厥后瘫痪或其他异常,退热 1 周后脑电图检查结果正常,若无高危因素,本病愈后良好。

(二) 复杂热性惊厥

发病年龄在 6 个月以下或在 6 岁以上仍发病,起病时体温可不足 38 ℃,发作形式有部分性发作表现,起病 24 小时内可复发 1 次或多次,惊厥时间较长,有的可达 30 分钟,发病前可能已有中枢神经系统异常(如智力低下、脑损伤或脑发育不全等)热退后 1 周脑电图仍有异常。以上特征在一个病例不一定全都具备,其中:①24 小时内多次复发;②发作持续＞15 分钟;③发作形式呈部分性发作者,是主要诊断条件。

(三) 热性惊厥的不典型表现

1. 热性惊厥致惊厥持续状态

热性惊厥发作持续 30 分钟及以上,或在 30 分钟内反复惊厥期间神志不能恢复者,称为热性惊厥持续状态。有的患儿可在首次发作即持续状态。此型患儿的主要发作类型符合复杂部分性发作并泛化为全面性发作。热性惊厥持续状态可能导致脑损伤和后遗症,故应积极防治。应当指出热性惊厥状态者应注意与脑炎或脑膜炎的鉴别,以免误诊。

2. 热性惊厥伴发作后短暂肢体瘫痪

热性惊厥发作后出现短暂肢体瘫痪(Todd 麻痹)者并不多见,多见于复杂热性惊厥,其短暂肢体瘫痪持续时间短则 1～2 分钟,长者数小时,个别可达数天,平均为 1～2 小时,有的只涉及单侧肢体,有时可为双侧肢体,部分可见面瘫。惊厥后瘫痪持续时间长者应考虑有病前未察觉的中枢神经系统结构异常。这类患儿做脑电图检查时,于瘫痪肢体对侧的相应导联可能出现棘-慢波或尖-慢波发放,放射性核素扫描可见大脑相应半球追踪物聚集增多,但 MRI、CT 或 DSA 检查结果可以正常。这类患儿临床上应用注意与脑器质性疾病相鉴别,密切观察病情发展。

3. 热性惊厥附加症

这是一个新提出的热性惊厥类型,其诊断标准是在热性惊厥发展为典型癫痫之前,有 2 次以上的无热惊厥发作,或在 6 岁以后仍有热性惊厥者,称为热性惊厥附加症。

1997 年澳大利亚的 Scheffer 与 Berkovic 首先报道一个由英国移居澳大利亚的家族 8 代 2 000 多名成员,其第 6～8 代 67 名成员中的 25 名患有各种类型的癫痫,其中 9 名(36%)首先表现为热性惊厥,以后出现无热惊厥或在 6 岁后仍有热性惊厥,这部分患者被诊断为热性惊厥附加症,随访至平均 11 岁(范围 6～25 岁)发作停止,其余 16 名表现为热性惊厥附加症伴失神、热性惊厥附加症伴肌阵挛或失张力发作,称为"伴有热性惊厥附加症的全面癫痫",我国也已有 4 个家系报道,其 60 名成员中受累者 20 名,有热性惊厥附加症者 7 名。据了解,Scheffer 等最近认为伴有热性惊厥附加症的全面癫痫概念仅适用于群体,而国际抗癫痫联盟官方网站也已将伴有热性惊厥附加症的全面癫痫列为"在演变中的综合征",是具有相似遗传特性的多种癫痫综合征的总称,不是某一癫痫综合征的诊断用语。目前认为热性惊厥附加症与伴有热性惊厥附加症的全面癫痫是同一基因的不同表现,其基因座位于染色体19q13.1或2q21-q33,该基因与电压依赖性钠通道β亚单位异常有关。热性惊厥附加症的概念虽然已被一部分学者接受,但在临床工作中验证者不多,尤其是6岁以后仍有热性惊厥作为一个诊断热性惊厥附加症的条件尚有待商榷,我国热性惊厥复发停止的年龄偏大,在左启华等早年报告的178例中,病程在5~8年者12例(占6.8%),8年以上者8例(4.4%),两者合计约占11.2%,而同期Nelson和Ellenberg报道的528例本病患者中,病程达8年者只有10例(占2%)。为了初步验证此问题,有学者曾调查自1997年1月至2000年7月间住院诊断为热性惊厥的患儿488名,其中符合热性惊厥附加症诊断条件者11例,占同期热性惊厥患儿总数的2.25%,经过平均22个月(范围9个月至3年4个月)的随访,其中10例已在8岁时停止发作,1例在11岁时停止发作,精神、神经发育无明显异常,无1例出现伴有热性惊厥附加症的全面癫痫的癫痫发作类型,初步印象是:该地区热性惊厥起病年龄有的偏大,病程中复发次数较多,最终发作停止年龄偏大,这些患儿是否就是热性惊厥附加症有待进一步研究。

五、诊断与鉴别诊断

当遇到一名首次惊厥并伴发热的患儿时,应考虑的问题至少有:①是否为中枢神经系统感染?②有无早已存在的中枢神经系统异常,由于发热而触发惊厥?③是否有低钙血症和低血糖症等暂时性代谢紊乱?④是否仅是热性惊厥?

现将有关诊断和鉴别分述如下。

(一)诊断

1.典型热性惊厥诊断标准

(1)最低标准:①首次发病年龄在4个月至3岁,最后复发年龄不超过7岁;②发热在38.5℃以上(注:目前国际上多定为38℃以上),先发热后惊厥,惊厥多发于发热起始后12小时以内;③惊厥呈全身性抽搐,伴(短暂)意识丧失,持续数分钟以内,发作后很快清醒;④无中枢神经系统感染及其他脑损伤;⑤可伴有呼吸、消化系统急性感染。

(2)辅助检查:①惊厥发作2周后脑电图正常;②脑脊液常规检查正常(注:国外学者多数主张首次热性惊厥应作脑脊液检查,但结合我国国情,并非每个病例都做,但在不能排除中枢神经系感染或其他疾病时应及时作此项检查);③体格和智力发育史正常;④有遗传倾向。

2.不应诊断为热性惊厥的情况

(1)中枢神经系统感染伴惊厥。

(2)中枢神经系统其他疾病(颅脑外伤、颅内出血、占位病变、脑水肿、癫痫发作等)伴发热、惊厥者。

(3)严重的全身性生化代谢紊乱,如缺氧、水电解质紊乱、内分泌紊乱、低血糖、低血钙、低血镁、维生素缺乏(或依赖)症、中毒等伴惊厥者。

(4)有明显的遗传性疾病、出生缺陷或神经皮肤综合征(如结节性硬化等),先天性代谢异常(如苯丙酮尿症)和神经节苷脂病等伴发的惊厥。

(5)新生儿惊厥:应进一步详查病因。

3.热性惊厥持续状态的诊断标准

(1)符合上述热性惊厥诊断标准[不含(1)第3项]。

(2)惊厥复发或连续发作,持续30分钟以上,在此期间意识不恢复。

注:有持续状态者应特别注意排除中枢神经系统感染,如脑炎等。

(二)鉴别诊断

热性惊厥的诊断,尤其是首次发作,在一定程度上是排除性诊断,临床上在紧急处理时应及时作出鉴别诊断。

1.神经系统疾病

最重要的是与颅内感染相鉴别,婴儿脑膜炎、脑炎或脑病发生惊厥的比例比年长儿高,4岁以下儿童患脑膜炎或脑炎时,发生惊厥者可能高达45%,患儿除了有发热和惊厥外,通常伴一定程度的意识障碍、目光凝视、易激惹、拒乳、呕吐及囟门膨隆等,典型者可有颈抵抗、布鲁津斯基征(+)、克尼格征(+)等脑膜刺激征,惊厥有时呈部分性发作,并可伴肢体运动障碍等,脑脊液常规检查、细菌学检查及病毒抗原或抗体检测有助于诊断。怀疑有脑炎、颅内出血或畸形者应在控制惊厥后作影像学检查(如CT或MRI)查找病灶。

脑病(如瑞氏综合征)、中毒性脑病(如继发于菌痢者)病程中可有发热、呕吐或反复惊厥,前者应及时检查肝功能和血氨,后者应及时作大便检验或其他相关检查。感染后脑炎或急性脱髓鞘性疾病可伴发惊厥,但惊厥后意识障碍较明显,病程较长应作脑脊液检查和影像学检查。

其他疾病如颅内出血癫痫等若就诊时有发热和惊厥,也应作鉴别。

2.传染病或发疹性疾病

急性传染病初期可以有发热,类似上呼吸道感染,若同时有惊厥应注意是否有脑炎或脑膜炎,后者可有意识障碍或反复惊厥,部分幼儿急疹患儿在病程中可有惊厥,若病程后期出现皮疹,或经血清学检查HHV-6感染,可以诊断为幼儿急疹,不宜诊断为"上感合并热性惊厥"。

3.神经系统慢性疾病发热时伴发惊厥

此类疾病众多,主要有神经皮肤综合征(如牛奶咖啡斑、结节硬化等)、脑发育不全、小头畸形、脑血管畸形、神经节苷脂病等,因发热诱发惊厥时,应注意检出原发病,不宜诊断为热性惊厥。

4.生化、代谢紊乱引起的惊厥

有低钙血症、低血糖或低镁血症者常可因发热而诱发惊厥,应予足够重视,对有相应病史(如手足搐搦症、DiGeorge综合征)或体征的患儿应及时做急症生化分析,作出相应诊断。婴儿腹泻(婴幼儿急性肠胃炎)少数可伴发热和惊厥,同时可能存在低钠血症(少数为高钠血症)。抗利尿激素分泌不适当综合征(SIADH)可继发于感染或脑疾病,若同时有发热和惊厥者,不宜诊断为热性惊厥,以免延误正确诊治。

为了做好鉴别诊断,本病患儿应留院观察治疗,并做必要的检查。

(1)询问病史:包括既往热性惊厥史、亲属热性惊厥史,若有阳性可有助于诊断,但尚不足以排除中枢神经系疾病或其他疾病。

(2)仔细查体:应注意惊厥前后的神志、精神状态,有无脑功能障碍表现,有无脑膜刺激征或神经系统定位体征,以及可能引起发热和惊厥的其他系统疾病。

(3)血常规、尿常规及大便常规检查。

(4)血液生化检查。

(5)脑脊液常规检查:虽不必每人都做例行检查,但若不能排除中枢神经系统感染者必须检查,病情危重时可先经短期临床观察治疗后进行,如脑膜炎、脑炎或脑病者可能伴有脑水肿和脑肿胀,可先经短期治疗(包括脱水剂的应用)后进行腰椎穿刺,注意避免脑疝发生引起的意外。

(6)脑电图检查:虽然有人主张单纯性热性惊厥患儿可不作为例行检查项目,但对复杂性热性惊厥或怀疑有中枢神经系统疾病者不仅应及时检查,而且应做必要的随访检查。

(7)影像学检查:头颅 CT 或 MRI 检查主要用于检出有无中枢神经系统病灶,可在必要时选用。

六、急诊处理

本病患儿的常规处理包括:①保持呼吸道通畅,反复惊厥发作伴缺氧青紫者应吸入氧气,其他护理原则与一般惊厥发作相同;②立即解除痉挛;③解除高热;④查找并治疗原发病。

(一)止痉药的选用

1.地西泮(安定)

地西泮每次 0.5 mg/kg,静脉缓慢注射,速度为 1 mg/min。此药作用迅速,疗效确切,适用于当时还有惊厥的患儿,缺点是必须开放液体通路,在基层门诊或家庭急救时不易做到;作用持续时间较短,药物原形及代谢产物去甲西泮和氧化安定的排泄半衰期虽为 1~2 天,但其止痉作用半衰期只有 15 分钟,对于发病后 24 小时内复发或多次复发者需重复应用。

有人介绍在门诊或家庭内急救治疗时,可用地西泮注射液每次 0.5~0.7 mg/kg 经直肠导入,可在 5 分钟后起效。

2.苯巴比妥钠

剂量为每次 5~8 mg/kg,肌内注射,仍不失为一种安全有效的治疗方法,尤其适用于来医院时抽搐已停止者,可有预防复发之效。此药作用时间比安定长,并有协同退热药的作用。对于短期已用过安定静脉注射者,一般不宜再用苯巴比妥钠静脉注射,以免抑制呼吸,但肌内注射通常不出现上述不良反应。此药具有镇静、催眠作用,有可能影响对意识状态的观察。

3.劳拉西泮

此药起效快,药效持续时间比安定长,每次剂量为 0.05~0.1 mg/kg,静脉注射速度不超过 1 mg/min。此药血浆蛋白结合率为 85%~93%,清除半衰期为 8~25 小时,分布容积比安定小,血浆浓度较高,静脉注射后 2~3 分钟即可进入脑组织,作用峰值时间为 30 分钟。目前,此药在国外已普遍推荐应用,但国内尚未普遍开展。

(二)查找原发病及时控制高热

本病诱因主要是上呼吸道感染也可由其他病毒感染(婴儿应该注意 HHV-6 感染)、肠胃炎(如轮状病毒肠胃炎)及泌尿系统感染引起,均应作相应治疗,体温过高时可选用退热剂,如乙酰氨基酚或阿司匹林口服,静脉用药可选用赖氨酸阿司匹林,剂量每次 10~20 mg/kg,一次最大量不超过0.2 g,可经由静脉滴注给药,此药起效快,不良反应比安痛定或安乃近等少,疗效可靠,必要时可在 4 小时后重复给药。应当指出,单用退热药治疗本身不可能预防热性惊厥的发生或复发。

七、长期连续用药预防

有关本病的长期连续用药预防存在以下沿革:20 世纪 60~80 年代曾有许多学者提倡用长期连续用药预防,主要用药为苯巴比妥,少数用丙戊酸钠。20 世纪 90 年代以来,由于大组随访资料证明本病的绝大多数呈良性经过,出现癫痫发作或神经精神发育异常的比例极低,反之,长期用苯巴比妥预防可导致一些患儿精神发育或行为异常、困倦、睡眠障碍、攻击行为、多动或注意力不集中等不良反应,提出应严格选择长期用药预防的病例,有的患儿可用间歇性短程用药预防代替连续用药。

(一)长期连续用药预防的指征

各家所用指征(也有称"高危因素"者)略有不同,现列表介绍以供参考(表7-5)。

表7-5资料表明,本病需长期连续用药预防的指征,不同年代和不同地区是有差别的,虽未形成一致意见,但已有"信息性共识"可以参照,也有学者认为应从严掌握,不少病例应先试用间歇用药预防。

(二)药物

1.苯巴比妥

剂量2~5 mg/(kg·d),分1~2次口服,参考血浓度为15 μg/mL,连续口服两年。但近年选用者已很少。

2.丙戊酸钠

剂量20 mg/(kg·d),分2~3次口服,此药有引起肝功能异常或单项转氨酶升高的潜在危险,个别也可引起造血异常,使用时应注意检查,疗程同上,但已不再推荐使用。

凡在投药期间仍有热性惊厥复发者可适当增加用量,若已经转变为癫痫发作,可以更换其他抗癫痫药物。卡马西平、苯妥英钠对预防热性惊厥无效,托吡酯能否用于预防热性惊厥尚未见报道。

表7-5 热性惊厥长期连续用药预防指征

作者(年份)	美国:NIH《热性惊厥共识》1980	中华医学会儿科分会小儿神经学组《关于热性惊厥诊断治疗建议》(1983)	日本:福山幸夫等《热性惊厥座谈会》(1988)	蒋莉、蔡方成(1999)	日本:中泽友幸(2001)
指征	下述3项有任何一项者: ①已有中枢神经系异常者(如脑性瘫痪、小头畸形、精神发育迟滞等) ②惊厥持续>15分钟,并呈复杂部分性发作者 ③父母或同胞兄弟姐妹有无热惊厥史者	①反复发作,1年内发作5次或以上者 ②发作呈持续状态 ③热性惊厥后转为无热惊厥或癫痫者 ④热性惊厥发作后2周,脑电图有特异性癫痫波形者[注1]	①发病前已有神经系统异常如脑性瘫痪、精神发育迟滞、小头畸形等 ②发作呈15~20分钟长程发作者 ③呈部分性发作或部分性发作伴泛化者 ④父母或同胞有无热惊厥或癫痫者 ⑤初发年龄<1岁或>6岁 ⑥24小时内复发2~3次者 ⑦发作前体温不足37.5℃者 ⑧单纯性热性惊厥1年反复发作4~5次以上 ⑨脑电图有特异性痫波发放者[注2]	①已有2次或更多次低热(<38℃)发作史者 ②每次发作有15~20分钟的长程发作史或间歇投药无效或有困难者(从发热到发作出现间隔时间太短)[注1]	①发病前已有中枢神经系统异常 ②低热即可引起发作且反复发作者 ③复杂部分性发作形式且呈长程发作者 ④间歇投药预防失败或实施困难 ⑤已查出有热性惊厥有关基因者[注1]

[注1]未指明须有几项才选择长期用药;[注2]长期用药指征为:①~⑨项有任何3项或①~③项中有任何2项者为长期用药指征。

八、间歇用药预防

由于长期连续用药预防有一定不良反应,有人提出平时可不服药,一旦发热即用药数天,预防惊厥发作,称为间歇用药预防或安定间歇投药预防。

(一)用药指征

(1)有长程发作(15～20分钟)史者。

(2)热性惊厥发作≥2次者。

(3)有表7-5所列指征≥2项者。

(二)药物及用法

1.地西泮(安定)溶液(或栓剂)

经直肠给药,剂量为每次0.5 mg/kg,一般在体温37.5 ℃时即应给药,初次给药后若发热持续,可于8小时后重复给药。若24小时后仍有发热(≥38 ℃)可第三次给药。也可用安定片剂口服,剂量每次0.3 mg/kg,每隔8小时1次,总量约1 mg/(kg·d),一般根据热程可用2～3天,不良反应有嗜睡、烦躁或共济失调等。如用药方法正确,此法可防止约2/3患儿的热性惊厥复发。

2.氯硝西泮溶液

剂量为每次0.05～0.1 mg/kg,经直肠给药。

3.10%水合氯醛液

(1)指征:患儿对安定类过敏,或有重症肌无力、先天性青光眼者可试用此药代替。

(2)用法:3岁以内的小儿剂量为每次250 mg,3岁以上者剂量为每次500 mg,做保留灌肠。此药在体内可转化为活性代谢中间产物三氯乙醇,具有抗惊厥作用,该药作用时间比安定类长,并有中枢镇静、催眠作用,用于本病的预防经验尚不充分,应注意临床观察。

(三)效果评价

用安定间歇投药预防已有近20年历史,在日本及欧洲应用较早,据丹麦对3万名患儿用药经验总结认为有效,且无1例死亡,以后又有用双盲法对照的经验总结,认为投药组与对照组并无明显差异,为此,Rantala对有关报道作了荟萃分析,结果认为间歇给药预防是无效的,上述相互矛盾的结果可能由多种因素引起:①家长(或监护人)的依从程度,能否及时用药或重复用药;②剂量及用药方法是否正确(所谓"无效"者有不少是剂量不足);③病例的选择忽视了个体性,对照组病例属于"轻型"者再发率低,与用药组相比,不能显示显著性差异。

我国屈素清等的临床观察(用安定栓剂直肠给药)、蒋莉和蔡方成用氯硝西泮直肠给药的动物止惊实验均提示所用方法对预防惊厥发作是有效的。总之,对间歇直肠给药预防的效果虽有待进一步作前瞻性研究,以便作出客观评价,但有一个问题已明确:应对家长或监护人作详细指导,掌握用药指征、时间、方法、剂量及必要的重复给药等知识,否则将影响预防效果。

九、日常生活指导

(一)预防接种

热性惊厥发病年龄小,在该年龄段又是法定预防接种的年龄段,而预防接种可能引起发热,因此家长或保健人员对是否由此导致热性惊厥甚为关注,预防接种引起发热的比例约为10%,引起惊厥者约为1%,以1～2岁的婴幼儿较多见。

较易引起发热的疫苗有:百白破三联疫苗、腮腺炎、风疹及麻疹疫苗(关于流行性脑膜炎及乙型脑炎疫苗也应注意),随着疫苗质量的改进,其引起发热反应的比例有下降趋势。

目前对有热性惊厥史的小儿是否进行预防接种,尚无具体规定。有下列建议供参考。

(1) 权衡接种疫苗的必要性和得失,若因当时该地区有相关疾病流行需接种时,应注意接种引起的不良反应,取得家长(或监护人)的同意,并达成共识。

(2) 指导家长如何处理可能发生的不良反应,包括如何使用退热药及抗惊厥药物的间歇短程预防。

(3) 较易引起发热的疫苗有:百白破三联疫苗(接种后第1～2天),麻疹疫苗(接种后第7～10天),届时应采取防范措施。

(4) 强调个体化:不能一概不接种或强迫必须接种,必要时可推迟1～2年后进行,但应取得家长的谅解,达成共识,并做记录。

(5) 注意疫苗使用说明,若指出应禁忌者,不宜应用。

(二) 日常用药时应注意的品种

本病患儿因其他疾病而需用药时,应注意该类药物有引起惊厥发作的潜在可能性。

(1) 拟交感神经药:主要是用于滴鼻的血管收缩剂,如麻黄素、萘甲唑啉等应慎用。

(2) 抗组胺药及相关药物:包括酮替芬、异丙嗪、氯苯那敏等,H_1受体阻滞剂可以通过血-脑屏障,影响大脑组胺能神经元功能,在复方感冒治疗药中使用较普遍,有人注意到本病患儿服用此类复方退热药后,发生惊厥者比不服此类药的对照组多。例如,横山浩之报告22名1～2岁有热性惊厥史的婴幼儿服用含H_1受体阻滞剂的复方退热药后有10例发生惊厥,占45%,而发热后服用不含H_1受体阻滞剂的退热药的对照组44例中有10例发生惊厥,占22%,两组相比有显著差异。Yasuhara曾报道2名婴儿用酮替芬8～10天后出现West综合征(婴儿痉挛)。因此,有热性惊厥病史的小儿退热药宜用单药制剂(如乙酰胺基酚类)。

(3) 茶碱和含咖啡因类的药物(如索米痛片、快克等)应慎用。此类药物可能抑制中枢神经系抑制性介质GABA的作用,导致惊厥易感性,有人报道,425例支气管哮喘患儿服用茶碱类进行治疗,其发热时惊厥发生率为14.5%,比普通群体热性惊厥的发病率高。最近研究显示,腺苷也是中枢神经系统中的重要调控物质,对神经元起抑制作用,咖啡因作为腺苷受体拮抗剂可刺激神经元腺苷激酶的过度表达,引起惊厥加重,因此热性惊厥儿童的退热剂中不宜含咖啡因。

(4) 其他药物:包括氯丙嗪、氟哌啶醇、大剂量青霉素、亚胺培南类抗生素、三环类抗抑郁剂、利他灵等,均应慎用或不用。

十、热性惊厥的复发问题

一般认为首次发作后复发者至少有1/3,经过多年经验积累,本病复发的高危因素和年龄上限已较明确。

(一) 热性惊厥复发的高危因素

根据Knudsen总结世界有关文献,最近还提出以下复发高危因素:①发病年龄<15个月;②一级亲属有癫痫史;③一级亲属有热性惊厥史;④已有多次发作者;⑤首次发作呈复杂性热性惊厥者。具有以上5个高危因素1～2项25%～50%复发,具有3个或3个以上高危因素者50%～100%复发,后者可作为间歇用药预防的对象,以减少复发率。

(二) 热性惊厥复发的年龄上限

多数学者认为本病的复发绝大多数在6周岁后停止,Nelson和Ellenberg总结20世纪70年代美国全国围产儿随访计划(NCPP)54 000名活产婴,对其中有热性惊厥者随访至7岁,其首次发病后再发的年龄间隔最长为49～84个月(4～7年),占全部病例的2%。同期间我国左启华等随访178例患儿,病程超过8年者8例,占4.4%。日本学者观察到起病年龄较早者[平均年龄(1.79±1.28)岁],最终发作年龄为(7.6±1.5)岁,起病年龄偏大者[(8.32±2.54)岁]其最终发作年龄偏大[(8.5±2.8)岁],两组最终发作年龄有显著差异,认为少数本病患儿最终停止发作年龄为8~10岁。学者观察的488例患儿在6岁后仍有发作者11例(占2.2%),其中10例8岁前终止发作,1例在11岁时终止发作,国内报道个别有年龄更大者。应当指出,凡6岁后仍有热性惊厥发作者或其间夹杂有无热惊厥者要注意是否为热性惊厥附加症,并注意是否以后有伴热性惊厥附加症的全面癫痫发作。

十一、热性惊厥与日后癫痫发作

此问题有两方面研究成果:①热性惊厥日后转变为癫痫发作;②癫痫患儿既往史中伴有发热的惊厥发作,现分述如下。

(一)热性惊厥日后发生癫痫

本病日后发展为无热惊厥乃至癫痫的比例不高,一般不超过5%,但由于病例来源、调查方法和发作类型等不同,各家报道的比例有一定差异。

一般认为,热性惊厥日后发生癫痫的高危因素主要是:①发病前已有中枢神经系统发育异常;②表现为复杂性热性惊厥;③有癫痫家族史(其中应注意是否为伴有热性惊厥附加症的全面癫痫)。

(二)癫痫患儿既往的热性惊厥史

Berg等报道在524名1岁以后发生癫痫的患儿中,72例(13.9%)有热性惊厥史,其癫痫病因分类依次为隐源性、症状性、特发性,但在类型上表现为失神发作者极少见,Camfield报道504名癫痫患儿中,75例(14.9%)既往有热性惊厥史,指出热性惊厥发作形式呈复杂部分性发作或惊厥持续状态者,易并发颞叶海马硬化而在日后转变为癫痫发作,这些海马病变可由MRI检查显示,有癫痫家族史的热性惊厥患儿病程较长(年龄>7岁)或日后出现无热惊厥者,应注意是否为伴有热性惊厥附加症的全面癫痫临床表现。有学者曾对儿童中央-颞区放电的良性癫痫(BECTs)26例与热性惊厥的关系进行研究,发现BECTs患儿有热性惊厥家族史者明显超过对照组($0.01<P<0.05$)。推测与BECTs发病有关的离子通道变异的基因位点与热性惊厥相关的基因位点相近似有关。

十二、热性惊厥的远期预后

经过近30年的反复研究,可以基本肯定热性惊厥的绝大多数表现为一种良性自限性疾病,作为一个整体其发生癫痫的比例不超过5%,但有高危因素者可能还要高些。人们十分关注本病的惊厥是否造成其他远期后果,包括智力、行为、学习能力和学业成绩进步等,初步结论仍是乐观的,经研究表明:本病患儿在随访中的智力、心理、行为、学习能力、学业进步与正常对照组儿童相比无明显差异。Verity等对全英国1970年4月某州出生的小儿14 676名进行前瞻性研究(即CHES研究),到他们10岁时累计有381名发生过热性惊厥(有17名在起病前已查出有神经系统异常者排除在外),其中287名为单纯性热性惊厥,94名为复杂性热性惊厥,与无热惊厥史的对照组相比较,其智力发育、行为和学业进步与无病者并无差异。同样早在20世纪50~60年代美国全国围产儿随访计划(即NCPP)对54 000名出生婴儿随访至7岁,取431名有热惊厥的儿童与家庭情况相匹配的对照儿童进行前瞻性观察,发现两组在智力发育和学业进步方面无统计学差异。

我国刘智胜、林庆对1984—1987年在北京大学第一医院因首次热性惊厥发作住院的106名儿童(失访者已除外)做5~8.5年的远期随访,发现5.7%转变为癫痫,有3例(2.8%)留有智力低下,其中发作次数多,惊厥持续时间长的易影响智力和社会适应能力。对这三名有智力缺陷的儿童做进一步分析发现:1例发病前已有神经精神发育异常,1例虽仅发作过1次,但其父母均为文盲,对患儿缺少关心和教育,另1例复发7次,每次均超过10分钟,考虑可能为惊厥性脑损伤所致,学者们认为,热性惊厥本身对患儿智力发育的影响较小。最近,上海学者追访101名热性惊厥患儿的转归,其中2例转为无热惊厥(1.98%),1例有智力低下(原有脑萎缩),也证实热性惊厥本身对患儿智力发育影响较小。

总之,热性惊厥是一种与特定情况(发热)有关的发作性疾病,在小儿的发病率为2%~5%,多数表现为单纯性热性惊厥,少数表现为复杂性热性惊厥或热性惊厥附加症。作为一种疾病单元,本病有一定自限性,预后良好,对具有复发高危因素者宜选用间歇用药预防,目前已不推荐长期连续用药预防。本病转变为无热惊厥或癫痫者约5%,病前已有中枢神经系统异常,发作呈持续状态或部分性发作形式者日后发生癫痫的比例增多。本病(尤其是单纯性热性惊厥者)一般不影响日后的智力、心理、社会适应能力、学习能力和学业进步,但在日常生活中(如预防接种和用药)仍应注意区别对待。

(赵文文)

第五节　肌营养不良症

肌营养不良症是一组遗传性肌肉变性疾病。临床特点为进行性加重的对称性肌无力、肌萎缩,最终完全丧失运动功能。根据遗传方式、发病年龄、肌无力分布、病程及预后可分为抗肌萎缩蛋白相关性肌营养不良(既往称为假肥大型肌营养不良)、Emery-Dreifuss肌营养不良、面肩肱型肌营养不良、肢带型肌营养不良、眼咽型肌营养不良、远端型肌营养不良、强直型肌营养不良及先天性肌营养不良。

抗肌萎缩蛋白相关性肌营养不良是肌营养不良症中最常见、也是小儿时期最常见、最严重的一型,无种族或地域差异。本节主要介绍Duchenne型和Becker型肌营养不良。Duchenne型和Becker型肌营养不良(Duchenne/Becker muscular dystrophy,DMD/BMD)代表假肥大型肌营养不良的两种不同类型,主要发生在学龄前和学龄期,其临床表现相似。DMD发病率为1/3 500活产男婴,BMD仅为其1/10。

一、病因和发病机制

Duchenne型和Becker型肌营养不良是由于染色体Xp21.2上编码抗肌萎缩蛋白的基因突变所致,属X连锁隐性遗传性疾病,一般是男性患病,女性携带突变基因。然而,实际上仅2/3的患者的病变基因来自母亲,另1/3的患者是自身抗肌萎缩蛋白基因的突变,此类患儿的母亲不携带该突变基因,与患儿的发病无关。

抗肌萎缩蛋白位于肌细胞膜脂质层中,对稳定细胞膜,防止细胞坏死、自溶起重要作用。定量分析表明,DMD 患者肌细胞内抗肌萎缩蛋白几乎完全缺失,故临床症状严重;而抗肌萎缩蛋白数量减少或分子结构异常则导致 BMD,后者预后相对良好,病程进展相对缓慢。由于该蛋白也部分地存在于心肌、脑细胞和周围神经结构中,故部分患者可合并心肌病变、智力低下或周围神经传导功能障碍。

二、病理

显微镜下见肌纤维轻重不等的广泛变性坏死,间有深染的新生肌纤维;内有纤维组织增生或脂肪充填,并见针对坏死肌纤维的反应性灶性单核细胞浸润。

三、临床表现

男孩患病,但个别女孩除携带突变基因外,由于另一 X 染色体功能失活也可发病。本病主要表现如下。

(一)进行性肌无力和运动功能倒退

患儿出生时或婴儿早期运动发育基本正常,少数有轻度运动发育延迟,或独立行走后步态不稳,易跌倒。DMD 一般 3 岁后症状开始明显,骨盆带肌无力日益严重,行走摇摆如鸭步态,跌倒更频繁,不能上楼和跳跃。肩带和全身肌力随之进行性减退,大多数 10 岁后丧失独立行走能力,20 岁前大多出现咽喉肌肉和呼吸肌无力,声音低微,吞咽和呼吸困难,很易发生吸入性肺炎等继发感染死亡。BMD 症状较轻,可能存活至 40 岁后。

(二)Gowers 征

由于骨盆带肌早期无力,一般在 3 岁后患儿即不能从仰卧位直接站起,必须先翻身成俯卧位,然后两脚分开,双手支撑于地面,继而一只手支撑到同侧小腿,并与另一手交替移位支撑于膝部和大腿上,使躯干从深鞠躬位逐渐竖直,最后呈腰部前凸的站立姿势。

(三)假性肌肥大和广泛肌萎缩

早期即有骨盆带和大腿部肌肉进行性萎缩,但腓肠肌因脂肪和胶原组织增生而假性肥大,与其他部位肌萎缩对比鲜明。当肩带肌肉萎缩后,举臂时肩胛骨内侧远离胸壁,形成"翼状肩胛",自腋下抬举患儿躯体时,患儿两臂向上,有从检查者手中滑脱之势,称为"游离肩"。脊柱肌肉萎缩可导致脊柱弯曲畸形。疾病后期发生肌肉挛缩,引起膝关节、腕关节或上臂屈曲畸形。

(四)其他

多数患儿有心肌病,甚至发生心力衰竭,其严重度与骨骼肌无力并不一致,心搏骤停造成猝死更多见于 BMD 患者。几乎所有患儿均有不同程度的智力损害,IQ 平均为 83,与肌无力严重度也不平行。BMD 患者容易发生恶性高热,在全身麻醉时需予以重视。

四、实验室检查

(一)血清肌酸激酶(CK)

显著增高,可高出正常值数十甚至数百倍,这在其他肌病均很少见。其增高在症状出现以前就已存在。当疾病晚期,几乎所有肌纤维已经变性时,血清肌酸激酶含量反可下降。肌酸激酶水平与疾病严重程度无关,不作为判断治疗效果的标志。

(二)肌电图

呈典型肌病表现,周围神经传导速度正常。

(三)肌肉活体组织检查

见病理描述。免疫组织化学染色可发现抗肌萎缩蛋白缺失。

(四)遗传学诊断

活体肌肉组织抗肌萎缩蛋白免疫染色检查确定诊断的患者,需做遗传学检查证实抗肌萎缩蛋白基因突变和缺失。通过多重PCR方法,对19个外显子筛查可以发现98%的缺失;通过错配接合蛋白质截短测试法、单一引物核酸扩增技术/内部引物测序、变性高效液相色谱法,则可以发现更多抗肌萎缩蛋白基因的小突变。

(五)心电图、超声心动图

可用来评估心脏受累情况。

五、诊断和鉴别诊断

(一)诊断

血清肌酸激酶显著增高是诊断本病的重要依据,再结合男性患病、腓肠肌假性肥大等典型临床表现,可建立临床诊断。通过肌肉活体组织检查和遗传学检查可确定诊断。

(二)鉴别诊断

1.与其他神经疾病鉴别

(1)脊髓性肌萎缩:本病是由于5q11-13位点上运动神经元存活基因缺失而引起脊髓前角细胞变性。临床表现为进行性骨骼肌萎缩和肌无力。婴儿型患者生后即发病,不存在鉴别诊断的问题。但少年型脊髓性肌萎缩常在2~7岁发病,最初仅表现为下肢近端肌无力,进展缓慢,需与本病鉴别。根据脊髓性肌萎缩患者血清肌酸激酶不增高,肌电图有大量失神经电位,两者鉴别并不困难。

(2)肌张力低下型脑性瘫痪:根据婴儿期即有肌无力症状,血清肌酸激酶不增高,无假性肌肥大,可与进行性肌营养不良鉴别。

2.与其他类型肌营养不良鉴别

其他类型肌营养不良也具有进行性肌萎缩和肌力减退这一基本临床特征,需注意与本病鉴别。

(1)Emery-Dreifuss肌营养不良:X连锁隐性遗传,病变基因位于Xq28,可在儿童期发病。但该病罕见,进展缓慢,肩胛肌和心肌受累明显,但面肌运动正常,智能正常,无假性肥大,血清肌酸激酶仅轻度增加。

(2)面肩肱型肌营养不良:常染色体显性遗传,故男女均受累。起病较晚,多在青少年期。面部肌肉最先受累,呈特征性肌病面容,以后逐渐波及肩胛带。由于DMD、BMD几乎都从下肢起病,并有假性肥大,因而容易区别。

(3)肢带型肌营养不良:常染色体隐性或显性遗传。主要影响骨盆带和肩带肌群,也可有远端肌萎缩和假性肥大。但起病晚,多在青少年期或成年期起病,男女均受累,很少有心肌、面部肌肉和智力受损。

六、治疗

迄今尚无特效治疗,但积极的对症和支持治疗措施,并配合针灸、按摩、理疗,有助于提高患儿的生活质量与延长生命,包括鼓励并坚持主动和被动运动,以延缓肌肉挛缩。对逐渐丧失站立或行走能力者,使用支具以帮助运动和锻炼,并防止脊柱弯曲和肌肉挛缩。保证钙和蛋白质等营养的摄入,应注意饮食结构合理。定期进行肺功能检查,积极防治致命性呼吸道感染。诊断初期应做心电图和心脏超声检查,以后每两年复查,10岁以后每年复查1次,以及时发现心肌病和传导系统病变。避免应用抗胆碱能药和神经节阻滞剂。

目前,最有效的药物是泼尼松。泼尼松的作用机制尚未完全阐明,可能为减少细胞毒性T细胞生成、抗炎作用、调节基因翻译、增加层粘连细胞表达和肌膜修复、控制细胞钙内流。很多证据认为诊断一旦明确就应开始泼尼松治疗。泼尼松剂量为 0.75 mg/(kg·d),效果与剂量相关,最低有效剂量为 0.3 mg/(kg·d)。一般用药10天后见肌力进步,用药后3个月达峰,剂量维持在 0.5~0.6 mg/(kg·d),能保持肌力改善,步行能力可持续至13~19岁,脊柱侧弯和关节挛缩发生率低,保持良好的呼吸肌功能。需要注意长期使用肾上腺皮质激素的不良反应。

针对抗肌萎缩蛋白基因突变的基因修复治疗正在研究中。通过腺病毒载体,输入功能性微小抗肌萎缩蛋白基因以替代缺失的抗肌萎缩蛋白和干细胞移植临床前研究正在进行中。

做好遗传咨询,通过家系调查、CK测定、DNA分析、对已怀孕的基因携带者进行胎儿产前诊断,以正确开展生育指导。

七、预后

Duchenne型肌营养不良是最严重也是预后极差的一种类型。自然病程多数于12岁左右即发展为不同程度的残疾,很少能存活到20岁以上。Becker型肌营养不良起病较晚,病程进展慢,寿命较Duchenne型患者长,绝大多数能活到30岁以上。

(赵文文)

第六节　重症肌无力

重症肌无力是免疫介导的神经肌肉接头处化学-电冲动转递障碍的慢性疾病。临床以骨骼肌运动中极易疲劳并导致肌无力,休息或用胆碱酯酶抑制剂后症状减轻为特征。

一、病因和发病机制

正常神经肌肉接头由突触前膜(即运动神经末梢突入肌纤维的部分)、突触间隙和突触后膜(即肌肉终板膜的接头皱褶)三部分组成。神经冲动电位促使突触前膜向突触间隙释放含有化学递质乙酰胆碱(ACh)的囊泡,在间隙中囊泡释出大量ACh,与近10万个突触后膜上的乙酰胆碱受体(ACh-R)结合,引起终板膜上 Na^+ 通道开放,大量 Na^+ 进入细胞内,K^+ 排出细胞外,而使突触后膜除极,产生肌肉终板动作电位,在数毫秒内完成神经肌肉接头处冲动由神经电位-化学递质-肌肉电位的复杂转递过程,引起肌肉收缩。

重症肌无力患者体液中存在抗 ACh-R 抗体,与 ACh 共同争夺 ACh-R 结合部位。同时,又在 C_3 和细胞因子参与下直接破坏 ACh-R 和突触后膜,使 ACh-R 数目减少,突触间隙增宽。虽然突触前膜释放 ACh 囊泡和 ACh 的量依然正常,但因受 ACh-R 抗体与受体结合的竞争,以及后膜上受体数目的减少,致 ACh 在重复冲动中与受体结合的概率越来越小,很快被突触间隙和终板膜上胆碱酯酶水解成乙酰与胆碱而灭活，或在增宽的间隙中弥散性流失，临床出现肌肉病态性易疲劳现象。抗胆碱酯酶可抑制 ACh 的降解，增加其与受体结合的机会，从而增强终板电位，使肌力改善。

二、临床表现

(一)儿童期重症肌无力

大多在婴幼儿期发病，最年幼者 6 个月，2～3 岁是发病高峰，女孩多见。临床主要表现 3 种类型。

1.眼肌型

最多见。单纯眼外肌受累，多数见一侧或双侧眼睑下垂，早晨症状轻，起床后逐渐加重。反复用力做睁闭眼动作也使症状更明显。部分患儿同时有其他眼外肌，如眼球外展、内收或上、下运动障碍，引起复视或斜视等。瞳孔对光反射正常。

2.脑干型

主要表现为第Ⅸ、Ⅹ、Ⅻ对脑神经所支配的咽喉肌群受累。突出症状是吞咽或构音困难、声音嘶哑等。

3.全身型

主要表现为运动后四肢肌肉疲劳无力，严重者卧床难起，呼吸肌无力时危及生命。

少数患儿兼有上述 2～3 种类型，或由 1 种类型逐渐发展为混合型。病程经过缓慢，其间可交替地完全缓解或复发，呼吸道感染常使病情加重。但与成人不同，小儿重症肌无力很少与胸腺瘤并存。本病可伴发其他疾病，免疫性疾病，如类风湿关节炎、甲状腺功能亢进；非免疫性疾病，如癫痫、肿瘤。约 2% 的患儿有家族史，提示这些患儿的发病与遗传因素有关。

(二)新生儿期重症肌无力

病因特殊，包括两种类型。

1.新生儿暂时性重症肌无力

女性重症肌无力患者妊娠后娩出的新生儿中，约 1/7 因体内遗留来自母亲的抗 ACh-R 抗体，可能出现全身肌肉无力，严重者需要机械呼吸或鼻饲。因很少表现眼肌症状而易被误诊。数天或数周后，婴儿体内的抗 ACh-R 抗体消失，肌力即可恢复正常，以后并不存在发生重症肌无力的特别危险性。

2.先天性重症肌无力

本组疾病非自身免疫性疾病，为一组遗传性 ACh-R 离子通道病，与母亲是否有重症肌无力无关，患儿出生后全身肌无力和眼外肌受累，症状持续，不会自然缓解，胆碱酯酶抑制剂和血浆交换治疗均无效。

三、诊断与鉴别诊断

(一)诊断

1.肌无力表现

眼外肌无力和/或全身无力，有"晨轻暮重"的特点，同时辅以以下检查确诊。

2.疲劳试验

检查时，嘱眼肌型患者反复睁、闭眼或持续注视前方，可见眼睑肌下垂加重。

3.药物诊断性试验

当临床表现支持本病时,依酚氯铵或新斯的明药物试验有助诊断确立。前者是胆碱酯酶的短效抑制剂,由于顾忌心律失常不良反应一般不用于婴儿。儿童每次 0.2 mg/kg(最大不超过 10 mg),静脉注射或肌内注射,用药后 1 分钟内即可见肌力明显改善,2~5 分钟后作用消失。

新斯的明则很少有心律失常不良反应,剂量每次 0.04 mg/kg,皮下或肌内注射,最大不超过 1 mg,最大作用在用药后 15~40 分钟。婴儿反应阴性者 4 小时后可加量为 0.08 mg/kg。为避免新斯的明引起的面色苍白、腹痛、腹泻、心率减慢、气管分泌物增多等毒蕈碱样不良反应,注射该药前可先肌内注射阿托品 0.01 mg/kg。

4.肌电图检查

对能充分合作完成肌电图检查的儿童,可进行神经重复刺激检查,表现为低频重复电刺激中反应电位波幅的快速降低,对本病诊断较有特异性。本病周围神经传导速度多正常。

5.血清抗 ACh-R 抗体检查

阳性有诊断价值,但阳性率因检测方法不同而有差异。婴幼儿阳性率低,以后随年龄增加而增高。眼肌型(约 40%)又较全身型(70%)低。抗体滴度与疾病严重性无关,对治疗方法的选择也无提示。

6.胸部 CT 检查

胸片可能遗漏 25% 的胸腺肿瘤,胸部 CT 或 MRI 可明显提高胸腺肿瘤的检出率。

(二)鉴别诊断

眼肌型及脑干型需与线粒体脑肌病及脑干病变(炎症、肿瘤)相鉴别。前者需做肌活检,后者头颅影像学检查是重要的诊断依据。全身型需与吉兰-巴雷综合征及其亚型 Fisher 综合征鉴别。吉兰-巴雷综合征具有急性弛缓性对称性肢体麻痹的特点,但眼外肌受累很少见,脑脊液检查多有蛋白-细胞分离现象,肌电图示神经源性受损。Fisher 综合征诊断主要依据眼外肌麻痹、共济失调及腱反射消失等特点。此外,本病尚需与少见病鉴别,如急性多发性肌炎、肉毒杆菌食物中毒、周期性瘫痪等。

四、治疗

重症肌无力为慢性病程,其间可有症状的缓解和复发。眼肌型起病 2 年后仍无其他肌群受累者,日后将很少发展为其他型。多数患儿经数月或数年可望自然缓解,但有的持续到成年,因此,对有症状者应长期服药治疗,以免肌肉失用性萎缩和肌无力症状进一步加重。

(一)胆碱酯酶抑制剂

胆碱酯酶抑制剂是多数患者的主要治疗药物。首选药物为溴吡斯的明,口服量:新生儿每次 5 mg,婴幼儿每次 10~15 mg,年长儿每次 20~30 mg,最大量每次不超过 60 mg,每天 3~4 次。根据症状控制情况和是否有腹痛、黏膜分泌物增多、瞳孔缩小等毒蕈碱样不良反应发生,可适当增减每次剂量与间隔时间。

(二)糖皮质激素

基于自身免疫性疾病的发病机制,各种类型的重症肌无力均可使用糖皮质激素。泼尼松作用的确切机制尚未阐明,但已发现其能降低抗体滴度,且与症状改善相关。长期规则应用可明显降低复发率,减少全身型肌无力的发生。首选药物为泼尼松,1~2 mg/(kg·d),症状完全缓解后再维持 4~8 周,然后逐渐减量达到能够控制症状的最小剂量,每天或隔天清晨顿服,总疗程

2年。对于口服激素效果不佳患者,可大剂量甲泼尼龙冲击治疗,20 mg/kg,3天为1个疗程,停4天,反复2~3个疗程。要注意部分患者在糖皮质激素治疗最初1~2周可能有一过性肌无力加重,最初使用时最好能短期住院观察,同时要注意皮质激素长期使用的不良反应。皮质激素应用的反指征是糖尿病、结核、免疫缺陷等。

(三)胸腺切除术

对于药物难控制的病例可考虑胸腺切除术。血清抗ACh-R抗体滴度增高和病程不足2年者常有更好的疗效。

(四)大剂量静脉注射丙种球蛋白和血浆交换疗法

部分患者有效,且一次治疗维持时间短暂,需重复用药以巩固疗效,故主要试用于难治性重症肌无力,或重症肌无力危象的抢救、胸腺切除术前。丙种球蛋白剂量按400 mg/(kg·d),连用5天。循环中抗ACh-R抗体滴度增高者可能疗效更佳。血浆交换治疗多用于难治性重症肌无力和肌无力危象。

(五)其他免疫抑制剂

对于糖皮质激素治疗无效的患儿可选用硫唑嘌呤、环磷酰胺或利妥昔单抗等药物。

(六)肌无力危象的识别与抢救

治疗过程中患儿可发生两种肌无力危象。

1.肌无力危象

因治疗延误或措施不当致重症肌无力本身病情加重,可因呼吸肌无力而呼吸衰竭。注射新斯的明可使症状迅速改善。

2.胆碱能危象

由胆碱酯酶抑制剂过量引起,除明显肌无力外,尚有面色苍白、腹泻、呕吐、高血压、心动过缓、瞳孔缩小及黏膜分泌物增多等严重毒蕈碱样症状。

可采用依酚氯铵1 mg肌内注射鉴别2种肌无力危象,胆碱能危象者出现症状短暂加重,应立即予阿托品静脉注射以拮抗乙酰胆碱的作用。重症肌无力危象者则会因用药而减轻。

(七)禁用药物

氨基糖苷类及大环内酯类抗生素、普鲁卡因胺等麻醉药品、普萘洛尔、奎宁、β受体阻滞剂、青霉胺等药物有加重神经肌肉接头转递障碍的作用,甚至引起呼吸肌麻痹,应禁用。

五、预后

部分患儿在数月或数年后自发缓解,部分患儿进入成年后仍未缓解。免疫抑制剂应用、胸腺切除、本病伴随的甲状腺功能减退的治疗有助于本病的治愈。

(朱小琴)

第七节 吉兰-巴雷综合征

吉兰-巴雷综合征又称急性炎症性脱髓鞘性多神经根神经病,是免疫介导的脊髓神经根和周围神经炎症性脱髓鞘性疾病。该病以肢体对称性弛缓性瘫痪为主要临床特征。病程呈自限性,大多在数周内完全恢复,但严重者急性期可死于呼吸肌麻痹。

一、病因与发病机制

吉兰-巴雷综合征的病因虽不完全明了,但近年的相关研究取得了很大进展,多数学者强调本病是一种与感染相关的自身免疫性疾病。多种因素均能诱发本病,但以空肠弯曲菌等前驱感染为主要诱因。

(一)感染因素

约 2/3 的吉兰-巴雷综合征患者在病前 6 周内有明确前驱感染史。病原体主要包括以下 3 种。

1.空肠弯曲菌

空肠弯曲菌是吉兰-巴雷综合征最主要的前驱感染病原体,在我国和日本,42%~76%的吉兰-巴雷综合征患者的血清中有该菌特异性抗体滴度增高或有病前该菌腹泻史。其中以 Penner 血清型 O:19 和 O:4 与本病发病关系最密切。已证实它们的菌体脂多糖涎酸等终端结构与周围神经表位的多种神经节苷脂如 GM_1、GM_{1b}、GD_{1a}、GQ_{1b} 等存在类似分子结构,从而发生交叉免疫反应。感染该菌后,血清中同时被激发抗 GM_1、GM_{1b} 和抗 GD_{1a}、GQ_{1b} 等抗神经节苷脂自身抗体,导致周围神经免疫性损伤。

2.巨细胞病毒

巨细胞病毒是占前驱感染第二位的病原体,欧洲和北美地区多见,患者抗该病毒特异性抗体和抗周围神经 GM_2 抗体同时增高,致病机制也认为与两者的某些抗原结构相互模拟有关。

3.其他病原体

主要包括 EB 病毒、带状疱疹病毒、HIV 和其他病毒、肺炎支原体感染等,致病机制与巨细胞病毒相似。

(二)疫苗接种

仅少数吉兰-巴雷综合征的发病与某种疫苗注射有关,主要是狂犬病病毒疫苗,其他可能有麻疹疫苗、破伤风类毒素和脊髓灰质炎口服疫苗。

(三)免疫遗传因素

人群中虽经历相同病原体的前驱感染,但仅有少数人发生吉兰-巴雷综合征,从而推测存在遗传背景的易感个体,如特异的 HLA 表型携带者受到外来刺激(如感染)后引起的异常免疫反应,破坏神经原纤维,导致本病的发生。

二、病理分类和特征

周围神经束通常由数十根或数百根神经原纤维组成,其中大多数为有髓鞘原纤维(图 7-5)。原纤维中心是脊髓前角细胞运动神经元伸向远端的轴突,轴突外周紧裹由施万细胞膜同心圆似的围绕轴突旋转而形成的髓鞘。沿原纤维长轴,髓鞘被许多 Ranvier 结分割成长短相同的节段。相邻两个 Ranvier 结间的原纤维称结间段,每一结间段实际由一个施万细胞的细胞膜紧裹。

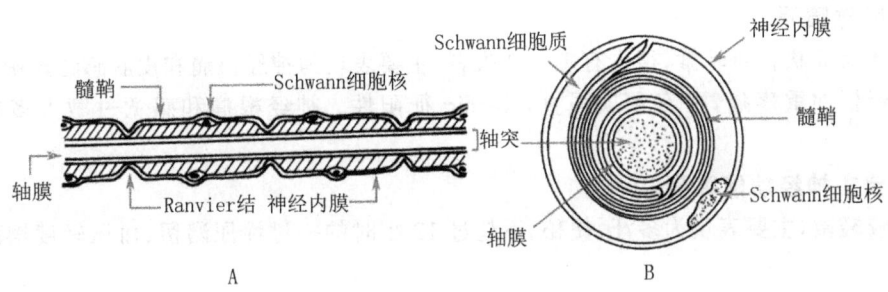

图7-5 周围神经原纤维示意图
A.原纤维纵切面；B.原纤维横切面

由于前驱感染病原体种类的差异和宿主免疫遗传因素的影响，吉兰-巴雷综合征患者的周围神经主要表现为髓鞘脱失、轴索变性，或两者皆有。主要损伤周围神经的运动纤维或同时损伤运动纤维和感觉纤维，从而形成不同特征的临床和病理类型。目前主要分为以下4种类型。

(一) 急性炎症性脱髓鞘性多神经病(AIDP)

在T细胞、补体和抗髓鞘抗体作用下，周围神经运动和感觉原纤维同时受累，呈现多灶节段性髓鞘脱失，伴显著巨噬细胞和淋巴细胞浸润，轴索相对完整。

(二) 急性运动轴索型神经病(AMAN)

结合免疫复合物(补体和特异性抗体)的巨噬细胞经Ranvier结侵入运动神经原纤维的髓鞘和轴突间隙，共同对轴膜发起免疫性攻击，引起运动神经轴突Wallerian样变性。病程初期髓鞘相对完整无损。

(三) 急性运动感觉轴索型神经病(AMSAN)

也是以轴突Wallerian样变性为主，但同时波及运动和感觉神经元纤维，病情大多严重，恢复缓慢。

(四) Miller-Fisher综合征(MFS)

为吉兰-巴雷综合征的特殊亚型，目前尚缺少足够尸解病理资料。临床主要表现为眼部肌肉麻痹和共济失调，腱反射减弱，无肢体瘫痪。患者血清抗GQ_{1b}抗体增高，而支配眼肌的运动神经末梢、本体感觉通路和小脑神经元均富含此种神经节苷脂。

三、临床表现

任何年龄均可患病，但以学龄前和学龄期儿童居多。我国患儿常以空肠弯曲菌为前驱感染，故农村较城市多见，且夏、秋季发病增多。病前可有腹泻或呼吸道感染史。

(一) 运动障碍

运动障碍是本病的主要临床表现，呈急性或亚急性起病，四肢尤其下肢弛缓性瘫痪是本病的基本特征。两侧基本对称，以肢体近端或远端为主，或近端、远端同时受累。瘫痪可能在数天或数周内由下肢向上发展，但绝大多数进行性加重不超过3周。进展迅速者也可在起病24小时或稍长时间内出现严重肢体瘫痪和/或呼吸肌麻痹，后者引起呼吸急促、声音低微和发绀。

部分患者伴有对称或不对称脑神经麻痹，以核下性面瘫最常见，其次为展神经。当波及两侧第Ⅸ、Ⅹ、Ⅻ对脑神经时，患者呛咳、声音低哑、吞咽困难，口腔唾液积聚，很易引起吸入性肺炎并加重呼吸困难，危及生命。个别病例出现由上向下发展的瘫痪。

(二)感觉障碍

感觉障碍症状相对轻微,很少有感觉缺失者,主要表现为神经根痛和皮肤感觉过敏。由于惧怕牵拉神经根加重疼痛,可有颈项强直,Kernig 征阳性。神经根痛和感觉过敏大多在数天内消失。

(三)自主神经功能障碍

症状较轻微,主要表现为多汗、便秘、不超过 12 小时的一过性尿潴留、血压轻度增高或心律失常等。

四、实验室检查

(一)脑脊液检查

80%～90%的吉兰-巴雷综合征患者脑脊液中蛋白增高,但白细胞计数和其他均正常,即脑脊液蛋白-细胞分离现象,是本病特征。然而,这种蛋白-细胞分离现象一般要到起病后第 2 周才出现。

(二)神经传导功能测试

以髓鞘脱失为病理改变者,如 AIDP 患者,主要呈现运动和感觉神经传导速度减慢、远端潜伏期延长和反应电位时程增宽,波幅减低不明显。以轴索变性为主要病变者,如 AMAN 患者,主要呈现运动神经反应电位波幅显著减低,而 AMSAN 同时有运动和感觉神经电位波幅减低,传导速度基本正常。

(三)脊髓磁共振

可能有助于对神经电生理检查未发现病变的患者建立诊断,典型患者脊髓 MRI 可显示神经根强化。

五、诊断与鉴别诊断

(一)诊断

根据 2010 年 8 月我国学者提出的中国吉兰-巴雷综合征诊治指南,AIDP 诊断标准:①常有前驱感染史,急性或亚急性起病,进行性加重,多在 2 周左右达高峰;②对称性肢体无力,重症者可有呼吸肌无力,四肢腱反射减弱或消失;③可伴轻度感觉异常和自主神经功能障碍;④脑脊液呈现蛋白-细胞分离现象;⑤电生理检查:运动神经传导潜伏期延长,运动神经传导速度减慢,F 波异常,传导阻滞,异常波形离散等;⑥病程呈自限性。AMAN 和 AMSAN 诊断标准:临床表现与 AIDP 类似,通过肌电图检查结果区分。

(二)鉴别诊断

本病要注意和其他急性弛缓性瘫痪疾病鉴别,主要有以下几种。

1.肠道病毒引起的急性弛缓性瘫痪

我国已基本消灭了脊髓灰质炎野生型病毒株,但仍有柯萨奇病毒、埃可病毒等其他肠道病毒引起的急性弛缓性瘫痪。根据其肢体瘫痪不对称、脑脊液中可有白细胞增多、周围神经传导速度正常、急性期粪便病毒分离阳性,容易与吉兰-巴雷综合征鉴别。

2.急性横贯性脊髓炎

在锥体束休克期表现为四肢弛缓性瘫痪,需与吉兰-巴雷综合征鉴别,但急性横贯性脊髓炎有尿潴留等持续括约肌功能障碍和感觉平面障碍,而且急性期周围神经传导功能正常。

3.其他

包括双侧性脑卒中、急性小脑性共济失调、后颅窝肿瘤、脊髓压迫症、脊髓前角动脉综合征、中毒性或药物性周围神经病、肉毒中毒、重症肌无力、肌炎和多发性肌炎、代谢性肌病、周期性瘫痪等。

六、治疗

(一) 护理和对症支持治疗

本病虽缺少特效治疗,但病程呈自限性,大多可望完全恢复,积极的支持治疗和护理措施是顺利康复的关键。对瘫痪正在继续进展的患儿,原则上都应住院观察。①保持呼吸道通畅,勤翻身,防止坠积性肺炎和压疮;②吞咽困难者要鼻饲,以防吸入性肺炎;③保证足量的水分、热量和电解质供应;④补充B族维生素、ATP、辅酶A、胞磷胆碱及神经生长因子等,以促进神经修复;⑤尽早对瘫痪肌群进行康复训练,防止肌肉萎缩,促恢复。

(二) 呼吸肌麻痹的抢救

呼吸肌麻痹是本病死亡的主要原因。对出现呼吸衰竭,或因咳嗽无力及第Ⅸ、Ⅹ、Ⅻ对脑神经麻痹致咽喉分泌物积聚者,应及时进行气管切开或插管,必要时使用机械通气以保证有效的通气和换气。

(三) 免疫调节治疗

静脉注射大剂量免疫球蛋白可能具有结合自身抗体、吸收补体、下调B细胞介入的抗体合成、阻断活化的受体、增强抑制性T细胞活性、干扰淋巴细胞增殖和细胞因子合成等多重免疫调节作用。剂量为400 mg/(kg·d),连用5天。也可按2 g/kg,一次负荷剂量静脉滴注。其总疗效与血浆交换治疗相当。

目前多数专家认为肾上腺皮质激素对本病治疗无效。

七、预后

本病病程呈自限性。肌肉瘫痪停止进展后数周内,大多数患儿肌力逐渐恢复,3~6个月内完全恢复。但有10%~20%的患儿遗留不同程度的肌无力,1.7%~5%死于急性期呼吸肌麻痹。病变累及脑神经、需要气管插管、肢体瘫痪严重者往往提示将留有后遗症。

(牛俊红)

第八章 小儿常见呼吸系统疾病

第一节 急性上呼吸道感染

急性上呼吸道感染简称上感,俗称"感冒",是小儿最常见的疾病,是由各种病原体引起的上呼吸道炎症,主要侵犯鼻、咽、扁桃体及喉部。一年四季均可发病。若炎症局限在某一组织,即按该部炎症命名,如急性鼻炎、急性咽炎、急性扁桃体炎、急性喉炎等。急性上呼吸道感染主要用于上呼吸道局部感染定位不确切者。

一、病因

各种病毒和细菌均可引起,以病毒感染为主,可占原发性上呼吸道感染的90%以上,主要有鼻病毒、呼吸道合胞病毒、流感病毒、副流感病毒、腺病毒、单纯疱疹病毒、柯萨奇病毒、埃可病毒、冠状病毒、EB病毒等。少数可由细菌引起。由于病毒感染,上呼吸道黏膜失去抵抗力而继发细菌感染,最常见致病菌为A组溶血性链球菌、肺炎链球菌、流感嗜血杆菌、葡萄球菌等。近年来肺炎支原体亦不少见。

婴幼儿时期由于上呼吸道的解剖生理特点及免疫特点易患本病。营养障碍性疾病,如维生素D缺乏性佝偻病、锌或铁缺乏症,以及护理不当、过度疲劳、气候改变、不良环境因素等,给病毒、细菌的入侵造成了有利条件,则易致反复上呼吸道感染或使病程迁延。

二、临床表现

本病多发于冬春季节,潜伏期1~3天,起病多较急。由于年龄大小、体质强弱及病变部位的不同,病情的缓急、轻重程度也不同。年长儿症状较轻,而婴幼儿症状较重。

(一)一般类型上感

1.症状

(1)局部症状:流清鼻涕、鼻塞、打喷嚏,也可有流泪、微咳或咽部不适。患儿多于3~4天内不治自愈。

(2)全身症状:发热、烦躁不安、头痛、全身不适、乏力等。部分患儿有食欲缺乏、呕吐、腹泻、腹痛等消化系统的症状。有些患儿病初可出现脐部附近阵发性疼痛,多为暂时性,无压痛。可能是发热引起反射性肠痉挛或蛔虫骚动所致。如腹痛持续存在,多为并发急性肠系膜淋巴结炎应注意与急腹症鉴别。

婴幼儿起病急,全身症状为主,局部症状较轻。多有发热,有时体温可达40℃,热程2~3天至1周,起病1~2天由于突发高热可引起惊厥,但很少连续多次,退热后,惊厥及其他神经症状消失,一般情况良好。

年长儿以局部症状为主,全身症状较轻,无热或轻度发热,自诉头痛、全身不适、乏力。极轻者仅鼻塞、流稀涕、喷嚏、微咳、咽部不适等,多于3~4天内自愈。

2.体征

检查可见咽部充血,咽后壁滤泡肿大,如感染蔓延至鼻咽部邻近器官,可见相应的体征,如扁桃体充血肿大,可有脓性分泌物,下颌淋巴结肿大,压痛。肺部听诊多数正常,少数呼吸音粗糙或闻及痰鸣音。肠病毒感染者可见不同形态的皮疹。

(二)两种特殊类型上感

1.疱疹性咽峡炎

由柯萨奇A组病毒引起,多发于夏秋季节,可散发或流行。临床表现为骤起高热,咽痛,流涎,有时呕吐、腹痛等。体格检查可见咽部充血,在咽腭弓、腭垂、软腭或扁桃体上可见数个至十数个2~4 mm大小灰白色的疱疹,周围有红晕,1~2天后疱疹破溃形成小溃疡。病程1周左右。

2.咽眼结合膜热

由腺病毒3、7型引起,多发生于春夏季,可在集体儿童机构中流行。以发热、咽炎和结膜炎为特征。临床表现为多呈高热、咽痛、眼部刺痛、结膜炎,有时伴有消化系统的症状。查体可见咽部充血、有白色点块状分泌物,周边无红晕,易于剥离,一侧或两侧滤泡性眼结膜炎,颈部、耳后淋巴结肿大。病程1~2周。

三、并发症

婴幼儿上呼吸道感染波及邻近器官,引起中耳炎、鼻窦炎、咽后壁脓肿、颈部淋巴结炎;或炎症向下蔓延,引起气管炎、支气管炎、肺炎等。年长儿患A组溶血性链球菌性咽峡炎可引起急性肾小球肾炎、风湿热等。

四、实验室检查

病毒感染者血白细胞计数在正常范围内或偏低,中性粒细胞减少,淋巴细胞计数相对增高。病毒分离、血清反应、免疫荧光、酶联免疫等方法,有利于病毒病原体的早期诊断。细菌感染者血白细胞可增高,中性粒细胞增高,在使用抗菌药物前进行咽拭子培养可发现致病菌。链球菌引起者可于感染2~3周后血中ASO滴度增高。

五、诊断和鉴别诊断

根据临床表现不难诊断,但应与以下疾病相鉴别。

(一)流行性感冒

因流感病毒、副流感病毒所致,有明显的流行病史。局部症状轻,全身症状重,常有发热、头痛、咽痛、四肢肌肉酸痛等,病程较长。

(二)急性传染病早期

上呼吸道感染常为急性传染病的前驱症状,如麻疹、流行性脑脊髓膜炎、脊髓灰质炎、猩红热、百日咳、伤寒等,应结合流行病史、临床表现及实验室资料等综合分析,并观察病情演变加以鉴别。

(三)急性阑尾炎

上呼吸道感染同时伴有腹痛应与急性阑尾炎鉴别,本病腹痛常先于发热,腹痛部位以右下腹为主,呈持续性,有肌紧张和固定压痛点,白细胞及中性粒细胞增高。

六、治疗

(一)一般治疗

(1)注意适当休息,多饮水,发热期间宜给流质或易消化食物。

(2)保持室内空气新鲜及适当的温度、湿度。

(3)加强护理,注意呼吸道隔离,预防并发症。

(二)抗感染治疗

1.抗病毒药物应用

病毒感染时不宜滥用抗生素。常用抗病毒药物有以下3种。

(1)利巴韦林:具有广谱抗病毒作用,10~15 mg/(kg·d),口服或静脉滴注,或 2 mg 含服,每 2 小时 1 次,6 次/天,疗程为 3~5 天。

(2)双嘧达莫:有抑制 RNA 病毒及某些 DNA 病毒的作用,3~5 mg/(kg·d),疗程为 3 天。

(3)双黄连针剂:60 mg/(kg·d),加入 5%或 10%的葡萄糖液中静脉滴注,采用其口服液治疗也可取得良好的效果。

局部可用1%的利巴韦林滴鼻液,4次/天;病毒性结膜炎可用0.1%的阿昔洛韦滴眼,每1~2小时1次。

2.抗生素类药物

如果细菌性上呼吸道感染、病情较重、有继发细菌感染,或有并发症者可选用抗生素治疗,常用者有青霉素、复方新诺明和大环内酯类抗生素,疗程3~5天。如证实为溶血性链球菌感染或既往有风湿热、肾炎病史者,青霉素疗程应为10~14天。

(三)对症治疗

(1)退热:高热应积极采取降温措施,通常可用物理降温如冷敷、冷生理盐水灌肠、温湿敷或35%~50%的乙醇溶液擦浴等方法,或给予阿司匹林、对乙酰氨基酚、布洛芬制剂口服或20%的安乃近肌内注射或滴鼻、小儿退热栓(吲哚美辛栓)肛门塞入,均可取得较好的降温效果。非超高热最好不用糖皮质激素类药物治疗。

(2)高热惊厥者可给予镇静、止惊等处理。

(3)咽痛者可含服咽喉片。

(4)鼻塞者可在进食前或睡前用0.5%的麻黄素液滴鼻。用药前应先清除鼻腔分泌物,每次每侧鼻孔滴入 1~2 滴,可减轻鼻黏膜充血肿胀,使呼吸道通畅,便于呼吸和吮乳。

七、预防

(1)加强锻炼,以增强机体抵抗力和防止病原体入侵。

(2) 提倡母乳喂养，经常到户外活动，多晒阳光，防治营养不良及佝偻病。

(3) 患者应尽量不与健康小儿接触，在呼吸道发病率高的季节，避免去人多拥挤的公共场所。

(4) 避免发病诱因，注意卫生，保持居室空气新鲜，在气候变化时注意增减衣服，避免交叉感染。

(5) 对反复呼吸道感染的小儿可用左旋咪唑每天 2.5 mg/kg，每周服 2 天，3 个月 1 个疗程。或用转移因子，每周注射 1 次，每次 4 U，连用 3~4 个月。中药黄芪每天 6~9 g，连服 2~3 个月，对减少复发次数也有一定效果。

（于真旭）

第二节　反复呼吸道感染

一、定义和诊断标准

呼吸道感染是儿童尤其婴幼儿最常见的疾病，据统计发展中国家每年每个儿童患 4.2~8.7 次的呼吸道感染，其中多数是上呼吸道感染，肺炎的发生率则为每年每 100 个儿童 10 次。反复呼吸道感染是指一年内发生呼吸道感染次数过于频繁，超过一定范围。根据反复感染的部位可分为反复上呼吸道感染和反复下呼吸道感染（支气管炎和肺炎），对于反复上呼吸道感染或反复支气管炎国外文献未见有明确的定义或标准，反复肺炎国内外较为一致的标准是 1 年内患 2 次或 2 次以上肺炎或在任一时间内患 3 次或 3 次以上肺炎，每次肺炎的诊断需要有胸部 X 线的证据。我国儿科学会呼吸学组于 1987 年制定了反复呼吸道感染的诊断标准，并于 2007 年进行了修订，如表 8-1。

表 8-1　反复呼吸道感染诊断标准

年龄（岁）	反复上呼吸道感染（次/年）	反复下呼吸道感染（次/年）	
		反复气管支气管炎	反复肺炎
0~2	7	3	2
3~5	6	2	2
6~14	2	2	2

注：①两次感染间隔时间至少 7 天以上。②若上呼吸道感染次数不够，可以将上、下呼吸道感染次数相加，反之则不能。但若反复感染以下呼吸道为主，则应定义为反复下呼吸道感染。③确定次数须连续观察 1 年。④反复肺炎指 1 年内反复患肺炎≥2 次，肺炎须由肺部体征和影像学证实，两次肺炎诊断期间肺炎体征和影像学改变应完全消失。

二、病因和基础疾病

小儿反复呼吸道感染病因复杂，除了与小儿时期本身的呼吸系统解剖生理特点及免疫功能尚不成熟有关外，微量元素和维生素缺乏、环境因素、慢性上气道病灶等是反复上呼吸道感染常见原因。对于反复下呼吸道感染尤其是反复肺炎患儿，多数存在基础疾病，有学者对北京儿童医院 106 例反复肺炎患儿回顾性分析发现其中 88.7% 存在基础病变，先天性或获得性呼吸系统解剖异常是最常见的原因,其次为呼吸道吸入、先天性心脏病、哮喘、免疫缺陷病和原发纤毛不动综合征等。

(一)小儿呼吸系统解剖生理特点

小儿鼻腔短,后鼻道狭窄,没有鼻毛,对空气中吸入的尘埃及微生物过滤作用差,同时鼻黏膜嫩弱又富于血管,极易受到损伤或感染,由于鼻道狭窄经常引起鼻塞而张口呼吸。鼻窦黏膜与鼻腔黏膜相连续,鼻窦口相对比较大,鼻炎常累及鼻窦。小儿鼻咽部较狭小,喉狭窄而且垂直,其周围的淋巴组织发育不完善,防御功能较弱。婴幼儿的气管、支气管较狭小,软骨柔软,缺乏弹力组织,支撑作用薄弱,黏膜血管丰富,纤毛运动较差,清除能力薄弱,易引起感染,并引起充血、水肿、分泌物增加,易导致呼吸道阻塞。小儿肺的弹力纤维发育较差,血管丰富,间质发育旺盛,肺泡数量较少,造成肺含血量丰富而含气量相对较少,故易感染,并易引起间质性炎症或肺不张等。同时,小儿胸廓较短,前后径相对较大呈桶状,肋骨呈水平位,膈肌位置较高,使心脏呈横位,胸腔较小而肺相对较大,呼吸肌发育不完善,呼吸时胸廓活动范围小,肺不能充分地扩张、通气和换气,易因缺氧和二氧化碳潴留而出现面色青紫。以上特点容易引起小儿呼吸道感染,分泌物容易堵塞且感染容易扩散。

(二)小儿反复呼吸道感染的基础病变

1.免疫功能低下或免疫缺陷病

小儿免疫系统在出生时发育尚未完善,随着年龄增长逐渐达到成人水平,故小儿特别是婴幼儿处于生理性免疫低下状态,是易患呼吸道感染的重要因素。新生儿外周血T细胞数量已达成人水平,其中$CD4^+$细胞数较多,但$CD4^+$细胞辅助功能较低且具有较高的抑制活性,一般6个月时$CD4^+$细胞的辅助功能趋于正常。与细胞免疫相比,体液免疫的发育较为迟缓,新生儿B细胞能分化产生IgM的浆细胞,但不能分化为产生IgG和IgA的浆细胞,有效的IgG类抗体应答需在生后3个月后才出现,2岁时分泌IgG的B细胞才达成人水平,而分泌IgA的B细胞5岁时才达成人水平。婴儿自身产生的IgG从3个月开始增多,1岁时达成人的60%,6~7岁时接近成人水平。IgG有IgG1、IgG2、IgG3和IgG4四个亚类,在正常成人血清中比率为70%、20%、6%和4%,其中IgG1、IgG3为针对蛋白质抗原的主要抗体,而IgG2、IgG4为抗多糖抗原的重要抗体成分,IgG1在5~6岁,IgG3在10岁左右,IgG2和IgG4在14岁达成人水平。新生儿IgA量极微,1岁时仅为成人的20%,12岁达成人水平。另外,婴儿期非特异免疫如吞噬细胞功能不足,铁蛋白、溶菌酶、干扰素、补体等的数量和活性不足。

除了小儿时期本身特异性和非特异性免疫功能较差外,许多研究表明反复呼吸道感染患儿(复感儿)与健康对照组相比多存在细胞免疫、体液免疫或补体某种程度的降低,尤其是细胞免疫功能异常在小儿反复呼吸道感染中起重要作用,复感儿外周血$CD3^+$细胞、$CD4^+$细胞百分率及$CD4^+/CD8^+$比值降低,这种异常标志着辅助性T细胞功能相对不足,不利于对病毒等细胞内微生物的清除,也不利于抗体产生,因只有在抗原和辅助性T细胞信号的协同作用下,B细胞才得以进入增殖周期。在B细胞应答过程中,辅助性T细胞(Th)除提供膜接触信号外,还分泌多种细胞因子,影响B细胞的分化和应答特征。活化的Th_1细胞可通过分泌白细胞介素2(IL-2),使B细胞分化为以分泌IgG抗体为主的浆细胞;而活化的Th_2细胞则通过分泌白细胞介素4(IL-4),使B细胞分化为以分泌IgE抗体为主的浆细胞。活化的抑制性T细胞(Ts)可通过分泌白细胞介素10(IL-10)而抑制B细胞应答,就功能分类而言,$CD8^+$T细胞属于抑制性T细胞。反复呼吸道感染患儿$CD8^+$细胞百分率相对升高必然会对体液免疫反应产生不利影响,有报道复感儿对肺炎链球菌多糖抗原产生抗体的能力不足。分泌型IgA(SIgA)是呼吸道的第一道免疫屏障,能抑制细菌在气道上皮的黏附及定植,直接刺激杀伤细胞的活性,可特异性或非特异性地防御呼吸道细菌及病毒的侵袭,因此对反复呼吸道感染患儿注意SIgA的检测。IgM在早期感染中发挥重要的免疫防御作用,且IgM是通过激活补体来杀死微生物的。补体系统活化后可通过溶解细胞、细菌和病毒发挥抗感染免疫作用,补体成分降低或缺陷时,机体的吞噬和杀菌作用明显减弱。

呼吸系统是免疫缺陷病最易累及的器官,因此需要特别注意部分反复呼吸道感染患儿不是免疫功能低下或紊乱,而是存在各种类型的原发免疫缺陷病,最常见的是B淋巴细胞功能异常导致体液免疫缺陷病,如X连锁无丙种球蛋白血症(XLA),常见变异型免疫缺陷病(CVID)、IgG亚类缺乏症和选择性IgA缺乏症等。106例反复肺炎患儿发现6例原发免疫缺陷病,其中5例为体液免疫缺陷病,年龄均在8岁以上,反复肺炎病程在2～9年,均在2岁后发病,表现间断发热、咳嗽和咳痰,肝大、脾大3例,胸部X线合并支气管扩张3例,诊断根据血清免疫球蛋白的检查,2例常见变异性免疫缺陷病反复检查血IgG、IgM和IgA测不出或明显降低。1例X链锁无丙种球蛋白血症为11岁男孩,2岁起每年肺炎4～5次,其兄3岁时死于多发性骨结核;查体扁桃体未发育,多次测血IgG、IgM和IgA含量极低,外周血B淋巴细胞明显减少,细胞免疫功能正常。1例选择性IgA缺乏和1例IgG亚类缺陷年龄分别为10岁和15岁,经检测免疫球蛋白和IgG亚类诊断,这例IgG亚类缺陷患儿反复发热、咳嗽6年半,每年患肺炎住院7～8次。查体:双肺可闻及大量中等水泡音,杵状指(趾)。免疫功能检查IgG略低于正常低限,IgG2,IgG4未测出。肺CT提示两下肺广泛支气管扩张。慢性肉芽肿病是一种原发吞噬细胞功能缺陷病,由于遗传缺陷导致吞噬细胞杀菌能力低下,临床表现婴幼儿期反复细菌或真菌感染(以肺炎为主)及感染部位肉芽肿形成,四唑氮蓝(NBT)试验可协助诊断,近年来发现多例反复肺炎和曲霉菌肺炎患儿存在吞噬细胞功能缺陷。

继发性免疫缺陷多考虑恶性肿瘤、免疫抑制剂治疗和营养不良,目前HIV感染已成为获得性免疫缺陷的常见原因,2例艾滋病患儿年龄分别为4岁和6岁,病程分别为3月和2年,均表现间断发热、咳嗽,1例伴腹泻和营养不良,2例均有输血史,X线表现为两肺间质性肺炎,经查血清HIV抗体阳性确诊。

2.先天气道和肺发育畸形

气道发育异常包括喉气管支气管软化、气管性支气管、支气管狭窄和支气管扩张,其中以喉气管支气管软化症最为常见。软化可发生于局部或整个气道,气道内径正常,但由于缺乏足够的软骨支撑这些患儿在呼气时气道发生内陷,气道阻力增加,气道分泌物排出不畅,易于感染。41例反复肺炎患儿中16例经纤维支气管镜诊断为气管支气管软化症,其中1例2岁男孩,1年内患肺炎5次,纤支镜检查提示左总支气管软化症。气管性支气管是指气管内额外的或异常的支气管分支,通常来自气管右侧壁,这种异常损害了右上肺叶分泌物的排出或造成气管的严重狭窄。先天性支气管狭窄导致的肺部感染可发生于主干支气管或中叶支气管,而肺炎和肺不张后的支气管扩张发生于受累支气管狭窄部位的远端。

支气管扩张是先天或获得性损害。获得性支气管扩张多是由于肺的严重细菌感染后导致的局部气道损害,麻疹病毒、腺病毒、百日咳杆菌、结核分枝杆菌是最常见的病原,近年发现支原体感染也是支气管扩张的常见病原。支气管扩张分为柱状和囊状扩张,早期柱状扩张损害仅涉及弹性和气道肌肉支撑组织,积极治疗可部分或完全恢复。晚期囊状扩张损害涉及气道软骨,这时支气管形成圆形的盲囊,不再与肺泡组织交流。抗菌药物不能渗入到扩张区域的脓汁和潴留的黏液中,囊状支气管扩张属于不可逆性,易形成反复或持续的肺部感染。

肺发育异常包括左或右肺发育不良、肺隔离症、肺囊肿和先天性囊性腺瘤畸形均可引起反复肺炎。肺隔离症是一块囊实性成分组成的非功能性肺组织团块异常连接到正常肺,其血供来自主动脉而不是肺血管,通常表现为学龄儿童反复肺炎。支气管源性肺囊肿常位于气管周围或隆突下,囊肿被覆纤毛柱状上皮、平滑肌、黏液腺和软骨,感染可发生于囊肿本身或被囊肿压迫的周围肺。很多患者在婴儿期表现呼吸困难,这些患儿肺炎的发生往往是邻近正常肺蔓延而来,而一旦感染发生由于与正常的支气管树缺乏连接使感染难于清除。先天性囊性腺瘤畸形约80%出生前的可经超声诊断,表现为生后不久出现的呼吸窘迫,一小部分表现为由于支气管压迫和分泌物清除障碍引起的反复肺炎。

3.原发纤毛不动综合征

本病是由于纤毛先天结构异常导致纤毛运动不良,气道黏液纤毛清除功能障碍,表现反复呼吸道感染和支气管扩张,可同时合并鼻窦炎、中耳炎。部分病例有右位心或内脏转位称为综合征。

4.囊性纤维化

囊性纤维化属遗传性疾病,遗传缺陷引起跨膜传导调节蛋白功能障碍,气道和外分泌腺液体和电解质转运失衡,呼吸道分泌稠厚的黏液并清除障碍,在儿童典型表现为反复肺炎、慢性鼻窦炎、脂肪痢和生长落后。囊性纤维化是欧洲和美洲白人儿童反复肺炎的常见原因,在我国则很少见。

5.先天性心脏病

先天性心脏病的患儿易患反复肺炎有几个原因:①心脏扩大的血管或房室压迫气管,引起支气管阻塞和肺段分泌物的排出受损,导致肺不张和继发感染;②左向右分流和肺血流增加了反复呼吸道感染的易感性,其机制尚不清楚;③长期肺水肿伴肺静脉充血使小气道直径变小,肺泡通气减少和分泌物排出减少易于继发感染等。

(三)反复呼吸道感染的原因

1.反复呼吸道吸入

许多原因可以造成反复呼吸道吸入,可能是由于结构或功能的原因不能保护气道,或由于不能把口腔分泌物(食物、液体和口腔分泌物)传送到胃,或由于不能防止胃内容物反流。肺浸润的部位取决于吸入发生时患儿的体位,立位时多发生于中叶或肺底,而仰卧位时则易累及上叶。

吞咽功能障碍可由中枢神经系统疾病、神经肌肉疾病或环咽部的解剖异常引起。闭合性脑损伤或缺氧性脑损伤形成的完全性中枢神经系统功能障碍经常发生口咽分泌物控制不良,通常伴有严重的智能落后和脑性瘫痪。慢性反复发作的癫痫也可导致反复吸入发生。外伤、肿瘤、血管炎、神经变性等引起的脑神经损伤或功能障碍也与吞咽功能受损有关。某些婴儿吞咽反射成熟延迟可以引起环咽肌肉不协调导致反复吸入。神经肌肉疾病如肌营养不良可以有吞咽功能异常,气道保护反射和咳嗽呕吐反射减弱或缺乏,易于反复的微量吸入和感染。上气道的先天性或获得性的解剖损害如腭裂、喉裂和黏膜下裂引起吸入与吞咽反射不协调、气道清除能力下降和喂养困难有关。

食管阻塞或动力障碍也可引起呼吸道反复的微量吸入,血管环是外源性的食管阻塞最常见的原因,经肺增强CT和血管重建可确诊。其他较少见原因有肠源性的重复畸形、纵隔囊肿、畸胎瘤、心包囊肿、淋巴瘤和神经母细胞瘤等。食管异物是内源性食管阻塞的最常见原因，最重要的主诉是吞咽困难、吞咽痛和口腔分泌物潴留，部分患儿表现为反复喘鸣和胸部感染。食管蹼和食管狭窄也可引起食管内容物的吸入，表现为反复下呼吸道感染。

气管食管瘘与修复前和修复后的食管运动障碍有关，多数的气管食管瘘在出生后不久诊断，但小的 H 型的瘘可引起慢性吸入导致儿童期反复下呼吸道感染。许多儿童在气管食管瘘修复后仍有吸入是由于残留的问题如食管狭窄、食管动力障碍、胃食管反流和气管食管软化持续存在。胃食管反流的儿童可表现出慢性反应性气道疾病或反复肺炎。

2.支气管腔内阻塞或腔外压迫

(1)腔内阻塞：异物吸入是儿科患者腔内气道阻塞最常见的原因。常发生于 6 个月至 3 岁，窒息史或异物吸入史仅见于 40% 的患者，肺炎可发生于异物吸入数天或数周，延迟诊断或异物长期滞留于气道是肺炎反复或持续的原因。如 1 例 2 岁女孩，临床表现反复发热、咳嗽 4 个月，家长否认异物吸入史，外院反复诊断左下肺炎。查体左肺背部可闻及管状呼吸音及细湿啰音，杵状指(趾)。胸部 X 线片：左肺广泛蜂窝肺改变，右肺大叶气肿，纤维支气管镜检查为左下异物(瓜子壳)。造成腔内阻塞的其他原因有支气管结核、支气管腺瘤和支气管内脂肪瘤等。

(2)腔外压迫：肿大的淋巴结是腔外气道压迫最常见的原因。感染发生是由于管外压迫导致局部气道狭窄引起黏液纤毛清除下降，气道分泌物在气道远端至阻塞部位的潴留，这些分泌物充当了感染的根源，同时反复抗生素治疗可引起耐药病原菌的感染。

气道压迫最常见原因是结核分枝杆菌感染引起的淋巴结肿大，肿大淋巴结可以发生在支气管旁、隆嵴下和肺门周围区域。在某些地区真菌感染如组织胞质菌病或球孢子菌病也可引起气道压迫和继发细菌性肺炎。

非感染原因引起的肺淋巴结肿大也可导致外源性气道压迫。结节病可引起淋巴组织慢性非干酪性肉芽肿样损害，往往涉及纵隔淋巴结。纵隔的恶性疾病如淋巴瘤偶然引起腔外气道压迫，但以反复肺炎为主要表现并不常见。

心脏和大血管的先天异常也可导致大气道的管外压迫，压迫导致气道狭窄或引起局部的支气管软化，感染的部位取决于血管压迫的区域。这些异常包括双主动脉弓、由右主动脉弓组成的血管环、左锁骨下动脉来源异常、动脉韧带、无名动脉压迫和肺动脉索，其中最常见的是双主动脉弓包围气管和食管，症状通常始于婴儿早期，除了感染并发症外，可能包括喘息、咳嗽和吞咽困难。肺动脉索为一实体，左肺动脉缺如，供应左肺的异常血管来自右肺动脉，这一血管压迫了右支气管。

3.支气管哮喘

支气管肺炎是哮喘的一个常见并发症，同时也有部分反复肺炎患儿实际上是未诊断的哮喘，这在临床并不少见。造成哮喘误诊为肺炎原因是部分哮喘患儿急性发作时，临床表现不典型，如以咳嗽为主要表现，无明显的喘息症状，由于黏液栓阻塞胸部 X 线表现为肺不张，也有部分原因是对哮喘的认识不够。

4.营养不良、微量元素及维生素缺乏

营养不良能引起广泛免疫功能损伤，由于蛋白质合成减少，胸腺、淋巴结萎缩，各种免疫激活剂缺乏，免疫功能全面降低，尤其是细胞免疫异常，营养不良引起免疫功能低下容易导致感染；反复感染又可引起营养吸收障碍而加重营养不良，造成恶性循环。

钙剂能增强气管、支气管纤毛运动，使呼吸道清除功能增强，同时又可提高肺巨噬细胞的吞噬能力，加强呼吸道防御功能。因此血钙降低必然会影响机体免疫状态导致机体抵抗力下降及易致呼吸道感染。当患维生素 D 缺乏性佝偻病时，患儿可出现肋骨串珠样改变、赫氏沟、肋骨外翻、鸡胸等骨骼的改变，能使胸廓的生理活动受到限制而影响小儿呼吸，并加重呼吸肌的负担。

微量元素锌、铁缺乏可影响机体的免疫功能与反复呼吸道感染有关。锌对免疫系统的发育和免疫功能的正常会产生一定的影响。锌参与体内 40 多种酶的合成，并与 200 多种酶活性有关。缺锌可引起体内相关酶的活性下降，导致核酸、蛋白、糖、脂肪等多种代谢障碍。同时缺锌可使机体的免疫器官胸腺、脾脏和全身淋巴器官重量减轻甚至萎缩，致使 T 细胞功能下降，体液免疫功能受损而削弱机体免疫力而导致反复呼吸道感染。

铁是人体中最丰富的微量元素，婴幼儿正处在生长发育的黄金时期，对铁的需要相对增多，如体内储蓄铁减少，不及时补充，可导致铁缺乏。铁也与多种酶的活性有关，如过氧化氢酶、过氧化物酶、单氨氧化酶等。缺铁时这些酶的活性降低，影响机体的代谢过程及肝内 DNA 的合成，儿茶酚胺的代谢受抑制，并且铁能直接影响淋巴组织的发育和对感染的抵抗力。缺铁性贫血或铁缺乏症儿童的特异性免疫功能（包括细胞和体液免疫功能）和非特异性免疫功能均有一定程度的损害，故易发生反复呼吸道感染。有研究表明，反复呼吸道感染患儿急性期血清铁水平明显低于正常，感染发生频度与血清铁下降程度有关，补充铁剂后感染次数明显减少，再感染症状也明显减轻。

铅暴露对儿童及青少年健康可产生多方面危害，除了对神经系统、精神记忆功能、智商及行为能力等方面的影响外，铅暴露对幼儿免疫系统功能也有影响，且随着血铅水平的增高，这种影响越显著；有研究表明，铅能抑制某些免疫细胞的生长和分化，削弱机体的抵抗力，使机体对细菌、病毒感染的易感性增加；血铅含量与血 IgA、IgG 水平存在较明显的负相关，因此血铅升高也是反复呼吸道感染的一个原因。

维生素 A 对维持呼吸道上皮细胞的分化及保持上皮细胞的完整性具有重要的作用。正常水平的维生素 A 对维持小儿的免疫功能具有重要的作用。而当维生素 A 缺乏时，呼吸道黏膜上皮细胞的生长和组织修复发生障碍，带纤毛的柱状上皮细胞的纤毛消失，上皮细胞出现角化，脱落阻塞气道管腔，而且腺体细胞功能丧失，分泌减少，呼吸道局部的防御功能下降。此时病毒和细菌等微生物易于侵入造成感染。有研究表明，反复呼吸道感染患儿血维生素 A 的水平降低，且降低水平与疾病严重程度呈正相关，回升情况与疾病的恢复水平平行，补充维生素 A 可降低呼吸道感染的发生率。

5.环境因素

环境的变化与呼吸道的防卫有密切关系，尤其是小儿对较大的气候变化的调节能力较差，在北方多见于冬春时，南方多见于夏秋两季气温波动较大时。当白天与夜间温差加大、气温多变、忽冷忽热时，小儿机体内环境不稳定，对外界适应力差，很易患呼吸道感染。此外，空气污染程度与小儿的呼吸道感染密切相关，居住在城镇比在农村儿童发病率高，与城镇内汽车尾气、工业污水、废气等对空气污染有关，家庭内化纤地毯、室内装修、油漆和被动吸烟等，有害气体吸入呼吸道，直接破坏支气管黏膜的纤毛上皮，降低呼吸道黏膜抵抗力，易患呼吸道感染。居住人口密集、人员流动多，空气流动差，也会增加发病率。

家庭中有呼吸系统病患者、入托、家里饲养宠物也是易患反复呼吸道感染的环境因素，原因是这些情况下儿童易受生活环境中病原体的传染、变应原刺激及脱离家庭进入陌生的环境（托儿所）发生心理、生理、免疫方面的改变和缺少了家里父母的悉心照顾。

6.上呼吸道慢性病灶

小儿上呼吸道感染如治疗不及时,可形成慢性病灶如慢性扁桃体炎、鼻炎和鼻窦炎,细菌长期处于隐伏状态,一旦受凉、过劳或抵抗力下降时,就会引起反复发病。小儿鼻窦炎症状表现不典型,常因鼻涕倒流入咽以致流涕症状不明显,而以咳嗽为主要症状。脓性分泌物流入咽部或吸入支气管导致咽炎、腺样体炎、支气管炎等疾病。因此慢性扁桃体炎,慢性鼻-鼻窦炎和变应性鼻炎是部分患儿反复呼吸道感染的原因。

三、诊断思路

对于反复呼吸道感染患儿首先是根据我国儿科呼吸组制订的标准确定诊断,然后区分该患儿是反复上呼吸道感染,还是反复下呼吸道感染(支气管炎、肺炎),或者是二者皆有。

对于反复上呼吸道感染患儿,多与免疫功能不成熟或低下、护理不当、入托幼机构的起始阶段、环境因素(居室污染和被动吸烟)、营养因素(微量元素缺乏,营养不良)有关,部分儿童与慢性病灶有关,如慢性扁桃体炎、慢性鼻窦炎和变应性鼻炎等,进一步检查包括血常规、微量元素和免疫功能检查,摄鼻窦片,请五官科会诊等。

对于反复支气管炎的学前儿童,多由于反复上呼吸道感染治疗不当,使病情向下蔓延,少数有潜在基础疾病,如先天性喉气管支气管软化症,伴有反复喘息的患儿尤其应与婴幼儿哮喘、支气管异物相鉴别。反复支气管炎的学龄儿童,多与反复上呼吸道感染治疗不当、鼻咽部慢性病灶、咳嗽变应性哮喘和免疫功能低下引起一些病原体反复感染有关;进一步的检查包括血常规、免疫功能、变应原筛查、病原学检查(咽培养,支原体抗体等)、肺功能、五官科检查(纤维喉镜),必要时行支气管镜检查。

对于反复肺炎患儿多数存在基础疾病,应进行详细检查,首先根据胸部 X 线平片表现区分是反复或持续的单一部位肺炎还是多部位肺炎,在此基础上结合病史和体征选择必要的辅助检查。对于反复单一部位的肺炎,诊断第一步应进行支气管镜检查,对于支气管异物可达到诊断和治疗目的。也可发现其他腔内阻塞如结核性肉芽肿、支气管腺瘤或某些支气管先天异常如支气管软化、狭窄,开口异常或变异。如果支气管镜正常或不能显示,胸部 CT 增强和气管血管重建可以明确腔外压迫造成支气管阻塞(纵隔肿物、淋巴结或血管环),支气管扩张和支气管镜不能发现的远端支气管腔阻塞及先天性肺发育异常如肺发育不良、肺隔离症、先天性肺囊肿和先天囊腺瘤样畸形等。

对于反复或持续的多部位的肺炎,如果患儿为婴幼儿,以呛奶、溢奶或呕吐为主要表现,考虑呼吸道吸入为反复肺炎的基础原因,应进行消化道造影、24 小时食管 pH 检测。心脏彩超检查可以排除有无先天性心脏病。免疫功能检查除了常规的 CD 系列和 Ig 系列外,应进行 IgG 亚类、SIgA、补体和 NBT 试验检查。年长儿自幼反复肺炎伴慢性鼻窦炎或中耳炎,应考虑免疫缺陷病、原发纤毛不动综合征或囊性纤维化,应进行免疫功能检查、纤毛活检电镜超微结构检查或汗液试验。反复肺炎伴右肺中叶不张,应考虑哮喘,应进行变应原筛查、气道可逆性试验或支气管激发试验有助于诊断。有输血史,反复间质性肺炎应考虑 HIV 感染进行血 HIV 抗体检测。反复肺炎伴贫血应怀疑特发性肺含铁血黄素沉着症,应进行胃液或支气管肺泡灌洗液含铁血黄素细胞检查。

四、鉴别诊断

(一)支气管哮喘

哮喘常因呼吸道感染诱发,因此常被误诊为反复支气管炎或肺炎。鉴别主要是哮喘往往有家族史、患儿多为特应性体质如易患湿疹、变应性鼻炎,肺部可多次闻及喘鸣音,变应原筛查阳性,肺功能检查可协助诊断。

(二)特发性肺含铁血黄素沉着症

急性出血等易误诊为反复肺炎,特点为反复发作的小量咯血,往往为痰中带血,同时伴有小细胞低色素性贫血,咯血和贫血不成比例,胸部X线片双肺浸润病灶短期内消失。慢性反复发作后胸部X线片呈网点状或粟粒状阴影,易误诊为粟粒型肺结核。

(三)闭塞性毛细支气管炎并/或机化性肺炎

闭塞性毛细支气管炎(BO)、闭塞性毛细支气管炎并机化性肺炎(BOOP)多为特发性,感染、有毒气体或化学物质吸入等也可诱发,临床表现为反复咳嗽、喘息、肺部听诊可闻及喘鸣音和固定的中小水泡音。肺功能提示严重阻塞和限制性通气障碍。胸部X线片和高分辨CT表现为过度充气,细支气管阻塞及支气管扩张。BOOP并发肺实变,有时呈游走性。

(四)肺结核

小儿肺结核临床多以咳嗽和发热为主要表现,如纵隔淋巴结明显肿大可压迫气管、支气管出现喘息症状,易于误诊为反复肺炎和肺不张。鉴别主要通过结核接触史、卡介苗接种史和结核菌素试验,以及肺CT上有无纵隔和肺门淋巴结肿大等。

五、治疗

小儿反复呼吸道感染病因复杂,因此积极寻找病因,进行针对性的病因治疗是这类患儿的基本的治疗原则。

(一)免疫调节治疗

当免疫功能检查,发现患儿存在免疫功能低下时,可使用免疫调节剂进行免疫调节治疗。所谓免疫调节剂泛指调节、增强和恢复机体免疫功能的药物。此类药物能激活一种或多种免疫活性细胞,增强机体的非特异性和特异性免疫功能,包括增强淋巴细胞对抗原的免疫应答能力,提高机体内IgA、IgG水平,从而使患儿低下的免疫功能好转或恢复正常,以达到减少呼吸道感染的次数。目前常用的免疫调节剂有以下几种,在临床中可以根据经验和患儿具体情况选用。

1. 细菌提取物

(1) 必思添:含有两个从克雷伯肺炎杆菌中提取的糖蛋白,能增强巨噬细胞的趋化作用和使白细胞介素-1(IL-1)分泌增加,从而提高特异性和非特异性细胞免疫及体液免疫,增加T、B淋巴细胞活性,提高NK细胞、多核细胞、单核细胞的吞噬功能。用法为每月服用8天,停22天,第1个月为1 mg,2次/天;第2、第3个月为1 mg,1次/天,空腹口服,连续3个月为1个疗程。这种疗法是通过反复刺激机体免疫系统,使淋巴细胞活化,并产生免疫回忆反应,达到增强免疫功能的作用。

(2) 泛福舒:自8种呼吸道常见致病菌(流感嗜血杆菌、肺炎链球菌、肺炎和臭鼻克雷伯杆菌、金黄色葡萄球菌、化脓性和绿色链球菌、脑膜炎奈瑟菌)提取,具有特异和非特异免疫刺激作用,能提高反复呼吸道感染患儿T淋巴细胞反应性及抗病毒活性,能激活黏膜源性淋巴细胞,刺激补体及细胞活素生成及促进气管黏膜分泌分泌型免疫球蛋白。试验表明,口服泛福舒后能提高IgA在小鼠血清中的浓度及肠、肺中的分泌。用法为每天早晨空腹口服1粒胶囊,连服10天,停20天,3个月为1个疗程。

(3)兰菌净(lantigen B):为呼吸道常见的6种致病菌(肺炎链球菌、流感嗜血杆菌b型、卡他布兰汉姆菌、金黄色葡萄球菌、A组化脓性链球菌和肺炎克雷伯菌)经特殊处理而制成的含有细菌溶解物和核糖体提取物的混悬液,抗原可透过口腔黏膜,进入白细胞丰富的黏膜下层,通过刺激巨噬细胞,释放淋巴因子,激活T淋巴细胞和促进B淋巴细胞成熟,并向浆细胞转化产生IgA。研究证实,舌下滴入兰菌净可提高唾液分泌型IgA(SIgA)水平,尤适用于婴幼儿RRI。用法为将药液滴于舌下或唇与牙龈之间,小于10岁7滴/次,早晚各1次,直至用完1瓶(18 mL),大于等于10岁15滴/次,早晚各1次,直至用完2瓶(36 mL)。用完上述剂量后停药2周,不限年龄再用1瓶。

(4)卡介苗:是减毒的卡介苗及其膜成分的提取物,能调节体内细胞免疫、体液免疫、刺激单核-吞噬细胞系统,激活单核-巨噬细胞功能,增强NK细胞活性,诱生白细胞介素、干扰素来增强机体抗病毒能力,可用于RRI治疗。2~3次/周,每次0.5 mL(每支0.5 mg),肌内注射,3个月为1个疗程。

2.生物制剂

(1)丙种球蛋白(IVIG):其成分95%为IgG及微量IgA、IgM。IgG除能防止某些细菌(金葡菌、白喉杆菌、链球菌)感染外,对呼吸道合胞病毒(RSV)、腺病毒(ADV)、埃可病毒引起的感染也有效。IVIG的生物功能主要是识别、清除抗原和参与免疫反应的调节。用于替代治疗性连锁低丙种球蛋白血症或IgG亚类缺陷症,血清IgG<2.5 g/L者,常用剂量为每次0.2~0.4 g/kg,1次/月,静脉滴注。也可短期应用于继发性免疫缺陷患儿,补充多种抗体,防治感染或控制已发生的感染。但选择性IgA缺乏者禁用。另外需注意掌握适应证,避免滥用。

(2)干扰素(IFN):能诱导靶器官的细胞转录出翻译抑制蛋白(TIP)-mRNA蛋白,它能指导合成TIP,TIP与核蛋白体结合使病毒的mRNA与宿主细胞核蛋白体的结合受到抑制,因而妨碍病毒蛋白、病毒核酸及复制病毒所需要的酶合成,使病毒的繁殖受到抑制。其还具有明显的免疫调节活性及增强巨噬细胞功能。1次/天,每次10万~50万U,肌内注射,3~5天为1个疗程。也可用干扰素雾化吸入防治呼吸道感染。

(3)转移因子:是从健康人白细胞、脾、扁桃体提取的小分子肽类物质,作用机制可能是诱导原有无活性的淋巴细胞合成细胞膜上的特异性受体,使之成为活性淋巴细胞,这种致敏淋巴细胞遇到相应抗原后能识别自己,排斥异己而引起一系列细胞反应,致敏的小淋巴细胞变为淋巴母细胞,并进一步增生、分裂,并释放出多种免疫活性递质,以提高和触发机体的免疫防御功能,改善机体免疫状态。用法为1~2次/周,每次2 mL,肌内注射或皮下注射,3个月为1个疗程。转移因子口服液含有多种免疫调节因子,与注射制剂有相似作用,且无明显不良反应,更易被患儿接受。

(4)胸腺素:从动物(小牛或猪)或人胚胸腺提取纯化而得。可使由骨髓产生的干细胞转变成T淋巴细胞,它可诱导T淋巴细胞分化发育,使之成为效应T细胞,也能调节T细胞各亚群的平衡,并对白细胞介素、干扰素、集落刺激因子等生物合成起调节作用,从而增强人体细胞免疫功能,用于原发或继发细胞免疫缺陷病的辅助治疗。

(5)分泌型IgA(SIgA):对侵入黏膜中的多种微生物有局部防御作用,当不足时,可补充

SIgA制剂。临床应用的SIgA制剂如乳清液,为人乳初乳所制成,富含SIgA。SIgA可防止细菌、病毒吸附、繁殖,对侵入黏膜中的细菌、病毒、真菌、毒素等具有抗侵袭的局部防御作用。每次5 mL,2次/天口服,连服2~3周。

3.其他免疫调节剂

(1)西咪替丁:为H_2受体阻滞剂,近年发现其有抗病毒及免疫增强作用。15~20 mg/(kg·d),分2~3次口服,每2周连服5天,3个月为1个疗程。

(2)左旋咪唑:为小分子免疫调节剂,可激活免疫活性细胞,促进T细胞有丝分裂,长期服用可使IgA分泌增加,增强网状内皮系统的吞噬能力,因此能预防RRI。2~3 mg/(kg·d),分1~2次口服,每周连服2~3天,3个月为1个疗程。

(3)卡慢舒:又名羧甲基淀粉,可使胸腺增大,胸腺细胞增多,选择性刺激T细胞,提高细胞免疫功能,增加血清IgG、IgA浓度。3岁以下每次5 mL;3~6岁每次10 mL;7岁以上每次15 mL,口服,3次/天,3个月为1个疗程。

(4)匹多莫德:是一种人工合成的高纯度二肽,能促进非特异性和特异性免疫反应,可作用于免疫反应的不同阶段,在快反应期,它可刺激非特异性自然免疫,增强自然杀伤细胞的细胞毒作用,增强多形性中性粒细胞和巨噬细胞的趋化作用、吞噬作用及杀伤作用;在免疫反应中期,它可调节细胞免疫,促进白介素-2和γ-干扰素的产生;诱导T淋巴细胞母细胞化,调节Th/Ts的比例使之正常化;在慢反应期,可调节体液免疫,刺激B淋巴细胞增殖和抗体产生。该药本身不具有抗菌活性,但与抗生素治疗相结合,可有效地改善感染的症状和体征,缩短住院日,因此该药不仅可用于预防感染,也可用于急性感染发作的控制。

(二)补充微量元素和各种维生素

铁、锌、钙及维生素A、B族维生素、维生素C、维生素D等,可促进体内各种酶及蛋白的合成,促进淋巴组织发育,维持体内正常营养状态和生理功能,增强机体的抗病能力。

(三)去除环境因素,注意加强营养

合理饮食;避免被动吸烟及异味刺激,保持室内空气新鲜,适当安排户外活动及身体锻炼;治疗慢性鼻窦炎和变应性鼻炎,手术治疗先天性肺囊性病和先天性心脏病等。

(四)合理使用抗病毒药及抗菌药物

应严格掌握各种抗菌和抗病毒药的适应证、应用剂量和方法,防止产生耐药性或混合感染。避免滥用激素导致患儿免疫功能下降继发新的感染。

(于真旭)

第三节 急性上呼吸道梗阻

呼吸道梗阻包括发生于呼吸道任何部位的正常气流被阻断。阻断的部位如果位于呼吸道隆突以上,往往会迅速引起窒息,危及生命。阻断的部位如果位于呼吸道隆突以下,影响支气管或小气道的气流,但不致立刻危及生命。急性上呼吸道梗阻不仅包括上呼吸道,也包括隆突以上所有气道的梗阻。上呼吸道梗阻危及患儿的情况取决于多方面的因素,包括梗阻的部位、梗阻的程度、梗阻发展的速度及患儿心脏和肺的功能状态。

一、病因

(一)引起急性上呼吸道梗阻病因的解剖分布

1.鼻咽和口咽

其包括:①严重的面部创伤、骨折;②咽部异物;③扁桃体周围脓肿;④咽旁脓肿;⑤腭垂肿胀伴血管神经性水肿;⑥黏膜天疱疮。

2.咽后壁软组织

其包括:①咽后壁脓肿;②咽后壁出血;③颈椎损伤后水肿;④烫伤和化学性损伤。

3.颈部软组织

其包括:①创伤及医源性血肿;②颌下蜂窝织炎。

4.会厌

其包括:①急性会厌炎;②外伤性会厌肿胀;③过敏性会厌肿胀。

5.声门

其包括:①创伤性声门损伤(常为医源性);②手术引起的声带麻痹。

6.喉

其包括:①急性喉炎;②血管神经性水肿,喉痉挛;③异物;④手足抽搐伴发的喉痉挛、喉软化症;⑤外伤、骨折、水肿、局部血肿;⑥白喉的膜性渗出;⑦传染性单核细胞增多症的膜性渗出;⑧喉脓肿;⑨软骨炎。

7.声门下区和气管

其包括:①喉气管炎;②喉气管软化;③异物;④插管、器械、手术引起的医源性水肿;⑤膜性喉气管炎。

8.食管

其包括:①食管异物;②呕吐物急性吸入。

(二)引起急性上呼吸道梗阻病因的年龄分布

1.新生儿及小婴儿

其包括喉软化、声门下狭窄、声带麻痹、气管软化、血管畸形、血管瘤等。

2.新生儿～1岁

其包括先天性畸形(同上)、喉气管炎、咽后壁脓肿、异物等。

3.1～2岁

其包括如喉气管炎、异物、会厌炎等。

4.3～6岁

有肿大的扁桃体及腺样体、鼻充血、会厌炎和异物等。

二、临床表现

气道部分梗阻时可听到喘鸣音,可见到呼吸困难,呼吸费力,辅助呼吸肌参加呼吸活动。肋间隙、锁骨上窝、胸骨上窝凹陷。严重病例呼吸极度困难,头向后仰、发绀并窒息,如瞪眼、口唇凸出和流涎。患儿欲咳嗽,但咳不出。辅助呼吸肌剧烈运动,呈矛盾呼吸运动,吸气时胸壁下陷,而腹部却隆起,呼气时则相反。虽然拼命用力呼吸,但仍无气流,旋即呼吸停止,继而出现心律失常,最终发生致命的室性心律失常,可因低氧和迷走神经反射引起心跳停止而迅速死亡。

三、鉴别诊断

临床上常以喘鸣音作为鉴别诊断的依据。喘鸣是由鼻和气管之间的上呼吸道因部分梗阻而部分中断了气体的通道,由一股或多股湍流的气体所产生。喘鸣的重要意义在于反映部分性的气道梗阻。儿童患者的气道并非一固定的管道,而为一相当软的管道,其管腔的横断面积随压力的不同而发生变化。在正常呼吸时其变化较小,当有阻塞性病变时则表现得相当重要。正常呼吸时,作用于气道的压力变化在胸腔内外是完全相反的。吸气时,在胸腔内,作用于气道壁的外周压力降低,因此,胸内气道趋于增宽;呼气时,外周压力升高使胸内气道变窄。胸外气道在吸气时,其周围软组织的压力保持近于不变,而胸腔内压力降低,使气道变窄;呼气时,胸腔内压力升高使胸外气道变宽。部分梗阻如果发生在气道内径能发生变化的部位,当气道变为最小时,梗阻将是最严重的。气道内径变小会使气流变慢并分裂,从而产生喘鸣。因此,胸外气道梗阻会产生吸气性喘鸣,胸内气道梗阻会产生呼气性喘鸣。较大的病变会产生吸气性和呼气性双相气流梗阻,从而引起双相(往返)喘鸣,双相喘鸣比单相喘鸣有更紧急的临床严重性。

喉是一固定性结构,其内径不随呼吸发生明显变化,婴儿喉腔最窄部位在声带处,横断面积为 14~15 mm^2。该部黏膜水肿仅 1 mm 时,即可使气道面积减少 65％。喉部病变多产生双相喘鸣。

不同病变引起的喘鸣的呼吸时相如下。

(一)倾向于产生吸气性喘鸣的病变

其包括:①先天性声带麻痹;②喉软化;③插管后喘鸣;④急性喉炎;⑤小颌、巨舌;⑥甲状舌骨囊肿;⑦声门上及声门蹼;⑧声门下血管瘤;⑨喉气管炎;⑩会厌炎;⑪咽后壁脓肿;⑫白喉。

(二)常产生双期喘鸣的病变

其包括:①先天性声门下狭窄;②气管狭窄;③血管环、血管悬带;④声门下血管瘤;⑤声门下蹼。

(三)倾向产生呼气性喘鸣的病变

其包括:①气管软化;②气管异物;③纵隔肿瘤。

喘鸣的听觉特征可能对诊断有帮助,如喉软化症的喘鸣为高调、鸡鸣样、吸气性。声门梗阻亦产生高调喘鸣;而声门上病变通常产生低调、浑厚的喘鸣。粗糙的鼾声是咽部梗阻的表现。

发音的特征对上呼吸道梗阻的病因也可能提供诊断线索。如声音嘶哑,常见于急性喉炎、喉气管炎、白喉和喉乳头状瘤病;声音低沉或无声,常见于喉蹼、会厌炎和喉部异物。

咳嗽的声音也有一定诊断意义。犬吠样咳嗽高度提示声门下腔病变;"钢管乐样"咳嗽常提示气管内异物。

由于上呼吸道与食管相毗邻,因此,上呼吸道梗阻也可引起进食困难。在婴儿,鼻咽梗阻时,由于鼻呼吸障碍,其所引起的进食困难常伴有窒息和吸入性呼吸困难;口咽梗阻,特别是舌根部病变及声门上喉部病变,均影响吞咽;咽后壁脓肿及声门上腔炎症,如会厌炎,不仅极不愿吞咽而且引起流涎。

X 线诊断:上呼吸道的梗阻在 X 线下有些疾病有特异性改变,有些则不具有特异性改变。在胸片上,上呼吸道梗阻的其他表现包括:①肺充气量趋于正常或减少,这与其他原因引起的呼吸困难所见的肺过度膨胀相反;②气道可见狭窄的部分;③若下咽腔包括在 X 线片内,则可见扩张。

四、治疗

(一)恢复气道通畅

急性上呼吸道梗阻患儿应立即设法使其气道通畅,尽量使患儿头向后仰。让患儿仰卧,抢救人员将一手置于患儿颈部,将颈部抬高,另一手置于额部,并向下压,使头和颈部呈过度伸展状态,此时舌可自咽后部推向前,使气道梗阻缓解。若气道仍未能恢复通畅,抢救者可改变手法,将一手指置于患儿下颌之后,然后尽力把下颌骨推向前;同时使头向后仰,用拇指使患儿下唇回缩,以便恢复通过口、鼻呼吸。如气道恢复通畅后,患儿仍无呼吸,应即刻进行人工机械通气。

(二)迅速寻找并取出异物

如果气道已经通畅,患儿仍无自主呼吸,通过人工机械通气肺仍不能扩张,应立即用手指清除咽喉部的分泌物或异物。患儿宜侧卧,医师用拇指和示指使患儿张口,用另一只手清除患儿口、咽部的分泌物或异物,以排出堵塞物。亦可用一长塑料钳,自口腔置入,深入患儿咽后部,探取异物,切勿使软组织损伤。亦可通过突然增加胸膜腔内压的方法,以形成足够的呼出气压力和流量,使气管内异物排出。具体做法是用力拍其肩胛间区或自患儿后方将手置于患儿的腹部,两手交叉,向上腹部施加压力。较安全的方法是手臂围绕于胸廓中部,婴儿围绕于下胸廓,用力向内挤压或用力拍击中背部,亦可得到类似结果。因为大部分吸入异物位于咽部稍下方的狭窄处,不易进一步深入,患儿因无足够的潮气量而无法将阻塞的异物排出。但此时患儿肺内尚有足够的残气量,故对胸或腹部迅速加压,排出的气量足以将异物排出。如有条件可在气管镜下取异物。

(三)气管插管、气管切开或环甲膜穿刺通气

来不及用上述方法或用上述方法失败的病例,以及其他情况紧急窒息时,如手足搐搦症喉痉挛、咽后壁脓肿、甲状舌骨囊肿等,可先作气管插管,必要时可作气管切开。来不及作气管切开时,可先用血浆针头作环甲膜穿刺,或连接高频通气,以缓解患儿缺氧。然后再作气管插管或做气管切开,并置入套管。

(四)病因治疗

引起上呼吸道梗阻的病因除了异物按上述方法抢救外,由其他病因所引起者,应分别按照病因进行处理。

(于真旭)

第四节 急性支气管炎

急性支气管炎为儿科常见病,常继发于上呼吸道感染之后,也为肺炎的早期表现。气管常同时受累,故诊断应为急性气管、支气管炎。急性支气管炎是某些急性传染病如麻疹、百日咳、白喉等的常见并发症。

一、病因

病原体多为病毒、细菌,临床多见为细菌和病毒混合感染。凡能引起上呼吸道感染的病原体

均可引起支气管炎。

二、临床表现

起病可急可缓。发病早期常有上呼吸道症状,最常见的症状是发热、咳嗽。体温多波动在38.5 ℃左右,可持续3~5天。咳嗽初为干咳,以后随分泌物增多而出现咳痰,初期为白色黏痰,随着病情进展渐转成脓痰。婴幼儿晨起时或兴奋时咳嗽加剧,偶有百日咳样阵发性咳嗽。全身症状表现为精神不振,食欲低下,呼吸急促、呕吐、腹泻等,年长儿全身症状较轻,但可有头痛、乏力、咽部不适、胸痛等。体征可有咽部充血,肺部听诊早期为呼吸音粗糙,随病情进展可闻及散在干啰音或粗湿啰音,但啰音的部位多不固定,随着咳嗽及体位改变啰音可减少或消失。

婴幼儿时期有一种特殊类型的支气管炎,称为哮喘性支气管炎,是指婴幼儿时期有哮喘表现的支气管炎。多发生在2岁以下,体质虚胖、有湿疹或过敏史的小儿。患儿除有急性支气管炎临床表现外,往往伴有哮喘症状及体征,如呼气性呼吸困难,三凹征阳性,口唇发绀,双肺可闻哮鸣音及少量湿性啰音,以哮鸣音为主,肺部叩诊呈鼓音。本病有反复发作倾向,每次发作症状、体征类同,但一般随年龄增长而发作减少,仅有少数至年长后发展为支气管哮喘。

三、辅助检查

胸片显示正常,或者肺纹理增强,肺门阴影增深。病毒感染者周围血白细胞总数正常或偏低,细菌感染或混合感染者周围血白细胞总数及中性粒细胞均可增高。

四、诊断与鉴别诊断

根据临床症状与体征主要为发热、咳嗽及肺部不固定粗的干、湿啰音,诊断不难。婴幼儿急性支气管炎病情较重时与肺炎早期不易鉴别,应按肺炎处理。哮喘性支气管炎应与支气管哮喘鉴别,后者多见于年长儿,起病急骤,反复发作,用皮质激素等气雾剂可迅速缓解或用肾上腺素皮下注射有效。

五、治疗

(一)一般治疗

同上呼吸道感染,需经常改变体位,使呼吸道分泌物易于排出。

(二)控制感染

对考虑为细菌感染或混合感染者可使用抗生素,首选青霉素类抗生素,如青霉素、氨苄西林、阿莫西林,病原菌明确为百日咳杆菌或肺炎支原体、衣原体者选用大环内酯类,如红霉素、罗红霉素、阿奇霉素等。

(三)对症治疗

对频繁干咳者可给镇咳药,而呼吸道分泌物多者一般尽量不用镇咳剂或镇静剂,以免抑制咳嗽反射,影响黏痰的咳出。常用止咳祛痰药有复方甘草合剂、急支糖浆、川贝枇杷露。对痰液黏稠者可行超产雾化吸入(含α-糜蛋白酶、庆大霉素、利巴韦林、肾上腺皮质激素等),亦可用10%氯化铵,每次0.1~0.2 mL/kg口服。对哮喘性支气管炎,可口服氨茶碱,每次2~4 mg/kg,每6小时1次,伴有烦躁不安者可与异丙嗪合用,每次1 mg/kg,每6小时1次;哮喘严重者可口服泼尼松或用氢化可的松(或地塞米松)加入10%葡萄糖溶液中静脉滴注,疗程为1~3天。

六、预防

与上呼吸道感染的预防相同。对反复发作者可用气管炎疫苗，在发作间歇期开始注射，每周1次，每次 0.1 mL，若无不良反应，以后每次递增 0.1 mL，至每次 0.5 mL 为最大量，10 次为 1 个疗程。效果显著者可再用几个疗程。

（于真旭）

第五节　急性毛细支气管炎

急性毛细支气管炎是 2 岁以下婴幼儿特有的一种呼吸道感染性疾病，尤其以 6 个月内的婴儿最为多见，是此年龄最常见的一种严重的急性下呼吸道感染。以呼吸急促、三凹征和喘鸣为主要临床表现。主要为病毒感染，50％以上为呼吸道合胞病毒（RSV），其他副流感病毒、腺病毒亦可引起，RSV 是本病流行时唯一的病原。寒冷季节发病率较高，多为散发性，也可成为流行性。发病率男女相似，但男婴重症较多。早产儿、慢性肺疾病及先天性心脏病患儿为高危人群。

一、诊断

（一）临床表现

1. 症状

（1）2 岁以内婴幼儿，急性发病。

（2）上呼吸道感染后 2～3 天出现持续性干咳和发作性喘憋，咳嗽和喘憋同时发生，症状轻重不等。

（3）无热、低热、中度发热，少见高热。

2. 体征

（1）呼吸浅快，60～80 次/分，甚至 100 次/分以上；脉搏快而细，常达 200 次/分。

（2）鼻翼翕动明显，有三凹征；重症面色苍白或发绀。

（3）胸廓饱满呈桶状胸，叩诊过清音，听诊呼气相呼吸音延长，呼气性喘鸣。毛细支气管梗阻严重时，呼吸音明显减低或消失，喘憋稍缓解时，可闻及弥漫性中、细湿啰音。

（4）因肺气肿的存在，肝脾被推向下方，肋缘下可触及，合并心力衰竭时肝脏可进行性增大。

（5）因不显性失水量增加和液体摄入量不足，部分患儿可出现脱水症状。

（二）辅助检查

1. 胸部 X 线检查

可见不同程度的梗阻性肺气肿（肺野清晰，透亮度增加），约 1/3 的患儿有肺纹理增粗及散在的小点片状实变影（肺不张或肺泡炎症）。

2. 病原学检查

可取鼻咽部洗液做病毒分离检查，呼吸道病毒抗原的特异性快速诊断，呼吸道合胞病毒感染的血清学诊断，都可对临床诊断提供有力佐证。

二、鉴别诊断

患儿年龄偏小,在发病初期即出现明显的发作性喘憋,体检及 X 线检查在初期即出现明显肺气肿,故与其他急性肺炎较易区别。但本病还需与以下疾病鉴别。

(一)婴幼儿哮喘

婴儿的第一次感染性喘息发作,多数是毛细支气管炎。毛细支气管炎当喘憋严重时,毛细支气管接近于完全梗阻,呼吸音明显降低,此时湿啰音不易听到,不应误认为是婴幼儿哮喘发作。如有反复多次喘息发作,亲属有变态反应史,则有婴幼儿哮喘的可能。婴幼儿哮喘一般不发热,表现为突发突止的喘憋,可闻及大量哮鸣音,对支气管扩张药及皮下注射小剂量肾上腺素效果明显。

(二)喘息性支气管炎

发病年龄多见于 1~3 岁幼儿,常继发于上感之后,多为低至中等度发热,肺部可闻及较多不固定的中等湿啰音、喘鸣音。病情多不重,呼吸困难、缺氧不明显。

(三)粟粒性肺结核

有时呈发作性喘憋,发绀明显,多无啰音。有结核接触史或家庭病史,结核中毒症状,PPD 试验阳性,可与急性毛细支气管炎鉴别。

(四)可发生喘憋的其他疾病

如百日咳、充血性心力衰竭、心内膜弹力纤维增生症、吸入异物等。

(1)因肺脏过度充气,肝脏被推向下方,可在肋缘下触及,且患儿的心率与呼吸频率均较快,应与充血性心力衰竭鉴别。

(2)急性毛细支气管炎一般多以上呼吸道感染症状开始,此点可与充血性心力衰竭、心内膜弹力纤维增生症、吸入异物等鉴别。

(3)百日咳为百日咳鲍特菌引起的急性呼吸道传染病,人群对百日咳普遍易感。目前我国百日咳疫苗为计划免疫接种,发病率明显下降。百日咳典型表现为阵发、痉挛性咳嗽,咳嗽后伴 1 次深长吸气,发出特殊的高调鸡鸣样吸气性吼声,俗称"回勾"。咳嗽一般持续 2~6 周。发病早期外周血白细胞计数增高,以淋巴细胞为主。采用鼻咽拭子法培养阳性率较高,第 1 周可达 90%。百日咳发生喘憋时需与急性毛细支气管炎鉴别,典型的痉咳、鸡鸣样吸气性吼声、白细胞计数增高(以淋巴细胞为主)、细菌培养百日咳鲍特菌阳性可鉴别。

三、治疗

该病最危险的时期是咳嗽及呼吸困难发生后的 48~72 小时。主要死因是过长的呼吸暂停、严重的失代偿性呼吸性酸中毒、严重脱水。病死率为 1‰~3‰。

(一)对症治疗

吸氧、补液、湿化气道、镇静、控制喘憋。

(二)抗生素

考虑有继发细菌感染时,应想到金黄色葡萄球菌、大肠埃希菌或其他院内感染病菌的可能。对继发细菌感染的重症患儿,应根据细菌培养结果选用敏感抗生素。

(三)并发症的治疗

及时发现和处理代谢性酸中毒、呼吸性酸中毒、心力衰竭及呼吸衰竭。并发心力衰竭时应及时采用快速洋地黄药物,如毛花苷 C。对疑似心力衰竭的患儿,也可及早试用洋地黄药物观察病情变化。

(1)监测心电图、呼吸和血氧饱和度,通过监测及时发现低氧血症、呼吸暂停及呼吸衰竭的发生。一般吸入氧气浓度在40%以上即可纠正大多数低氧血症。当患儿出现吸气时呼吸音消失,严重三凹征,吸入氧气浓度在40%仍有发绀,对刺激反应减弱或消失,血二氧化碳分压升高,应考虑做辅助通气治疗。病情较重的小婴儿可有代谢性酸中毒,需做血气分析。约1/10的患者有呼吸性酸中毒。

(2)毛细支气管炎患儿因缺氧、烦躁而导致呼吸、心跳增快,需特别注意观察肝脏有无在短期内进行性增大,从而判断有无心力衰竭的发生。小婴儿和有先天性心脏病的患儿发生心力衰竭的机会较多。

(3)过度换气及液体摄入量不足的患儿要考虑脱水的可能。观察患儿哭闹时有无眼泪,皮肤和口唇黏膜是否干燥,皮肤弹性及尿量多少等,以判断脱水程度。

(四)抗病毒治疗

利巴韦林常用剂量为每天10~15 mg/kg,分3~4次。利巴韦林是于1972年首次合成的核苷类广谱抗病毒药,最初的研究认为,它在体外有抗RSV作用,但进一步的试验却未能得到证实。目前美国儿科协会不再推荐常规应用这种药物,但强调对某些高危、病情严重患儿可以用利巴韦林治疗。

(五)呼吸道合胞病毒特异治疗

1.静脉用呼吸道合胞病毒免疫球蛋白(RSV-IVIG)

在治疗RSV感染时,RSV-IVIG有两种用法。

(1)一次性静脉滴注RSV-IVIG 1 500 mg/kg。

(2)吸入疗法,只在住院第1天给予RSV-IVIG制剂吸入,共2次,每次50 mg/kg,约20分钟,间隔30~60分钟。

2种用法均能有效改善临床症状,明显降低鼻咽分泌物中的病毒含量。

2.RSV单克隆抗体

用法为每月肌内注射1次,每次15 mg/kg,用于整个RSV感染季节,在RSV感染开始的季节提前应用效果更佳。

(六)支气管扩张药和糖皮质激素

1.支气管扩张药

过去认为支气管扩张药对毛细支气管炎无效,目前多数学者认为,用β受体兴奋药治疗毛细支气管炎有一定的效果。综合多个研究表明,肾上腺素为支气管扩张药中的首选药。

2.糖皮质激素

长期以来对糖皮质激素治疗急性毛细支气管炎的争议仍然存在,目前尚无定论。但有研究表明,糖皮质激素对毛细支气管炎的复发有一定的抑制作用。

四、疗效分析

(一)病程

一般为5~15天。恰当的治疗可缩短病程。

(二)病情加重

如果经过合理治疗病情无明显缓解,应考虑以下方面:①有无并发症出现,如合并心力衰竭者病程可延长。②有无先天性免疫缺陷或使用免疫抑制剂。③小婴儿是否输液过多,加重喘憋症状。

五、预后

本病预后大多良好。婴儿期患毛细支气管炎的患儿易于在病后半年内反复咳喘,随访 2～7 年有 20%～50% 发生哮喘。其危险因素为过敏体质、哮喘家族史、先天小气道等。

（于真旭）

第六节　支气管哮喘

支气管哮喘是一种以嗜酸性粒细胞、肥大细胞、T细胞等多种炎性细胞参与的气道慢性炎症性疾病,患者气道具有对各种激发因子刺激的高反应性。临床以反复发作性喘息、呼吸困难、胸闷或咳嗽为特点。常在夜间和/或清晨发作或加剧,多数患者可自行缓解或治疗后缓解。

一、病因

(一)遗传因素

遗传过敏体质(特异反应性体质)对本病的形成关系很大,多数患儿有婴儿湿疹、过敏性鼻炎和/或食物(药物)过敏史。本病多数属于多基因遗传病,遗传度为 70%～80%,家族成员中气道的高反应性普遍存在,双亲均有遗传基因者哮喘的患病率明显增高。国内报道约 20% 的哮喘患儿家族中有哮喘患者。

(二)环境因素

1.感染

最常见的是呼吸道感染。其中主要是病毒感染,如呼吸道合胞病毒、腺病毒、副流感病毒等,此外,支原体、衣原体及细菌感染都可引起。

2.吸入变应原

如灰尘、花粉、尘螨、烟雾、真菌、宠物、蟑螂等。

3.食入变应原

主要是摄入异类蛋白质如牛奶、鸡蛋、鱼、虾等。

4.气候变化

气温突然下降或气压降低,刺激呼吸道,可激发哮喘。

5.运动

运动性哮喘多见于学龄儿童,运动后突然发病,持续时间较短。病因尚未完全明了。

6.情绪因素

情绪过于激动,如大笑、大哭引起深吸气,过度吸入冷而干燥的空气可激发哮喘。另外,情绪紧张时也可通过神经因素激发哮喘。

7.药物

如阿司匹林可诱发儿童哮喘。

二、发病机制

20世纪70年代和80年代初的"痉挛学说",认为支气管平滑肌痉挛导致气道狭窄是引起哮喘的唯一原因,因而治疗的宗旨是解除支气管痉挛。20世纪80年代和90年代初的"炎症学说",认为哮喘发作的重要机制是炎性细胞浸润,炎性介质引起黏膜水肿,腺体分泌亢进,气道阻塞。因此,在治疗时除强调解除支气管平滑肌痉挛外,还要针对气道的变应性炎症,应用抗炎药物。这是对发病机制认识的一个重大进展。变应原进入机体可引发2种类型的哮喘反应。

(一)速发型哮喘反应

进入机体的抗原与肥大细胞膜上的特异性IgE抗体结合,而后激活肥大细胞内的一系列酶促反应,释放多种介质,引起支气管平滑肌痉挛而发病。患儿接触抗原后10分钟内产生反应,10~30分钟达高峰,1~3小时变应原被机体清除,自行缓解,往往表现为突发突止。

(二)迟发型哮喘反应

变应原进入机体后引起变应性炎症,嗜酸粒细胞、中性粒细胞、巨噬细胞等浸润,炎性介质释放,一方面使支气管黏膜上皮细胞受损、脱落,神经末梢暴露,另一方面使肺部的微血管通透性增加、黏液分泌增加,阻塞气道,使呼吸道狭窄,导致哮喘发作。患儿在接触抗原后一般3小时发病,数小时达高峰。24小时后变应原才能被清除。

此外,无论轻症患者或是急性发作的患者,其气道反应性均高,都可有炎症存在,而且这种炎症在急性发作期和无症状的缓解期均存在。

三、临床表现

起病可急可缓。婴幼儿常有1~2天的上呼吸道感染表现,年长儿起病较急。发作时患儿主要表现为严重的呼气性呼吸困难,严重时端坐呼吸,患儿焦躁不安,大汗淋漓,可出现发绀。肺部检查可有肺气肿的体征:两肺满布哮鸣音(有时不用听诊器即可听到),呼吸音减低。部分患儿可闻及不同程度的湿啰音,且多在发作好转时出现。

根据年龄及临床特点分为婴幼儿哮喘、儿童哮喘和咳嗽变异性哮喘。

哮喘持续发作超过24小时,经合理使用拟交感神经药物和茶碱类药物,呼吸困难不能缓解者,称为哮喘持续状态。但需要指出,小儿的哮喘持续状态不应过分强调时间的限制,而应以临床症状持续严重为主要依据。

四、辅助检查

(一)血常规

白细胞大多正常,若合并细菌感染可增高,嗜酸性粒细胞增高。

(二)血气分析

一般为轻度低氧血症,严重患者伴有二氧化碳潴留。

(三)肺功能检查

呼气峰流速减低是指肺在最大充满状态下,用力呼气时所产生的最大流速;1秒最大呼气量降低。

(四)变应原测定

可作为发作诱因的参考。

(五)X线检查

在发作期间可见肺气肿及肺纹理增重。

五、诊断

支气管哮喘可通过详细询问病史做出诊断。不同类型的哮喘诊断条件如下。

(一)婴幼儿哮喘

(1)年龄小于3岁,喘憋发作不低于3次。

(2)发作时双肺闻及以呼气相为主的哮鸣音,呼气相延长。

(3)具有特异性体质,如湿疹、过敏性鼻炎等。

(4)父母有哮喘病等过敏史。

(5)除外其他疾病引起的哮喘。

符合1、2、5条即可诊断哮喘;如喘息发作2次,并具有2、5条诊断可疑哮喘或喘息性支气管炎;若同时有3和/或4条者,给予哮喘诊断性治疗。

(二)儿童哮喘

(1)年龄不低于3岁,喘息反复发作。

(2)发作时双肺闻及以呼气相为主的哮鸣音,呼气相延长。

(3)支气管舒张剂有明显疗效。

(4)除外其他可致喘息、胸闷和咳嗽的疾病。

疑似病例可选用1‰肾上腺素皮下注射,0.01 mL/kg,最大量不超过每次0.3 mL,或用沙丁胺醇雾化吸入,15分钟后观察,若肺部哮鸣音明显减少,或FEV上升不低于15%,即为支气管舒张试验阳性,可诊断支气管哮喘。

(三)咳嗽变异性哮喘

各年龄均可发病。

(1)咳嗽持续或反复发作超过1个月,特点为夜间(或清晨)发作性的咳嗽,痰量少,运动后加重,临床无感染征象,或经较长时间的抗生素治疗无效。

(2)支气管扩张剂可使咳嗽发作缓解(基本诊断条件)。

(3)有个人或家族过敏史,变应原皮试可阳性(辅助诊断条件)。

(4)气道呈高反应性,支气管舒张试验阳性(辅助诊断条件)。

(5)除外其他原因引起的慢性咳嗽。

六、鉴别诊断

(一)毛细支气管炎

此病多见于1岁以内的婴儿,病原体为呼吸道合胞病毒或副流感病毒,也有呼吸困难和喘鸣,但其呼吸困难发生较慢,对支气管扩张剂反应差。

(二)支气管淋巴结核

可引起顽固性咳嗽和哮喘样发作,但阵发性发作的特点不明显,结核菌素试验阳性,X线检查有助于诊断。

(三)支气管异物

患儿会出现哮喘样呼吸困难,但患儿有异物吸入或呛咳史,肺部X线检查有助于诊断,纤维支气管镜检可确诊。

七、治疗

(一)治疗原则
坚持长期、持续、规范、个体化的治疗原则。

1. 发作期
快速缓解症状、抗炎、平喘。

2. 持续期
长期控制症状、抗炎、降低气道高反应性、避免触发因素、自我保健。

(二)发作期治疗

1. 一般治疗
注意休息,去除可能的诱因及致敏物。保持室内环境清洁,适宜的空气湿度和温度,良好的通风换气和日照。

2. 平喘治疗
(1)肾上腺素能 β_2 受体激动剂:松弛气道平滑肌,扩张支气管,稳定肥大细胞膜,增加气道的黏液纤毛清除力,改善呼吸肌的收缩力。①沙丁胺醇(喘乐宁):气雾剂每揿 100 μg。每次 1~2 揿,每天 3~4 次。0.5%水溶液每次 0.01~0.03 mL/kg,最大量 1 mL,用 2~3 mL 生理盐水稀释后雾化吸入,重症患儿每 4~6 小时 1 次。片剂每次 0.1~0.15 mg/kg,每天 2~3 次;或小于 5 岁儿童每次 0.5~1 mg,5~14 岁儿童每次 2 mg,每天 3 次。②特布他林每片 2.5 mg,1~2 岁儿童每次 1/4~1/3 片,3~5 岁儿童每次 1/3~2/3 片,6~14 岁儿童每次 2/3~1 片,每天 3 次。③其他 β_2 受体激动剂,如丙卡特罗等。

(2)茶碱类:氨茶碱口服每次 3~5 mg/kg,每 6~8 小时 1 次,严重者可静脉给药,应用时间长者,应监测血药浓度。

(3)抗胆碱类药:可抑制支气管平滑肌的 M 样受体,引起支气管扩张,也能抑制迷走神经反射所致的支气管平滑肌收缩。以 β_2 受体阻滞剂更为有效。可用异丙托溴铵,对心血管系统作用弱,用药后峰值出现在 30~60 分钟,其作用部位以大中气道为主,而 β_2 受体激动剂主要作用于小气道,故两种药物有协同作用。气雾剂每揿 20 μg,每次 1~2 揿,每天 3~4 次。

3. 肾上腺皮质激素的应用
肾上腺皮质激素可以抑制特应性炎症反应,减低毛细血管通透性,减少渗出及黏膜水肿,降低气道的高反应性,故在哮喘治疗中的地位受到高度重视。除在严重发作或持续状态时可予短期静脉应用地塞米松或氢化可的松外,多主张吸入治疗。常用的吸入制剂:①丙酸培氯松气雾剂,每揿 200 μg。②丙酸氟替卡松气雾剂,每揿 125 μg。以上药物根据病情每天 1~3 次,每次 1~2 揿。现认为 200~400 μg/d 是很安全的剂量,重度年长儿可达到 600~800 μg/d,病情一旦控制,可逐渐减少剂量,疗程要长。

4. 抗过敏治疗
(1)色甘酸钠:能稳定肥大细胞膜,抑制释放炎性介质,阻止迟发性变态反应,抑制气道高反应性。气雾剂每揿 2 mg,每次 2 揿,每天 3~4 次。

(2)酮替芬:为碱性抗过敏药,抑制炎性介质释放和拮抗介质,改善 β 受体功能。对儿童哮喘疗效较成人好,对已发作的哮喘无即刻止喘作用。每片 1 mg。小儿每次 0.25~0.5 mg,1~5 岁儿童 0.5 mg,5～7 岁儿童 0.5～1 mg,7 岁以上儿童 1 mg,每天 2 次。

5.哮喘持续状态的治疗

哮喘持续状态是支气管哮喘的危症,需要积极抢救治疗,否则会因呼吸衰竭导致死亡。

(1)一般治疗:保证液体入量。因机体脱水时呼吸道分泌物黏稠,阻塞呼吸道使病情加重。一般补 1/5～1/4 张液即可,补液的量根据病情决定,一般 24 小时液体需要量为 1 000～1 200 mL/m²。如有代谢性酸中毒,应及时纠正,注意保持电解质平衡。如患儿烦躁不安,可适当应用镇静剂,但应避免使用抑制呼吸的镇静剂(如吗啡、哌替啶)。如合并细菌感染,应用抗生素。

(2)吸氧:保证组织细胞不发生严重缺氧。

(3)迅速解除支气管平滑肌痉挛:静脉应用氨茶碱、甲基泼尼松龙,超声雾化吸入布地奈德及特布他林。若经上述治疗仍无效,可用异丙肾上腺素静脉滴注,剂量为 0.5 mg 加入 10% 葡萄糖 100 mL 中(5 μg/mL),开始以每分钟 0.1 μg/kg 缓慢静脉滴注,在心电图及血气监测下,每 15～20 分钟增加 0.1 μg/kg,直到氧分压及通气功能改善,或达 6 μg/(kg·min),症状减轻后,逐渐减量维持用药 24 小时。如用药过程中心率达到或超过 200 次/分或有心律失常应停药。

(4)机械通气:严重患者应用呼吸机辅助呼吸。

(三)缓解期治疗及预防

(1)增强抵抗力,预防呼吸道感染,可减少哮喘发病的机会。

(2)避免接触变应原。

(3)根据不同情况选用适当的免疫疗法,如转移因子、胸腺素、脱敏疗法、气管炎菌苗、死卡介苗。

(4)可用丙酸培氯松吸入,每天不超过 400 μg,长期吸入,疗程达 1 年;酮替芬用量同前所述,疗程 3 个月;色甘酸钠长期吸入。

总之,哮喘是一种慢性疾病,仅在发作期治疗是不够的,需进行长期的管理,提高对疾病的认识,配合防治、控制哮喘发作、维持长期稳定,提高患者生活质量,这是一个非常复杂的系统工程。

(于真旭)

第七节 脓 胸

脓胸指胸膜急性感染并胸膜腔内有脓液积聚。若同时有气体进入脓腔则形成脓气胸。脓胸多继发于肺部感染、邻近器官感染和败血症,少数为原发性。多见于 2 岁以下的小儿,年长儿也较常见。最常见的病原是葡萄球菌和大肠埃希菌,其他如肺炎球菌、链球菌也可引起;厌氧菌也为重要致病菌;偶可见结核菌、阿米巴及真菌感染。

一、临床表现

(一)病史采集要点

1.起病情况

多数患者急性起病,持续高热不退。因肺炎引起的表现为肺炎。持久不愈,体温持续不退或下降后复升,年长儿常诉胸痛。慢性脓胸者起病可较缓。

2.主要临床表现

除发热及胸痛表现外,大部分患儿呈轻度呼吸困难,少数患儿呼吸困难明显,可有发绀、鼻翼煽动甚至端坐呼吸。晚期则见苍白、出汗、消瘦、无力等慢性消耗病容。发生张力性气胸时,可突然出现呼吸急促、鼻翼煽动,发绀、烦躁、持续性咳嗽甚至休克。

3.既往病史

引起脓胸或脓气胸的疾病大致可分为两类:一类为胸膜腔周围的组织和器官炎症蔓延引起;另一类为血源性感染引起。因此要仔细询问患者有无这方面的病史。

(1)肺部感染病:如细菌性肺炎、肺脓肿、支气管扩张继发感染等。

(2)纵隔感染:如纵隔炎、食管炎、淋巴结破溃等。

(3)膈下感染:如膈下脓肿、肝脓肿、腹膜炎等。

(4)胸壁的感染及创伤。

(二)体格检查

1.一般情况

急性起病者呈急性病容,面色灰白、精神萎靡,可见呼吸困难,发绀。晚期多见贫血、消瘦。病程长者可有营养不良及生长发育迟缓。

2.肺部体征

肺部体征与积液多少有关。大量胸腔积液时患侧胸廓饱满,肋间隙增宽,呼吸运动减弱,气管和心脏向健侧移位,纵隔向健侧和心尖冲动移位。叩诊浊音或实音,语颤减低,呼吸音减低或完全消失。少量胸腔积液时仅叩诊浊音、呼吸音减低或无明显体征。继发于肺炎者可闻及干、湿啰音。伴脓气胸时,胸上部叩诊为鼓音。脓胸病程超过2周以上可出现胸廓塌陷,肋间隙变窄,胸段脊柱凸向对侧或侧弯,这些畸形在感染完全控制后可逐渐恢复。

3.其他

可见杵状指(趾)。

(三)辅助检查

1.血常规

白细胞总数及中性粒细胞增多,可有核左移,严重者可见中毒颗粒。

2.血白细胞碱性磷酸酶和血清C反应蛋白

可升高。

3.X线检查

积液少者肋膈角消失或膈肌运动受限。有时胸腔下部积液处可见弧形阴影;积液较多则患侧呈一片致密阴影,肋间隙增宽,严重者可见纵隔和心脏移位。有脓气胸时可见液平面。包裹性脓胸可见较固定的圆形或卵圆形密度均匀阴影,不随体位移动。不同体位摄片或透视有助于判断胸膜积液量的多少、积液位置、有无包裹等。

(四)进一步检查项目

(1)胸腔穿刺:若抽出脓液为诊断重要依据。脓液性状与病原菌有关。金黄色葡萄球菌引起者,常为黄绿色或黄褐色黏稠脓液;肺炎双球菌、链球菌引起者脓液稀薄呈淡黄色;大肠埃希菌引起者,脓液为黄绿色,有腐败臭味;厌氧菌引起者,脓液有恶臭。胸腔积液比重常高于1.018,蛋白质高于3.0 g,Rivalta试验阳性。

(2)脓液培养和直接涂片:有助于病原学诊断。

(3)超声波检查:可确定胸腔积液的有无、部位及多少、胸膜的厚度及有无气体存在。在超声引导下进行诊断性和治疗性穿刺可提高准确性。

(4)必要时也可做CT协助诊断。

二、诊断与鉴别诊断

(一)诊断

临床上出现高热、胸痛、咳嗽、呼吸困难表现,体检胸廓饱满、肋间隙增宽,叩诊浊音或实音,X线、B超有胸腔积液等表现,结合诊断性穿刺结果可确诊。

(二)鉴别诊断

常需与以下疾病鉴别。

1.大范围肺萎缩

脓胸肋间隙扩张,气管向对侧偏移;而肺萎缩肋间隙缩窄,气管向患侧偏,穿刺无脓液。

2.巨大肺大泡及肺脓肿

较难与本病鉴别。可根据穿刺减压后,肺组织复张分布情况进行鉴别。脓胸肺组织集中压缩在肺门,而肺大泡则外围有肺组织张开,并出现呼吸音。

3.膈疝

小肠疝入胸腔时胸片见多发气液影、胃疝入时见大液面易误为脓气胸,胸腔穿刺若为混浊或黏液、粪汁可资鉴别。

4.巨大膈下脓肿

胸腔可产生反应性积液,但肺组织无病变。穿刺放脓后无负压,或负压进气后X线摄片脓肿在膈下,B超检查可进一步鉴别。

5.结缔组织病并发胸膜炎

胸腔积液外观似渗出液或稀薄脓液,白细胞主要为多形核中性粒细胞。肾上腺皮质激素治疗后很快吸收有助于鉴别。

(三)临床类型

(1)根据起病急缓可分为急性或慢性脓胸。急性脓胸一般起病急骤,病程不超过6周。急性脓胸经过4~6周治疗脓腔未见消失,脓液稠厚并有大量沉积物,提示脓胸已进入慢性期。

(2)按病变累积的范围可分为全脓胸或局限性脓胸:全脓胸是指脓液占据整个胸膜腔,局限性脓胸是指脓液积存于肺与胸壁或横膈或纵隔之间,或肺叶与肺叶之间,也称包裹性脓胸。

(3)根据感染的病原体分为化脓菌、结核菌、真菌及阿米巴脓胸。①化脓菌引起的脓胸一般起病急,中毒症状明显,脓液培养可明确致病菌,一般以葡萄球菌多见。②结核性脓胸:由结核菌从原发复合征的淋巴结经淋巴管到达胸膜,或胸膜下的结核病灶蔓延至胸膜所致,常有胸痛、气急及结核中毒症状。真菌性脓胸:多由放线菌、白色念珠菌累及胸膜所致。③阿米巴脓胸:多由于阿米巴肝脓肿破入胸腔所致。脓肿破入胸腔时可发生剧烈胸痛和呼吸困难,甚至发生胸膜休克。

三、治疗

(一)治疗原则

包括:①尽可能在短时间内有效控制原发感染,迅速排出胸腔积脓、消除脓腔,促使肺复张,以减少并发症和后遗症。②应加强支持疗法,改善全身状况。

(二)治疗方法

1.一般治疗

脓胸时蛋白渗出量大,且感染本身对机体损害较大,患儿可很快出现营养不良,抵抗力低下及贫血,故应注意休息,加强营养,如给高蛋白高热量饮食,补充多种维生素,必要时配合静脉高营养及肠道营养,需要时可输血、血浆、多种氨基酸或静脉用丙种球蛋白等。咳嗽剧烈者给予镇咳剂。呼吸困难者氧气吸入。

2.抗感染治疗

根据脓液细菌培养及药物敏感试验,适当选用两种有效的抗生素联合应用。细菌培养结果未知之前,可选用广谱抗生素。一般抗生素治疗应持续3~4周,体温正常后应再给药2~3周。疑有厌氧菌感染者可用甲硝唑治疗,疗程4~6周。待体温、白细胞正常,脓液吸收后再渐停药。结核菌感染者应抗结核治疗,真菌感染者抗真菌治疗。

3.胸腔抽液

应及早反复进行,可每天或隔天1次。每次尽量将脓液抽尽,穿刺排脓后的次日,应行胸部透视,脓液增长较快的应每天1次将脓抽尽,否则可隔天1次,直到脓液消失为止。脓液黏稠可注入生理盐水冲洗,每次穿刺冲洗后可适当注入少量抗生素,一般常用青霉素20万U或庆大霉素1万~2万U,加生理盐水10~20 mL稀释后注入。

4.胸膜腔闭式引流

(1)适应证:①患儿年龄小,中毒症状重;②脓液黏稠,反复穿刺排脓不畅或包裹性不易穿刺引流;③张力性脓气胸;④有支气管胸膜瘘或内科治疗1个月,临床症状未见好转或胸壁已并发较严重感染者。

(2)方法:①发生张力性气胸时,引流部位一般在锁骨中线外2~3肋间。在局麻下切开皮肤1 cm,用套管针将引流管送入胸腔内2~3 cm,套管针或导管外端连接水封瓶,导管在水中深度2 cm,使胸内气体只能单方向引流出体外。直至引流管不再排气,胸腔内积液很少,肺大部分复张膨起时可将引流管夹住,再观察1~2天无其他变化时即可拔管。②引流是为了排脓,则引流部位应选择胸腔的偏下后方。患儿半仰卧位,患儿手术一侧的手臂上举,取腋中线右侧第6肋间,左侧第7~8肋间作引流,在局麻下切开皮层1~2 cm,用止血钳穿通肌层放引流管入胸腔,引流管远端接水封瓶。直到脓液残留很少量或无时可于引流后3~7天拔管,拔管前可试夹管观察一天,若体温正常,症状无加重即可拔管。拔管后应立即封闭切口,以免气体进入胸腔,引流期宜每天或隔天用生理盐水冲洗脓腔并注入适当抗生素。

5.电视辅助胸腔镜(VATS)

可分离包裹性脓胸使脓胸引流完全;也可清除肺表面的纤维素,直视下准确地放置引流管,达到促使肺复张和消灭脓腔的目的。

(三)治疗方案的选择

(1)急性脓胸应尽早选择敏感抗生素,积极排除脓液,渗出期内用大号针头胸穿抽脓或胸腔闭式引流治疗,脓胸进入到纤维脓性期,适合于胸腔镜处理。同时应加强支持疗法。

(2)慢性脓胸应改进原有脓腔的引流,根据情况选择开胸纤维板剥脱术,胸膜肺切除或胸廓成形术等。

(于真旭)

第八节 肺脓肿

肺脓肿是肺实质由于炎性病变坏死,液化形成脓肿之谓。可见于任何年龄。

一、临床表现

起病多隐匿,发热无定型,有持续或弛张型高热,可伴寒战。咳嗽可为阵发性。有时出现呼吸增快或喘憋,胸痛或腹痛,常见盗汗、乏力、体重下降,婴幼儿多伴呕吐与腹泻。如脓肿与呼吸道相通,咳出臭味脓痰,则与厌氧菌感染有关,可咯血痰,甚至大咯血。如脓肿破溃,与胸腔相通,则成脓胸及支气管胸膜瘘。痰量多时,收集起来静置后可分3层:上层为黏液或泡沫,中层为浆液,下层为脓块或坏死组织。个别可伴有血痰或咯血。婴儿不会吐痰,常导致呕吐、腹泻,症状可随大量脓痰排出而减轻。肺部体征因病变部位、范围和周围炎症程度而异,一般局部叩诊浊音,呼吸音减低。如脓腔较大,并与支气管相通,咳出较多痰液后,局部叩诊可呈空瓮音,并可闻管状呼吸音或干、湿啰音,语音传导增强。严重者可有呼吸困难及发绀,数周后有的还可出现杵状指(趾)。

二、分型

临床上常分为吸入性肺脓肿、血原性肺脓肿与继发性肺脓肿3类。

三、病理生理

主要继发于肺炎,其次并发于脓毒血症或败血症引起的血源性肺脓肿。偶来自邻近组织化脓病灶,如肝脓肿、膈下脓肿或脓胸蔓延到肺部。此外,异物吸入(包括神志不清时吸入上呼吸道分泌物或呕吐物)、肿瘤或异物压迫可使支气管阻塞而继发化脓性感染,肺吸虫、蛔虫及阿米巴原虫等也可引起肺脓肿。病原菌以金黄色葡萄球菌、厌氧菌为多见,其次为肺炎链球菌、各型链球菌、流感嗜血杆菌及大肠埃希菌、克雷伯杆菌和铜绿假单胞菌等。原发性或继发性免疫功能低下和免疫抑制剂应用均可促其发生。

早期肺组织炎症和细支气管阻塞,继之有血管栓塞、肺组织坏死和液化形成脓腔,最后可破溃到支气管内,使脓痰和坏死组织排出,脓腔消失后病灶愈合。如脓肿靠近胸膜,可发生局限性纤维素性胸膜炎。周围健全的肺组织显示代偿性膨胀。若治疗不充分或支气管引流不畅,坏死组织留在脓腔内,炎症持续存在则转为慢性,脓腔周围肉芽组织和纤维组织增生,腔壁变厚,引流支气管上皮向内增生,覆盖于脓腔壁上,周围的细支气管受累变形或发生程度不等的扩张。少数患者脓毒栓子可经体循环或椎前静脉丛逆行至脑,引起脑脓肿。

四、诊断

(1)有原发病病史。

(2)发病急剧,寒战、高热、胸痛、咳嗽,伴全身乏力、食欲减退,1~2周后当脓肿破溃与支气管相通后痰量突然增多,为脓痰或脓血痰。若为厌氧菌感染,则痰有恶臭味。

（3）如病变范围小且位于肺的深处，距离胸部表面较远，体检时可无异常体征。如病变范围较大且距胸部表面较近，相应局部叩诊浊音，语颤增强，呼吸音减低，或可闻及湿啰音。

（4）血白细胞计数增多，中性粒细胞增高。病程较长可出现贫血，脓痰可多至数百毫升。镜检时见弹力纤维，证明肺组织有破坏，脓痰或气管吸取分泌物培养可得病原菌。

（5）胸部X线检查：早期可见大片浓密模糊的炎性浸润阴影，脓腔形成后出现圆形透亮区，内有液平面，其周围有浓密的炎性浸润阴影，脓肿可单发或多发。病变好发于上叶后段，下叶背段及后基底段，右肺多于左肺。异物吸入引起者，以两肺下叶多见。金黄色葡萄球菌败血症引起者，常见两肺多发性小脓肿及泡性肺气肿。治疗后可残留少许纤维索条阴影。慢性肺脓肿腔壁增厚，周围有纤维组织增生，可伴支气管扩张、胸膜增厚。

（6）痰涂片或痰培养可检出致病菌。

（7）纤维支气管镜检查：对病因诊断不能肯定的肺脓肿，纤维支气管镜检查是鉴别单纯肺脓肿和肺结核的重要方法。可获取与病因诊断有关的细菌学和细胞学证据，又可对吸出痰液，帮助引流起一定的治疗作用。

五、鉴别诊断

（一）肺大泡

在X线胸片上肺大泡壁薄，形成迅速，并可在短时间内自然消失。

（二）支气管扩张继发感染

根据既往严重肺炎、结核病等病史，典型的清晨起床后大量咳痰，以及胸部X线、CT检查、支气管造影所见，可以鉴别。

（三）肺结核

肺脓肿可与结核瘤、空洞型肺结核和干酪性肺炎相混。应做结核菌素试验、痰液涂片或培养寻找结核菌。在X线胸片上，肺结核空洞周围有浸润影，一般无液平面，常有同侧或对侧结核播散病灶。

（四）先天性肺囊肿

其周围肺组织无浸润，液性囊肿呈界限清晰的圆形或椭圆形阴影。

（五）肺隔离症

叶内型与支气管相通的囊肿型肺隔离症继发感染时，X线胸片上可显示带有液平面的类似肺脓肿征象。病灶常位于左下叶后段，胸部CT、纤维支气管镜检查、主动脉造影可证实。

（六）肺棘球蚴病

肺棘球蚴病多见于牧区，患者常有犬、牛、羊密切接触史，临床症状较轻。X线胸片上可见单个或多个圆形囊肿，边缘清楚、密度均匀，多位于肺下部，典型者可呈现双弓征、半月征、水上浮莲征等。

（七）肺吸虫病

肺吸虫病是以肺部病变为主要改变的全身性疾病，早期表现为低热、乏力、盗汗、消瘦。肺型患者咳黏稠的腥臭痰，反复咯血，伴胸痛或沉重感。X线胸片开始表现为边缘模糊的云雾状浸润影，内部密度不均，形成脓肿时呈圆形、椭圆形阴影，密度较高，多位于中下肺野。囊肿成熟期表现为大小不等的片状、结节状阴影，边缘清楚，内部有多发性蜂窝状透光区，痰中可查到虫卵。此外，还可进行皮肤试验和补体结合试验。

(八)阿米巴肺脓肿

可有肠道、肝脏阿米巴病病史。本病主要表现为发热、乏力、盗汗、食欲缺乏、胸痛,咳少量黏液痰或脓性痰、血痰、脓血痰。肝源性阿米巴肺脓肿患者的典型痰为巧克力样脓痰。X线胸片上显示右肺中、下野中心区密度浓厚,而周围呈云雾状浸润阴影。如与支气管相通,内容物被排出则会出现液平面。

六、治疗

(一)抗生素治疗

在一般抗细菌感染经验用药基础上,根据痰液细菌培养及敏感试验选用抗生素。对革兰阳性菌选用半合成青霉素、一或二代头孢素类、大环内酯类及万古霉素等;对阴性杆菌则选用氨基糖苷类及广谱青霉素、第二或第三代头孢素。甲硝唑对各种专性厌氧菌有强大的杀菌作用,但对需氧菌、兼性厌氧菌及微量需氧菌无作用。甲硝唑常用剂量为20~50 mg(kg·d),分3~4次口服。对重症或不能口服者,应静脉滴注,10~15 mg/(kg·d),分2次静脉滴注。一般疗程较长,4~6周。停药要根据临床症状、体温、胸部X线检查,待脓腔关闭、周围炎症吸收后,应逐渐减药至停药。

(二)痰液引流

保证引流通畅,是治疗成败的关键。

(1)体位引流:根据脓肿部位和支气管位置采用不同体位,每次20分钟,每天2~3次。引流前可先做雾化吸入,再协助叩背,使痰液易于排出。但对脓痰量极多,而体格衰弱的患儿宜慎重,以免大量脓痰涌出,窒息气道。

(2)抗生素治疗:效果不佳或引流不畅者,可进行支气管镜检查,吸出痰液和腔内注入药物。

(3)脓腔较大,与胸腔壁有粘连,亦可经胸壁穿刺排脓。

(4)通过支气管肺泡灌洗法排脓,术前充分给氧。可在内镜下将吸引管插入支气管镜,直达需灌洗的支气管或脓腔。也可直接将吸引管经气管插管插入,将吸引管前端缓缓推进到目的支气管。

(5)鼓励咳嗽和加用祛痰剂。

(三)镇静剂和镇咳剂

原则上不使用镇静剂和镇咳剂,以免妨碍痰液的排出。对咯血者应酌情给予镇静剂,如苯巴比妥钠或水合氯醛等,并给予止血药物。此外,给予支气管扩张剂、气道湿化、肺部理疗等均有利于痰液排出。

(四)支持疗法

注意高蛋白、高维生素饮食,少量多次输血及氨基酸或脂肪乳等。

(五)外科手术治疗

在经内科治疗2个月以上无效者,可考虑外科手术治疗。但术前后仍需用抗生素治疗。

(六)局部治疗

对急性肺脓肿,采用气管穿刺或留置肺导管滴入抗生素进行局部治疗,可望脓腔愈合而避免手术治疗。一般采用环甲膜穿刺法,穿刺部位在环状软骨与甲状软骨之间,常规消毒及局麻后,用7号血浆抽取针以垂直方向刺入气管,先滴入4%普鲁卡因1~2 mL麻醉气管黏膜,在X线透视下将聚乙烯塑料导管经针孔插入病变部位,其外端口部用消毒纱布包好,胶布固定,滴药前先取适当体位排出脓液,然后缓慢滴入药液,再静卧1~2小时。通过留置导管,每天可注药3~

4次。除婴儿外,2岁以上小儿均可作为治疗对象。

七、预后

一般预后良好。吸入异物所致者,在取出异物后迅速痊愈。有时脓肿经支气管排脓,偶可自愈。并发支气管扩张症、迁徙性脓肿或脓胸时预后较差。

(朱小琴)

第九节 阻塞性肺气肿

阻塞性肺气肿是指吸烟、感染、大气污染等有害因素刺激引起的终末细支气管远端(呼吸性细支气管、肺泡管、肺泡囊和肺泡)气道弹性减退、肺泡间隔破坏,肺组织过度膨胀、容积增大,并伴有气道壁破坏的病理状态。

一、病因

阻塞性肺气肿病因极为复杂,简述如下。

(一)吸烟

烟中含有多种有害成分,如焦油、尼古丁和一氧化碳等。吸烟者黏液腺岩藻糖及神经氨酸含量增多,可抑制支气管黏膜纤毛活动,反射性引起支气管痉挛,减弱肺泡巨噬细胞的作用。

(二)大气污染

尸检材料证明,气候和经济条件相似情况下,大气污染严重地区肺气肿发病率比污染较轻地区为高。

(三)感染

呼吸道病毒和细菌感染与肺气肿的发生有一定关系。反复感染可引起支气管黏膜充血、水肿,腺体增生、肥大,分泌功能亢进,管壁增厚狭窄,引起气道阻塞。

(四)蛋白酶-抗蛋白酶平衡失调

体内的一些蛋白水解酶对肺组织有消化作用,而抗蛋白酶对于弹力蛋白酶等多种蛋白酶有抑制作用。

二、症状

慢性支气管炎并发肺气肿时,在原有咳嗽、咳痰等症状的基础上出现了逐渐加重的呼吸困难。最初仅在劳动、上楼或登山、爬坡时有气急;随着病变的发展,在平地活动时,甚至在静息时也感气急。当慢性支气管炎急性发作时,支气管分泌物增多,进一步加重通气功能障碍,胸闷、气急加剧,严重时可出现呼吸功能衰竭的症状,如发绀、头痛、嗜睡、神志恍惚等。

三、检查

(一)X线检查

胸廓扩张,肋间隙增宽,肋骨平行,活动减弱,膈降低且变平,两肺野的透亮度增加。

(二)心电图检查

一般无异常,有时可呈低电压。

(三)呼吸功能检查

对诊断阻塞性肺气肿有重要意义。

(四)血气分析

如出现明显缺氧、二氧化碳潴留时,则动脉血氧分压(PaO_2)降低,二氧化碳分压($PaCO_2$)升高,并可出现失代偿性呼吸性酸中毒,pH降低。

(五)血液和痰液检查

一般无异常,继发感染时有类似慢性支气管炎急性发作的表现。

四、治疗

(1)适当应用支气管舒张药,如氨茶碱、$β_2$受体兴奋剂。如有过敏因素存在,可适当选用糖皮质激素。

(2)根据病原菌或经验应用有效抗生素,如青霉素、庆大霉素、环丙沙星、头孢菌素等。

(3)呼吸功能锻炼:做腹式呼吸、缩唇深慢呼气,以加强呼吸肌的活动,增加膈肌的活动能力。

(4)家庭氧疗:每天12~15小时的给氧能延长寿命,若能达到每天24小时的持续氧疗,效果更好。

(5)物理治疗:视病情制订方案,如气功、太极拳、呼吸操、定量行走或登梯练习。

(6)预防:戒烟;注意保暖,避免受凉,预防感冒;改善环境卫生,做好个人劳动保护,消除及避免烟雾、粉尘和刺激性气体对呼吸道的影响。

(朱小琴)

第十节 肺 水 肿

肺水肿是一种肺血管外液体增多的病理状态,浆液从肺循环中漏出或渗出,当超过淋巴引流时,多余的液体即进入肺间质或肺泡腔内,形成肺水肿。

一、临床表现

起病或急或缓。胸部不适,或有局部痛感。呼吸困难和咳嗽为主要症状。常见苍白、青紫及惶恐神情,咳嗽时往往吐出泡沫性痰液,并可见少量血液。初起时,胸部物理征主要见于后下胸,如轻度浊音及多数粗大水泡音,逐渐发展到全肺。心音一般微弱,脉搏速而微弱,当病变进展可出现倒气样呼吸,呼吸暂停,周围血管收缩,心搏过缓。

二、病理生理

基本原因是肺毛细血管及间质的静水压力差(跨壁压力差)和胶体渗透压差间的平衡遭到破坏所致。肺水肿常见病因如下。

(1)肺毛细血管静水压升高:即血液动力性肺水肿。①血容量过多。②左室功能不全、排血不足,致左房舒张压增高。③肺毛细管跨壁压力梯度增加。

(2)血浆蛋白渗透压降低。

(3)肺毛细血管通透性增加,亦称中毒性肺水肿或非心源性肺水肿。

(4)淋巴管阻塞,淋巴回流障碍也是肺水肿的原因之一。

(5)肺泡毛细血管膜气液界面表面张力增高。

(6)其他原因形成肺水肿:①神经源性肺水肿。②高原性肺水肿。③革兰阴性菌败血症。④呼吸道梗阻,如毛细支气管炎和哮喘。

间质性肺水肿及肺泡角新月状积液时,多不影响气体交换,但可能引起轻度肺顺应性下降。肺泡大量积液时可出现下列变化:①肺容量包括肺总量、肺活量及残气量减少。②肺顺应性下降,气道阻力及呼吸功能增加。③弥散功能障碍。④气体交换障碍导致动静脉分流,结果动脉血氧分压减低。气道出现泡沫状液体时,上述通气障碍及换气障碍更进一步加重,大量肺内分流出现,低氧血症加剧。当通气严重不足时,动脉血二氧化碳分压升高,血液氢离子浓度增加,出现呼吸性酸中毒。若缺氧严重,心排血量减低,组织血灌注不足,无氧代谢造成乳酸蓄积,可并发代谢性酸中毒。

三、诊断

间质肺水肿多无临床症状及体征。肺泡水肿时,肺顺应性减低,首先出现症状为呼吸增快,动脉血氧降低,$PaCO_2$ 由于通气过度可下降,表现为呼吸性碱中毒。肺泡水肿极期时,上述症状及体征进展,缺氧加重,如抢救不及时可因呼吸循环衰竭而死亡。

X线检查间质肺水肿可见索条阴影;淋巴管扩张和小叶间隔积液各表现为肺门区斜直线条和肺底水平条状的 Kerley A 和 B 线影。肺泡水肿则可见小斑片状阴影。随病程进展,阴影多融合在肺门附近及肺底部,形成典型的蝴蝶状阴影或双侧弥漫片絮状阴影,致心影模糊不清。可伴叶间及胸腔积液。

四、鉴别诊断

肺水肿需与急性肺炎、肺不张及成人呼吸窘迫综合征等相鉴别。

五、治疗

治疗的目的是改善气体交换,迅速减少液体蓄积和去除病因。

(一)改善肺脏通气及换气功能、缓解缺氧

首先抽吸痰液保持气道通畅,对轻度肺水肿缺氧不严重者可给鼻导管低流量氧。如肺水肿严重,缺氧显著,可相应提高吸氧浓度,甚至开始时用100%氧吸入。在下列情况用机械通气治疗:①有大量泡沫痰、呼吸窘迫。②动静脉分流增多时,当吸氧浓度虽增至50%~60%而动脉血氧分压仍低于 8.0 kPa(60 mmHg)时,表示肺内动静脉分流量超过30%。③动脉血二氧化碳分压升高。应用人工通气前,应尽量将泡沫吸干净。如间歇正压通气用50%氧吸入而动脉氧分压仍低 8.0 kPa(60 mmHg)时,则应用呼气末正压呼吸。

(二)采取措施,将水肿液驱回血循环

(1)快速作用的利尿剂如呋塞米(速尿)对肺水肿有良效,在利尿前症状即可有好转,这是由于肾外效应,血重新分布,血从肺循环到体循环去。注射呋塞米(速尿)5~15分钟后,肺毛细血

管压可降低,然后较慢出现肾效应;利尿及排出钠、钾,大量利尿后,肺血量减少。

(2)终末正压通气,提高了平均肺泡压,使肺毛细血管跨壁压力差减少,使水肿液回流入毛细血管。

(3)肢体缚止血带及头高位以减少静脉回心血量,可将增多的肺血量重新分布到周身。

(4)吗啡引起周围血管扩张,减少静脉回心血量,降低前负荷。又可减少焦虑,降低基础代谢。

(三)针对病因治疗

如针对高血容量采取脱水疗法;针对左心衰竭应用强心剂,用α受体阻滞剂如酚妥拉明5 mg静脉注射,使血管扩张,减少外周循环阻力及肺血容量,效果很好。近年来有用静脉滴注硝普钠以减轻心脏前后负荷,加强心肌收缩能力,降低高血压。

(四)降低肺毛细血管通透性

激素对毛细血管通透性增加所致的非心源性肺水肿,如吸入化学气体、呼吸窘迫综合征及感染性休克的肺水肿有良效。可用氢化可的松 5～10 mg/(kg·d)静脉点滴。病情好转后及早停用。使用抗生素对因感染中毒引起的肺毛细血管通透性增高所致肺水肿有效。

(五)其他治疗

严重酸中毒若适当给予碳酸氢钠或三羟甲基氨基甲烷(THAM)等碱性药物,酸中毒纠正后收缩的肺血管可舒张,肺毛细血管静水压降低,肺水肿减轻。

当肺损伤可能因有毒性的氧自由基引起时可用抗氧化剂治疗,以清除氧自由基,减轻肺水肿。

(朱小琴)

第十一节 肺 炎

肺炎为小儿时期的常见病。引起肺炎的病因是细菌和病毒感染,病毒以呼吸道合胞病毒、腺病毒、流感病毒、副流感病毒为常见,细菌以肺炎链球菌、金黄色葡萄球菌、溶血链球菌、B型流感嗜血杆菌为常见。此外,真菌、肺炎支原体、原虫、误吸异物及机体变态反应也是引起肺炎的病因。

目前临床上尚无统一的肺炎分类方法,按病理分类可分为大叶性肺炎、支气管肺炎、间质性肺炎;按病原分类分为细菌性、病毒性、真菌性、肺炎支原体性肺炎等。实际应用中若病原确定,即按确诊的病原分类,不能肯定病原时按病理形态分类。对上述两种分类方法诊断的肺炎还可按病程分类,病程在1～3个月为迁延性肺炎,3个月以上为慢性肺炎。

不同病因引起的肺炎,其临床表现的共同点为发热、咳嗽、呼吸急促或呼吸困难、肺部啰音,而其病程、病理特点、病变部位及体征、X线检查表现各有特点,现分述如下。

一、支气管肺炎

支气管肺炎是婴幼儿期最常见的肺炎,全年均可发病,以冬春寒冷季节多发,华南地区夏季发病为数亦不少。先天性心脏病、营养不良、佝偻病患儿及居住条件差、缺少户外活动或空气污染较严重地区的小儿均较易发生支气管肺炎。

(一)病因

支气管肺炎的病原微生物为细菌和病毒。细菌感染中大部分为肺炎链球菌感染,其他如葡萄球菌、溶血性链球菌、流感嗜血杆菌、大肠埃希菌、铜绿假单胞菌亦可致病,但杆菌类较为少见;病毒感染主要为腺病毒、呼吸道合胞病毒、流感病毒、副流感病毒的感染。此外,亦可继发于麻疹、百日咳等急性传染病。

(二)病理

支气管肺炎的病理改变因病原微生物不同可表现为两种类型。

1. 细菌性肺炎

以肺泡炎症为主要表现。肺泡毛细血管充血,肺泡壁水肿,炎性渗出物中含有中性粒细胞、红细胞、细菌。病变侵袭邻近的肺泡呈小点片状灶性炎症,故又称为小叶性肺炎,此时间质病变往往不明显。

2. 病毒性肺炎

以支气管壁、细支气管壁及肺泡间隔的炎症和水肿为主,局部可见单核细胞浸润。细支气管上皮细胞坏死,管腔被黏液和脱落的细胞、纤维渗出物堵塞,形成病变部位的肺泡气肿或不张。

上述两类病变可同时存在,见于细菌和病毒混合感染的肺炎。

(三)病理生理

由于病原体产生的毒素为机体所吸收,因而存在全身性毒血症。

(1)肺泡间质炎症使通气和换气功能均受到影响,导致缺氧和二氧化碳潴留。若肺部炎症广泛,机体的代偿功能不能缓解缺氧和二氧化碳潴留,则病情加重,血氧分压及氧饱和度下降,二氧化碳潴留加剧,出现呼吸功能衰竭。

(2)心肌对缺氧敏感,缺氧及病原体毒素两者作用可导致心肌劳损及中毒性心肌炎,使心肌收缩力减弱,又因缺氧、二氧化碳潴留引起肺小动脉收缩、右心排出阻力增加,可导致心力衰竭。

(3)中枢神经系统对缺氧十分敏感,缺氧和二氧化碳潴留致脑血管扩张、血管通透性增高,脑组织水肿、颅内压增高,表现有神态改变和精神症状,重症者可出现中枢性呼吸衰竭。

(4)缺氧可使胃肠道血管通透性增加,病原体毒素又可影响胃肠道功能,出现消化道症状,重症者可有消化道出血。

(5)肺炎早期由于缺氧,反射性地增加通气,可出现呼吸性碱中毒。机体有氧代谢障碍,酸性代谢产物堆积,加之高热,摄入水分和食物不足,均可导致代谢性酸中毒。二氧化碳潴留、血中H^+浓度不断增加,pH 降低,产生呼吸性酸中毒。在酸中毒纠正时二氧化碳潴留改善,pH 上升,钾离子进入细胞内,血清钾下降,可出现低钾血症。

(四)临床表现

肺炎为全身性疾病,各系统均有症状。病情轻重不一,病初均有急性上呼吸道感染症状。

主要表现为发热、咳嗽、气急。发热多数为不规则型,热程短者数天,长者可持续1～2周;咳嗽频繁,婴幼儿常咳不出痰液,每在吃乳时呛咳,易引起乳汁误吸而加重病情;气急、呼吸频率增加至每分钟40～60次,鼻翼扇动、呻吟并有三凹征,口唇、鼻唇周围及指、趾端发绀,新生儿常口吐泡沫。肺部听诊早期仅为呼吸音粗糙,继而可闻及中、细湿啰音,哭闹时及吸气末期较为明显。病灶融合、肺实变时出现管状呼吸音。若一侧呼吸音降低伴有叩诊浊音时应考虑胸腔积液。体弱婴儿及新生儿的临床表现不典型,可无发热、咳嗽,早期肺部体征亦不明显,但常有呛乳及呼吸频率增快,鼻唇区轻度发绀。重症患儿可表现呼吸浅速,继而呼吸节律不齐,潮式呼吸或叹息样、抽泣样呼吸,呼吸暂停,发绀加剧等呼吸衰竭的症状。

1.循环系统

轻症出现心率增快,重症者心率增快可达160次/分,心音低钝,面色苍白且发灰,呼吸困难和发绀加剧。若患儿明显烦躁不安,肝脏短期内进行性增大,上述症状不能以体温升高或肺部病变进展解释,应考虑心功能不全。此外,重症肺炎尚有中毒性心肌炎、心肌损害的表现,或由于微循环障碍引起弥散性血管内凝血(DIC)的症状。

2.中枢神经系统

轻者可表现烦躁不安或精神萎靡,重者由于存在脑水肿及中毒性脑病,可发生痉挛、嗜睡、昏迷,重度缺氧和二氧化碳潴留可导致眼球结膜及视盘水肿、呼吸不规则、呼吸暂停等中枢性呼吸衰竭的表现。

3.消化系统

轻者胃纳减退、轻微呕吐和腹泻,重症者出现中毒性肠麻痹、腹胀,听诊肠鸣音消失,伴有消化道出血症状(呕吐咖啡样物并有黑便)。

(五)辅助检查

血白细胞总数及中性粒细胞百分比增高提示细菌性肺炎,病毒性肺炎时白细胞计数大多正常。

1.病原学检查

疑为细菌性肺炎,早期可做血培养,同时吸取鼻咽腔分泌物做细菌培养,若有胸腔积液可做穿刺液培养,这有助于细菌病原体的确定。疑病毒性肺炎可取鼻咽腔洗液做免疫荧光检查、免疫酶检测、病毒分离或双份血清抗体测定以确定病原体。

2.血气分析

对气急显著伴有轻度中毒症状的患儿,均应做血气分析。病程中还需进行监测,有助于及时给予适当处理,并及早发现呼吸衰竭的患儿。肺炎患儿常见的变化为低氧血症、呼吸性酸中毒或混合性酸中毒。

3.X线检查

多见于双肺内带及心膈角区、脊柱两旁小斑片状密度增深影,其边缘模糊,中间密度较深,病灶互相融合成片,其中可见透亮、规则的支气管充气影,伴有广泛或局限性肺气肿。间质改变则表现两肺各叶纤细条状密度增深影,行径僵直,线条可互相交错或呈两条平行而中间透亮影称为双轨征;肺门区可见厚壁透亮的环状影为袖口征,并有间质气肿,在病变区内可见分布不均的小圆形薄壁透亮区。

(六)诊断与鉴别诊断

根据临床表现有发热、咳嗽、气急,体格检查肺部闻及中、细水泡音即可做出诊断,还可根据病程、热程、全身症状及有无心功能不全、呼吸衰竭、神经系统的症状来判别病情轻重,结合X线摄片结果及辅助检查资料初步做出病因诊断。免疫荧光抗体快速诊断法可及时做出腺病毒、呼吸道合胞病毒等病原学诊断。

支气管肺炎应与肺结核及支气管异物相鉴别。肺结核及肺炎临床表现有相似之处,均有发热、咳嗽,粟粒性肺结核患者尚有气促、轻微发绀,但一般起病不如肺炎急,且肺部啰音不明显,X线摄片有结核的特征性表现,结核菌素试验及结核接触史亦有助于鉴别。气道异物患儿有呛咳史,有继发感染或病程迁延时亦可有发热及气促,X线摄片在异物堵塞部位出现肺不张及肺气肿,若有不透光异物影则可明确诊断。此外,尚需与较少见的肺含铁血黄素沉着症等相鉴别。

(七)并发症

以脓胸、脓气胸、心包炎及败血症(包括葡萄球菌脑膜炎、肝脓疡)为多见,常由金黄色葡萄球菌引起,肺炎链球菌、大肠埃希菌亦可引起化脓性并发症。患儿体温持续不降,呼吸急促且伴中毒症状,应摄胸部X线片及做其他相应检查以了解并发症存在情况。

(八)治疗

1.护理

患儿应置于温暖舒适的环境中,室温保持在20℃左右,湿度以60%为佳,并保持室内空气流通。做好呼吸道护理,清除鼻腔分泌物、吸出痰液,每天2次做超声雾化使痰液稀释便于吸出,以防气道堵塞影响通气。配置营养适当的饮食并补充足够的维生素和液体,经常给患儿翻身、叩背、变换体位或抱起活动以利分泌物排出及炎症吸收。

2.抗生素治疗

根据临床诊断考虑引起肺炎的可能病原体,选择敏感的抗菌药物进行治疗。抗生素主要用于细菌性肺炎或疑为病毒性肺炎但难以排除细菌感染者。根据病情轻重和患儿的年龄决定给药途径,对病情较轻的肺炎链球菌性肺炎和溶血性链球菌性肺炎、病原体未明的肺炎可选用青霉素肌内注射,对年龄小而病情较重的婴幼儿应选用两种抗生素静脉用药。疑为金黄色葡萄球菌感染的患儿选用青霉素P_{12}、头孢菌素、红霉素,革兰阴性杆菌感染选用第三代头孢菌素或庆大霉素、阿米卡星、氨苄西林,铜绿假单胞菌肺炎选用羧苄西林、阿米卡星或头孢类抗生素,支原体肺炎选用大环内酯类抗生素。一般宜在热降、症状好转、肺炎体征基本消失或X线摄片、胸透病变明显好转后2~7天才能停药。病毒性肺炎应用抗生素治疗无效,但合并或继发细菌感染需应用抗生素治疗。

3.对症处理

(1)氧疗:无明显气促和发绀的轻症患儿可不予氧疗,但需保持安静。烦躁不安、气促明显伴有口唇发绀的患儿应给予氧气吸入,经鼻导管或面罩、头罩给氧,一般氧浓度不宜超过40%,氧流量1~2 L/min。

(2)心力衰竭的治疗:对重症肺炎出现心力衰竭时,除即给吸氧、镇静剂及适当应用利尿剂外,应给快速洋地黄制剂,可选用:①地高辛口服饱和量<2岁为0.04~0.05 mg/kg,>2岁为0.03~0.04 mg/kg,新生儿、早产儿为0.02~0.03 mg/kg;静脉注射量为口服量的2/3~3/4。首次用饱和量的1/3~1/2量,余量分2~3次给予,每4~8小时1次。对先天性心脏病及心力衰竭严重者,在末次给药后12小时可使用维持量,为饱和量的1/5~1/4,分2次用,每12小时1次。应用洋地黄制剂时应慎用钙剂。②毛花苷C,剂量为每次0.01~0.015 mg/kg,加入10%葡萄糖液5~10 mL中静脉推注,必要时间隔2~3小时可重复使用,一般1~2次后改用地高辛静脉饱和量法,24小时饱和。此外,亦可选用毒毛花苷K,饱和量0.007~0.01 mg/kg,加入10%葡萄糖10~20 mL中缓慢静脉注射。

(3)降温与镇静:对高热患儿应用物理降温,不推荐乙醇擦浴,也不推荐安乃近。对乙酰氨基酚10~15 mg/kg或布洛芬5~10 mg/kg口服,烦躁不安者应用镇静剂,氯丙嗪和异丙嗪各0.5~1.0 mg/kg,或用苯巴比妥5 mg/kg,肌内注射,亦可地西泮每次0.2~0.3 mg/kg(呼吸衰竭者应慎用)。

(4)祛痰平喘:婴幼儿咳嗽及排痰能力较差,除及时清除鼻腔分泌物及吸出痰液外,可用祛痰剂稀释痰液,用沐舒坦口服或乙酰半胱氨酸雾化吸入,也可选用中药。对咳嗽伴气喘者应用氨茶碱、复方氯喘、爱纳灵等解除支气管痉挛。

(5)对因低钾血症引起腹胀患儿应纠正低钾,必要时可应用胃肠减压。

4. 肾上腺皮质激素的应用

一般肺炎不需应用肾上腺皮质激素,尤其疑为金黄色葡萄球菌感染时不应使用,以防止感染播散。重症肺炎、有明显中毒症状或喘憋较甚者,可短期使用,选用地塞米松或氢化可的松,疗程不超过3~5天。

5. 维持液体和电解质平衡

肺炎患儿应适当补液,按每天60~80 mL/kg计算,发热、气促或入液量少的患儿应适当增加入液量,采用生理维持液(1:4)均匀静脉滴注,适当限制钠盐。肺炎伴腹泻有重度脱水者应按纠正脱水计算量的3/4补液,速度宜稍慢。对电解质失衡的患儿亦应适当补充。

6. 脑水肿的治疗

纠正缺氧,使用脱水剂减轻脑水肿,减低颅压。可采用20%甘露醇每次1.0~1.5 g/kg,每4~6小时静脉注射,或酌情短程使用地塞米松,一般疗程不超过3天。

7. 支持治疗

对重症肺炎、营养不良、体弱患儿应用少量血或血浆做支持疗法。

8. 物理疗法

病程迁延不愈者使用理疗,帮助炎症吸收。局部使用微波、超短波或红外线照射,每天1次,7~10天为1个疗程,或根据肺部炎症部位不同采用不同的体位叩击背部亦有利于痰液引流和分泌物排出。

9. 并发症的治疗

并发脓胸及脓气胸时应给予适当抗生素,供给足够的营养,加强支持治疗,胸腔穿刺排脓,脓液多或稠厚时应作闭合引流。并发气胸时应做闭合引流,发生高压气胸情况紧急时可在第二肋间乳线处直接用空针抽出气体以免危及生命。

(九)预后

轻症肺炎经治疗都能较快痊愈。重症肺炎处理及时,大部分患儿可获痊愈。体弱、营养不良、先天性心脏病、麻疹、百日咳等急性传染病合并肺炎或腺病毒及葡萄球菌肺炎者病情往往危重。肺炎病死者大部分为重症肺炎。

(十)预防

首先应加强护理和体格锻炼,增强小儿的体质,防止呼吸道感染,按时进行计划免疫接种,预防呼吸道传染病,均可减少肺炎的发病。

二、腺病毒肺炎

腺病毒肺炎是小儿发病率较高的病毒性肺炎之一,其特点为重症患者多,病程长,部分患儿可留有后遗症。腺病毒上呼吸道感染及肺炎可在集体儿童机构中流行,出生6个月至2岁易发本病,我国北方发病率高于南方,病情亦较南方为重。

(一)病因

病原体为腺病毒,我国流行的腺病毒肺炎多数由3型及7型引起,但11、5、9、10、21型亦有报道。临床上 7 型重于 3 型。

(二) 病理

腺病毒肺炎病变广泛,表现为灶性或融合性、坏死性肺浸润和支气管炎,两肺均可有大片实变坏死,以两下叶为主,实变以外的肺组织可有明显气肿。支气管、毛细支气管及肺泡有单核细胞及淋巴细胞浸润,上皮细胞损伤,管壁有坏死、出血,肺泡上皮细胞显著增生,细胞核内有包涵体。

(三) 临床表现

潜伏期为 3~8 天,起病急骤,体温在 1~2 天内升高至 39~40 ℃,呈稽留不规则高热,轻症者 7~10 天退热,重者持续 2~3 周。咳嗽频繁,多为干咳;同时出现不同程度的呼吸困难及阵发性喘憋。疾病早期即可呈现面色灰白、精神萎靡、嗜睡,伴有纳呆、恶心、呕吐、腹泻等症状,疾病到第 1~2 周可并发心力衰竭,重症者晚期可出现昏迷及惊厥。

肺部体征常在高热 4~7 天后才出现,病变部位出现湿啰音,有肺实变者出现呼吸音减低,叩诊呈浊音,明显实变期闻及管状呼吸音。肺部体征一般在病程第 3~4 周渐渐减少或消失,重症者至第 4~6 周才消失,少数病例可有胸膜炎表现,出现胸膜摩擦音。

部分患儿皮肤出现淡红色斑丘疹,肝、脾大,DIC 时表现皮肤、黏膜、消化道出血症状。

(四) 辅助检查

早期胸部 X 线摄片无变化,一般在 2~6 天出现,轻者为肺纹理增粗或斑片状炎症影,重症可见大片状融合影,累及节段或整个肺叶,以两下肺为多见,轻者 3~6 周,重者 4~12 周病变才逐渐消失。部分患儿可留有支气管扩张、肺不张、肺气肿、肺纤维化等后遗症。

周围血常规在病变初期白细胞总数大多减少或正常,以淋巴细胞为主,后期有继发感染时白细胞及中性粒细胞可增多。

(五) 诊断

主要根据典型的临床表现、抗生素治疗无效、肺部 X 线摄片显示典型病变来诊断。病原学确诊要依据鼻咽洗液病毒检测、双份血清抗体测定,目前采用免疫荧光法及免疫酶技术作快速诊断有助于及时确诊。

(六) 治疗

对腺病毒肺炎尚无特效治疗方法,以综合治疗为主。对症治疗、支持疗法有镇静、退热、吸氧、雾化吸入,纠正心力衰竭,维持水、电解质平衡。若发生呼吸衰竭应及早进行气管插管,并使用人工呼吸机。有继发感染时应适当使用抗生素,早期患者可使用利巴韦林。

腺病毒肺炎病死率为 5%~15%,部分患者易遗留迁延性肺炎、肺不张、支气管扩张等后遗症。

三、金黄色葡萄球菌肺炎

金黄色葡萄球菌肺炎是儿科临床常见的细菌性肺炎之一,病情重,易发生并发症。由于耐药菌株的出现,治疗亦较为困难。全年均可发病,以冬春季为多。近年来发病率有所下降。

(一) 病因与发病机制

病原菌为金黄色葡萄球菌,具有很强的毒力,能产生溶血毒素、血浆凝固酶、去氧核糖核酸分解酶、杀白细胞素。病原菌由人体体表或黏膜进入体内,由于上述毒素和酶的作用,使其不易被杀灭,并随血液循环播散至全身,肺脏极易被累及。尚可有其他迁徙病灶,亦可由呼吸道感染后直接累及肺脏导致肺部炎症。

(二)病理

金黄色葡萄球菌肺炎好发于胸膜下组织,以广泛的出血坏死及多个脓肿形成特点。细支气管及其周围肺泡发生的坏死使气道内气体进入坏死区周围肺间质和肺泡,由于脓性分泌物充塞细支气管,成为活瓣样堵塞,使张力渐增加而形成肺大泡(肺气囊肿)。邻近胸膜的脓肿破裂出现脓胸、气胸或脓气胸。

(三)临床表现

本病多见于婴幼儿,病初有急性上呼吸道感染的症状,或有皮肤化脓性感染。数天后突然高热,呈弛张型,新生儿或体弱婴儿可低热或无热。病情发展迅速,有较明显的中毒症状,面色苍白,烦躁不安或嗜睡,呼吸急促,咳嗽频繁伴气喘,伴有消化道症状如纳呆、腹泻、腹胀,重者可发生惊厥或休克。

患儿有发绀、心率增快。肺部体征出现较早,早期有呼吸音减低或散在湿啰音,并发脓胸、脓气胸时表现呼吸音减低,叩诊浊音,语颤减弱。伴有全身感染时因播散的部位不同而出现相应的体征。部分患者皮肤有红色斑丘疹或猩红热样皮疹。

(四)辅助检查

实验室检查白细胞总数及中性粒细胞均增高,部分婴幼儿白细胞总数可偏低,但中性粒细胞百分比仍高。痰液、气管吸出物及脓液细菌培养获得阳性结果,有助于诊断。

X线摄片早期仅为肺纹理增多,一侧或两侧出现大小不等、斑片状密度增深影,边缘模糊。随着病情进展可迅速出现肺大泡、肺脓肿、胸腔积脓、气胸、脓气胸。重者可有纵隔积气、皮下积气、支气管胸膜瘘。病变持续时间较支气管肺炎为长。

(五)诊断与鉴别诊断

根据病史起病急骤、有中毒症状及肺部 X 线检查显示,一般均可作出诊断,脓液培养阳性可确诊病原菌。临床上需与肺炎链球菌、溶血性链球菌及其他革兰阴性杆菌引起的肺部化脓性病变相鉴别,主要依据病情和病程及病原菌培养阳性结果。

(六)治疗

金黄色葡萄球菌肺炎一般的治疗原则与支气管肺炎相同,但由于病情均较重,耐药菌株增多,应选用适当的抗生素积极控制感染并辅以支持疗法。及早、足量使用敏感的抗生素,采用静脉滴注以维持适当的血浓度,选用青霉素 P_{12} 或头孢菌素如头孢唑啉加用氨基糖苷类药物,用药后应观察 3~5 天,无效再改用其他药物。对耐甲氧西林或耐其他药物的菌株(MRSA)宜选用万古霉素。经治疗症状改善者,需在热降、胸部 X 线片显示病变吸收后再巩固治疗 1~2 周才能停药。

并发脓胸需进行胸腔闭合引流,并发气胸当积气量少者可严密观察,积气量多或发生高压气胸应即进行穿刺排出气体或闭合引流。肺大泡常随病情好转而吸收,一般不需外科治疗。

(七)预后

由于近年来新的抗生素在临床应用,病死率已有所下降,但仍是儿科严重的疾病,体弱儿及新生儿预后较差。

四、衣原体肺炎

衣原体是一类专一细胞内寄生的微生物,能在细胞中繁殖,有独特的发育周期及独特的酶系统,是迄今为止最小的细菌,包括沙眼衣原体、鹦鹉热衣原体、肺炎衣原体和猪衣原体四个种。其中,肺炎衣原体和沙眼衣原体是主要的人类致病原。鹦鹉热衣原体偶可从动物传给人,而猪衣原体仅能使动物致病。衣原体肺炎主要是指由沙眼衣原体和肺炎衣原体引起的肺炎,目前也有鹦鹉热衣原体引起肺炎的报道,但较为少见。

衣原体都能通过细菌滤器,均含有 DNA、RNA 两种核酸,具有细胞壁,含有核糖体,有独特的酶系统,许多抗生素能抑制其繁殖。衣原体的细胞壁结构与其他的革兰阴性杆菌相同,有内膜和外膜,但都缺乏肽聚糖或胞壁酸。衣原体种都有共同抗原成分脂多糖(LPS)和独特的发育周期,包括具有感染性、细胞外无代谢活性的原体(EB)和无感染性、细胞内有代谢活性的网状体(RB)。具有感染性的原体可通过静电吸引特异性的受体蛋白黏附于宿主易感细胞表面,被宿主细胞通过吞噬作用摄入胞质。宿主细胞膜通过空泡将 EB 包裹,接受环境信号转化为 RB。EB 经摄入 9~12 小时后,即分化为 RB,后者进行二分裂,形成特征性的包涵体,约 36 小时后,RB 又分化为 EB,整个生活周期为 48~72 小时。释放过程可通过细胞溶解或细胞排粒作用或挤出整个包涵体而离开完整的细胞。RB 在营养不足、抗生素抑制等不良条件下并不转化为 EB,从而不易感染细胞,这可能与衣原体感染不易清除有关。这一过程在不同衣原体种间存在着差异,是衣原体长期感染及亚临床感染的生物学基础。

衣原体在人类致病是与免疫相关的病理过程。人类感染衣原体后,诱发机体产生细胞和体液免疫应答,但这些免疫应答的保护作用不强,因此常造成持续感染、隐性感染及反复感染。衣原体在人类致病是与迟发型超敏反应相关的病理过程。有关衣原体感染所造成的免疫病理损伤,现认为至少存在两种情况:①衣原体繁殖的同时合并反复感染,对免疫应答持续刺激,最终表现为迟发型超敏反应(DTH);②衣原体进入一种特殊的持续体(PB),PB 形态变大,其内病原体的应激反应基因表达增加,产生应激反应蛋白,而应激蛋白可参与迟发型超敏反应,且在这些病原体中可持续检到多种基因组。当应激条件去除,PB 可转换为正常的生长周期,如 EB。现发现宿主细胞感染愈合后,可像正常未感染细胞一样,当给予适当的环境条件,EB 可再度生长。有关这一衣原体感染的隐匿过程,尚待阐明。

(一)沙眼衣原体肺炎

沙眼衣原体(CT)用免疫荧光法可分为 12 个血清型,即 A~K 加 B_a 型,A、B_a、C 型称眼型,主要引起沙眼,D~K 型称眼-泌尿生殖型,可引起成人及新生儿包涵体结膜炎(副沙眼)、男性及女性生殖器官炎症、非细菌性膀胱炎、胃肠炎、心肌炎及新生儿肺炎、中耳炎、鼻咽炎和女婴阴道炎。

1.发病机制

所有沙眼衣原体感染均可趋向于持续性、慢性和不显性的形式。CT 主要是人类沙眼和生殖系统感染的病原,偶可引起新生儿、小婴儿和成人免疫抑制者的肺部感染。分娩时胎儿通过 CT 感染的宫颈可出现新生儿包涵体性结膜炎和新生儿肺炎。CT 主要经直接接触感染,使易感的无纤毛立方柱状或移行的上皮细胞(如结膜、后鼻咽部、尿道、子宫内膜和直肠黏膜)发生感染。常引起上皮细胞的淋巴细胞浸润性急性炎症反应。一次感染不能产生防止再感染的免疫力。

2.临床表现

活动性 CT 感染妇女分娩的婴儿有 10%~20% 出现肺炎。出生时 CT 可直接感染鼻咽部,以后下行至肺引起肺炎,也可由感染结膜的 CT 经鼻泪管下行到鼻咽部,再到下呼吸道。大多数 CT 感染表现为轻度上呼吸道症状,而症状类似流行性感冒,而肺炎症状相对较轻,某些患者表现为急性起病伴一过性的肺炎症状和体征,但大多数起病缓慢。上呼吸道症状可自行消退,咳嗽伴下呼吸道症状感染体征可在首发症状后数天或数周出现,使本病有一个双病程的表现。CT肺炎有非常特征性的表现,常见于6个月以内的婴儿,往往发生在1~3个月龄,通常在生后2~4周发病。但目前已经发现有生后2周即发病者。常起病隐匿,大多数无发热,起始症状通常是鼻炎,伴鼻腔黏液分泌物和鼻塞。随后发展为断续的咳嗽、也可表现为持续性咳嗽、呼吸急促,听诊可闻及湿啰音,喘息较少见。一些CT肺炎病例主要表现为呼吸增快和阵发性单声咳嗽。有时呼吸增快为唯一线索,约半数患儿可有急性包涵体结膜炎,可同时有中耳炎、心肌炎和胸腔积液。

与成熟儿比较,极低出生体重儿的CT肺炎更严重,甚至是致死性的,需要长期辅以机械通气,易产生慢性肺部疾病,从免疫力低下的CT下呼吸道感染患者体内,可在感染后相当一段时间仍能分离到CT,现发现毛细支气管炎患者CT感染比例较多,CT是启动抑或加重了毛细支气管炎症状尚待研究。已发现新生儿CT感染后,在学龄期发展为哮喘。对婴幼儿CT感染7~8年再进行肺功能测试,发现大多数表现为阻塞性肺功能异常。CT与慢性肺部疾病间的关系有待阐明。

3.实验室检查

CT肺炎患儿外周血的白细胞总数正常或升高,嗜酸性粒细胞计数增多,超过$400/\mu L$。

CT感染的诊断为从结膜或鼻咽部等病损部位取材涂片或刮片(取材要带柱状上皮细胞,而不是分泌物)发现CT或通过血清学检查确诊。新生儿沙眼衣原体肺炎可同时取眼结膜刮屑物培养和/或涂片直接荧光法检测沙眼衣原体。经吉姆萨染色能确定患者有否特殊的胞质内包涵体,其阳性率分别为:婴儿中可高达90%,成人包涵体结膜炎为50%,但在活动性沙眼患者中仅有10%~30%。对轻症患者做细胞检查无帮助。

早在20世纪60年代已经开展了CT的组织细胞培养,采用组织培养进行病原分离是衣原体感染诊断的金标准。一般都是将传代细胞悬液接种在底部放有玻片的培养瓶中,待细胞长成单层后,将待分离的标本种入。经在CO_2温箱中孵育并进行适当干预后再用异硫氰酸荧光素标记的CT特异性单克隆抗体进行鉴定。常用来观察细胞内形成特异的包涵体及其数目、CT感染细胞占细胞总数的百分率或折算成使50%的组织细胞出现感染病变的CT量(TCID50)等指标。研究发现,因为取材木杆中的可溶性物质可能对细胞培养有毒性作用。用以取样的拭子应该是塑料或金属杆,如果在24小时内不可能将标本接种在细胞上,应保存在4℃或置-70℃储存待用。用有抗生素的培养基作为衣原体转运培养基能最大限度地提高衣原体的阳性率和减少其他细菌过度生长。培养CT最常用的细胞为用亚胺环己酮处理的McCoy或Hela细胞。离心法能促进衣原体吸附到细胞上。培养48~72小时用CT种特异性免疫荧光单克隆抗体和姬姆萨或碘染色可查到胞质内包涵体。

血清抗体水平的测定是目前应用最广泛的诊断衣原体感染的依据。

(1)衣原体微量免疫荧光法(MIF):是衣原体最敏感的血清学检测方法,最常作为回顾性诊断。该试验先用鸡胚或组织细胞培养衣原体,并进一步纯化抗原,将浓缩的抗原悬液加在一块载玻片上,按特定模式用抗原进行微量滴样。将患者的血清进行系列倍比稀释后加在抗原上,然后用间接免疫荧光方法测定每一种衣原体的特异抗原抗体反应。

通用的诊断标准:①急性期和恢复期的两次血清抗体滴度相差4倍,或单次血清标本的IgM抗体滴度≥1:16和/或单次血清标本的IgG抗体滴度>1:512为急性衣原体感染。

②IgM 滴度>1:16 且 1:512<IgG<1:16 为既往有衣原体感染。③单次或双次血清抗体滴度<1:16 为从未感染过衣原体。

(2)补体结合试验：可检测患者血清中的衣原体补体结合抗体，恢复期血清抗体效价较急性期增高4倍以上有确诊意义。

(3)酶联免疫吸附法(ELISA)：可用于血清中 CT 抗体的检测，由于衣原体种间有交叉反应，不主张单独应用该方法检测血清标本。

微量免疫荧光法(MIF)检查衣原体类抗体是目前国际上标准的且最常用的衣原体血清学诊断方法，由于可检测出患儿血清中存在的高水平的非母体 IgM 抗体，尤其适用于新生儿和婴儿沙眼衣原体肺炎的诊断。由于不同的衣原体种间可能存在着血清学交叉反应，血清标本应同时检测三种衣原体的抗体并比较抗体滴度，以滴度最高的作为感染的衣原体种，但是不能广泛采用这种检查法。新生儿肺炎患者 IgM 增高，而结膜炎患儿则无 IgM 抗体增高。

分子生物学方法正成为诊断 CT 感染的主要技术手段之一，采用荧光定量聚合酶链反应技术(real time PCR)和巢式聚合酶链反应技术(nested PCR)是诊断 CT 感染的新途径，可早期快速、特异地检测出标本中的 CT 核酸。

4.影像学表现

胸部 X 线片和肺 CT 表现为肺气肿伴间质或肺泡浸润影，多为间质浸润和肺过度充气，也可见支气管肺炎或网状、结节样阴影，偶见肺不张(图 8-1)。

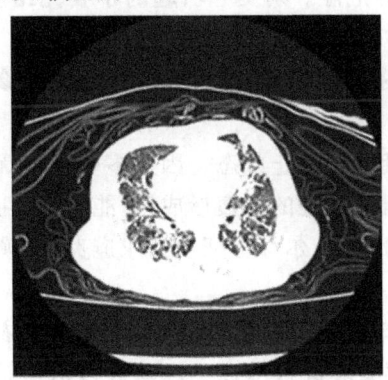

图 8-1　双肺广泛间、实质浸润

5.诊断

根据患儿的年龄、相对特异的临床症状及 X 线非特异性征象，并有赖于从结膜或鼻咽部等分离到 CT 或通过血清学检查等实验室手段确定诊断。

6.鉴别诊断

(1)RSV 肺炎：多见于婴幼儿，大多数病例伴有中高热，持续 4～10 天，初期咳嗽、鼻塞，常出现气促、呼吸困难和喘憋，肺部听诊多有细小或粗、中啰音。少数重症病例可并发心力衰竭。胸部 X 线片多数有小点片状阴影，可有不同程度的肺气肿。

(2)粟粒性肺结核：多见于婴幼儿初染后 6 个月内，特别是 3 个月内，起病可急可缓，缓者只有低热和结核中毒症状，多数急性起病，症状以高热和严重中毒症状为主，常无明显的呼吸道症状，肺部缺乏阳性体征，但 X 线检查变化明显，可见在浓密的网状阴影上密度均匀一致的粟粒结节，婴幼儿病灶周围反应显著及易于融合，点状阴影边缘模糊，大小不一而呈雪花状，病变急剧进展可形成空洞。

(3)白色念珠菌肺炎:多发生在早产儿、新生儿、营养不良儿童、先天性免疫功能缺陷及长期应用抗生素、激素及静脉高营养患者,常表现为低热、咳嗽、气促、发绀、精神萎靡或烦躁不安,胸部体征包括叩诊浊音和听诊呼吸音增强,可有管音和中小水泡音。X线检查有点状阴影、大片实变,少数有胸腔积液和心包积液,同时有口腔鹅口疮,皮肤或消化道等部位的真菌病。可同时与大肠埃希菌、葡萄球菌等共同致病。

7. 治疗

治疗药物主要为红霉素,新生儿和婴儿的用量为红霉素每天40 mg/kg,疗程2~3周,或琥乙红霉素每天40~50 mg/kg,分4次口服,连续14天;如果对红霉素不能耐受,度过新生儿期的小婴儿应立即口服磺胺类药物,可用磺胺异噁唑每天100 mg/kg,疗程2~3周;有报道应用阿莫西林、多西环素治疗,疗程1~2周;或有报道用氧氟沙星,疗程1周。但国内目前不主张此类药物用于小儿。

现发现,红霉素疗程太短或剂量太小,常使全身不适、咳嗽等症状持续数天。单用红霉素治疗的失败率是10%~20%,一些婴儿需要第2个疗程的治疗。有研究发现阿奇霉素短疗程20 mg/(kg·d),每天顿服连续3天与红霉素连续应用14天的疗效是相同的。

此外,要强调呼吸道管理和对症支持治疗也很重要。

由于局部治疗不能消灭鼻咽部的衣原体,不主张对包涵体结膜炎进行局部治疗,这种婴儿仍有发生肺炎或反复发生结膜炎的危险。对CT引起的小婴儿结膜炎或肺炎均可用红霉素治疗10~14天,红霉素用量为每天50 mg/kg,分4次口服。

对确诊为衣原体感染患儿的母亲(及其性伴)也应进行确定诊断和治疗。

8. 并发症

衣原体能在宿主细胞内长期处于静止状态。因此多数患者无症状,如果未治疗或治疗不恰当,衣原体结膜炎能持续数月,且发生轻的瘢痕形成,但能完全吸收。慢性结膜炎可以单独发生,也可作为赖特尔综合征的一部分,赖特尔综合征包括尿道炎、结膜炎、黏膜病和反应性关节炎。

9. 预防

为了防止孕妇产后并发症和胎儿感染应在妊娠后3个月做衣原体感染筛查,以便在分娩前完成治疗。对孕妇CT生殖道感染应进行治疗。产前进行治疗是预防新生儿感染的最佳方法。红霉素对胎儿无毒性,可用于治疗。新生儿出生后,立即涂红霉素眼膏,可有效预防结膜炎。

美国CDC推荐对于CT感染孕妇可阿奇霉素1次1 g;或口服阿莫西林500 mg,3次/天,连续7天作为一线用药;也可红霉素250 mg,1次/天,连续14天;或乙酰红霉素800 mg,3次/天,连续14天是一种可行的治疗手段。

(二)肺炎衣原体肺炎

肺炎衣原体(CP)仅有一个血清型,称TWAR型,是1986年从患急性呼吸道疾病的大学生呼吸道中分离到的。目前认为CP是一个主要的呼吸道病原,CP感染与哮喘及冠心病的发生存在着一定的关系。CP在体内的代谢与CT相同,在微生物学特征上与CT不同的是,其原体为梨形,原体内没有糖原,主要外膜蛋白上没有种特异抗原。

CP可感染各年龄组人群,不同地区CP感染CAP的比例是不同的,在2%~19%波动,与不同人群和选用的检测方法不同有关。大多数研究选用的是血清学方法,儿童下呼吸道感染率的报道波动在0~18%,一个对3~12岁采用培养方法的CAP多中心研究发现的CP感染率为14%,而MP感染率是22%,其中小于6岁组CP感染率是15%。大于6岁组CP感染率是

18%,有20%的儿童同时存在CP和MP感染,有报道CP感染镰状细胞贫血患者10%～20%出现急性胸部综合征,10%支气管炎症和5%～10%儿童出现咽炎。

1. 发病机制

CP广泛存在于自然界,但迄今感染仅见于人类。这种微生物能在外界环境生存20～30小时,动物试验证明:要直接植入才能传播,空气飞沫传播不是CP有效的传播方式。临床研究报道发现,呼吸道分泌物传播是其主要的感染途径,无症状携带者和长期排菌状态可能促进这种传播。其潜伏期较长,传播比较缓慢,平均潜伏期为30天,最长可达3个月。感染没有明显的季节性,儿童时期其感染的性别差异不明显。现已发现,在军队、养老院等同一居住环境中出现人之间的CP传播和CP感染暴发流行。在某些家庭内CP的暴发流行中,婴幼儿往往首先发病,并占发患者数中的多数,甚至有时感染仅在幼儿间传播。初次感染多见于5～12岁小儿,但从抗体检查证明整个青少年期和成人期可以又有新的或反复感染,老年期达到顶峰,其中70%～80%血清为阳性反应。血清学流行病学调查显示学龄儿童抗体阳性率开始增加,青少年达30%～45%,提示存在无症状感染。大约在15岁前感染率无性别差异。15岁以后男性多于女性。流行周期为6个月到2～3年,有少数地方性流行报道。大概成年期感染多数是再感染,同时可能有多种感染。也有研究发现:多数家庭或集体成员中仅有一人出现CP感染,这说明不易发生传播。

在CP感染的症状期及无症状期均可由呼吸道检出CP。已经证明在症状性感染后培养阳性的时间可长达1年,无症状性感染时常见抗体反应阳性。尚不清楚症状的存在是否会影响病原的传播。

与CT仅侵犯黏膜上皮细胞不同,CP可感染包括巨噬细胞、外周血细胞、动脉血管壁内皮细胞及平滑肌在内的几种不同的细胞。CP可在外周血细胞中存活并可通过血液循环及淋巴循环到达全身各部位。CP感染后,细胞中有关炎细胞因子IL-1、IL-8、IFN-α及黏附因子ICAM-1表达增多,并可诱导白细胞向炎症部位趋化,既可有利于炎症反应的局部清除,同时也会造成组织的损伤。

2. 临床表现

青少年和年轻成人CP感染可以为流行性,也可为散发性,CP以肺炎最常见。青少年中约10%的肺炎、5%的支气管炎、5%的鼻窦炎和1%的喉炎和CP感染有关。Saikku等在菲律宾318名5岁以下的急性下呼吸道感染患者中,发现6.4%为急性CP感染,3.2%为既往感染。Hammerschlag等对下呼吸道感染的患者,经培养确定5岁以下小儿CP感染率为24%,5～18岁为41%,最小的培养阳性者仅为14个月大。CP感染起病较缓慢,早期多为上呼吸道感染症状,类似流行性感冒,常合并咽喉炎、声音嘶哑和鼻窦炎,无特异性临床表现。1～2周后上感症状逐渐减轻而咳嗽逐渐加重,并出现下呼吸道感染征象,肺炎患者症状轻到中等,包括发热、不适、头痛、咳嗽,常有咽炎,多数表现为咽痛、发热、咳嗽,以干咳为主,可出现胸痛、头痛、不适和疲劳。听诊可闻及湿啰音并常有喘鸣音。CP肺炎临床表现相差悬殊,可从无症状到致死性肺炎。儿童和青少年感染大部分为轻型病例,多表现为上呼吸道感染和支气管炎,肺炎患者较少。而成人则肺炎较多,尤其是在已有慢性疾病或CP(TWAR)重复感染的老年患者。CP在免疫力低下的人群可引起重症感染,甚至呼吸衰竭。

CP感染的潜伏期为15～23天,再感染的患者呼吸道症状往往较轻,且较少发展为肺炎。

与支原体感染一样,CP感染也可引起肺外的表现,如结节性红斑、甲状腺炎、脑炎和Gullain-Barre综合征等。

CP可激发哮喘患者喘息发作,囊性纤维化患者病情加重,有报道从急性中耳炎患者的渗液中分离出CP,CP往往与细菌同时致病。有2%~5%的儿童和成人可表现为无症状呼吸道感染,持续1年或1年以上。

3.实验室检查

诊断CP感染的特异性诊断依据组织培养的病原分离和血清学检查。CP在经亚胺环己酮处理的HEP-2和HL细胞培养基上生长最佳。标本的最佳取材部位为鼻咽后部,如检查CT那样用金属丝从胸腔积液中也分离到该病原。有报道经胰酶和/或乙二胺四乙酸钠(EDTA)处理后的标本CP培养的阳性率高。已有从胸腔积液中分离到CP的报道。

用荧光抗体染色可能直接查出临床标本中的衣原体,但不是非常敏感和特异。用EIA法可检测一些临床标本中的衣原体抗原,因EIAs采用的是多克隆抗体或属特异单克隆抗体,可同时检测CP和CT。而微量免疫荧光法(MIF),可使用CP单一抗原,而不出现同时检测其他衣原体种。急性CP感染的血清学诊断标准如下。

(1)患者MIF法双份血清IgG滴度4倍或4倍以上升高或单份血清IgG滴度≥1:512;和/或IgM滴度≥1:16,在排除类风湿因子所致的假阳性后可诊断为近期感染;如果IgG≥1:16但≤1:512提示曾经感染。这一标准主要根据成人资料而定。肺炎和哮喘患者的CP感染研究显示有50%测不到MIF抗体。不主张单独应用IgG进行诊断。IgG滴度1:16或以上仅提示既往感染。IgA或其他抗体水平需双份血清进行回顾分析才能进行诊断,不能提示既往持续感染。

(2)MIF和补体结合试验方法敏感性在各种方法不一致,CDC建议应严格掌握诊断标准。

由于与培养的结果不一致,不主张血清酶联免疫方法进行CP感染诊断,有关CP儿童肺炎和哮喘儿童CP感染的研究发现,有50%儿童培养证实为CP感染,而并无血清学抗体发现。而且,单纯应用血清学方法不能进行临床微生物评价。

采用各种聚合酶链反应技术(PCR)如荧光定量PCR和nested PCR等可早期快速并特异地进行CP感染的诊断,已有不少关于其应用并与培养和血清学方法进行对比的研究,有研究报道以16SrRNA特异靶序列为目的基因的荧光定量PCR方法诊断CP感染具有较好的特异性,操作较为简单,且能将标本中的病原体核酸量化,但目前尚无此PCR商品药盒。

4.影像学表现

开始主要表现为单侧肺泡浸润,位于肺段和亚段,可见于两肺的任何部位,下叶及肺的周边部多见。以后可进展为双侧间质和肺泡浸润。胸部X线表现多较临床症状重。胸部X线片示肺叶浸润影,并可有胸腔积液。

5.诊断及鉴别诊断

临床表现上不能与MP等引起的非典型肺炎区分开来,听诊可发现啰音和喘鸣音,胸部影像常较患儿的临床表现重,可表现为轻度、广泛的或小叶浸润,可出现胸腔积液,可出现白细胞稍高和核左移,也可无明显的变化。培养是诊断CP感染的特异方法,最佳的取材部位是咽后壁标本,也可从痰、咽拭子、支气管灌洗液、胸腔积液等标本中取材进行培养。

CP感染的表现与MP不好区分,CP肺炎患者常表现为轻到中度的全身症状,如发热、乏力、头痛、咳嗽、持续咽炎,也可出现胸腔积液和肺气肿,重症患者常出现肺气肿。

MP肺炎多见于学龄儿童及青少年,婴幼儿也不少见,潜伏期2~3周,症状轻重不等,主要特点是持续剧烈咳嗽,婴幼儿可出现喘息,全身中毒症状相对较轻,可伴发多系统、多器官损害,

X线所见远较体征显著,外周血白细胞数大多数正常或增高,红细胞沉降率增快,血清特异性抗体测定有诊断价值。

6.治疗

与肺炎支原体肺炎相似,但不同之处在于治疗的时间要长,以防止复发和清除存在于呼吸道的病原体。体外药物敏感试验显示四环素、红霉素及一些新的大环丙酯类(阿奇霉素和克拉红霉素)和喹诺酮类抗生素有活性。对磺胺类耐药。首选治疗为红霉素,新生儿和婴儿的用量为红霉素每天 40 mg/kg,疗程 2~3 周,一般用药 24~48 小时体温下降,症状开始缓解。有报道单纯应用 1 个疗程,部分病例仍可复发,如果无禁忌,可进行第二疗程治疗。也可采用克拉霉素和阿奇霉素治疗,其中阿奇霉素的疗效要优于克拉霉素,用法为克拉霉素疗程 21 天,阿奇霉素疗程 5 天,也可应用利福平、罗红霉素、多西环素进行治疗。

有研究发现,选用红霉素治疗 2 周,甚至四环素或多西环素治疗 30 天者仍有复发病例。可能需要2周以上长期的治疗,初步资料显示 CP 肺炎患儿服用红霉素悬液 40~50 mg/(kg·24 h),连续 10~14 天,可清除鼻咽部病原的有效率达 80% 以上。克拉霉素每天 10 mg/kg,分 2 次口服,连续 10 天,或阿奇霉素每天10 mg/kg,口服 1 天,第 2~5 天阿奇霉素每天 5 mg/kg,对肺炎患者的鼻咽部病原的清除率达 80% 以上。

7.预后

CP 感染的复发较为常见,尤其抗生素治疗不充分时,但较少累及呼吸系统以外的器官。

8.预防

CP 肺炎按一般呼吸道感染预防即可。

(三)鹦鹉热衣原体肺炎

鹦鹉热衣原体(CPs),CPs 和 CT 沙眼衣原体仅有 10% 的 DNA 同源。可通过 CPs 包涵体不含糖原、包涵体形态和对磺胺类药物的敏感性与 CT 沙眼衣原体相鉴别。CPs 有多个不同的种,可感染大多数的鸟类和包括人在内的哺乳动物,目前认为 CPs 菌株至少有 5 个生物变种,单克隆抗体测定显示鸟生物变种至少有 4 个血清型,其中鹦鹉和火鸡血清型是美国鸟类感染的最重要血清型。

1.发病机制

虽然原先命名为鹦鹉热,实际上所有的鸟类,包括家鸟和野鸟均是 CPs 的天然宿主。对人类威胁最大的是家禽加工厂(特别是火鸡加工厂)、饲养鸽子和笼中宠鸟。近几年在美国通过对家禽喂含四环素的饲料和对进口鸟在检疫期用四环素治疗,这种感染率已经降低。这种病原体可存在于鸟排泄物、血、腹腔脏器和羽毛内。引起人类感染的主要机制大概是由于吸入干的排泄物;吸入粪便气溶胶、粪尘和含病原的动物分泌物是感染的主要途径。作为感染源的鸟类可无症状或表现拒食、羽毛竖立、无精打采和排绿水样便。受染的鸟类可以是无症状或仅有轻微症状,但在感染后仍能排菌数月。易患鹦鹉热的高危人群包括养鸟者、鸟的爱好者、宠物店的工作人员。人类感染常见于长期或密切接触者,但据报道约 20% 的鹦鹉热患者无鸟类接触史。但是在家禽饲养场发生鹦鹉热流行时,也有仅接触死家禽、切除死禽内脏者发病。已有报道人类发生反复感染者可持续携带病原体达 10 年之久。

鹦鹉热几乎只是成人的疾病,可能因为小儿接触鸟类或加工厂或在家庭内接触的可能性较少。

病原体吸入呼吸道,经血液循环侵入肝、脾等单核-吞噬细胞系统,在单核吞噬细胞内繁殖后,再血行播散至肺和其他器官。肺内病变常开始于肺门区域,血管周围有炎症反应,并向周围扩散小叶性和间质性肺炎,以肺叶或肺段的下垂部位最为明显,细支气管及支气管上皮引起脱屑和坏死。早期肺泡内充满中性粒细胞及水肿渗出液,不久即被多核细胞所代替,病变部位可产生实变及少量出血,肺实变有淋巴细胞浸润,可出现肺门淋巴结肿大。有时产生胸膜炎症反应。肝脏可出现局部坏死,脾常肿大,心、肾、神经系统及消化道均可受累产生病变。

有猜测存在人与人之间的传播,但尚未证实。

2.临床表现

鹦鹉热既可以是呼吸道感染,也可以是以呼吸系统为主的全身性感染。儿童鹦鹉热的临床表现可从无症状感染到出现肺炎、多脏器感染不等。潜伏期平均为15天,一般为5～21天,也可长达4周。起病多隐匿,病情轻时如流感样,也可突然发病,出现发热、寒战、头痛、出汗和其他许多常见的全身和呼吸道症状,如不适无力、关节痛、肌痛、咯血和咽炎。发热第一周可达40℃,伴寒战和相对缓脉,常有乏力、肌肉关节痛、畏光、鼻出血,可出现类似伤寒的玫瑰疹,常于病程1周左右出现咳嗽,咳嗽多为干咳,咳少量黏痰或痰中带血等。肺部很少有阳性体征,偶可闻及细湿啰音和胸膜摩擦音,双肺广泛受累者可有呼吸困难和发绀。躯干部皮肤可见一过性玫瑰疹。严重肺炎可发展为谵妄、低氧血症甚至死亡。头痛剧烈,可伴有呕吐,常被疑诊为脑膜炎。

3.实验室检查

白细胞常不升高,可出现轻度白细胞升高,同时可有门冬氨酸氨基转移酶(谷丙转氨酶)、碱性磷酸酶和胆红素增高。

有报道25%鹦鹉热患者存在脑膜炎,其中半数脑脊液蛋白增高(400～1 135 mg/L),未见脑脊液中白细胞增加。

4.影像学表现

CPs肺炎胸部X线片常有异常发现,肺部主要表现为不同程度的肺部浸润,如弥漫性支气管肺炎或间质性肺炎,可见由肺门向外周放射的网状或斑片状浸润影,多累及下叶,但无特异性。单侧病变多见,也可双侧受累,肺内病变吸收缓慢,偶见大叶实变或粟粒样结节影及胸膜渗出。可出现胸腔积液。肺内病变吸收缓慢,有报道治疗7周后有50%的患者病灶不能完全吸收。

5.诊断

由于临床表现各异,鹦鹉热的诊断困难。与鸟类的接触史非常重要,但20%的鹦鹉热患者接触史不详。尚无人与人之间传播的证据。出现高热、严重头痛和肌痛症状的肺炎患者,结合患者有鸟接触史等阳性流行病学资料和血清学检查确定诊断。

从胸腔积液和痰中可培养出病原体,CPs与CP、CT的培养条件是相同的,由于其潜在的危险,鹦鹉热衣原体除研究性实验室外一般不能培养。

实验室检查诊断多数是靠特异性补体结合性抗体检测。特异性补体结合试验或微量免疫荧光试验阳性,恢复期(发病第2～3周)血清抗体效价比急性期增高4倍或单次效价为1∶32或以上即可确定诊断。诊断的主要方法是血清补体结合试验,是种特异性的。

补体结合(CF)抗体试验不能区别是CP还是CPs,如小儿抗体效价增高,更多可能是CP感染的血清学反应。

CDC认为鹦鹉热确诊病例需要符合临床疾病过程、鸟类接触病史,采用以下三种方法之一进行确定:呼吸道分泌物病原学培养阳性;相隔2周血CF抗体4倍上升或MIF抗体4倍以上升高;MIF单份血清IgM抗体滴度大于或等于16。

可疑病例必须在流行病学上与确诊病例密切相关,或症状出现后单份CF或MIF抗体在1:32以上。

由于MIF也用于诊断CP感染,用MIF检测可能存在与其他衣原体种或细菌感染间的交叉反应,早期针对鹦鹉热采用四环素进行治疗,可减少抗体反应。

6.鉴别诊断

(1)MP肺炎:多见于学龄儿童及青少年,婴幼儿也不少见,潜伏期2~3周,症状轻重不等,主要特点是持续剧烈咳嗽,婴幼儿可出现喘息,全身中毒症状相对较轻,可伴发多系统、多器官损害,X线所见远较体征显著,外周血白细胞数大多数正常或增高,红细胞沉降率增快,血清特异性抗体测定有诊断价值。

(2)结核病:小儿多有结核病接触史,起病隐匿或呈现慢性病程,有结核中毒症状,肺部体征相对较少,X线所见远较体征显著,不同类型结核有不同特征性影像学特点,结核菌素试验阳性、结核菌检查阳性,可较早出现全身结核播散病灶等明确诊断。

(3)真菌感染:不同的真菌感染的临床表现多样,根据患者有无免疫缺陷等基础疾病、长期应用抗生素、激素等病史、肺部影像学特征、病原学组织培养、病理等检查,经试验和诊断性治疗明确诊断。

7.治疗

CPs对四环素、氯霉素和红霉素敏感,但不主张四环素在8岁以下小儿应用。新生儿和婴儿的用量为红霉素每天40 mg/kg,疗程2~3周。也有采用新型大环内酯类抗生素,应注意鹦鹉热的治疗显效较慢,发热等临床症状一般要在48~72小时方可控制,有报道红霉素和四环素这两种抗生素对青少年的用量为每天2 g,用7~10天或热退后继续服用10天。复发者可进行第二个疗程,发生呼吸衰竭者,需氧疗和进一步机械呼吸治疗。

多西环素100 mg,一天2次,或四环素500 mg,一天1次,在体温正常后再继续服用10~14天,对危重患者可用多西环素4.4 mg/(kg·d)每12小时口服1次,每天最大量是100 mg。对9岁以下不能用四环素的小儿,可选用红霉素500 mg,口服,一天1次。由于初次感染往往并不能产生长久的免疫力,有治疗2个月后病情仍复发的报道。

8.预后

鹦鹉热患者应予隔离,痰液应进行消毒;应避免接触感染的鹦鹉等鸟类或禽类可预防感染;加强国际进口检疫和玩赏鸟类的管理。未经治疗的病死率是15%~20%,若经适当治疗的病死率可降至1%以下,严重感染病例可出现呼吸衰竭,有报道孕妇感染后可出现胎死宫内。

9.预防

病原体对大多数消毒剂、热等敏感,对酸和碱抵抗。严格鸟类管理,应用鸟笼,并避免与病鸟接触;对可疑鸟类分泌物应进行消毒处理,并对可疑鸟隔离观察30~45天;对眼部分泌物多、排绿色水样便或体重减轻的鸟类应隔离;避免与其他鸟类接触,不能买卖。接触的人应严格防护,穿隔离衣,并戴N95型口罩。

五、肺炎支原体肺炎

(一)病因

支原体是细胞外寄生菌,属暗细菌门、柔膜纲、支原体目、支原体科(Ⅰ、Ⅱ)、支原体属(Ⅰ、Ⅱ)。支原体广泛寄居于自然界,迄今已发现支原体有60余种,可引起动物、人、植物等感染。支原体的大小介于细菌与病毒之间,是能独立生活的病原微生物中最小者,能通过细菌滤器,需要含胆固醇的特殊培养基,在接种10天后才能出现菌落,菌落很小,病原直径为125～150 nm,与黏液病毒的大小相仿,含DNA和RNA,缺乏细胞壁,呈球状、杆状、丝状等多种形态,革兰染色阴性。目前肯定对人致病的支原体有3种,即肺炎支原体(MP)、解脲支原体及人型支原体。其中肺炎支原体是人类原发性非典型肺炎的病原体。

(二)流行病学

MP是儿童时期肺炎或其他呼吸道感染的重要病原之一。本病主要通过呼吸道飞沫传染。全年都有散发感染,秋末和冬初为发病高峰季节,每2～6年可在世界范围内同时发生流行。MP感染的发病率各地报道差异较大,一般认为MP感染所致的肺炎在肺炎总数中所占的比例可因年龄、地区、年份及是否为流行年而有所不同。

(三)发病机制

1.直接损害

肺炎支原体缺乏细胞壁,且没有其他与黏附有关的附属物,故其依赖自身的细胞膜与宿主靶细胞膜紧密结合。当肺炎支原体侵入呼吸道后,借滑行运动定位于纤毛毡的隐窝内,以其尖端特殊结构(即顶器)牢固的黏附于呼吸道黏膜上皮细胞的神经氨酸受体上,抵抗黏膜纤毛的清除和吞噬细胞的吞噬。与此同时,MP会释放有毒代谢产物,如氨、过氧化氢、蛋白酶及神经毒素等,从而造成呼吸道黏膜上皮的破坏,并引起相应部位的病变,这是MP的主要致病方式。P1被认为是肺炎支原体的主要黏附素。

2.免疫学发病机制

人体感染MP后体内先产生IgM,后产生IgG、SIgA。由于MP膜上的甘油磷脂与宿主细胞有共同抗原成分,感染后可产生相应的自身抗体,形成免疫复合物,如在出现心脏、神经系统等并发症的患者血中,可测到针对心肌、脑组织的抗体。另外,人体感染MP后炎性递质、酸性水解酶、中性蛋白水解酶和溶酶体酶、氧化氢等产生增加,导致多系统免疫损伤,出现肺及肺外多器官损害的临床症状。

肺炎支原体多克隆激活B细胞,产生非特异的与支原体无直接关联的抗原和抗体,如冷凝集素的产生。比较而言,肺炎支原体引起非特异性免疫反应比特异的免疫反应明显。

由于肺炎支原体与宿主细胞有共同抗原成分,可能会被误认为是自身成分而允许寄生,逃避了宿主的免疫监视,不易被吞噬细胞摄取,从而得以长时间寄居。

肺炎支原体肺炎的发病机制尚未完全阐明,目前认为肺炎支原体的直接侵犯和免疫损伤均存在,是二者共同作用的结果,但损害的严重程度及作用时间长短不清。

(四)病理表现

支原体肺炎主要病理表现为间质性肺炎和细支气管炎,有些病例病变累及肺泡。局部黏膜充血、水肿、增厚,细胞膜损伤,上皮细胞纤毛脱落,有淋巴细胞、嗜酸性粒细胞、中性粒细胞、巨噬细胞浸润。

(五)临床表现

潜伏期2~3周,高发年龄为5岁以上,婴幼儿也可感染,目前认为肺炎支原体感染有低龄化趋势。起病一般缓慢,主要症状为发热、咽痛和咳嗽。热度不一,可呈高热、中等度热或低热。咳嗽有特征性,病程早期以干咳为主,呈阵发性,较剧烈,类似百日咳,影响睡眠和活动。后期有痰,黏稠,偶含少量血丝。支原体感染可诱发哮喘发作,一些患儿伴有喘息。若合并中等量以上胸腔积液,或病变广泛尤其以双肺间质性浸润为主时,可出现呼吸困难。婴幼儿的临床表现可不典型,多伴有喘鸣和呼吸困难,病情多较严重,可发生多系统损害。肺部体征少,可有呼吸音减低,病程后期可出现湿性啰音,肺部体征与症状及影像学表现不一致,为支原体肺炎的特征。有学者在临床上发现,肺炎支原体可与细菌、病毒混合感染,尤其是与肺炎链球菌、流感嗜血杆菌、EB病毒等混合感染,使病情加重。

(六)影像学表现

胸部X线表现:①间质病变为主。局限性或普遍性肺纹理增浓,边界模糊有时伴有网结状阴影或较淡的斑点阴影,或表现单侧或双侧肺门阴影增大,结构模糊,边界不清,可伴有肺门周围斑片阴影(图8-2)。②肺泡浸润为主。病变的大小形态差别较大,以节段性浸润常见,其内可夹杂着小透光区,形如支气管肺炎(图8-3)。也可呈肺段或大叶实变,发生于单叶或多叶,可伴有胸膜积液(图8-4)。③混合病变。同时有上两型表现。

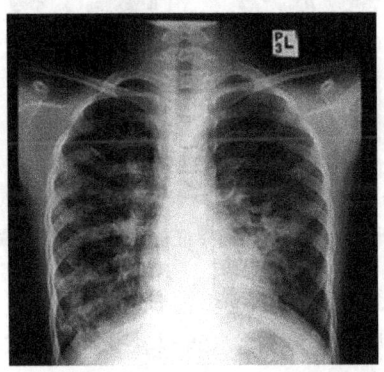

图8-2 支原体肺炎(间质病变为主)
双肺纹理增浓,边界模糊,伴有网结状阴影和左肺门周围片状阴影

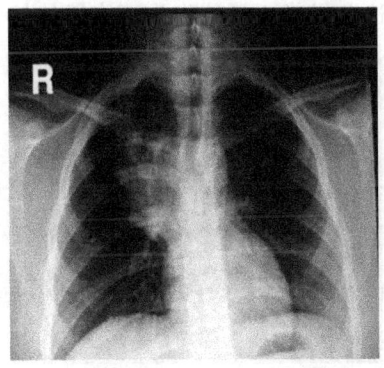

图8-3 支原体肺炎(肺泡浸润为主)
右上肺浸润,其内夹杂着小透光区

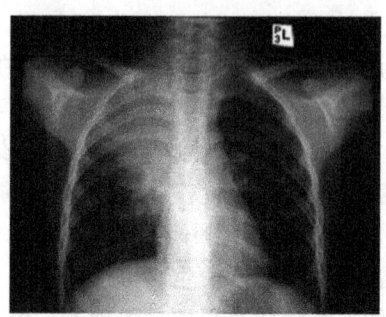

图 8-4　右上肺实变

由于支原体肺炎的组织学特征是急性细支气管炎,胸部 CT 除上述表现外,可见网格线影、小叶中心性结节、树芽征及支气管管壁增厚、管腔扩张(图 8-5)。树芽征表现反映了有扩大的小叶中心的细支气管,它们的管腔为黏液、液体所嵌顿。在 HRCT 上除这些征象外,还可见马赛克灌注、呼气时空气潴留的气道阻塞。

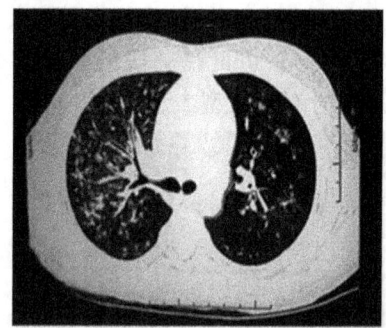

图 8-5　小叶中心性结节、树芽征、支气管管壁增厚、管腔扩张

重症支原体肺炎可发生坏死性肺炎,胸部 CT 强化扫描后可显示坏死性肺炎。影像学完全恢复的时间长短不一,有的肺部病变恢复较慢,病程较长,甚至发生永久性损害。国外文献报道及临床发现,在相当一部分既往有支原体肺炎病史的儿童中,HRCT 上有提示为小气道阻塞的异常表现,包括马赛克灌注、支气管扩张、支气管管壁增厚、血管减少、呼气时空气潴留,病变多累及两叶或两叶以上(图 8-6),即遗留 BO 或单纯支气管扩张征象,其部位与全部急性期时胸部 X 线片所示的浸润区位置一致,这些异常更可能发生于支原体抗体滴度较高病例。

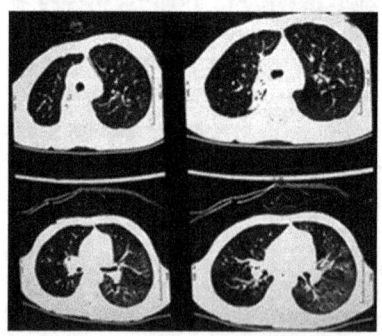

图 8-6　CT 显示马赛克灌注、右肺中叶支气管扩张

难治性或重症支原体肺炎:肺炎支原体肺炎的临床表现、病情轻重、治疗反应及影像学表现

表现不一。一些病例发病即使早期应用大环内酯类抗生素治疗,体温持续升高,剧烈咳嗽,影像学表现示一个或多个肺叶高密度实变、不张或双肺广泛间质性浸润(图8-7、图8-8),常合并中量胸腔积液,支气管镜检查发现支气管内黏稠分泌物壅塞,或伴有坏死黏膜,病程后期亚段支气管部分或完全闭塞,致实变、肺不张难于好转,甚至出现肺坏死,易遗留闭塞性细支气管炎和局限性支气管扩张。双肺间质性改变严重者可发生肺损伤和呼吸窘迫,并可继发间质性肺炎。这些病例为难治性或重症支原体肺炎。

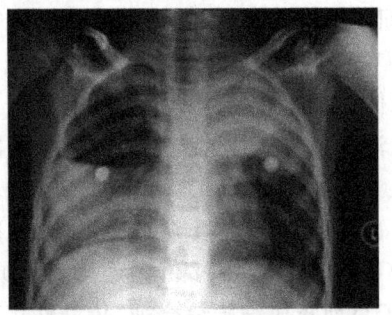

图8-7 双肺实变X线表现

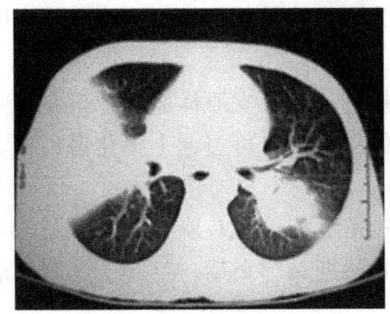

图8-8 双肺实变CT表现

(七)肺外并发症

1.神经系统疾病

在肺炎支原体感染的肺外并发症中,无论国内国外,报道最多的为神经系统疾病。发生率不明。与肺炎支原体感染相关的神经系统疾病可累及大脑、小脑、脑膜、脑血管、脑干、脑神经、脊髓、神经根、周围神经等,表现有脑膜脑炎、急性播散性脑脊髓膜炎、横断性脊髓炎、无菌性脑膜炎、周围神经炎、吉兰-巴雷综合征、脑梗死、Reye综合征等。有学者在临床发现,肺炎支原体感染引起的脑炎最常见。近期有学者收治1例肺炎支原体肺炎合并胸腔积液患儿,发生右颈内动脉栓塞,导致右半侧脑组织全部梗死,国外有类似的病例报道。神经系统疾病可发生于肺炎支原体呼吸道感染之前、之中、之后,少数不伴有呼吸道感染而单独发生。多数病例先有呼吸道症状,相隔1~3周出现神经系统症状。临床表现因病变部位和程度不同而异,主要表现为发热、惊厥、头痛、呕吐、神志改变、精神症状、脑神经障碍、共济失调、瘫痪、舞蹈-手足徐动等。脑脊液检查多数正常,异常者表现为白细胞升高、蛋白升高、糖和氯化物正常,类似病毒性脑炎。脑电图可出现异常。CT和MRI多数无明显异常。病情轻重不一,轻者很快缓解,重者可遗留后遗症。

2.泌尿系统疾病

在与肺炎支原体感染相关的泌尿系统疾病中,最常见的为急性肾小球肾炎综合征,类似链球菌感染后急性肾小球肾炎,表现为血尿、蛋白尿、水肿、少尿、高血压,血清补体可降低。与链球菌感染后急性肾小球肾炎相比,潜伏期一般较短,血尿恢复快。文献认为与肺炎支原体感染相关的肾小球肾炎的发生率有升高趋势,预后与其病理损害有关,病理损害重,肾功能损害也重,病程迁延,最终可进展为终末期肾衰竭。病理类型可多种多样,有膜增生型、系膜增生型、微小病变型等。肺炎支原体感染也可引起 IgA 肾病,小管性-间质性肾炎,少数患者可引起急性肾衰竭。

3. 心血管系统疾病

肺炎支原体感染可引起心肌炎和心包炎,甚至心力衰竭。常见的表现为心肌酶谱升高、心律失常(如传导阻滞、室性期前收缩等)。肺炎支原体肺炎可合并川崎病或肺炎支原体感染单独引起川崎病,近年来有关肺炎支原体感染与川崎病的关系已引起国内的关注。此外,肺炎支原体肺炎可引起心内膜炎,有学者曾收治肺炎支原体肺炎合并心内膜炎的患儿,心内膜出现赘生物。

4. 血液系统疾病

以溶血性贫血多见。另外,也可引起血小板数减少、粒细胞减少、再生障碍性贫血、凝血异常,出现脑、肢体动脉栓塞及 DIC。国外文献有多例报道肺炎支原体感染合并噬血细胞综合征、类传染性单核细胞增多症。由于目前噬血细胞综合征、传染性单核细胞增多症的发病率有增多趋势,除与病毒感染相关外,肺炎支原体感染的致病作用不容忽视。由于肺炎支原体可与 EB 病毒混合感染,当考虑肺炎支原体为传染性单核细胞增多症的病因时,应慎重。

5. 消化系统疾病

可出现腹痛、腹泻、呕吐、肝损害。肺炎支原体肺炎引起的肝功能损害较常见,经保肝治疗,一般能恢复,目前尚未见肝坏死的报道。也可引起上消化道出血、胰腺炎、脾大。

6. 皮肤黏膜表现

皮疹多见,形态多样,有红斑、斑丘疹、水疱、麻疹样或猩红热样丘疹、荨麻疹及紫癜等,但以斑丘疹和疱疹为多见,常发生在发热期和肺炎期,持续1~2周。最严重的为 Stevens-Johnson 综合征。

7. 关节和肌肉病变

表现为非特异性肌痛、关节痛、关节炎。非特异性肌痛多为腓肠肌疼痛。有时关节痛明显,关节炎以大中关节多见,可游走。

(八)实验室检查

目前,国内外采用的 MP 诊断方法主要包括经典的培养法、血清学抗体检测和核酸检测方法。

MP 的分离培养和鉴定可客观反映 MP 感染的存在,作为传统的检测手段,至今仍是支原体鉴定的金标准。其缺点是费时耗力,由于 MP 对培养条件要求苛刻,生长缓慢,做出判定需3~4周。当标本中 MP 数量极少,培养基营养标准不够或操作方法不当时,均会出现假阴性。由于 MP 培养困难、花费时间长,多数实验室诊断均采用血清学方法,如补体结合试验(CFT 或 CF)、颗粒凝集试验(PAT 或 PA)、间接血凝试验(IHT)和不同的 ELISA 法等。近年多采用颗粒凝集法(PA)测定 MP 抗体,值得注意其所测得的抗体 90% 为 MP IgM,但也包含了 10% 左右的 MP IgG,PA 法阳性滴度>1∶80。除 MP IgM 外还可检测 MP IgA 抗体,其出现较 IgM 稍晚,但持续时间长,特异性强,测定 MP IgA 可提高 MP 感染诊断的敏感性和特异性。

PCR 的优点在于可检测经过处理用于组织学检测的组织,或已污染不能进行分离培养的组织。只需一份标本,1天内可完成检测,与血清学方法比较,可检测更早期的感染,并具有高敏感性的优势,检测标本中的支原体无须是活体。已有报道将实时PCR(real time PCR)技术应用于MP感染诊断,该技术将PCR的灵敏性和探针杂交的特异性合二为一,是目前公认的准确性和重现性最好的核酸分子技术。Matezou等应用此方法在痰液中检测MP,发现22%MP IgM阴性的MP感染病例。有学者认为如果将实时PCR和EIA检测MP IgM相结合,则在MP感染急性期可达到83%阳性检出率。Daxboeck等对29例MP感染致CAP患者的血清用实时PCR技术与常规PCR技术作对比研究显示:所有标本常规PCR均阴性,但实时PCR检出15例MP感染(52%阳性率),该研究不仅证明实时PCR的敏感性,更对传统观念做了修正,即MP感染存在支原体血症。

(九)诊断

血清IgG抗体呈4倍以上升高或降低,同时MP分离阳性者,有绝对诊断意义。血清IgM抗体阳性伴MP分离阳性者,也可明确MP感染诊断。如仅有4倍以上抗体改变或下降至原来的1/4,或IgM阳性(滴度持续>1:160),推测有近期感染,应结合临床表现进行诊断。目前国内在阳性标准上并不统一,这直接影响到对MP流行病学的评估和资料间比较。

(十)鉴别诊断

1.细菌性肺炎

重症支原体肺炎患儿影像学表现为大叶实变伴胸腔积液,外周血中性粒细胞升高,CRP明显升高,与细菌性肺炎难于鉴别。支原体肺炎的肺泡炎症与间质炎症常混合存在,即在大片实变影周围或对侧有网点状、网结节状阴影,常有小叶间隔增厚、支气管血管束增粗和树芽征等间质性改变,这在细菌性肺炎少见。另外,支原体肺炎的胸腔积液检查常提示白细胞轻度升高,以淋巴细胞为主。病原学检查如支原体抗体阳性,痰液和胸腔积液细胞培养是可靠的鉴别诊断依据。

2.肺结核

浸润性肺结核见于年长儿,临床表现为发热、咳嗽,肺部体征不多,重者可出现肺部空洞和支气管播散。支气管播散表现为小叶中心结节、树芽征、支气管壁增厚、肺不张等征象。由于浸润性肺结核和支原体肺炎的发病年龄、临床和影像表现相似,二者易混淆。鉴别点:浸润性肺结核出现支气管播散表现病程相对较长,起病缓慢,浸润阴影有空洞形成。支原体肺炎支原体抗体阳性,而浸润性肺结核PPD皮试阳性、痰液结核分枝杆菌检查阳性。支原体肺炎经大环内酯类抗生素有效。另外,因支原体肺炎可引起肺门淋巴结肿大,易误诊为原发性肺结核,但原发性肺结核除肺门淋巴结肿大外,往往伴有气管或支气管旁淋巴结肿大,并彼此融合、PPD皮试阳性。支原体肺炎也可引起双肺类似粟粒样阴影,易误诊为急性血行播散性肺结核,但支原体肺炎粟粒阴影的大小、密度、分布不均匀,肺纹理粗乱、增多或伴网状阴影,重要的鉴别依据仍是PPD皮试、支原体抗体检测及对大环内酯类抗生素的治疗反应。

(十一)预后

国外文献报道,支原体肺炎后可以导致长期的肺部后遗症,如支气管扩张、肺不张、闭塞性细支气管炎(BO)、闭塞性细支气管炎伴机化性肺炎(BOOP)、单侧透明肺、肺间质性纤维化。

(十二)治疗

小儿MPP的治疗与一般肺炎的治疗原则基本相同,宜采用综合治疗措施,包括一般治疗、对症治疗、抗生素、糖皮质激素等。

1.抗生素

大环内酯类抗生素、四环素类抗生素、氟喹诺酮类等,均对支原体有效,但儿童主要使用的是大环内酯类抗生素。

大环内酯类药物中的红霉素仍是治疗 MP 感染的主要药物,红霉素对消除支原体肺炎的症状和体征明显,但消除 MP 效果不理想,不能消除肺炎支原体的寄居。常用剂量为 20～30 mg/(kg·d),轻者可分次口服,重症考虑静脉给药,疗程 10～14 天,严重者可适当延长。红霉素对胃肠道刺激大,并可引起血胆红素及转氨酶升高,以及有耐药株产生的报道。

近年来使用最多的不是红霉素而是阿奇霉素,阿奇霉素在人的细胞内浓度高而在细胞外浓度低。阿奇霉素口服后 2～3 小时血药浓度达峰,生物利用率为 37%,具有极好的组织渗透性,组织水平高于血药浓度 50～100 倍,而血药浓度只有细胞内水平的 1/10,服药 24 小时后巨噬细胞内阿奇霉素水平是红霉素的 26 倍,在中性粒细胞内为红霉素的 10 倍。其剂量为 10 mg/(kg·d),1 次/天。

文献中有许多关于治疗 MPP 的疗效观察文章,有学者认为红霉素优于阿奇霉素;有学者认为希舒美阿奇霉素可代替红霉素静脉滴注;有学者认为克拉霉素在疗程、依从性、不良反应上均优于阿奇霉素;也有学者认为与红霉素比较,阿奇霉素可作为治疗 MPP 的首选药物,但目前这些观察都不是随机、双盲、对照研究,疗效标准几乎都是临床症状的消失,无病原清除率的研究。

2.肾上腺糖皮质激素的应用

目前认为在支原体肺炎的发病过程中,有支原体介导的免疫损伤参与,因此,对重症 MP 肺炎或肺部病变迁延而出现肺不张、支气管扩张、BO 或有肺外并发症者,可应用肾上腺皮质激素治疗。根据国外文献及临床总结,糖皮质激素在退热、促进肺部实变吸收、减少后遗症方面有一定作用。可根据病情,应用甲泼尼龙、氢化可的松、地塞米松或泼尼松。

3.支气管镜治疗

根据临床观察,支原体肺炎病程中呼吸道分泌物黏稠,支气管镜下见黏稠分泌物阻塞支气管,常合并肺不张。因此,有条件者,可及时进行支气管镜灌洗。

4.肺外并发症的治疗

目前认为并发症的发生与免疫机制有关。因此,除积极治疗肺炎、控制 MP 感染外,可根据病情使用激素,针对不同并发症采用不同的对症处理办法。

(闫　敏)

第十二节　肺　栓　塞

肺栓塞(pulmonary embolism,PE)是以各种栓子阻塞肺动脉系统为发病原因的一组疾病或临床综合征的总称,以肺血栓栓塞症(pulmonary thromboembolism,PTE)最为常见。PTE 为来自静脉系统或右心的血栓阻塞肺动脉或其分支所致。肺动脉栓塞后,其支配区的肺组织因血流受阻或中断而发生梗死。在儿科临床中 PE 诊断较少,大部分是通过死后尸检而诊断,由于其发生率较低及儿科医师对本病认识不足,儿童 PE 的漏诊率及误诊率极高,及时诊断和正确治疗对于降低病死率和提高患儿的生存质量是非常重要的。

一、危险因素

分为原发和继发两种。

(1)原发性由遗传变异引起,多在青年后起病,可有家族史,儿科报道少。

(2)继发性危险因素与成人有明显区别:①先天性心脏病尤其合并感染性心内膜炎时,瓣膜上赘生物是栓子的主要来源,若发生于三尖瓣,可致反复 PE;②肾病综合征;③留置中心静脉导管;④胃肠外营养;⑤长期卧床和不活动;⑥肿瘤有肾母细胞瘤、心脏肿瘤等,较少见;⑦先天性血液病,如镰状细胞性贫血、真性红细胞增多症等,由于血液黏滞度增加,血流缓慢,微循环障碍,变形或增多的红细胞经过肺小动脉时发生机械性梗阻导致 PE;⑧脑室心房分流术与 PE 关系已无质疑,术后若进行常规肺组织显微镜检,发生率高达 55%;⑨其他,如骨折后脂肪栓塞,骨髓移植患儿并发 PE、烧伤后 PE,手术,肥胖、脓毒症等导致 PE 均有报道。

二、诊断

(一)症状

可从无症状到血流动力学不稳定,甚至可发生猝死。常为多发及双侧性,肺下叶多于上叶,但左右侧并无明显差异。症状有呼吸困难、气促、胸痛、晕厥、烦躁不安、惊恐甚至濒死感、咯血、咳嗽、心悸等。临床上表现呼吸困难、胸痛及咯血三联征的不足 30%。

(二)体征

主要体征包括呼吸急促、心动过速、血压变化、发绀、发热、颈静脉充盈或搏动、肺部可闻哮鸣音或细湿啰音、胸腔积液等。鉴于年幼患儿常不能自诉症状,故必须在栓塞高危患儿中加强观察和监测,以免漏诊。

(三)辅助检查

(1)非特异性检查:包括血常规及酶谱、动脉血气分析、肺功能、心电图、胸片、超声心动图等,有一定提示意义,但非确诊依据。

(2)血浆 D-二聚体(D-dimer):为重要初筛试验。若含量低于 500 μg/L,可基本除外急性 PE。

(3)胸片多有异常发现:区域性肺血管纹理变细、稀疏或消失,肺野透亮度增加;肺野局部浸润性阴影;尖端指向肺门的楔形阴影;肺不张或肺膨胀不全等。若短期内一侧片影消失,另一侧又出现新片影的多发病变,应高度怀疑 PE。

(4)核素肺通气/灌注扫描:为确诊检查之一。

(5)螺旋 CT 和电子束 CT 造影:可观察到肺动脉血栓的直接征象,亦属确诊检查。

(6)磁共振成像(MRI):对段以上肺动脉栓子诊断的敏感性和特异性均较高,具有潜在的识别新旧血栓的能力,有望成为确定溶栓方案的依据。

(7)肺动脉造影:仍为诊断 PE 的"金标准",但因其有创,不作为一线检查方法。

三、诊断程序

参考 2000 年欧洲心脏病学会专家委员会制订的急性 PE 的诊断与治疗指南,考虑诊断程序如下。

(1)发现可疑患儿:对于具备前述 PE 高危因素的患儿应高度警惕,当突然发生呼吸困难、胸痛、咳嗽、咯血、发绀、晕厥、手术后肺炎或急性胸膜炎等症状时要高度怀疑 PE。结合胸片、心电图、动脉血气等可初步排除其他疾病。

(2)疑诊 PE 患儿。①怀疑非大面积 PE：首先检测 D-二聚体，如＜500 $\mu g/L$，可排除急性 PE；如≥500 $\mu g/L$，行超声心动图检查，如无明显异常，继行肺通气/灌注扫描，结果正常或接近正常者，不予治疗；PE 高度可能者，开始治疗；不能确诊者，行肺动脉造影检查。目前有多中心应用螺旋 CT 造影来代替肺通气/灌注扫描或肺动脉造影。②怀疑大面积 PE：由于多存在休克或低血压，病情危重，应先行超声心动图检查，如为急性大面积 PE，可显示急性肺动脉高压及右心室超负荷的征象；高度不稳定的患者，可仅根据超声心动图的结果行溶栓治疗(甚至手术)。待病情稳定后，再行确定诊断。

四、鉴别诊断

(1)肺炎：肺炎患儿多有发热，症状以咳嗽为主，咯血少见，结合其危险因素、实验室检查鉴别。

(2)胸膜炎：肺栓塞患者可发生胸腔积液，应与之鉴别。

(3)术后肺不张：周围静脉检查正常有助于鉴别。必要时核素肺通气/灌注扫描或肺动脉造影。

五、治疗

(一)内科治疗

(1)一般处理：对高度疑诊或确诊 PE 患儿，应严密监护。对大面积 PE，收住 ICU。应绝对卧床，保持大便通畅，避免用力，以防栓子再次脱落；对烦躁患儿予适当镇静；发热、胸痛、咳嗽等症状可予相应对症处理。

(2)呼吸和循环支持治疗。

(3)溶栓治疗：适用于大面积 PE 及有休克和低血压的患者。常用的溶栓药物有链激酶、尿激酶、基因重组组织型纤溶酶原激活物。绝对禁忌证为有活动性内出血。

(4)抗凝治疗：为 PE 和深静脉血栓(DVT)的基本治疗方法，可防止血栓再形成和复发，同时机体自身纤溶机制可溶解已形成的血栓。目前临床主要有普通肝素、低分子量肝素和华法林。低分子量肝素较普通肝素有更大优越性：吸收率及生物利用度高，半衰期长，100 U/kg，1～2 次/天；安全性高，并发症少，肝素相关性血小板减少症的发生率明显减低，应用前景更为广泛。疗程视血栓情况而定。华法林与肝素有同样的抗凝作用，长期应用可溶解纤维抗原，可用于需要长期抗凝者。成人初始剂量 5～10 mg/d，2～3 天后减至 2.5 mg/d，儿童酌减。可用血浆凝血酶原时间监测。

(二)外科治疗

血栓切除术。适应证：①急性大面积 PE 患者；②有溶栓禁忌证者；③经溶栓和其他内科治疗无效者。此类手术可迅速缓解血流动力学异常，但死亡率高。随着溶栓治疗的不断成熟和进展，已较少实施该手术。

(闫　敏)

第十三节 急性肺损伤

急性肺损伤(ALI)和急性呼吸窘迫综合征(ARDS)是儿科常见和潜在危害极大的疾病之一。ALI 是 ARDS 的早期阶段,重度的 ALI 即发展为 ARDS。国内最新调查显示,ARDS 患儿的病死率达到 60% 以上。只有在疾病早期有效地控制 ALI 的发展进程,才能遏制 ARDS 的产生和发展,提高 ARDS 的存活率。小儿 ALI/ARDS 正成为临床危重医学的研究重点。

自 1988 年 Murray 等拓展了急性呼吸窘迫综合征(ARDS)的定义以来,便针对它的分期(急性/慢性)、基础疾病和急性肺损伤(ALI)的严重程度等三个方面问题,并提出了一个依据胸片上肺浸润的程度、PaO_2/FiO_2 值、维持 PaO_2/FiO_2 所需的 PEEP 水平和肺顺应性等 4 个方面来评价 Au 程度的评分系统。鉴于 ARDS 的病理特征就是 ALI,所以许多学者提出,为了认识和定义这一连续的病理生理过程,应用 ALI 一词似乎更为合适,因为它在更大范围上涵盖了这一病理过程的全部,同时又感到,ARDS 只是这一过程的最严重的结局,即 ARDS 是 ALI 的一个阶段。故所有 ARDS 患者都有 ALI,但并非所有具有 ALI 的患者都是 ARDS。尽管 ALI 与 ARDS 之间不能完全划等号,但两者都不是特别的病种。基于这一认识,欧美专家经商讨共同为 ALI 下了一个定义,主要包括:①ALI 是一炎症和通透性增加综合征,其汇集临床、放射和生理的异常,不能用左心房或肺毛细血管高压来解释,但可复合存在;②脓毒综合征(sepsis syndrome)、多发性创伤、误吸、原发性肺炎是最多见的原因,其次还有体外循环、输血过多、脂肪栓塞和胰腺炎等;③ALI 和 ARDS 起病急骤,发病持续,其发病常与一种或多种高危因素有关,并以单纯给氧难以纠正的低氧血症和弥漫性双肺浸润为特征;④间质性肺纤维化、结节病等慢性肺疾病不在此列。ALI 这一概念总是与全身炎症反应综合征(SIRS)和 ARDS 联系在一起,认为 ALI 是 SIRS 的继发性损伤,重症 ALI 就是 ARDS。

一、病因及发病机制

引起 ALI 的病因可分为直接和继发两个方面,一个是吸入胃内容物、毒性气体和毒性液体、严重的肺部感染等,可直接造成弥漫性肺泡毛细血管膜(ACM)损伤;另一个是全身炎症反应继发性损伤 ACM。近年来特别强调炎症反应在 ALI 发病中的地位。这一地位虽已确定,但仍有许多问题尚不明了,如诸多细胞因子具有广泛的生物活性,在炎症反应中相互刺激诱生,形成复杂的调控网络。各种原因引起的炎性肺损伤都有大量细胞因子产生,如 TNF、IL-1、IL-6、IL-8、IL-10、IL-12 等,这些细胞因子引起一系列的炎症级链反应,参与肺损伤过程。

肿瘤坏死因子(TNF)是重要的启动因子,TNF 主要由单核细胞、巨噬细胞产生,它可活化中性粒细胞(PMN),使 PMN 黏附并脱颗粒及呼吸暴发,释放氧自由基,趋化并促进 Fb 分裂,刺激 IL-1、IL-6、IL-8、IL-12 及血小板活化因子(PAF)的产生。静脉或腹腔注射内毒素后可产生大量的 TNF,用 TNF 可复制出急性肺损伤模型。单核细胞、PMN 等细胞可产生 IL-1,IL-1 能趋化 PMN,刺激内皮细胞产生 PAF 并表达细胞间黏附分子-1(ICAM-1),促进 Fb 分裂。健康人外周血单核细胞受 LPS 刺激后 IL-1、IL-2 产生明显上升。TNF 还可影响再构建或脱酰基-再酰基来降低棕榈酸和卵磷脂酯的合成,降低磷脂酰胆碱的合成,从而抑制肺泡Ⅱ型细胞表面活性物质的合成。

炎症过程中黏附分子起重要作用,黏附分子大致可分为4类,即免疫球蛋白超家族、选择素家族、整合素家族和血管附着素家族。PMN 黏附血管壁时,首先是在血管内皮上滚动,这是由内皮细胞表面的 E-选择素、P-选择素和 PMN 表面的 L-选择素之间相互介导产生的并不强的作用,使 PMN 在内皮细胞上难以黏附;在滚动的基础上,PMN 表面的 CD11/CD18 与内皮细胞表面的 ICAM-1 相互作用,加强了 PMN 与血管内皮细胞的黏附作用。ICAM-1 又称 CD54,是免疫球蛋白超家族成员,可出现在活化的 T 细胞、巨噬细胞、血管内皮细胞、胸腺上皮细胞及成纤维细胞等细胞表面,它由5个同源区的单链糖蛋白构成,相对分子质量为90~115 kD,其受体是淋巴细胞功能相关抗原-1(LFA-1),LFA-1 主要表达在淋巴细胞及 PMN。已知 ICAM-1 和 LFA-1 参与淋巴细胞间、白细胞与内皮细胞间、嗜酸性粒细胞与内皮细胞间的黏附。人类 PMN 用金黄色葡萄球菌或 TNF 刺激,经细胞荧光分析法证实,ICAM-1 表达上升。

肺部细胞能产生多种环氧化物和脂氧化物的代谢产物,参与肺损伤的病理过程。患者肺泡灌洗液(BALF)中白三烯(LTB_4)、LTC_4、LTD_4 及血中血栓素(TXB_2)和 6-Keto-$PGF_{1\alpha}$ 增加。LTs 类是强力炎症介质,可明显增加小气道的通透性,LTB_4 可致 PMN 聚集并脱颗粒,还可直接导致肺水肿。TXB_2 能促进血小板与 PMN 在微血管床中聚集,并引起血管收缩。PGI_2 可引起血管扩张,抵抗其他缩血管物质的作用。PAF 由 PMN、内皮细胞、血小板、肥大细胞等产生,是很强的趋化因子,能促进炎性细胞聚集,激活 PMN 释放氧自由基等。

内毒素可刺激内皮细胞产生过量的 NO,NO 可导致内皮细胞损伤和死亡。内毒素、TNF、IL-1 等可诱导 NOs 表达,使 NO 生成过量,导致血管过度扩张,并失去对去甲肾上腺素等缩血等物质的反应。有实验证明 NO 参与了肺损伤过程。

氧自由基亦是重要的炎症介质,PMN、单核细胞、巨噬细胞及嗜酸性粒细胞均能产生氧自由基,并参与肺损伤,它可引起脂质过氧化,形成新的氧自由基;脂质产物丙二醛与蛋白酶发生交链反应,并与毗邻的蛋白质交链,使氨基酸遭到破坏;氧自由基增加 PLA_2 的活性,催化花生四烯酸的合成和释放;激活并释放 PMN 溶酶体酶,以损伤血管内皮细胞,使肺毛细血管通透性增加。

机体存在炎症反应的同时又存在着代偿性抗炎症反应,由单核细胞等炎性细胞产生的 PGE_2 便具有抑制炎症反应的作用。PGE_2 可抑制 Th 细胞分化成 Th_1 细胞而促使其分化成 Th_2 细胞,还能抑制 IL-1、IL-2、TNF 和 IFN 的释放,并诱导单核细胞和 Th_2 细胞产生 IL-4、IL-10、IL-11、IL-13 和 GM-CSF 等抗炎介质。

NO 既参与肺损伤,又具有抗炎作用,能阻止血小板、PMN 黏附于内皮细胞,并能抑制 IL-4、IL-6、IL-8的释放。

糖皮质激素通过受体能抑制 PMN 的黏附,抑制 TNF、IL-1 的释放及淋巴细胞的凋亡。在细胞内与胞质受体结合成复合物,进入核内抑制 IFN、白细胞介素类和细胞黏附分子的基因转录。去甲肾上腺素对 LPs 诱导的炎症介质的释放也有抑制作用。IL-1 受体阻滞药、可溶性 TNF-α 受体、超氧化物歧化酶、α_1 蛋白酶抑制剂等的存在,可不同程度地阻断或减轻细胞因子等炎性介质的作用,使炎症反应适度,不致造成严重组织损伤。炎症过程自始至终贯穿着致炎与抗炎这一对基本矛盾。

Fehrenbach 于 1998 年报道了包括板层小体(LBs)在内的肺泡Ⅱ型上皮细胞(ATⅡ)的早期变化。2005 年报道了内毒素(LPS)诱导的急性肺损伤(ALI)时新生幼鼠及成年幼鼠 ATⅡ细胞超微结构的对比研究。肺表面活性物质系统的系列变化是 ALL/ARDS 的主要发病机制之一。

地塞米松可以抑制由 Fas 抗体和 INF-γ 诱导的肺泡上皮细胞的凋亡。

急性肺损伤时以 LBs、细胞核、核仁等连续变化为主要特征的 ATⅡ细胞超微结构的改变是时间依赖性的。ATⅡ细胞在 48 小时和 72 小时破坏严重,这可能导致肺表面活性物质合成不足和肺动态平衡的不稳定造成 ALI。地塞米松可能促进 ATⅡ型上皮细胞的"胞吐"作用,增加 LBs 数量,使 LBs 重新绕核排列以便增强防御能力,保持肺的动态平衡。

合成和分泌肺表面活性物质的肺泡Ⅱ型上皮细胞是肺上皮最重要的组成部分。肺泡Ⅱ型上皮细胞的正常结构和肺表面活性物质合成与代谢的动态平衡是肺正常生理活动所必需的。

Tesfaigzi 和其同事报道在 ALI 早期由 LPS 诱导的肺泡Ⅱ型上皮细胞的凋亡明显增强。由 LPS 所致肺泡Ⅱ型上皮细胞凋亡的诱导不需要 TNF-α。在 ALI 时,由 LPS 所致的肺泡Ⅰ型上皮细胞的损伤不能靠肺泡Ⅰ型上皮细胞自身再生,肺泡Ⅰ型上皮细胞的恢复依赖于肺泡Ⅱ型上皮细胞的转化。LPS 产生的对肺泡Ⅱ型上皮细胞的损伤是 ALI 发展和恢复的关键环节。

二、诊断条件的评价

ALI 的诊断条件包括:①急性起病;②$PaO_2/FiO_2 \leqslant 40.0$ kPa(300 mmHg);③正位胸部 X 线片显示双肺有弥漫浸润影;④肺动脉楔压$\leqslant 2.4$ kPa(18 mmHg)或无左心房压力增高的临床证据。该标准主要特点是 ALI 包括过去 ARDS 早期至终末期全部动态连续过程,并未将机械通气和 PEEP 水平纳入诊断标准,这样有利于早期诊断。参考上述标准,诊断肺炎合并 ALI 应有以下条件:急性肺炎;病情迅速恶化,或一度好转后又明显加重;正位胸部 X 线片显示,在肺炎的基础上,双肺出现弥漫浸润阴影;$PaO_2/FiO_2 \leqslant 40.0$ kPa(300 mmHg);排除左心衰竭。若将上述标准中的 PaO_2/FiO_2 测值改为 26.7 kPa(200 mmHg),就成为 ARDS 的诊断条件。

诊断条件十分明确,但在实际运用过程中却有许多困惑,如急性起病,是指几小时还是指几天;反映肺气体交换功能的 PaO_2/FiO_2 不具有特异性;严重肺炎可因肺微血管通透性增加而造成双肺浸润影,但未必都是 ALI;ARDS 病例中有一部分患者可伴有心功能异常,并使肺动脉楔压 >2.4 kPa(18 mmHg),因而使 ALI 或 ARDS 被排除而出现假阴性。上述情况提示,符合上述标准未必一定是 ALI,可见"标准"带有一定局限性或机械性,应用"标准"最重要的还是要结合临床进行综合分析。肺组织病理检查有助于确诊,因系创伤性检查而不常用于临床。各种反映血管内皮损伤的标志物,包括内皮素、循环内皮细胞、Ⅷ因子相关抗原和血管紧张素转化酶等,在 ALI 时血中水平明显增高,可预测 ALI 或 ARDS 的发生,但又不具有特异性。测定肺血管外水分含量的各种方法,对 ALI 早期诊断无意义。放射性核素标记流动体外检测技术,测量 ACM 通透性超过正常值 4~5 倍,虽有助于 ALI 的早期诊断,但尚不能普及。

三、治疗

地塞米松治疗:实验发现地塞米松能够抑制由 Fas 抗体和 IFN-γ 诱导的肺上皮的凋亡。地塞米松除能够抑制炎症介质和细胞因子(cytokines)相互作用外,还能够抑制抗原和抗体的结合,干扰 LPS 引发的杀菌素的激活。地塞米松同时也能够稳定细胞膜和溶酶体膜,致使上皮组织被保护。一份研究提示,肺泡Ⅱ型上皮细胞的"胞吐"现象证明在应用地塞米松 24 小时肺表面活性物质的合成和分泌被激活并被加速。线粒体为肺表面活性物质的合成与分泌及板层小体的排列提供了大量能量,以至于线粒体在 48 小时受到严重损害。线粒体的过度代偿导致线粒体的肿胀和嵴断裂。由线粒体提供能量使板层小体像指环一样围绕核排列。这些表明地塞米松的作用减少了肺损伤程度,并促进肺泡上皮从损伤向恢复方向发展和肺功能的恢复。肺泡Ⅱ型上皮细胞是肺上皮的干细胞,其为肺上皮从损伤向恢复和重建提供了可能性。在地塞米松治疗组临床表现与肺泡Ⅱ型上皮细胞的改善相一致。

按 ARDS 的原则治疗:器官系统的功能障碍是 SIRS 的常见并发症,其中包括 ALI、休克、肾衰竭和多系统器官功能衰竭(MSOF)等。据认为,约有 25% 的 SIRS 患者发生 ARDS。近年来提出,应从 SIRS→器官功能障碍→多器官功能衰竭,这一动态过程去考虑 ALI 和 ARDS,认为肺是这一连串病理过程中最容易受损害的首位靶器官,MSOF 则是这一过程的严重结局。因此,维护和支持肺及肺外器官功能至关重要。治疗 ALI 与处理 ARDS 的原则基本相同,强调积极处理原发病、机械通气、纠正缺氧,包括液体通气、注意液体管理、防治感染等综合性措施。值得提出的是,近年来有一些新的见解,如机械通气主张应用较小潮气量(5~9 mL/kg)、气道压力限制在 2.9 kPa(30 cmH$_2$O)以下,以避免大潮气量、高气道压 2.9~3.9 kPa(30~40 cmH$_2$O)引起的肺泡过度膨胀,进而加重 ALI。亦不主张吸入高浓度氧,因为氧中毒时肺脏首先受累。更不主张作血液透析,因为当白细胞通过透析膜时被激活,并扣押于肺毛细血管内,释放炎性介质,损伤 ACM。近年来主张应用持续静脉-静脉血液过滤法,可清除血液中的炎性介质,减轻炎症反应,改善预后。

(闫 敏)

第十四节 呼 吸 衰 竭

由于直接或间接原因导致的呼吸功能异常,使肺脏不能满足机体代谢的气体交换需要,造成动脉血氧下降和/或二氧化碳潴留称为呼吸衰竭。呼吸衰竭有着明确的病理生理含义,单靠临床难以确诊,要根据血气分析做诊断。正常人动脉氧分压(PaO_2)为 11.3~14.0 kPa(85~105 mmHg),二氧化碳分压($PaCO_2$)为 4.7~6.0 kPa(35~45 mmHg),pH 7.35~7.45。若 PaO_2 低于 10.6 kPa(80 mmHg);$PaCO_2$ 高于 6.0 kPa(45 mmHg),可认为呼吸功能不全。如 PaO_2 低于 8.0 kPa(60 mmHg),$PaCO_2$ 高于 6.7 kPa(50 mmHg),即可诊断呼吸衰竭。应指出这是成人和儿童的标准,婴幼儿 PaO_2 及 $PaCO_2$ 均较年长儿低,诊断标准也应有所不同。在婴幼儿大致可以 PaO_2<6.7 kPa(50 mmHg),$PaCO_2$>6.0 kPa(45 mmHg)作为诊断呼吸衰竭的标准。在不同类型呼吸衰竭和不同具体情况也不能一概套用上述标准。如低氧血症型呼吸衰竭 $PaCO_2$ 可不增高,呼吸衰竭患儿吸氧后 PaO_2 可不减低。

小儿呼吸衰竭主要发生在婴幼儿,尤其是新生儿时期。它是新生儿和婴幼儿第一位死亡原因。由于对小儿呼吸生理的深入了解和医疗技术的进步,小儿呼吸衰竭的治疗效果已较过去明显提高,本节重点介绍新生儿和婴幼儿呼吸衰竭有关问题。

一、病因

呼吸衰竭的病因可分三大类,即呼吸道梗阻、肺实质性病变和呼吸泵异常。

(一)呼吸道梗阻

上呼吸道梗阻在婴幼儿多见。喉是上呼吸道的狭部,是发生梗阻的主要部位,可因感染、神经体液因素(喉痉挛)、异物、先天因素(喉软骨软化)引起。下呼吸道梗阻包括哮喘、毛细支气管炎等引起的梗阻。重症肺部感染时的分泌物、病毒性肺炎的坏死物,均可阻塞细支气管,造成下呼吸道梗阻。

(二)肺实质疾病

1. 一般肺实质疾病

包括各种肺部感染如肺炎、毛细支气管炎、间质性肺疾病、肺水肿等。

2. 新生儿呼吸窘迫综合征(RDS)

主要由于早产儿肺发育不成熟,肺表面活性物质缺乏引起广泛肺不张所致。

3. 急性呼吸窘迫综合征(ARDS)

常在严重感染、外伤、大手术或其他严重疾病时出现,以严重肺损伤为特征。两肺间质和肺泡弥散的浸润和水肿为其病理特点。

(三)呼吸泵异常

呼吸泵异常包括从呼吸中枢、脊髓到呼吸肌和胸廓各部位的病变。共同特点是引起通气不足。各种原因引起的脑水肿和颅内高压均可影响呼吸中枢。神经系统的病变可以是软性麻痹,如急性感染性多发性神经根炎,也可以是强直性痉挛,如破伤风。呼吸泵异常还可导致排痰无力,造成呼吸道梗阻、肺不张和感染,使原有的呼吸衰竭加重。胸部手术后引起的呼吸衰竭也常属此类。

二、类型

(一)低氧血症型呼吸衰竭

低氧血症型呼吸衰竭又称Ⅰ型呼吸衰竭或换气障碍型呼吸衰竭。主要是由肺实质病变引起。血气主要改变是动脉氧分压下降,这类患儿在疾病早期常伴有过度通气,故动脉 $PaCO_2$ 常降低或正常。若合并呼吸道梗阻因素,或疾病后期,$PaCO_2$ 也可增高。由于肺部病变,肺顺应性都下降,换气功能障碍是主要的病理生理改变,通气/血流比例失调是引起血氧下降的主要原因,也大多有不同程度的肺内分流增加。

(二)通气功能衰竭

通气功能衰竭又称Ⅱ型呼吸衰竭。动脉血气改变特点是 $PaCO_2$ 增高,同时 PaO_2 下降,可由肺内原因(呼吸道梗阻,生理无效腔增大)或肺外原因(呼吸中枢、呼吸肌或胸廓异常)引起。基本病理生理改变是肺泡通气量不足。这类患儿若无肺内病变,则主要问题是二氧化碳潴留及呼吸性酸中毒。单纯通气不足所致的低氧血症不会很重,而且治疗较易。因通气不足致动脉氧分压低到危险程度以前,$PaCO_2$ 的增高已足以致命。

三、临床表现

(一)呼吸的表现

因肺部疾病所致呼吸衰竭,常有不同程度呼吸困难、三凹征、鼻翼煽动等。呼吸次数多增快,到晚期可减慢。中枢性呼吸衰竭主要为呼吸节律的改变,严重者可有呼吸暂停。应特别指出,呼吸衰竭患儿呼吸方面表现可不明显,而类似呼吸困难的表现也可由非呼吸方面的原因引起,如严重代谢性酸中毒。单从临床表现难以对呼吸衰竭做出准确诊断。

(二)缺氧与二氧化碳潴留的影响

早期缺氧的重要表现是心率增快,缺氧开始时血压可升高,继则下降。此外,尚可有面色发青或苍白。急性严重缺氧开始时烦躁不安,进一步发展可出现神志不清、惊厥。当$PaCO_2$在5.3 kPa(40 mmHg)以下时,脑、心、肾等重要器官供氧不足,严重威胁生命。

二氧化碳潴留的常见症状有出汗、烦躁不安、意识障碍等。由于体表毛细血管扩张,可有皮肤潮红、嘴唇暗红、眼结膜充血。早期或轻症心率快,血压升高,严重时血压下降,年长儿可伴有肌肉震颤等,但小婴儿并不多见。二氧化碳潴留的确切诊断要靠血液气体检查。以上临床表现仅供参考,并不经常可见。一般认为$PaCO_2$升高到10.6 kPa(80 mmHg)左右,临床可有嗜睡或谵妄,重者出现昏迷,其影响意识的程度与$PaCO_2$升高的速度有关。若$PaCO_2$在数天内逐渐增加,则机体有一定的代偿和适应,血pH可只稍低或在正常范围,对患儿影响较小。若通气量锐减,$PaCO_2$突然增高,则血pH可明显下降,当pH降至7.20以下时,严重影响循环功能及细胞代谢,危险性极大。二氧化碳潴留的严重后果与动脉pH的下降有重要关系。缺氧和二氧化碳潴留往往同时存在,临床所见常是二者综合的影响。

(三)呼吸衰竭时其他系统的变化

1.神经系统

烦躁不安是缺氧的早期表现,年长儿可有头痛。动脉pH下降,二氧化碳潴留和低氧血症严重者均可影响意识,甚至昏迷、抽搐,症状轻重与呼吸衰竭发生速度有关。因肺部疾病引起的呼吸衰竭可导致脑水肿,发生中枢性呼吸衰竭。

2.循环系统

早期缺氧心率加快,血压也可升高,严重者血压下降,也可有心律不齐。北医大报告婴幼儿肺炎极期肺动脉压增高,可能与缺氧所致血浆内皮素增加有关。唇和甲床明显发绀是低氧血症的体征,但贫血时可不明显。

3.消化系统

严重呼吸衰竭可出现肠麻痹,个别病例可有消化道溃疡、出血,甚至因肝功能受损,谷丙转氨酶增高。

4.水和电解质平衡

呼吸衰竭时血钾多偏高,血钠改变不大,部分病例可有低钠血症。呼吸衰竭时有些病例有水潴留倾向,有时发生水肿,呼吸衰竭持续数天者,为代偿呼吸性酸中毒,血浆氯多降低。长时间重度缺氧可影响肾功能,严重者少尿或无尿,甚至造成急性肾衰竭。

四、诊断

虽然血气分析是诊断呼吸衰竭的主要手段,但对患儿病情的全面诊断和评价,不能只靠血气,还要根据病史、临床表现和其他检查手段作出全面的诊断分析。

(一)病史

在有众多仪器检查手段的当前,仍应详细了解病史,对呼吸衰竭诊断的重要性在于它仍是其他诊断手段所不能代替的,不但有助于临床医师了解病情发生的基础,还便于有针对性地治疗。以下是需要注意询问了解的内容。

(1)目前患何种疾病,有无感染或大手术,这都是容易发生ARDS的高危因素;有无肺、心、神经系统疾病,这些疾病有可能导致呼吸衰竭;有无代谢疾病,尿毒症或糖尿病酸中毒的呼吸表现可酷似呼吸衰竭,要注意鉴别。

(2) 有无突然导致呼吸困难的意外情况,如呕吐误吸或异物吸入,这在婴幼儿尤易发生,是否误服了可抑制呼吸的药物。

(3) 有无外伤史,颅脑外伤、胸部外伤均可影响呼吸,有无溺水或呼吸道烧伤。

(4) 患儿曾接受何种治疗处理,是否用过抑制呼吸的药物,是否进行了气管插管或气管切开,有无因此导致气胸。

(5) 有无发生呼吸困难的既往史,有无哮喘或呼吸道过敏史。

(6) 新生儿要注意围产期病史,如母亲用药情况,分娩是否顺利,有无早产,是否有宫内窒息,有无引起呼吸窘迫的先天畸形(如横膈疝、食管闭锁)。

(二) 可疑呼吸衰竭的临床表现

呼吸困难和气短的感觉、鼻翼煽动,呼吸费力和吸气时胸骨上、下与肋间凹陷都反映呼吸阻力增大,患儿在竭力维持通气量,但并不都表明已发生呼吸衰竭,而呼吸衰竭患儿也不一定都有上述表现。呼吸衰竭时呼吸频率改变不一,严重者减慢,但在肺炎和 ARDS 早期,可以呼吸增快。胸部起伏情况对判断通气量有参考价值,呼吸衰竭时呼吸多较浅,呼吸音减弱,有经验者从呼吸音大致能粗略估计进气量的多少。

(三) 血气分析

婴幼儿时期 PaO_2、$PaCO_2$ 和剩余碱(BE)的数值均较儿童低,不同年龄患儿呼吸衰竭的诊断应根据该年龄组血气正常值判断;忽略婴幼儿与儿童的不同,应用同一标准诊断呼吸衰竭是不妥当的。

通常 $PaCO_2$ 反映通气功能,PaO_2 反映换气功能,若 PaO_2 下降而 $PaCO_2$ 不增高表示为单纯换气障碍;$PaCO_2$ 增高表示通气不足,同时可伴有一定程度 PaO_2 下降,但是否合并有换气障碍,应计算肺泡动脉氧分压差。比较简便的方法是计算 PaO_2 与 $PaCO_2$ 之和,此值小于 14.6 kPa(110 mmHg,包括吸氧患儿),提示换气功能障碍。

对于通气不足引起的呼吸衰竭,要根据病史和临床区别为中枢性还是外周性。中枢性通气不足常表现呼吸节律改变,或呼吸减弱;外周通气不足,常有呼吸道阻塞,气体分布不均匀或呼吸幅度受限制等因素,大多有呼吸困难。对于换气障碍引起的呼吸衰竭,可根据吸入不同浓度氧后血氧分压的改变,判断换气障碍的性质和程度。吸入低浓度(30%)氧时,因弥散功能障碍引起的 PaO_2 下降可明显改善;因通气/血流比例失调引起者可有一定程度改善;因病理的肺内分流增加引起者,吸氧后 PaO_2 升高不明显。根据吸入高浓度(60%以上)氧后动脉 PaO_2 的改变,可从有关的图中查知肺内分流量的大小。

(四) 对呼吸衰竭患儿病情的全面评价

除肺功能外,要结合循环情况和血红蛋白数值对氧运输做出评价。患儿是否缺氧,不能只看 PaO_2,而要看组织氧供应能否满足代谢需要。组织缺氧时乳酸堆积。根据北京儿童医院对肺炎患儿乳酸测定结果,Ⅱ型呼吸衰竭乳酸增高者在婴幼儿占 54.2%,新生儿占 64.2%。临床诊断可参考剩余碱(BE)的改变判断有无组织缺氧。

要在病情演变过程中根据动态观察作出诊断。对呼吸性酸中毒患儿要注意代偿情况,未代偿者血液 pH 下降,对患儿影响大。代偿能力受肾功能、循环情况和液体平衡各方面影响。急性呼吸衰竭的代偿需 5~7 天。因此,若患儿发病已数天,要注意患儿既往呼吸和血气改变,才能对目前病情做出准确判断。如发病 2 天未代偿的急性呼吸衰竭与发病 8 天已代偿的呼吸衰竭合并代谢性酸中毒可有同样的血气改变（$PaCO_2$ 增高，BE 正常）。

五、呼吸衰竭病程及预后

急性呼吸衰竭的病程视原发病而定，严重者可于数小时内导致死亡，亦可持续数天到数周，演变成慢性呼吸衰竭。原发病能治愈或自行恢复，现代呼吸衰竭抢救技术能使大多数患儿获救，关键在于防止抢救过程中的一系列并发症和医源性损伤，尤其是呼吸道感染。患儿年龄可影响病程，婴儿呼吸衰竭常在短时间内即可恢复或导致死亡，年长儿通常不致发展到呼吸衰竭地步，一旦发生，则治疗较难，且所需时间常比婴儿长。开始抢救的时间对病程长短也有重要影响，并直接影响预后。错过时机的过晚抢救，会造成被动局面，大大延长治疗时间，甚至造成脑、肾、心等重要生命器官的不可逆损害。

呼吸衰竭的预后与血气和酸碱平衡的改变有密切关系。有研究曾对 28 例血氧分压 $<4.8 kPa(36 mmHg)$ 和 202 例 $pH<7.2$ 的危重患儿进行分析。结果表明：危重低氧血症多见于新生儿（52.6%）和婴儿（44.9%），1 岁以上小儿仅占 2.5%。危重低氧血症的病死率高达 41%，危重低氧血症发生后 24 小时内死亡的病例占死亡总人数的 53%，可见其严重威胁患儿生命。

危重酸中毒的总病死率为 51%，其中单纯呼吸性酸中毒为 32%，危重呼吸衰竭患儿常有混合性酸中毒，其病死率高达 84%，危重酸中毒的严重性还表现在从发病到死亡的时间上，血液 pH 越低，病死率越高，存活时间也越短。如以死亡患儿测定 pH 后平均存活时间计，pH 7.100～7.199 患儿平均为 31.7 小时，pH 7.000～7.099 者 21.4 小时，pH 6.900～6.999 者 18.5 小时，pH 在 6.900 以下仅 11.2 小时。虽然危重酸中毒有很高的病死率，但 pH 在 7.100 以下的 71 例患儿中仍有 21 例存活，其关键在于能否得到及时合理治疗。

六、治疗

呼吸衰竭治疗的目的在于改善呼吸功能，维持血液气体正常或近于正常，争取时间度过危机，更好地对原发病进行治疗。近代呼吸衰竭的治疗是建立在对病理生理规律深刻了解的基础上，并利用一系列精密的监测和治疗器械，需要的专业知识涉及呼吸生理、麻醉科、耳鼻喉科、胸内科各方面，其发展日趋专业化，治疗效果也较过去有明显提高。处理急性呼吸衰竭，首先要对病情做出准确判断，根据原发病的病史及体检分析引起呼吸衰竭的原因及程度，对病情做出初步估计，看其主要是通气还是换气障碍（二者处理原则不同），然后决定治疗步骤和方法。要对早期呼吸衰竭进行积极处理，这样常可预防发生严重呼吸衰竭，减少并发症。严重濒危者则需进行紧急抢救，不要因等待检查结果而耽误时间。呼吸衰竭的治疗只是原发病综合治疗中的一部分，因此要强调同时进行针对原发病的治疗，有时原发病虽无特效疗法，但可自行恢复，则呼吸衰竭的治疗对患儿预后起决定性作用。

改善血气的对症治疗有重要作用，呼吸功能障碍不同，侧重点亦异。呼吸道梗阻患者重点在改善通气，帮助 CO_2 排出；ARDS 患者重点在换气功能，须提高血氧水平；而对肺炎患儿则要兼顾两方面，根据不同病例特点区别对待。本节重点讨论呼吸衰竭的一般内科治疗，呼吸急救技术和呼吸衰竭治疗的新方法。

要重视一般内科治疗，包括呼吸管理，应用得当，可使多数早期呼吸功能不全患儿，不致发展到呼吸衰竭。一旦发生呼吸衰竭，须应用呼吸急救技术时，要尽量从各方面减少对患儿的损伤，尽可能选用无创方法,充分发挥患儿自身恢复的能力。通过气管插管应用呼吸机是现代呼吸急救的重要手段,但可带来一系列不良影响。应用呼吸机时为减少肺损伤,近年特别强调"肺保护通气",值得重视。不同病情患儿,选用不同治疗呼吸衰竭的新方法,可解决一些过去不能解决的问题,减少或避免对患儿应用损伤更大的治疗,但临床上多数严重呼吸衰竭患儿,还是主要靠常规呼吸机治疗。

七、一般内科治疗

(一) 呼吸管理

1. 保持呼吸道通畅

呼吸道通畅对改善通气功能有重要作用。由积痰引起的呼吸道梗阻常是造成或加重呼吸衰竭的重要原因,因此在采用其他治疗方法前首先要清除呼吸道分泌物及其他可能引起呼吸道梗阻的因素,以保持呼吸道通畅。口、鼻、咽部的黏痰可用吸痰管吸出,气管深部黏痰常需配合湿化吸入,翻身拍背,甚至气管插管吸痰。昏迷患儿头部应尽量后仰,以免舌根后倒,阻碍呼吸。容易呕吐的患儿应侧卧,以免发生误吸和窒息。昏迷患儿为使舌根向前,唇齿张开,可用口咽通气道保持呼吸道通畅。要选择合适大小的通气道,以防管道太长堵塞会厌部,还要防止因管道刺激引起呕吐误吸。

2. 给氧

(1) 给氧对新生儿的作用:给氧可提高动脉氧分压,减少缺氧对机体的不良影响。此外,给氧对新生儿尚有下列作用:①吸入高浓度氧可使动脉导管关闭。②低氧血症时肺血管收缩导致肺动脉高压,给氧后肺动脉压下降,可减轻右心负担。③早产儿周期性呼吸和呼吸暂停可因给氧而减少或消失。④有利于肺表面活性物质的合成。⑤防止核黄疸。⑥防止体温不升。新生儿在32~34℃环境下氧消耗量最小,低于此温度,为了维持体温,氧消耗量增加,若同时氧供应不足,则氧消耗量难以增加,不能产生足够热量维持体温,因而体温下降,给氧后可避免发生此种改变。

(2) 给氧的指征与方法:严重呼吸窘迫患儿决定给氧多无困难,中等严重程度患儿是否需要给氧最好进行血氧分压测定。发绀和呼吸困难都是给氧的临床指征。心率快和烦躁不安是早期缺氧的重要表现,在排除缺氧以外的其他原因后,可作为给氧的指征。由于医用氧含水分很少,不论任何方法给氧,都需对吸入氧进行充分湿化。常用给氧方法:①鼻导管给氧。氧流量儿童1~2 L/min,婴幼儿0.5~1.0 L/min,新生儿 0.3~0.5 L/min,吸入氧浓度30%~40%。②开式口罩给氧。氧流量儿童为3.5 L/min,婴幼儿为2~4 L/min,新生儿为1~2 L/min,氧浓度为45%~60%。③氧气头罩。氧浓度可根据需要调节,通常为3~6 L/min,氧浓度为40%~50%。

(3) 持续气道正压给氧:经鼻持续气道正压(CPAP)是20世纪70年代初开始用于新生儿的一种给氧方法,其特点是设备简单,操作容易,通常对患儿无损伤,效果明显优于普通给氧方法。最初CPAP通过气管插管进行,由于新生儿安静时用鼻呼吸,这是在新生儿可用经鼻CPAP的基础。经验表明,婴幼儿用经鼻CPAP也可取得良好效果。近十年来国外在CPAP仪器的改进和临床应用方面都有不少新进展。国内许多单位正规应用CPAP都取得满意效果,但还不够普遍,远未发挥CPAP应有的作用。①基本原理和作用:CAPA的主要作用为当肺实变、肺不张、肺泡内液体聚集时,肺泡不能进行气体交换,形成肺内分流。进行CPAP时,由于持续气流产生的气道正压,可使病变肺泡保持开放,使减少的功能残气增加,其增加量可达正常值的1/3~2/3,并减少肺泡内液体渗出,从而使肺内分流得到改善,血氧上升。CPAP对血气的影响为CPAP的作用与单纯提高吸入氧浓度的普通给氧方法有本质的不同，它是通过改善换气功能而提高血氧的，而不必使用过高的吸入氧浓度。CPAP 时 PaO_2 的增高与 CPAP 的压力值并非直线关系，而是与肺泡开放压有关，当 CPAP 压力增加到一定程度，大量肺泡开放时，PaO_2 可有明显升高。应用 CPAP 对 $PaCO_2$ 影响与肺部病变性质和压力大小有关，有些气道梗阻患儿由于应用 CPAP 后气道扩张，$PaCO_2$ 可下降；若气道梗阻严重或 CPAP 压力过高，可影响呼气，使 $PaCO_2$ 增高。CPAP 对肺功能影响。应用 CPAP 时由于肺泡扩张，可使肺顺应性增加，呼吸省力，减少呼吸功，由于鼻塞增加气道阻力，也可使呼吸功增加。在正常新生儿 $0.1\sim 0.5\ kPa(1\sim 5\ cmH_2O)$ 的 CPAP 可使声门上吸气和呼气阻力均减低，这是 CPAP 用于治疗上呼吸道梗阻所致呼吸暂停的基础。近年研究还表明，CPAP 有稳定胸壁活动、减少早产儿常见的胸腹呼吸活动不协调的作用，这有利于小婴儿呼吸衰竭的恢复。早期应用 CPAP 的作用。CPAP 早期应用，可及时稳定病情，避免气管插管带来不良影响，还可减少高浓度氧吸入的肺损伤，并减少呼吸机的应用，使感染、气胸等合并症减少。CPAP 还可作为撤离呼吸机时向自主呼吸过度的手段，使患儿较早脱离呼吸机。②应用 CPAP 的适应证：新生儿及婴幼儿肺部疾病、肺炎、肺不张、胎粪吸入综合征、肺水肿等所致低氧血症用普通给氧效果不好者，是应用 CPAP 最主要的适应证。新生儿呼吸窘迫综合征(RDS)是应用 CPAP 最合适的适应证。在 20 世纪 70 年代，由于 CPAP 的应用，使 RDS 病死率有较明显下降，但在危重 RDS 患儿，效果仍不理想，而需应用呼吸机。80 年代后期以来肺表面活性物质气管内滴入是治疗 RDS 的一大进步，肺表面活性物质与经鼻 CPAP 联合早期应用，为在基层医院治疗中等病情的 RDS 提供了有效的新疗法。③仪器装置和用法：用简单的自制装置进行 CPAP 氧疗，虽然也可起一定作用，但效果较差。为取得良好效果，要应用专业的 CPAP 装置。CPAP 氧疗器包括适用于新生儿到儿童的不同型号鼻塞、呼气阀、连接管道、水柱压差计、加温湿化器和支架等部分，应用时需要电源和瓶装氧气，该装置的主要不足是目前缺乏氧浓度控制。鼻塞由硅胶制成，外形乳头样，应用时选择适合鼻孔大小鼻塞，保证鼻孔密封不漏气。加温湿化器可向患儿提供温暖潮湿的吸入气，水柱压差计有利于监测气道压力，同时在压力过高时使气体逸出，起到安全阀作用。CPAP 的应用方法简易，但要在理解基本原理和仪器性能基础上再应用，以免发生误差。应用前将管道连接妥当，清除患儿鼻孔分泌物，开启氧气 $3\sim 4\ L/min$，将鼻塞置于鼻孔内。开始时压力可保持在 $0.3\sim 0.4\ kPa(3\sim 4\ cmH_2O)$，最大可达 $0.8\ kPa(8\ cmH_2O)$。原则上用能保持血氧分压至 $8.0\ kPa(60\ mmHg)$ 以上的最低压力。压力大小由氧流量(最大可达 $8\sim 10\ L/min$)和呼气阀开口控制，也与患儿口腔和鼻塞密闭程度有关。④不良影响与并发症：正确应用 CPAP 对患儿大都没有不良影响，发生不良影响主要与持续气道正压有关，压力过大可导致气压伤、气胸，但在经鼻 CPAP 时，由于口腔经常开放，压力不至过高，故很少造成气压伤。由于大量气体进入胃内，在胃肠动力功能不良的小婴儿，易有腹胀(可通过胃管排气)，在先天性胃壁肌层不全患儿，曾有胃穿孔的个例报告。由于长期应用鼻塞，可造成鼻前庭溃疡。国外报告在病情危重的早产儿可损伤鼻翼和鼻小柱，严重者坏死，形成狭窄，日后需整形手术。鼻损伤发生率不高，其发生与鼻塞应用时间长短和护理有密切关系。CPAP 可增加气道阻力，从而增加呼吸功，使患儿呼吸费力，可成为导致治疗失败的原因。

(4)氧中毒：长期应用氧气治疗，要注意氧中毒。新生儿尤其是早产儿对高浓度氧特别敏感，吸入氧浓度＞60%，超过 24 小时肺内即有渗出、充血、水肿等改变，更长时间吸入高浓度氧，用呼吸机进行正压呼吸的患儿，肺部含气量逐渐减少，可出现增生性改变，严重者表现为广泛的间质性纤维化和肺组织破坏，即所谓"支气管肺结构不良"，肺氧中毒直接受吸入氧浓度影响，而与动脉氧分压无直接关系。新生儿，特别是早产儿长时间吸入高浓度氧，导致高于正常的动脉氧分压，主要影响视网膜血管，开始为血管收缩，继则血管内皮损害，引起堵塞，日后发生增生性变化，血管进入玻璃体，引起出血、纤维化，即晶体后纤维增生症，约30%可致盲。早产儿视网膜病与用氧时间长短和出生体重密切相关，吸入氧浓度也是一个重要因素。在小婴儿应用CPAP时氧浓度不应超过60%，过高的吸入氧浓度不宜超过24小时。

3.雾化与湿化吸入

呼吸道干燥时，气管黏膜纤毛清除功能减弱。通过向呼吸道输送适当水分，保持呼吸道正常生理功能，已成为呼吸衰竭综合治疗中必不可少的内容。湿化的方式有加温和雾化两种。加温湿化是利用电热棒将水加热到60℃左右，使吸入气接近体温并含有将近饱和水蒸气的温热、潮湿气体。此法比较适合于生理要求，对患儿不良反应少。应用时要注意水温不可过高，以防呼吸道烧伤。雾化的方法是将水变为直径1~10μm大小的雾粒，以利进入呼吸道深部。通常应用的是以高压气体为动力的喷射式雾化器，可在给氧同时应用。雾化器内还可加入药物，最常用的是支气管扩张剂，进行呼吸道局部治疗。但同时可能增加将感染带入呼吸道深部的机会，故必须注意雾化液的无菌和雾化器的消毒。以对呼吸道局部进行药物治疗为目的之雾化吸入只需短时间间断应用，以湿化呼吸道为目的时持续应用加湿器较好。超声波雾化器雾量大，有较好的促进排痰作用，由于治疗时水雾的刺激，发生咳喘机会较多，不宜长时间应用，每次应用0.5小时，每天数次即可。为了有效地引流黏痰，湿化吸入必须与翻身、叩背、鼓励咳嗽或吸痰密切配合，才能充分发挥作用。

胸部物理治疗包括体位引流、勤翻身、叩击胸背、吸痰等内容。翻身、叩背对防止肺不张，促进肺循环，改善肺功能有重要作用，方法简单而有效，但常被忽视。重症患儿活动少，尤应注意进行，通常3~4小时即应进行一次。湿化呼吸道只有与胸部物理治疗密切配合，才能确实起到保证呼吸道通畅的作用。

(二)控制感染

呼吸道感染常是引起呼吸衰竭的原发病或诱因，也是呼吸衰竭治疗过程中的重要并发症，其治疗成败是决定患儿预后的重要因素。应用呼吸机的患儿，呼吸道感染的病原以革兰阴性杆菌多见。抗生素治疗目前仍是控制呼吸道感染的主要手段。除抗生素治疗外，要采用各种方法增加机体免疫力。近年静脉输注丙种球蛋白取得较好效果。营养支持对机体战胜感染和组织修复都有极重要的作用。此外，还要尽量减少患儿重复受感染的机会，吸痰时工作人员的无菌操作和呼吸机管道的消毒(最好每天进行)必须认真做好，并在条件许可时尽早拔除气管插管。

(三)营养支持

营养支持对呼吸衰竭患儿的预后起重要作用。合理的营养支持有利于肺组织的修复，可增强机体免疫能力，减少呼吸肌疲劳。合理的营养成分还可减少排出CO_2的呼吸负担。首先要争取经口进食保证充足的营养，这对保持消化道正常功能有重要作用。呼吸衰竭患儿可因呼吸困难、腹胀、呕吐、消化功能减弱等原因，减少或不能经口进食，对此需通过静脉补充部分或全部营养。可通过外周静脉输入，必要时可经锁骨下静脉向中央静脉输入。

(四)药物治疗

1.呼吸兴奋剂

呼吸兴奋剂的主要作用是兴奋呼吸中枢，增加通气量，对呼吸中枢抑制引起的呼吸衰竭有一定效果，对呼吸道阻塞，肺实质病变或神经、肌肉病变引起的呼吸衰竭效果不大。在重症或晚期呼吸衰竭,呼吸兴奋剂是在没有进行机械呼吸条件时起辅助作用,因其疗效不确实,在急性呼吸衰竭的现代治疗中已不占重要地位。常用的呼吸兴奋剂有尼可刹米(可拉明)和山梗菜碱(洛贝林),二甲弗林也有较好兴奋呼吸中枢的效果,可以皮下、肌内或静脉注射,应用时若无效则应停止,不可无限制地加大剂量。多沙普仑为较新的呼吸兴奋剂,大剂量时直接兴奋延髓呼吸中枢与血管运动中枢,安全范围广,不良反应少,可取代尼可刹米。用于镇静,催眠药中毒,0.5～1.5 mg/kg,静脉滴注,不宜用于新生儿。

2.纠正酸中毒药物的应用

呼吸性酸中毒的纠正,主要应从改善通气功能入手,但当合并代谢性酸中毒,血液 pH 低于 7.2时,应适当应用碱性液纠正酸中毒,常用5%碳酸氢钠溶液,用量为每次 2～5 mL/kg,必要时可重复1次,通常稀释为1.4%等渗溶液静脉滴注,只在少数情况下才直接应用。需注意碳酸氢钠只在有相当的通气功能时才能发挥其纠正酸中毒的作用,否则输入碳酸氢钠将使 $PaCO_2$ 更高。使用碱性液纠正代谢性酸中毒时计算药物剂量的公式为:所需碱性液(mmol)=0.3×BE(mmol)×体重(kg)。5%碳酸氢钠溶液 1.68 mL=1 mmol,要密切结合临床病情掌握用量,而不能完全照公式计算。最好在开始只用计划总量的1/2左右,在治疗过程中再根据血液酸碱平衡检查结果随时调整,以免治疗过度。

(五)呼吸肌疲劳的防治

目前儿科临床确诊呼吸肌疲劳还不易做到,难以进行针对性的特异治疗,但要在呼吸衰竭治疗的全程中把减少呼吸肌疲劳的发生和增强呼吸肌的能力作为一项重要工作,为此需注意以下几项。

(1)补充足够营养,以利呼吸肌组织的恢复和能源供应。

(2)注意呼吸肌的休息,也要适当锻炼。应用呼吸机也要尽可能发挥自主呼吸的作用。

(3)改善肺的力学特性(减少气道阻力,增加肺顺应性),减少呼吸功,减轻呼吸肌的负担。

(4)改善循环,让呼吸肌能有充足血液供应能源和养料。

(5)增加呼吸肌收缩能力,目前尚无理想药物能有效治疗呼吸肌疲劳,现有药物效果都不确切。氨茶碱和咖啡因类药物作用于骨骼肌细胞,抑制磷酸二酯酶,从而改变 cAMP 代谢,可使膈肌收缩力加强,预防和治疗膈肌疲劳。

八、呼吸急救技术

当呼吸衰竭时,若一般内科处理难以维持呼吸道通畅时,就要建立人工呼吸道,这是保证正常气体交换的基本措施。根据病情和需要时间的长短,可有不同选择。共同的适应证:①解除上呼吸道梗阻;②引流下呼吸道分泌物;③咽麻痹或深昏迷时防止误吸;④应用呼吸机。常用的人工呼吸道是气管插管或气管切开;应用人工呼吸道时气管直接与外界交通,对患儿不良影响包括吸入气失去上呼吸道的生理保护作用,易于造成下呼吸道感染,不能有效咳嗽,不能讲话。

(一)气管插管

气管插管操作简单,便于急救时应用,对患儿创伤较气管切开小。但因对咽喉刺激强,清醒患儿不易接受,且吸痰和管理不如气管切开方便。插管后要尽量避免碰导管,减少对咽喉的刺激。导管管腔易被分泌物堵塞,须注意定时吸痰,保护管腔和呼吸道的通畅。要将气管插管和牙垫固定好,保持插管的正确位置,防止其滑入一侧总支气管(插管常滑入右侧总支气管,使左侧呼吸音减弱或消失)或自气管脱出。气管插管可经口或经鼻进行。经口插管操作较简单,但插管较易活动,进食不便。经鼻插管容易固定,脱管机会少,便于口腔护理,但是插管操作和吸痰不如经口插管方便,插管可压迫鼻腔造成损伤,并将鼻部感染带入下呼吸道。决定插管留置时间主要应考虑的是喉损伤,影响因素包括患者一般状况,插管操作是否轻柔,插管的活动及插管质量。应用刺激性小的聚氯乙烯插管可留置1周左右或更长时间。婴儿喉部软骨细胞成分多而间质少,较柔软,而年长儿则纤维性间质多,喉软骨较硬,故婴儿耐受气管插管时间较长。近年临床医师对新生儿和婴幼儿呼吸衰竭抢救都是进行气管插管,不做气管切开。年长儿呼吸衰竭的抢救,也可用气管插管代替气管切开,但长时间插管发生永久性喉损伤的严重性不容忽视。对于插管时间,由于病情不同,以及呼吸管理技术水平的差异,很难做出统一的、可允许的插管时限,在年长儿以不超过1周为宜。

凡呼吸衰竭病情危重、内科保守治疗无效需进行呼吸机治疗者,气管插管是建立人工呼吸道的首选方法。气管插管材料常用聚氯乙烯(一次性制品),硅橡胶管则可重复应用,过去的橡胶制品因刺激性大已不再用。各年龄选用气管插管大小见表8-2。实际上每个患儿用的号码可略有差别,总的原则是不要管径过大,以免压迫声门,但又不要太细,以防漏气太多。带气囊的气管插管多用于成人,小儿很少应用。经鼻气管插管比经口者略长,其长度大致可按耳屏到鼻孔的2倍计算。为保证气管插管发挥作用和治疗成功,根据多年经验,必须认真、细致地做好日常护理工作,包括呼吸道湿化,吸痰操作轻柔,注意无菌,防止脱管、堵管、插管滑入右侧和喉损伤。

表8-2 不同年龄患儿气管插管的内径及长度

年龄	气管插管内经(mm)	最短长度(mm)
新生儿	3.0	110
6月	3.5	120
1岁半	4.0	130
3岁	4.5	140
5岁	5.0	150
6岁	5.5	160
8岁	6.0	180
12岁	6.5	200
16岁	7.0	210

注:法制号=3.14(Ⅱ)×气管内径。

(二)气管切开

由于成功应用气管插管,气管切开在呼吸急救中的应用较过去减少。与气管插管比较,切开可减少呼吸道解剖无效腔,便于吸痰,可长时间应用,不妨碍经口进食,但是手术创伤较大,肺部感染和气管损伤等并发症机会增多,更不能多次使用。气管切开适应证随年龄和病种不同而异。小婴儿气管切开并发症较多,且易使病程拖延,目前已很少应用。在儿童可望1~2周内病情有明显好转者,也大多用气管插管。若病情虽有好转,仍需继续用呼吸机治疗时,则应考虑气管切开。病情难以在短时间恢复的神经肌肉系统疾病患儿由于气管切开对保持呼吸道通畅和患儿安全有重要作用,切开不宜过迟,以免贻误治疗时机。严重呼吸衰竭患儿最好在气管插管和加压给氧下进行手术,气管切开后即应用呼吸机辅助呼吸,以确保安全。

目前国内大医院较多应用塑料气管切开套管,进口的塑料套管与套囊合而为一,没有内管,质地较柔软,对患儿较舒适,但要防止痰痂堵管。婴儿应用也有不带套囊的塑料套管。包括内、外管的银制套管已很少用。在年长儿机械通气应用时要外加套囊充气,以防漏气。气管切开的并发症较气管插管明显为多,包括感染、出血、气胸等,气管黏膜可因套管长期压迫而水肿、缺血、坏死。

九、呼吸衰竭治疗新进展

(一)肺表面活性物质(PS)治疗

1. 成分、作用、制剂

PS 是一个极为复杂的系统,它是肺脏本身维持其正常功能而产生的代谢产物,主要成分是饱和卵磷脂,还有少量蛋白,其主要作用是降低肺泡气液界面表面张力,但其作用远不止于此,其他方面的作用还包括防止肺水肿、保持气道通畅和防御感染等。

PS 的应用可以从力学结构改善肺功能,使因 PS 缺乏而萎陷的肺容易扩张,这比现有的方法用呼吸机使肺在正压下吹张,更接近生理要求,从而减少或缩短呼吸机应用时间及并发症。肺表面活性物质治疗还可阻断因其缺乏引起的恶性循环,提供体内合成的原料,为 PS 缺乏引起的呼吸衰竭提供了全新的治疗途径。

2. 临床应用

RDS 早期气管内滴入已成为西方先进国家治疗常规,它能改善氧合,缩短应用呼吸机时间,减少并发症,降低病死率。注入的 PS 能被肺组织吸收再利用,通常只需给药 1~2 次,最多 3 次。给药后由于肺泡扩张,换气功能改善,血氧分压迅速升高,肺的静态顺应性也有所改善,$PaCO_2$ 下降,胸部 X 线片肺充气改善是普遍现象;应用呼吸机所需通气压力和吸入氧浓度也因肺部情况好转而下降,使肺损伤机会减少。

由于气道持续正压(CPAP)对 RDS 肯定的治疗作用,且所需设备简单,已有多篇报告肯定了 PS 和 CPAP 联合应用的治疗效果,它可成为减少或不用呼吸机治疗 RDS 的新方法,这对体重较大,中等病情早期患儿更适用。有对照的研究表明,PS+CPAP 与 PS+IMV 的治疗方法比较,气胸和颅内出血在前者均较少,需治疗时间也较短。

PS 在其他疾病所致呼吸衰竭患儿的应用效果不如 RDS。肺表面活性物质减少在 ARDS 或其他肺损伤时的改变是继发的,肺Ⅱ型细胞受损害影响 PS 的合成与分泌,肺内渗出成分(血浆蛋白、纤维蛋白原等)和炎性产物对 PS 的抑制也是一个重要原因。

(二)吸入 NO

1. 临床应用

通常与呼吸机联合应用,目前的趋势是应用偏低的浓度,为 10~20 ppm。甚至 1~5 ppm 也有效果;治疗反应与吸入浓度是否平行,文献报告结果不一,重要的是根据具体患者的反应调整浓度。

在呼吸衰竭患儿吸入 NO 改善氧合的效果与患儿肺部情况和呼吸机的应用方法有关。通常在早期应用或致病因素较单一者,效果较好。ARDS 致病因素复杂,低氧血症不是影响预后的唯一因素,其应用效果较差。但吸入 NO 是否有良好反应可作为判断患儿预后的参考指标。肺的通气情况影响治疗效果。在有病变的肺,用高频通气或肺表面活性剂使肺泡扩张,有利于 NO 的进入,能达到较好治疗效果。在有肺病变时,吸入 NO 可有改善通气作用。因 NO 使肺血管扩张,可改善有通气、无血流肺泡的呼吸功能,使无效腔减少。

2.吸入 NO 的不良影响

吸入 NO 的浓度必须严格控制,因为浓度过高会对患儿造成危害。

(1)高铁血红蛋白增加:NO 吸入后,进入体循环与血红蛋白结合而失活,不再有扩张血管作用,同时形成没有携氧能力的高铁血红蛋白。因此,在 NO 吸入时要注意监测高铁血红蛋白的变化。临床应用的 NO 浓度 20~40 ppm 或更低,高铁血红蛋白的生成通常不会超过 1%。

(2)对肺的毒性:NO 与 O_2 结合生成 NO_2 红色气体,对肺有明显刺激,可产生肺水肿。NO_2 生成速度与吸入 NO 浓度、氧浓度及氧与 NO 接触时间有关,也受呼吸机类型的影响。根据美国职业安全和卫生管理局规定,工作环境中 NO 的安全浓度应<6 ppm。

(3)其他毒副反应:进入体循环的 NO 与血红蛋白结合产生高铁血红蛋白,或 NO 与氧结合产生 NO_2,对肺有损伤作用,由于应用技术的改进,目前已大都不成问题,但吸入 NO 可延长出血时间。新生儿肺动脉高压(PPHN)吸入 40 ppm,NO 15 分钟,出血时间延长 1 倍(血小板计数与血小板聚集正常),停用 NO 后可于短时间内恢复。长时间吸入 NO 产生脂类过氧化反应及 NO 浓度过高对肺表面活性物质失活的影响值得重视。

十、并发症及其防治

呼吸衰竭的并发症包括呼吸衰竭时对机体各系统正常功能的影响及各种治疗措施(主要是呼吸机治疗)带来的危害,以下为常见并发症:①呼吸道感染;②肺不张;③呼吸肌与肺损伤;④气管插管及气管切开的并发症;⑤肺水肿与水潴留;⑥循环系统并发症;⑦肾脏和酸碱平衡。

十一、婴幼儿呼吸衰竭

本部分介绍发病最多,有代表性的是重症婴幼儿肺炎呼吸衰竭。肺炎是婴幼儿时期重要的常见病,也是住院患儿最重要的死因;主要死于感染不能控制而导致的呼吸衰竭及其并发症。对婴幼儿肺炎呼吸衰竭病理生理的深入认识和以此为基础的合理治疗,是儿科日常急救中的一项重要工作。

(一)通气功能障碍

肺炎患儿呼吸改变的特点首先是潮气量小,呼吸增快、表浅(与肺顺应性下降有关)。病情发展较重时,潮气量进一步减小。因用力加快呼吸,每分通气量虽高于正常,由于生理无效腔增大,实际肺泡通气量却无增加,仅保持在正常水平或略低;动脉血氧饱和度下降,二氧化碳分压稍有增高。病情危重时,患儿极度衰竭,无力呼吸,呼吸次数反减少,潮气量尚不及正常的 1/2,生理无效腔更加增大,通气效果更加低下,结果肺泡通气量大幅度下降(仅为正常的 1/4),以致严重缺氧,二氧化碳的排出也严重受阻,动脉血二氧化碳分压明显增高,呈非代偿性呼吸性酸中毒,pH 降到危及生命的水平,平均在 7.2 以下。缺氧与呼吸性酸中毒是重症肺炎的主要死因。在危重肺炎的抢救中,关键是改善通气功能,纠正缺氧和呼吸性酸中毒。

(二)动脉血气检查

婴幼儿肺炎急性期动脉血氧下降程度依肺炎种类而不同,以毛细支气管炎最轻,有广泛实变的肺炎最重,4 个月以下小婴儿肺炎由于代偿能力弱、气道狭窄等因素,PaO_2 下降较明显。换气功能障碍是引起 PaO_2 下降最重要的原因,肺内分流引起的缺氧最严重,合并先天性心脏病则 PaO_2 下降更低。肺炎患儿动脉 $PaCO_2$ 改变与 PaO_2 并不都一致,$PaCO_2$ 增加可有肺和中枢两方面原因。

(三) 顺应性与肺表面活性物质

肺炎时肺顺应性大多有不同程度下降,病情越重,下降越明显,其原因是多方面的,炎症渗出、水肿、组织破坏均可使弹性阻力增加。另外,炎症破坏肺Ⅱ型细胞,使表面活性物质减少和其功能在炎性渗出物中的失活,均可使肺泡气液界面的表面张力增加,降低肺顺应性。有学者观察到肺病变的轻重与顺应性及气管吸出物磷脂的改变是一致的,肺病变越重,饱和卵磷脂(肺表面活性物质主要成分)越低,顺应性也越差。顺应性下降是产生肺不张,引起换气障碍和血氧下降,以及肺扩张困难,通气量不足的一个基本原因。肺顺应性明显下降的肺炎患儿提示肺病变严重预后不良。上述改变为这类患儿用肺表面活性物质治疗提供了依据。

(四) 两种不同类型的呼吸衰竭

1. 呼吸道梗阻为主

这类患儿肺部病变并不一定严重,由于分泌物堵塞和炎症水肿造成细支气管广泛阻塞,呼吸费力导致呼吸肌疲劳,通气量不能满足机体需要。缺氧的同时都合并有较重的呼吸性酸中毒,引起脑水肿,较早就出现中枢性呼吸衰竭,主要表现为呼吸节律的改变或暂停,这种类型多见于小婴儿。

2. 肺部广泛病变为主

此类患儿虽然也可能合并严重的呼吸道梗阻,但缺氧比二氧化碳潴留更为突出。因这类患儿肺内病变广泛、严重,一旦应用呼吸机,常需要较长时间维持。

以上是较典型的情况,临床常见的是混合型,难以确切区分,但不论何种类型,若得不到及时治疗,不能维持足够通气量将是最终导致死亡的共同原因。

(五) 治疗的相关问题

1. 针对病情特点的治疗原则

近年来重症肺炎患儿的呼吸衰竭,因广泛严重病变引起者已较少见,而主要是呼吸道梗阻、呼吸肌疲劳引起的通气功能障碍,如果及时恰当处理,大多能经一般内科保守治疗解决,少数需做气管插管进行机械呼吸。对后者应掌握"早插快拔"的原则,即气管插管时机的选择不要过于保守(要根据临床全面情况综合判断,而不能只靠血气分析),这样可及时纠正呼吸功能障碍,保存患儿体力,避免严重病情对患儿的进一步危害。由于通气和氧合有了保证,病情会很快好转,而病情改善后又要尽早拔管,这样可最大限度地减少并发症。

2. 应用呼吸机特点

由于重症肺炎患儿肺顺应性差,气道阻力大,应用呼吸机的通气压力偏高,通常在 2.0~2.5 kPa(20~25 cmH$_2$O),不宜超过 3.0 kPa(30 cmH$_2$O)。为避免肺损伤,潮气量不应过大,为避免气体分布不均匀,机械呼吸频率不宜太快,一般在 25~30 次/分。为发挥自主呼吸能力,开始即可应用间歇强制通气(IMV 或 SIMV),并加用适当的 PEEP,吸入氧的浓度要根据血氧分压调节,以在30%~60%为好。由于呼吸机的应用保证了必要的通气量,不需再用呼吸兴奋剂,如患儿烦躁,自主呼吸与机械呼吸不协调,可适当应用镇静剂(安定、水合氯醛),很少需用肌肉松弛剂。

3. 肺水肿

肺炎患儿多数有肺水肿,轻者仅见于间质,难以临床诊断,重者液体渗出至肺泡。肺水肿与炎症和缺氧引起的肺毛细血管渗透性改变有关。肺水肿还可发生于输液过多、气胸复张后或支气管梗阻解除后;胸腔积液短时间大量引流也可发生严重肺水肿。应用快速利尿剂(速尿

1 mg/kg,肌内注射或静脉注射),可明显减轻症状。严重肺水肿应及时应用呼吸机进行间歇正压呼吸,并加用 PEEP,以利肺泡内水分回吸收。为防止肺水肿,液体摄入量应偏少,尤其静脉入量不宜多,婴幼儿通常以每天总入量在 60～80 mL/kg 为好。

4.难治的肺炎

目前难治的肺炎主要是那些有严重并发症的肺炎,其治疗重点应针对病情有所不同。合并先天性心脏病的患儿由于肺血多,伴肺动脉高压,心功能差,感染反复不愈,应积极改善心功能,对肺动脉高压可应用酚妥拉明,必要时试用吸入 NO,其根本问题的解决在于手术矫正畸形。合并营养不良的患儿,由于呼吸肌力弱,呼吸肌疲劳更易发生,同时免疫能力低下,影响机体战胜感染,应特别注意营养支持和增强免疫力。严重感染合并脓气胸者在成功的胸腔引流情况下,必要时仍可应用呼吸机,但压力宜偏低或应用高频通气,以利气胸愈合。强有力的抗生素和一般支持疗法必不可少。病变广泛严重,低氧血症难以纠正的可试用肺表面活性物质,也可试用吸入NO,但这方面尚缺乏足够经验。

(闫 敏)

第十五节 特发性肺含铁血黄素沉着症

特发性肺含铁血黄素沉着症(idiopathic pulmonary hemosiderosis,IPH)是一组肺泡毛细血管出血性疾病,常反复发作,并以大量含铁血黄素积累于肺内为特征。多见于儿童。病因未完全明了。

一、病因及发病机制

IPH 的病因目前仍然不明。存在多种假说,遗产学、自身免疫方面、环境方面、过敏机制等,但是没有一种假说被证实。

(一)环境因素

环境因素可能参与 IPH 的发病。Etzel 等提出某些真菌可能在婴幼儿的发病过程中起着重要的作用。在美国的克利夫兰曾有一组集中发病的 10 例 IPH 患儿报道,这些患儿家中葡萄状穗霉菌的浓度与对照人群相比显著增高。同时,大部分患儿在搬至新居后,疾病得到缓解,从而进一步证明在 IPH 的发病中葡萄状穗霉菌至少起着部分作用。这些霉菌可以产生某种毒素,主要是单端孢霉烯毒素。它们是一种强烈的蛋白质合成抑制物,在上皮细胞基底膜快速形成的过程中,这些毒素可能使毛细血管变得脆弱。因此,这些患儿面临着应力出血的风险。Vesper 等也证实了黑色葡萄状穗霉菌产生的溶血素对特发性肺含铁血黄素沉着症的发病也起着一定的作用。早先还发现,IPH 的发生与暴露的杀虫剂有关。

(二)遗传因素

文献曾报道有两对同胞患儿,且其中一对的祖母有咯血及缺铁性贫血史。希腊曾报道 26 例患儿,其中 13 例家族住在有近亲通婚习俗的地区,这些表明,本病发病有遗传因素存在。

(三)免疫机制

多数学者认为,该病的发病机制与免疫有关。抗原-抗体复合物介导的肺泡自身免疫性损伤,致肺泡毛细血管通透性增加,导致肺小血管出血,可能是最为重要的发病机制。对激素及免疫抑制剂的良好反应也表明了免疫机制参与了其发病。目前,肺组织的免疫组化并不支持 IPH 免疫学上的发病机制,但有趣的是该病的一部分患者最终竟发展成了某些形式的自身免疫疾病。

Tedeschi 等学者通过对血清中组胺释放活性的检测,从而进一步证实了免疫系统在该病的发病过程中被激发,且为肺泡毛细血管损害导致肺泡出血提供了免疫学基础。他们发现,IPH 患者急性期血清可以使正常人血液中嗜碱性粒细胞的组胺释放活性增加,而接受治疗后处于缓解期的血清却无此现象,且发现血清中分子量<100 kDa 的物质可以使嗜碱性粒细胞的组胺释放活性增加,>100 kDa 的物质无此功能。由此,Tedeschi 等提出,IPH 患者免疫系统的激活造成肺泡损伤可能是细胞因子的作用,而不是免疫球蛋白的作用,但具体为何种细胞因子,尚不清楚。

(四)过敏机制

牛奶过敏引起的肺泡出血(Heiner 综合征)患者血清中,可检测到抗牛乳的自身抗体。1962 年,Heiner 第一次报道了,在一些肺出血婴幼儿血浆中发现抗牛乳蛋白的抗体,且这些患儿在给予了免牛乳蛋白的饮食后症状得到了显著改善,其机制可能为牛奶过敏,也可能为免疫复合物沉淀所致。近年发现,IPH 患者通常会伴发肠道免疫疾病,且免麸质饮食对其发病的控制可能有一定益处。但共同的发病机制不能确定。

(五)其他

也有文献报道,该病与感染机制之间可能存在一种联系。部分文献报道,病毒引发的上呼吸道感染可激发肺泡急性出血。也有学者认为,肺泡反复出血可能是由于肺泡上皮细胞发育和功能异常,破坏了肺泡毛细血管的稳定所造成。

二、病理

可分为 3 期,其过程和临床及放射线所见亦往往一致。

(一)急性期

急性期肺组织呈棕黄色实变,肺泡上皮细胞增生,肺泡腔内有不同程度的出血,是由于肺泡小毛细血管出血所致,很少来自较大血管;肺泡有水肿甚至透明膜形成。急性出血后 48 小时开始见不同程度含铁血黄素在巨噬细胞内;肺门淋巴结出血、肿大及滤泡增生。

(二)慢性期

慢性期病变主要是肺泡间质大量含铁血黄素沉着,肺泡间质纤维组织增生。也可有小叶间隔及肺泡壁增厚,病变多为双侧性,但分布可不平均,亦可不对称。反复发作的后期,部分肺泡壁断裂,弹力纤维包裹含铁血黄素,由于巨噬细胞的吞噬作用形成异物肉芽肿。在存有大量含铁血黄素的巨噬细胞中亦可本身坏死,溢出含铁物质,破坏基膜组织,进一步引起肺泡内出血,这可以解释为什么有些病例症状很顽固,且病变持续进行较久。小血管内皮细胞肿胀、增生。肺内纤维化可形成肺内高压而继发左心或右心肥大,甚至有肺源性心脏病。

(三)后遗症期

后遗症期肺内形成广泛的间质纤维化。电镜显示肺泡毛细血管基膜失去正常结构,呈灶性破裂,并有胶原纤维沉积。

三、临床表现

(一)急性出血期

发病突然,常见发作面色苍白伴乏力和体重下降。咳嗽、低热,咳嗽时痰中带血丝或暗红色小血块。亦可见呼吸急促、发绀、心悸及脉搏加速。肺部体征不尽相同,可无阳性体征,亦可闻及呼吸音减弱或呈支气管呼吸音,少数可闻及干、湿性啰音或喘鸣音;严重病例可出现呼吸困难、血红蛋白急剧下降。急性起病的X线肺片可见肺野中有边缘不清、密度浓淡不一的云絮状阴影,见图8-9A。病灶可自米粒大小至小片融合,多涉及双侧,一般右侧较多;可呈透光度一致性减低的磨玻璃样改变,肺尖多不受累。在追踪观察中可见片絮状阴影,于2~4天内即可消散,但亦可在短期重现。约半数病例可见肺门增大,2/3病例由于淋巴回流受阻可见右侧叶间膜增厚。胸部X线片中还可见2/3病例有心脏扩大。肺CT可见磨玻璃影或实变影,见图8-9B、图8-10A。CT较胸部X线片能更好地显示肺泡出血征象。

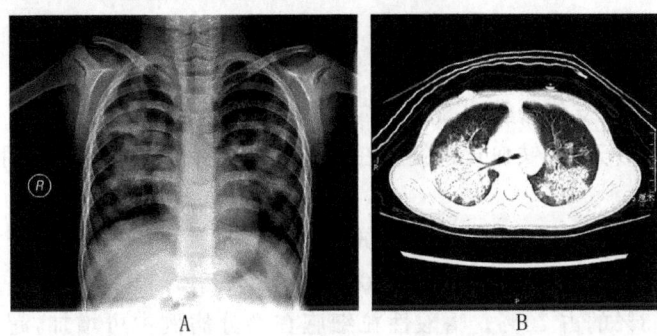

图8-9 特发性肺含铁血黄素沉着症急性期影像学表现
A.胸部X线片可见弥漫性实变影;B.肺CT可见实变影

(二)慢性反复发作期

急性期过后大部分患儿可能进入此期。症状为反复发作,常有肺内异物刺激所致的慢性咳嗽、胸痛、低热、哮喘等;咯出物有少量较新鲜的血丝或陈旧小血块。胸部X线片呈现两侧肺纹理粗重,纹理可见境界不清的细网状、网粒状或粟粒状阴影,多为双侧,较多见于两肺中野内带,肺尖及肋膈角区很少受累,亦可同时并存新鲜出血灶。肺CT在此期可见小结节影(图8-10B)、磨玻璃影。此种典型X线所见多显示其病程已久,一般在6~12个月,此期病程甚至可达10年以上。

(三)静止期或后遗症期

静止期指肺内出血已停止,无明显临床症状。后遗症期指由于反复出血已形成较广泛的肺间质纤维化。临床表现为有多年发作的病史及不同程度的肺功能不全,小支气管出现不同程度的狭窄、扭曲,反复发作多年的儿童还有通气功能障碍;可见肝脾大,杵状指(趾)及心电图异常变化。胸部X线片显示纹理增多而粗糙,可有小囊样透亮区或纤维化,并可有肺不张、肺气肿、支气管扩张或肺源性心脏病等,肺CT可见弥漫小结节影、小叶间隔增厚(图8-10C),甚至蜂窝肺。

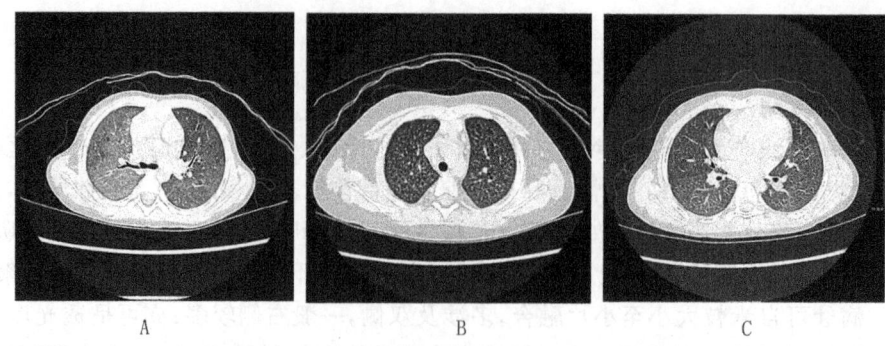

图8-10 特发性肺含铁血黄素沉着症CT表现

A.急性出血期,肺内可见弥漫性的磨玻璃影和实变影;B.1年半后反复发作期肺CT,可见结节影和小叶间隔增厚;C.5年后出血静止后3年肺CT,可见小叶间隔增厚

四、辅助检查

(一)含铁血黄素巨噬细胞检查

痰内或幼儿胃液内及支气管肺泡灌洗液内找到有含铁血黄素巨噬细胞。巨噬细胞转变为含铁血黄素细胞需要2~3天,含铁血黄素细胞在第14天时达峰值,2~4周后下降至正常水平。

(二)血常规检查

急性期显示不同程度的小细胞低色素性贫血。北京儿童医院患儿入院时有重度贫血(血红蛋白30~60 g/L)约占1/3,中度(血红蛋白60~90 g/L)占45%。末梢血片中网织红细胞增加,最高可达23%,超过3%的占70%。嗜酸性粒细胞在部分病例中可增加,超过3%者约占1/3。血小板正常。

(三)肺功能检查

本病严重时最大通气量及时间肺活量减低。肺纤维化者可有弥散功能损害及低氧血症。年龄较大的儿童,可能出现限制性通气障碍。对慢性反复发作的患儿应定期做肺功能测定,结合肺部X线平片结果随诊病程的进展。

(四)心电图及超声心动图检查

超声心动图可用于协助诊断二尖瓣狭窄、左心房高压、肺循环淤血所致的继发性肺含铁血黄素沉着症。如果心电图或超声心动图提示肺动脉高压,则一定要做肺静脉闭塞综合征、血管瘤及左心衰竭等疾病的相关检查,以便对原发病做进一步诊断。

(五)纤维支气管镜检查

支气管镜不仅可用于寻找其他引起肺出血的原因,如黏膜炎症出血、血管网异常,且支气管镜肺泡灌洗液的普鲁士蓝染色找到大量肺含铁血黄素细胞为确诊肺泡出血的依据。特发性肺含铁血黄素沉着症的急性出血期支气管镜肺泡灌洗液可为血性或洗肉水样的外观,病史较长,气道黏膜色黄。

五、诊断

IPH的诊断为排除性的。首先要确立弥漫性肺泡出血的存在。需具有典型的临床症状,可见3个特点:①咯血、呕血或幼儿胃液中有陈旧性出血;②低色素小细胞性贫血;③胸部X线片或CT呈现肺出血样改变,即双肺弥漫性片絮样或磨玻璃样阴影。这3个特点可先后出现,其严重程度可不成比例,部分病例严重可出现呼吸急促或呼吸困难,并无咯血的症状,有些幼儿仅以贫血来就诊。

临床如遇以下情况要想到本病:①患儿有反复性缺铁性贫血伴呼吸道症状,如咳嗽、少量咯血;原因不明的幼儿吐血或反复贫血均须拍胸部 X 线片与本病鉴别。由于婴幼儿可将肺部出血吞入胃内,然后吐出,甚至不吐出,亦无咳嗽、咯血的表现。②如肺片显示云絮状影或弥散性点状影,以肺炎不能解释时,亦应高度怀疑本病。

临床常依据痰液、胃液或支气管灌洗液病理检查中找到较多含铁血黄素细胞,既可做出肺泡出血的诊断。胃液、痰液中肺含铁血黄素细胞的阳性率远较支气管肺泡灌洗液低。研究显示,胃液找肺含铁血黄素细胞的敏感性为 30%,支气管肺泡灌洗液的敏感性为 92%。因此,现在多采用支气管肺泡灌洗液中找到大量的肺含铁血黄素细胞来确诊肺泡出血。

确诊肺泡出血后,还需要排除其他弥漫性肺泡出血的疾病,如自身免疫性疾病、血管炎。可采用血清学检查,如抗核抗体,抗双链的 DNA 及抗中性粒细胞胞浆抗体、抗基底膜抗体,部分病例需要做肺活检,IPH 的肺组织无肉芽肿、血管炎/毛细血管炎,也无其他器质性肺疾病。除了 HE 染色,还需要做免疫荧光或免疫组化来排除免疫蛋白和/或免疫复合物的沉着。国内很少肺活检。

本病的诊断中,还应注意排除出血性体质、血液病、异物、肺结核、反复支气管肺炎、支气管扩张、血管畸形等引起咯血的疾病。采用肺部增强 CT 血管重建可发现肺静脉缺如。血管造影可发现一些血管畸形如支气管动脉肺动脉瘘,同时可进行栓塞治疗。

六、治疗

仔细寻找可能致病的原因或诱因,如对牛奶过敏、对食物或化学物质过敏、合并心肌炎和肾炎等仍属首要。症状治疗大致有以下几方面。

(一)急性发作期治疗

由于大量肺出血,患儿出现呼吸困难及血红蛋白急剧下降时应卧床休息,间歇正压供氧。严重贫血者可少量多次输新鲜血。肾上腺皮质激素在急性期控制症状的疗效已较肯定,为目前最常用的疗法,可用甲泼尼龙 2 mg/(kg·d)或氢化可的松 5~10 mg/(kg·d)静脉点滴治疗,出血控制后,可口服泼尼松 2 mg/(kg·d),症状完全缓解(2~3 周)后上述剂量渐减,至最低维持量,以能控制症状为标准,维持时间一般为 3~6 个月,也有小剂量激素长期维持,取得了不错的疗效。症状较重、X 线病变未静止及减药过程中有反复的患儿,疗程应延长至 1 年,甚或 2 年。停药过早易出现复发。但长期用药亦非良策,故停药应缓慢而慎重,并继续严密观察。

急性肺泡大出血时,大剂量激素如甲泼尼龙 10~30 mg/(kg·d)冲击治疗可起到控制病情、挽救生命的作用。

对发病年龄较小的婴儿及并发变态反应性疾病如湿疹、喘息性支气管炎的患儿,应考虑并有牛奶或其他食物过敏的可能,最好停用牛奶及其制品 2~3 个月,以豆浆等代乳品,有时可获良好效果。

临床实践过去曾采用置换血浆疗法、脾切除术,目前已基本不用。北京儿童医院经长期观察结果也不支持脾切除术,曾见术后数月内又出现急性发作者,脾切除术还可导致进一步出血倾向及免疫能低下,以致死于肺出血或合并感染。输血和铁剂虽能改善贫血,但由于可能增加肺内铁沉积,应慎用。

(二)慢性反复发作期治疗

长期的糖皮质激素治疗在儿童和青少年因不良反应及激素减量/中断时的高复发率不推荐使用。吸入激素也应用于临床,但疗效尚不能确定。免疫抑制剂包括硫唑嘌呤、羟氯喹、环磷酰胺、甲氨蝶呤的治疗得到了不同效果。常用的为硫唑嘌呤,从 1~2 mg/(kg·d)增加到 3~5 mg/(kg·d),一般维持约 1 年。硫唑嘌呤和糖皮质激素联用在预防 IPH 急性加重取得一定的疗效。

国内也试用中药(活血化瘀及促进免疫功能的方剂)及去铁药物,可用去铁胺(又称去铁敏),每天1.6 g,分 3 次肌内注射,24 小时尿铁排出量显著增加,缺铁性贫血也有改善的可能。铁络合剂毒性作用明显,故国内外文献对此类药物评价不一。目前已很少应用。

(三)静止期治疗

病变静止时或症状大部分消失后应重视日常肺功能锻炼,并注意生活护理。

(闫　敏)

第十六节　肺泡蛋白沉积症

肺泡蛋白沉积症(PAP)是一种儿科少见病,以肺泡腔内充满大量过碘酸雪夫(PAS)反应阳性的蛋白物质为主要病理特征。多见于 20~50 岁人群,男女比例为(2~4):1。患者因肺泡内过量聚集蛋白物质而造成肺通气和换气功能异常,出现呼吸困难。多数病例为获得性(特发性)PAP,少部分可继发于其他疾病或因吸入化学物质而引起。

一、肺泡表面活性物质的功能和代谢

肺泡表面活性物质的功能主要在于降低肺泡气水界面张力,防止肺泡萎陷。而发挥这一作用的主要是脂质成分,它约占表面活性物质成分的 90%,其余 10% 为蛋白质类。这些肺泡表面活性脂质、蛋白由肺泡Ⅱ型上皮细胞产生、储存并分泌入肺泡内,由Ⅱ型细胞和肺泡巨噬细胞吞噬吸收,并经由板层小体来循环。肺泡Ⅱ型细胞、肺泡巨噬细胞均参与了循环的过程。

肺泡表面活性物质的蛋白质类成分中有四种表面活性蛋白(SP)完成了该类物质的功能,分别是两种水溶性蛋白质 SP-A、SP-D,两种疏水蛋白 SP-B、SP-C。SP-A 和 SP-B 与游离钙连接,构成管状鞘磷脂(表面活性物质形成过程的过度结构)的骨架。疏水蛋白 SP-B 和 SP-C 的主要功能在于催化磷脂进入肺泡气水界面,为磷脂层提供分子构架,并维持管状鞘磷脂的稳定(SP-B 与 SP-A 联合作用)。

粒细胞-巨噬细胞集落刺激因子(GM-CSF),可由肺泡上皮细胞产生,是一种 23 kDa 的生长因子,在中性粒细胞、单核-巨噬细胞系统的增生和分化方面起重要促进作用。它通过与肺泡巨噬细胞表面的特异性受体结合,促进肺泡巨噬细胞的最终分化,刺激其对表面活性物质的降解、病原的识别和吞噬、细菌杀灭等功能,达到对肺泡内脂质和蛋白物质的吞噬和降解作用,维持表面活性物质的代谢稳态。

二、病因和发病机制

自 1958 年 Rosen SH 等人首次对 PAP 进行总结报道以来,国内外学者经过大量实验研究,认识到 PAP 是肺泡表面活性物质代谢异常的一种疾病,与肺泡巨噬细胞清除表面活性物质的功能下降有关。

基于目前对 PAP 发病机制的认识,可大致将该病分为先天性、继发性和获得性(特发性)3 种。

(一)先天性 PAP

组织病理学表现与年长儿和成年人病例相似。大部分先天性 PAP 为常染色体隐性遗传致病,常因 SP-B 基因纯合子结构移位突变(121ins2)导致不稳定 SP-B mRNA 出现,引起 SP-B 水平下降,并继发 SP-C 加工过程的异常,出现 SP-C 增高。SP-B 缺乏造成板层小体和管状鞘磷脂生成的减少及肺泡腔内蛋白物质的沉积,从而引起发病。有资料显示,SP-B 基因突变出现的频率是 1/3 000~1/1 000。SP-C 和 SP-D 的基因变异引起 PAP,也可以引起新生儿呼吸窘迫,但是这两种情况的组织病理学变化与先天性 SP-B 缺乏不同,且 SP-B 缺乏合并的 SP-C 异常加工在 SP-D 缺乏时不出现。

另外,一部分先天性 PAP 患儿并不存在上述缺陷,却发现 GM-CSF 特异性受体 βc 链的缺陷。GM-CSF 的受体包括 2 部分:α 链(绑定单位)和 β 链(信号转导单位,它同时也是 IL-3 和 IL-5 的受体组成部分),该受体存在于肺泡巨噬细胞和肺泡Ⅱ型细胞表面,且在一些造血细胞表面也有这些受体存在。编码 GM-CSF/IL-3/IL-5 受体 βc 链的基因突变会导致 PAP 发病,且先天性 PAP 患者单核细胞与中性粒细胞的绑定及细胞对 GM-CSF 和白介素 3 的反应在体外试验中有受损表现。大量临床资料证明这一类传导通路的异常与 PAP 发病有关。

2003 年,Mohammed Tredano 等人对 40 例不明原因呼吸窘迫的患儿进行了研究和分析,结果认为先天性 SP-B 缺乏是因 SFTPB 基因突变(常见 1549C 到 GAA 或 121ins2)造成的,具有常染色体隐性遗传特性,这一缺陷引起板层小体和管状鞘磷脂生成减少及肺泡腔内蛋白物质沉积;而先天性 PAP 不一定存在 SP-B 缺乏,且存在 SP-B 缺乏者也不一定存在 SFTPB 基因突变;并主张将先天性 SP-B 缺乏与先天性 PAP 分别定义。

然而不论是 SFTPB 基因还是编码 GM-CSF/IL-3/IL-5 受体 βc 链的基因突变,均有大量资料证明此二者会导致肺泡内沉积大量脂质蛋白物质,且都有明显的常染色体隐性遗传倾向。故先天性 SP-B 缺乏是否为先天性 PAP 的一个亚型或本身就是一种独立的疾病,尚需进一步研究鉴别来建立统一的诊断和分类标准。

(二)继发性 PAP

个体暴露在能够使肺泡巨噬细胞数目减少或功能受损的条件下,引起表面活性物质清除功能异常即可产生 PAP,称继发性 PAP。长时间以来,人们发现很多可引起 PAP 的疾病,如赖氨酸尿性蛋白耐受不良、急性硅肺病和其他吸入综合征、免疫缺陷病、恶性肿瘤、造血系统疾病(如白血病)等。

赖氨酸尿性蛋白耐受不良作为一种少见的常染色体隐性遗传病,存在"y+L 氨基酸转移因子 1"基因突变,造成质膜转运氨基二羧酸能力缺陷,引起精氨酸、赖氨酸、鸟氨酸转运障碍,并出现多系统表现。BALF 超微结构检查可见多发的板层结构、致密体,这些都是在 PAP 患者中可见的,提示了本病同时存在有磷脂代谢的问题。本病尚可引起造血系统受累,使 βc 链的表达异常,最终导致 PAP。

急性硅肺病,与短期内大量接触高浓度的可吸入游离硅有关,最早是在19世纪30年代发现的一种少见的硅肺,为强调其在组织学上与 PAP 的相似,后来被称为"急性硅-蛋白沉着症"。其他吸入性物质如水泥尘、纤维素纤维、铝尘、二氧化钛等,均被证实与 PAP 的发生有关。但这些关联是否真的为发病原因尚不完全清楚。

一些潜在的免疫缺陷病,如胸腺淋巴组织发育不良、重症联合免疫缺陷、选择性 IgA 缺乏,或实质脏器移植后的类似医源性免疫抑制状态下,无功能的 T、B 细胞可能会直接干扰肺泡巨噬细胞和肺泡Ⅱ型上皮细胞调节的表面活性物质代谢稳态,从而出现 PAP。

PAP 还与潜在的恶性病有关,特别是造血系统恶性病。PAP 最常见继发于髓系白血病和骨髓增生异常综合征,在这二者中,肺泡巨噬细胞可能衍生自其自身的恶性克隆,或造血系统的异常造成其功能的特异性缺陷,使清除表面活性物质的功能受损。也有证据证明在髓系白血病患者中有 GM-CSF 信号转导的缺陷如 βc 表达的缺失,造成肺泡巨噬细胞对 GM-CSF 无反应,从而影响表面活性物质正常代谢引起 PAP 的发生。上述缺陷在造血功能成功重建后可被纠正,突出了造血系统异常在继发性 PAP 病因中的重要作用。另外研究还发现了另一重要机制:对 GM-CSF 无反应的异常白血病细胞替代或置换了正常的肺泡巨噬细胞,引起 PAP 发病。

(三) 获得性(特发性)PAP

获得性 PAP 为最常见类型,约占 PAP 患者总数的 90%。随着多年来人们对肺泡表面活性物质代谢稳态、调节因素等研究的深入,逐渐认识到获得性 PAP 的发病与 GM-CSF 的作用密切相关。

通过培育 GM-CSF-和 βc-的小鼠进行试验,证实了 GM-CSF 的生理学作用,并发现这些小鼠不存在造血功能的异常,却有肺泡巨噬细胞清除表面活性物质功能的障碍,伴有肺部的淋巴细胞浸润。而同时表面活性物质的产生则不受影响,进一步论证了 PAP 并非表面活性物质生成过多,而是因清除障碍引起的过度沉积。

早在26年前就发现获得性 PAP 患者的支气管肺泡灌洗液和血清在体外可阻断单核细胞对促细胞分裂剂的反应,但一直未能找到原因。直到1999年,Nakata 等在获得性 PAP 患者支气管肺泡灌洗液和血清中发现一种能中和 GM-CSF 的自身抗体,而这种抗体是先天性和继发性 PAP 及其他肺疾病患者所没有的。

这种自身抗体可竞争性地抑制内源性 GM-CSF 与其受体 βc 链结合,从而阻断了 GM-CSF 的信号转导,造成一种活性 GM-CSF 缺乏的状态,引起肺泡巨噬细胞的吞噬功能、趋向能力、微生物杀灭能力的减低。且随后的研究中又证实在获得性 PAP 患者中不存在 GM-CSF 基因和受体 βc 的缺陷,更加明确了这一自身抗体在发病机制中的重要角色。这种抗体在全身循环系统中广泛存在,解释了进行双肺移植后病情复发的原因。GM-CSF 仅在肺泡巨噬细胞的最终分化和功能上是必要的,而在其他组织的巨噬细胞却不是必需的,解释了仅有肺部产生病变的原因。

正常人在生理状态下产生这种自身抗体的概率很小,仅有 0.3%(4/1 258)可以检测到。有自身免疫性疾病的患者比正常人更易产生这种自身抗体。

Thomassen 等人还发现 PAP 患者 BALF 中 GM-CSF 减低,同时,抑制性细胞因子 IL-10(一种 B 细胞刺激因子,它刺激 B 细胞的增生和 GM-CSF 抗体的生成)增高。正常状态下单核细胞和肺泡巨噬细胞在黏多糖刺激下可分泌 GM-CSF,而 IL-10 可抑制这一现象。对 PAP 患者的 BALF 给予 IL-10 抗体来中和 IL-10 后,会使 GM-CSF 的生成得到增加。

三、病理改变

纤维支气管镜下，气管支气管一般无特殊异常，部分患者可有慢性感染的黏膜水肿表现。支气管肺泡灌洗液（BALF）外观为米汤样混浊，可呈乳白色或淡黄色，静置后管底可见与灌洗液颜色相同的泥浆样沉淀物。BALF涂片光镜下可见到大量无定形碎片，其内有巨噬细胞，PAS染色阳性。

取肺组织活检，肉眼可见肺组织质地变硬，病变区肺组织可呈现小叶中心结节、腺泡结节及大片状改变，病变区与正常肺组织或代偿性肺气肿混合并存，切面可见白色或黄色液体渗出。光镜下，肺泡结构基本正常，其内PAS染色阳性的磷脂蛋白样物质充盈（图8-11、图8-12），肺泡间隔淋巴细胞浸润、水肿、成纤维细胞增生及胶原沉积形成小叶内间隔和小叶间隔增厚。电镜下可见肺泡腔中有絮状及颗粒状沉着物，肺泡Ⅱ型上皮细胞增生，胞质中可见板层小体，肺泡腔内有大量肺泡Ⅱ型细胞分泌的嗜锇性和絮状物质，肺间质变宽，可见成纤维细胞增生和大量胶原及弹性纤维，还可见淋巴细胞和肥大细胞浸润。

四、临床表现

PAP临床表现多样，多数患者均隐匿起病，临床症状缺乏特异性，主要表现为进行性加重的气促和呼吸困难。早期多在中等量活动后自觉症状明显，随病情进展而出现呼吸困难、发绀、杵状指（趾）等表现；咳嗽也是PAP主要表现之一，多为干咳，偶尔可有咯血，合并呼吸道感染时可有脓性痰。干咳和呼吸困难的严重程度与肺泡内沉积物的量有关，但临床症状一般较影像学表现为轻。另外，可有乏力、盗汗、体重下降、食欲缺乏等一般症状。

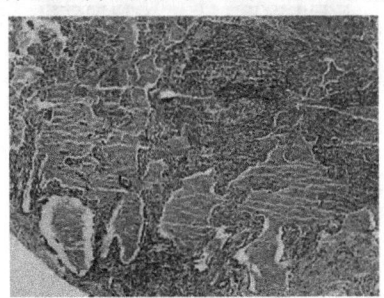

图8-11　肺泡腔内填充均质粉染物质（HE染色光镜×40）

2岁女童，主因"气促干咳8个月，加重伴指趾端青紫、肿胀6个月"住院，经肺活检确诊PAP

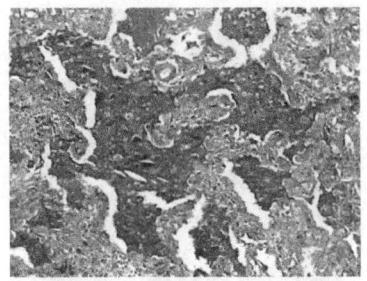

图8-12　肺泡腔内填充均质粉染物质（PAS染色光镜×100）

2岁女童，主因"气促干咳8个月，加重伴指趾端青紫、肿胀6个月"住院，经肺活检确诊PAP

查体可见慢性缺氧体征,如毛细血管扩张、发绀、杵状指(趾)等,肺部听诊呼吸音粗,多无干湿性啰音,部分病例可闻及捻发音或小爆裂音。

五、实验室检查

血常规多正常,部分患者可见由慢性缺氧引起的红细胞和血红蛋白增高,合并感染者可有白细胞增高。大部分患者有乳酸脱氢酶不同程度上升。

血气分析呈现不同程度的低氧血症,可有过度通气。pH大多正常。

肺功能检查可见多数患者肺总量、残气量降低。以弥散功能降低为主,部分患者可有通气功能障碍。

六、影像学特点

(一)胸部 X 线

X线表现可为云絮状密度增高影,高密度阴影内可见肺纹理影和增厚的网格状小叶间隔,病灶多对称分布于双侧中、下肺野,呈弥漫性磨玻璃样改变;有些病例高密度影呈自肺门向外发散状(蝶翼征),有支气管充气相,类似急性肺水肿表现。也可为两肺广泛分布的结节状阴影,其密度不均匀,大小不等,边缘模糊,部分融合,伴有小透亮区(图 8-13)。

(二)HRCT 特征

(1)"碎石路"征(CPA)由弥漫性磨玻璃影及其内部的网格状小叶间隔增厚组成。病理学上,磨玻璃影系低密度的磷脂蛋白充填肺泡腔所致。网格状阴影的形成多数认为是小叶间隔和小叶内间隔因水肿、细胞浸润或纤维化而增厚(图 8-14)。

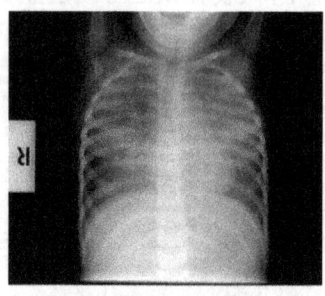

图 8-13 肺泡蛋白沉积症胸部 X 线片

女,2岁,经肺活检确诊 PAP,胸部 X 线片示双肺弥漫性磨玻璃样改变

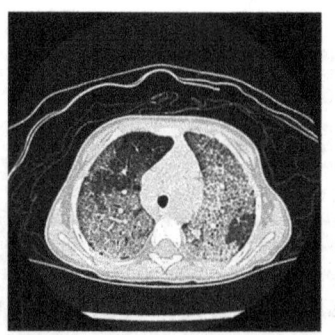

图 8-14 肺泡蛋白沉积症 HRCT(一)

(2)病变累及的范围和分布与肺段或肺叶的形态无关,其斑片状或补丁状阴影可跨段或跨叶、可累及部分或全部肺叶,病变可随机分布于肺野中央区、周围区或全肺野。病灶与正常肺组织之间分界清楚,且边缘形态各异,如直线状、不规则或成角等,呈典型的地图样分布。

(3)实变区内可见支气管充气征,但表现为充气管腔细小且数量和分支稀少,这可能与充盈肺泡腔的磷脂蛋白密度较低和部分小气道被填充等有关(图8-15)。

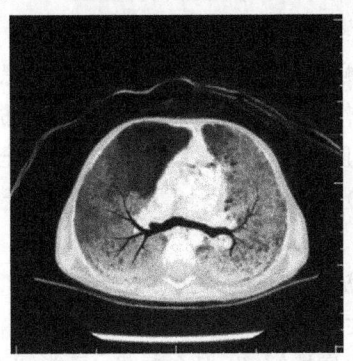

图8-15　肺泡蛋白沉积症 HRCT(二)

(4)病变形态学特征在短时间内不发生明显改变。

(5)不伴有空洞形成、蜂窝改变、淋巴结肿大、胸腔积液和明显的实变区等。

目前认为 CPA 仅为疾病在病程某一阶段内特定的影像改变,而并非 PAP 特征性表现,凡具有形成磨玻璃影和小叶间隔增厚等病理机制的疾病均可呈现 CPA,如多种原因的肺炎(卡氏肺囊虫性肺炎、外源性脂类肺炎、阻塞性肺炎、急性放射性肺炎和药物性肺炎等)、肺结核、肺出血、特发性间质性肺炎、外源性脂质性肺炎、肺炎型肺泡癌、弥漫性癌性淋巴管炎、成人呼吸窘迫综合征等多种肺弥漫性间质和实质性疾病。尚需结合患者临床表现和 HRCT 其他征象做好鉴别。

七、诊断及鉴别诊断

PAP 的确诊需以纤支镜或肺活检的病理检查结果为依据,结合患儿临床特点、影像学检查,可对大多数患者做出诊断。应注意与闭塞性细支气管炎、肺水肿、特发性肺含铁血黄素细胞沉着症、肺纤维化、结节病、肺泡细胞癌等相鉴别。

血清中表面活性蛋白含量增高可见于多数 PAP 患者,但缺乏特异性。特发性肺纤维化、肺炎、肺结核、泛细支气管炎患者中也可见。

八、治疗

以往曾针对 PAP 脂质蛋白沉积的病理特点使用糖皮质激素治疗、碘化钾溶液和胰蛋白酶雾化等方法,但效果均不肯定。也曾采用肺移植治疗 PAP,但有排异反应、并发症多、难度大、费用高,且临床观察和动物试验均发现移植肺仍会继续发生肺泡内表面活性物质的大量沉积,不但不能解决根本问题,而且在改善患者临床症状方面效果也不理想。

(一)全肺灌洗(WLL)

WLL 是目前为止公认行之有效的正规治疗方法。WLL 最早在 1960 年由 Ramirez-Rivera 提出,即在患者口服可待因的基础上,经皮-气管穿刺置入导管,以温生理盐水滴入,并通过改变患者体位来达到灌洗液各个肺段的目的。事实证明这种物理清除沉积物的方法在改善症状和肺功能方面作用显著,可提高 5 年存活率。随着全肺灌洗概念被广泛接受、纤维支气管镜技术的不断成熟、全身麻醉技术的常规应用,这一灌洗疗法逐渐被优化,安全性显著提高,每次灌洗液量逐渐加大,在同样一个治疗过程中完成双肺的连续灌洗,缩短治疗时间,减少患者痛苦。若灌洗过程中有低氧血症,必要时还可辅以部分体外膜肺氧合法。

另外,局部肺叶肺段的灌洗是近年来在灌洗治疗方法上的一个演变,操作简单安全,在大部分医院都可以开展。适用于不能耐受常规麻醉下全肺灌洗的患者,或那些轻症的仅用少量灌洗液就可以清除沉积物者。这一操作不需要气管插管、术后特殊护理和常规麻醉,常见的不良反应是剧烈咳嗽,可能因此中断操作,且灌洗液量限制在 2 L,约为全肺灌洗量的 1/10,因此需要更多的治疗次数,增加了患者痛苦。全肺灌洗可以增加巨噬细胞迁徙能力,并防止机会性致病菌感染,但肺叶灌洗不存在这些特点。

虽然大量文献证实了这种方法的有效性,但关于疗效评估目前尚无统一标准。全肺灌洗并不能做到一劳永逸,它只是物理性地清除沉积在肺泡腔的物质,并没有从根本上解决 PAP 的发病,故在灌洗治疗后虽有暂时性的病情缓解,但会复发,可能需要再次灌洗。病情缓解的平均持续时间约 15 个月,仅有少于 20% 的患者在 1 次灌洗后的 3 年随访时间内未再次出现 PAP 的症状。

全肺灌洗治疗可能出现的并发症包括低氧血症、血流动力学改变、肺炎、脓毒症、呼吸窘迫综合征和气胸。最常见的是低氧血症,特别是灌洗液的清空阶段,会减低气道压力,增加灌洗肺的灌注。血流动力学的不稳定在治疗过程中也可能出现,这使有创血压监测成为必要的配置并应该伴随灌洗治疗过程。全肺灌洗需要常规麻醉,并需要有经验的麻醉师和手术小组,且术后需要相应的护理配置。另外,反复的气管插管会造成患者气管内肉芽肿的形成和狭窄。

总之,目前全肺灌洗仍是治疗 PAP 的标准方法之一,且有较好的发展前景。

(二) GM-CSF 的应用

随着特发性 PAP 患者有高滴定度的 GM-CSF 抗体的发现,引出了补充 GM-CSF 的治疗方法。

在既往多项研究中,给予患者 5～9 μg/(kg·d)的剂量皮下注射 GM-CSF,累计共 10/21 例患者对这种初始剂量反应好,也有一些患者对高剂量的用药反应好。疗效持续时间平均 39 周。但这一治疗的方法有效率比灌洗治疗低很多,且即使反应好的患者也需要 4～6 周的时间方能提高动脉氧分压,显然对重症 PAP 患者不能作为应急手段来应用。

GM-CSF 疗法一般耐受很好,既往报道的不良反应包括注射部位的皮肤红斑或硬结、粒细胞减少症(停药后可恢复)、发热、寒战、恶心、呕吐、低氧低血压综合征、面红、心动过速、肌肉痛、骨骼痛、呼吸困难、僵直、不随意的腿部痉挛和晕厥等。虽然没有迟发毒性作用的报道,但是长时间监测对于明确其效果和不良反应仍是十分重要的。

GM-CSF 作为一种针对获得性 PAP 发病机制的治疗,有确定效果,但探索最适剂量、最适疗程、与抗体滴度的关系、最适给药途径,需要进一步积累经验。

(三) 造血干细胞和骨髓移植

试验证明 βc 链基因突变小鼠应用野生型小鼠的骨髓进行骨髓移植和造血系统重建可逆转肺部的病理改变;而仅仅进行肺移植,大多数小鼠在不久以后复发,提示骨髓移植有可能对部分继发于血液系统疾病的 PAP 患者有效。作为小儿或青少年少见的遗传性疾病,范可尼贫血和

PAP 均与 GM-CSF/IL-3/IL-5 受体 β 链功能缺失有关,目前有报道用同种异体造血干细胞移植来治疗这两种疾病。该方法作为治疗少见的单基因遗传病的一种新的手段,其疗效尚待进一步证实。

(四)基因治疗

针对先天性 PAP 表面活性蛋白 B 缺乏或 GM-CSF/IL-3/IL-5 受体 βc 链基因突变的 PAP 患者,在人上皮细胞的体外试验和小鼠的体内试验中,将带有 SP-B 和 SP-A 的 DNA 转入细胞体内,均有相应的表面活性蛋白的表达。GM-CSF 缺乏的小鼠肺泡 Ⅱ 型细胞经过基因重组技术后,可选择性表达 GM-CSF,改善 PAP 症状,提示基因治疗有可能成为 PAP 治疗的新途径。

(五)支持治疗

Uchida 等人曾报道了 GM-CSF 抗体对中性粒细胞功能的影响。他们的研究表明 PAP 患者中性粒细胞抗微生物功能在基础状态和受 GM-CSF 激活后的状态都存在缺陷。尤其是 PAP 患者中性粒细胞的吞噬指数和吞噬功能分别低于正常对照组的 90% 和 30%。中性粒细胞的基础黏附功能、全血的超氧化能力、对金葡菌的杀灭能力均减低。而且在体外试验中,中性粒细胞受 GM-CSF 活化后的功能也受损。因此,PAP 患者继发感染很常见,多见奴卡菌。任何感染征象的出现都应该给予强有力的治疗,包括支气管肺泡灌洗。

氧疗、支气管扩张剂、抗生素、呼吸支持等支持治疗,是防止感染、支气管痉挛和呼吸衰竭发生的有效措施。

双肺移植对那些肺灌洗无效的先天性 PAP 或 PAP 关联肺纤维化如硅沉着症或灌洗时反复气胸者适用。但有文献报道,移植后的肺仍可能再次发生 PAP 的改变。

九、预后

PAP 预后包括病情稳定但症状持续存在;进行性加重;自行缓解。

有文献统计了 343 例 PAP 患者自确诊(包括最后尸检确诊的病例)之日起的生存时间,平均为 18 个月,最长的是 26 年。2 年、5 年和 10 年的实际生存率分别为 78.9%±8.2%、74.7%±8.1% 和 68.3%±8.6%。总体生存率在性别上相差不大(5 年,男 74% 女 76%)。5 岁以下的患者很少见,且预后差。

共有 24/303(7.9%)PAP 患者自发缓解。从诊断或出现症状到自发缓解的平均时间分别为 20 个月和 24 个月,没有人症状反复或加重,没有死亡。这些患者中 PAP 处于一种"休眠状态";是疾病的病理生理过程被逆转,还是仅仅在功能、症状和影像学上的严重程度减轻了,尚不明确。目前还没有一个非侵袭性的简单检查可以鉴别到底是病理生理学上的"治愈"了,还是疾病转入了一个亚临床状态。

如上述北京儿童医院确诊的 1 例 PAP 患儿(图 8-16A),放弃治疗 2 年后随访,在当地未予任何医疗干预,呼吸困难症状自行好转,杵状指(趾)和肢端发绀等体征减轻,活动耐量与正常儿童无异。复查肺 HRCT 如图 8-16B,可见肺内病变明显吸收好转,但仍有广泛间质病变;复查肺功能未见显著异常。

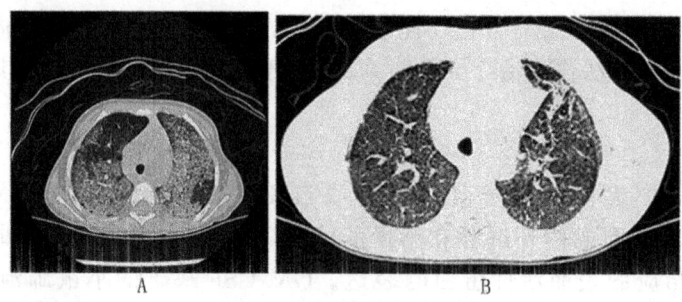

图 8-16 治疗前后 CT 对比

A.治疗前；B.治疗后

两肺广泛间质改变及少许实质浸润，与图 8-14 对比，肺内病变大部吸收

(闫 敏)

第九章 小儿常见循环系统疾病

第一节 心包炎

小儿心包炎病因可分为风湿热、化脓感染、结核、尿毒症、病毒、寄生虫感染、结缔组织病、放射性因素、非特异性因素等。多数情况下可由内科治疗治愈，但急性化脓性心包炎和慢性缩窄性心包炎常需外科处理。

一、急性化脓性心包炎

（一）病因与病理

多由继发性和金黄色葡萄球菌引起，由于抗生素的大量应用和我国儿童身体素质的提高，目前化脓性心包炎的病例已越来越少。感染途径可为：①胸腔内感染直接扩散，如肺炎、肺脓肿、脓胸或膈下感染，致病菌直接或经淋巴侵入心包；②血行感染，如急性骨髓炎、败血症、脓毒血症、细菌经血流播散至心包；③手术或外伤心包被污染。

心包腔由脏壁层心包膜组成，正常小儿心包腔内有浆液 10~15 mL，心包感染后有炎性浆液渗出，白细胞、脓细胞大量浸润、内皮细胞脱落形成化脓，心包内脓液增多使心包腔内压力急剧升高，心脏急性受压，心室舒张期充盈受限，体循环静脉回流受阻，从而使静脉压上升，心排血量下降，全身组织缺氧，出现心脏压塞征象，甚至心脏骤停。

（二）临床表现及诊断

患儿出现高热、乏力、多汗，大龄儿童可诉胸痛或心前区压迫感、呼吸困难、不能平卧、干咳、少尿。体检可发现心尖冲动减弱或消失、心浊音界扩大、心音遥远，有时可闻心包摩擦音、颈静脉充盈，可有奇脉，如出现心脏压塞，患儿可表现为呼吸困难、发绀、肝大、四肢水肿、腹水等。

心电图可见 S-T 段抬高，T 波倒置，QRS 波群低电压。X 线透视心脏搏动减弱，心影增大，X 线片心影扩大，呈烧瓶状，超声心动图可发现心包腔内有积液，心包腔穿刺可帮助诊断并可将脓液送细菌培养和药敏试验，以便选用有效抗生素。

（三）治疗

急性化脓性心包炎的治疗除早期大量应用有效抗生素外，应及时做心包穿刺，引流脓液，解除心脏压迫，并可向心包内注入抗生素。如心包穿刺效果不明显，目前主张在急性期行心包部分切除术,以防止形成慢性缩窄性心包炎。

1.心包穿刺术

可由胸骨左缘第4或第5肋间直接穿刺,也可由剑突与左肋弓缘成角处穿入,负压进针,抽尽脓液后注入抗生素,为了避免误穿心室,可接上心电图导联,当针尖触及心脏时能被发现。再次心包穿刺可在24~48小时后进行。

2.心包切开引流术

两次或两次心包穿刺症状未见改善,脓液稠厚,抽吸困难,则应行心包切开引流术。手术可经胸骨左缘第5肋间做斜切口,切除肋软骨,注意保护胸廓内动脉,必要时可结扎,推开左侧胸膜显露心包,穿刺抽出脓液后,切开心包,吸尽脓液,手指分离粘连,抗生素冲洗后放入引流管,逐层缝合。

3.心包部分切除术

心包内脓液黏稠,并在心包腔内形成分隔,或中毒症状严重,穿刺治疗无效者,主张早期行心包部分切除术,以免发展成为慢性缩窄性心包炎。术前大量抗生素控制感染,手术可经左侧第4肋间前外侧入路,尽量切除显露的心包,分离心包脏壁层粘连,吸尽脓液,注意保护膈神经,胸膜腔内放置引流管。

二、慢性缩窄性心包炎

慢性缩窄性心包炎是由于心包慢性炎症改变、逐渐纤维化增厚、限制心脏活动导致循环功能障碍的一种疾病。常见原因有化脓性、结核性、寄生虫感染等,手术后创伤、心包积血等其他原因也可致心包硬化缩窄。

(一)病因与病理

心包脏壁层因各种原因增厚、粘连,有的部位可厚达1.5 cm,增厚的心包束缚心脏,使心肌萎缩变性、肌层变薄、水肿及纤维化。引起静脉血回流障碍,静脉压升高,导致肝脏肿大、胸腔积液、腹水、下肢水肿的原因包括:①纤维增厚的心包可压迫大血管根部,尤其是上下腔静脉入口处;②心脏收缩和舒张均受到限制,心房心室舒张期充盈不足,收缩期心排血量降低,进一步影响静脉回流;③心排血量减少,可引起水钠潴留,静脉系统容量进一步加大。

(二)临床表现

全身乏力、消瘦、食欲缺乏,易疲劳,胸部不适,活动后心悸、发绀,有肺淤血及严重腹水的患儿,则有可能端坐呼吸或夜间气喘、少尿等表现。颈静脉怒张,静脉压可达2.9 kPa(30 cmH$_2$O)以上,动脉压下降,脉压减小,可出现奇脉,心尖冲动减弱或消失。肝大、胸腔积液、腹水、下肢水肿。

(三)诊断

根据病史并做以下检查不难诊断。

1.心电图

心电图为QRS波群低电压,T波平坦或倒置,P波切迹,可有心房纤颤,提示心肌严重受损。

2.X线胸片检查

心影多正常大小,形状可不规则,少数患儿可有心包钙化,透视可见心尖冲动减弱,心缘平直僵硬。

3.超声心动图检查

超声心动图检查可显示心包层增厚及室间隔与左心室壁反常活动特征。

4.CT 或 MRI 检查

CT 或 MRI 检查可进一步明确诊断并对原发性心肌萎缩或限制性心肌病与慢性缩窄性心包炎的鉴别诊断有帮助。对可疑病例如确诊有困难还可做心导管检查。

(四)治疗

慢性缩窄性心包炎一经确诊应尽早手术行心包剥离切除术,术前应控制感染,纠正贫血,肝大、腹水者可给利尿剂,补充钾盐,胸腔积液、腹水较多者可多次适量抽出,术后常规应用抗生素、洋地黄制剂及利尿剂。如为结核感染应同时抗结核治疗至少6个月。

(五)手术方法

根据患儿心包增厚缩窄的具体情况选用合适的手术方法。

1.左胸前外侧切口

经左侧第4或第5肋间进胸,对心室后外侧心包有良好的暴露,但对右侧增厚的心包则剥离较困难。

2.胸部正中切口

需劈开胸骨,对前部心包有良好的暴露,有利于切除束缚上下腔静脉根部增厚的心包及左右心室前方的心包,但对左心室后外侧心包剥离则受限制。

3.双侧前胸横切口

该切口经左、右两侧第4或第5肋间进胸,对心包各部位的显露较为彻底,便于广泛剥离,但创伤大,对呼吸功能的干扰大,适用于心包广泛增厚但一般情况尚好的患儿。

心包剥离首先从相当于左心室心尖部无血管区开始,按左心室、右心室、房室沟、肺动脉出口、心尖和膈面的顺序进行,由于右心房壁较薄,容易剥破出血,该处心包粘连对静脉回流影响不大,故如粘连紧密,可不剥离,下腔静脉入口处常有瘢痕狭窄环,从前方膈面切断即可。疏松的粘连可用手指分开,紧密粘连需用刀锐性分离,心包钙化增厚嵌入心肌,可绕道将其避开,部分小量心包残留并不影响手术效果。剥离两侧心包时要注意保护分离膈神经,增厚的心包松解后,心脏的收缩、舒张功能获得改善,静脉压下降,胸腔积液、腹水、组织间液返回血循环,可引起充血性心力衰竭,故术后严格体液入量,及时应用强心剂及利尿剂,增加心肌收缩力,并减轻心脏负担。

(牛俊红)

第二节 感染性心内膜炎

一、病因及发病机制

(一)病因

1.心脏的原发病变

感染性心内膜炎患儿中绝大多数均有原发性心脏病,其中以先天性心脏病最为多见。室间隔缺损最易罹患心内膜炎,其他依次为法洛四联症、主动脉瓣狭窄、主动脉瓣二叶畸形,动脉导管未闭、肺动脉瓣狭窄等。后天性心脏病中,风湿性瓣膜病占14%,通常为主动脉瓣及二尖瓣关闭不全。二尖瓣脱垂综合征也可并发感染性心内膜炎。发生心内膜炎的心脏病变常因心室或血管内有较大的压力阶差,产生高速的血液激流,而经常冲击心膜面使之遭受损伤所致。心内膜下胶原组织暴露,血小板及纤维蛋白在此凝聚、沉积,形成无菌性赘生物。当菌血症时,细菌在上述部位黏附、定居并繁殖,形成有菌赘物,受累部位多在压力低的一例,如室间隔缺损感染性赘生物在缺损的右缘,三尖瓣的隔叶与肺动脉瓣、动脉导管未闭在肺动脉侧,主动脉关闭不全在左室等。约8%患儿无原发性心脏病变,通常由于毒力较强的细菌或真菌感染引起,如金黄色葡萄状球菌、念珠菌等,见于2岁以下婴儿及长期应用免疫抑制剂者。

2.病原体

过去以草绿色(即溶血性)链球菌最多见,约占半数以上。近年来,葡萄球菌有增多趋势;其次为肠球菌、肺炎双球菌、β溶血性链球菌,还有大肠埃希菌、铜绿假单胞菌及嗜血杆菌。真菌性心内膜炎的病原体以念珠菌属、曲霉菌属及组织胞质菌属较多见。人工瓣膜及静脉注射麻醉剂的药瘾者,以金黄色葡萄球菌、铜绿假单胞菌及念珠菌属感染多见。

3.致病因素

在约1/3患儿的病史中可追查到致病因素,主要为纠治牙病及扁桃体摘除术。口腔及上呼吸道手术后发生的心内膜炎多为草绿色链球菌感染;脓皮病、导管检查及心脏手术之后的心内膜炎,常为金黄色或白色葡萄球菌感染;而肠道手术后的心内膜炎,则多为肠球菌或大肠埃希菌感染。

(二)发病机制

1.喷射和文丘里效应

机械和流体力学原理在发病机制中似乎很重要。实验证明,将细菌气溶胶通地文丘里管喷至气流中,可见高压源将感染性液体推向低压槽中,形成具有特征性的菌落分布。在喷出高压源小孔后的低压槽中总是出现最大的沉淀环。这一模型有助于解释发生在不同心瓣膜和室间隔病损分布,亦可解释二尖瓣关闭不全发生感染性心内膜炎时瓣膜心房面邻近部位的特征性改变。当血流从左心室通过关闭不全的二尖瓣膜时,可发生文丘里效应,即血流通过狭窄的瓣膜孔后,压强降低,射流两侧产生涡流,悬浮物沉积两侧,使心房壁受到损害。主动脉瓣关闭不全时赘生物易发生在主动脉小叶心室面或腱索处。小型室内隔缺损,损害常发生右室面缺损处周围或与缺损相对的心室壁,后者为高速血流喷射冲击引起的损伤。其他如三尖瓣关闭不全、动静脉瘘、动脉导管未闭亦可根据文丘里效应预测其心内膜受损的部位。心脏先天性缺损血液分流量小或充血性心力衰竭时,因缺损两侧压力阶差不大,故不易发生心内膜炎,这可能就是为什么单纯性房间隔缺损罕见心内膜炎,而小型室间隔缺损较易发生的原因。

2.血小板-纤维素栓

喷射文丘里效应损伤心脏心内膜面。在此基础上发生血小板-纤维素栓,而形成无菌性赘生物。

3.菌血症和凝集抗体

正常人可发生一过性菌血症,多无临床意义。但当侵入细菌的侵袭力强,如有循环抗体凝集素可有大量细菌黏附于已有的血小板-纤维素血栓上定居、繁殖,即可发病。

4.免疫学因素

感染性心内膜炎的发病与免疫学因素有关。许多感染性心内膜患者血液中IgG、IgM、巨球蛋白、冷球蛋白升高,类风湿因子阳性。肾脏损害,动脉内膜炎均支持免疫发病机制。有人对该症的淤血、条纹状出血、皮下小结作镜检,发现血管用围有细胞浸润及其他血管炎的表现,认为可能为过敏性血管炎。

二、临床表现及辅助检查

(一)临床表现

1.病史

大多数患者有器质性心脏病,部分患者发病前有龋齿、扁桃体炎、静脉插管或心内手术史。

2.临床症状

可归纳为三方面:①全身感染症状。②心脏症状。③栓塞及血管症状。

(1)一般起病缓慢,开始时仅有不规则发热,患者逐渐感觉疲乏、食欲减退、体重减轻,关节痛及肤色苍白。病情进展较慢,数天或数周后出现栓塞征象,淤点见于皮肤与黏膜,指甲下偶尔见线状出血,或偶尔在指、趾的腹面皮下组织发生小动脉血栓,可摸到隆起的紫红色小结节,略有触痛,称欧氏小结。病程较长者则见杆状指、趾,故非青紫型先天性心脏病患儿出现杵状指、趾时,应考虑本病。

(2)心脏方面若原有杂音的,其性质可因心瓣膜的赘生物而有所改变,变为较响较粗;原无杂音者此时可出现杂音,杂音特征为乐音性且易多变。约一半患者由于心瓣膜病变、中毒性心肌炎、心肌脓肿等而导致充血性心力衰竭。

(3)其他症状:视栓塞累及的器官而异,一般为脾脏增大、腹痛、便血、血尿等,脾增大有时很显著,但肝的增大则不明显。并发于先天性心脏病时,容易发生肺栓塞,则有胸部剧痛、频咳与咯血,叩诊有实音或浊音,听诊时呼吸音减弱,须与肺炎鉴别。往往出现胸腔积液,可呈血色,并在短期内屡次发作上述肺部症状,约30%患者发生脑动脉栓塞,出现头痛、呕吐,甚至偏瘫、失语、抽搐及昏迷等。由脑栓塞引起的脑膜炎,脑脊液细曲培养往往阴性,糖及氯化物也可正常,与结核性或病毒性脑膜炎要仔细鉴别。神经症状的出现一般表示患者垂危。

(4)毒力较强的病原体如金黄色葡萄球菌感染,起病多急骤,有寒战、高热、盗汗及虚弱等全身症状,以脓毒败血症为主:肝、肾、脾、脑及深部组织可发生脓疡,或并发肺炎、心包炎、脑膜炎、腹膜炎及骨髓炎等,累及心瓣膜时可出现新杂音、心脏扩大及充血性心力衰竭,栓塞现象较多见。病情进展急剧时,可在数天或数周危及生命。如早期抢救,可在数周内恢复健康。心瓣膜损伤严重者,恢复后可遗留慢性心脏瓣膜病。

(二)辅助检查

1.一般血液检查

常见的血常规为进行性贫血与白细胞增多,中性粒细胞升高。血沉增快,C反应蛋白阳性。血清球蛋白常常增多,甚至清蛋白、球蛋白比例倒置,免疫球蛋白升高,循环免疫复合物及类风湿因子阳性。

2.血培养

血液培养是确诊的关键,对疑诊者不应急于用药,宜于早期重复地做血培养,并保留标本至2周之久,从而提高培养的阳性率,并做药敏试验。有人认为,在体温上升前1~2小时,10~15分钟采血1次,连续6次,1~2天内多次血培养的阳性率较分散于数天做血培养为高。血培养阳性率可达90%,如已用抗生素治疗,宜停用抗生素3天后采取血标本做培养。

3.超声心动图

能检出赘生物的额外回波,大于 2 mm 的赘生物可被检出。应用 M 型超声心动图仪或心脏超声切面实时显像可探查赘生物的大小及有关瓣膜的功能状态,后者显示更佳。超声检查为无害性方法,可重复检查,观察赘生物大小及瓣膜功能的动态变化,了解瓣膜损害程度,对决定是否做换瓣手术有参考价值。诊断依据以上临床表现,实验室检查栓塞现象和血培养阳性者即可确诊。

三、治疗

(一)抗生素

应争取及早应用大剂量抗生素治疗,不可因等待血培养结果而延期治疗,但在治疗之前必先做几次血培养,因培养出的病原菌及其药物敏感试验的结果,对选用抗生素及剂量有指导意义;抗生素选用杀菌力强,应两种抗生素联合使用,一般疗程为 4~6 周。对不同的病原菌感染应选用不同的抗生素,参考如下。

1.草绿色链球菌

首选青霉素 G $(20\sim30)\times10^4$ U/(kg·d),最大量 20×10^6 U/d,分 4 次静脉滴注,1 次/6 小时,疗程 4~6 周。并加用庆大霉素 4~6 mg/(kg·d),静脉滴注,1 次/8 小时,疗程 2 周。疗效不佳,可于 5~7 天后加大青霉素用量。对青霉素过敏者,可换用头孢菌素类或万古霉素。

2.金黄色葡萄球菌

对青霉素敏感者选用青霉素 20×10^6 U/d,加庆大霉素,用法同草绿色链球菌治疗,青霉素疗程 6~8 周。耐药者用新青霉素 B(苯甲异噁唑青霉素)或新青霉素Ⅲ(萘夫西林)200~300 mg/(kg·d),分 4 次静脉滴注,1 次/6 小时,疗程 6~8 周,加用庆大霉素静脉滴注 2 周。或再加利福平口服 15~30 mg/(kg·d),分 2 次,疗程 6 周。治疗不满意或对青霉素过敏者可用头孢菌素类,选用头孢菌素Ⅰ(头孢噻吩)、头孢菌素Ⅴ(头孢唑啉)或头孢菌素Ⅳ(头孢拉定)200 mg/(kg·d),分 4 次,每 6 小时静脉滴注,疗程 6~9 周,或用万古霉素 40~60 mg/(kg·d),每天总量不超过 2 g,1 次/(8~12 小时),分 2,3 次静脉滴注,疗程 6~8 周。表皮葡萄球菌感染治疗同金黄色葡萄球菌。

3.革兰阴性杆菌或大肠埃希菌

用氨苄西林 300 mg/(kg·d)。分 4 次静脉滴注,1 次/6 小时,疗程 4~6 周;或用第 2 代头孢菌素类,选用头孢哌酮(先锋必素)或头孢曲林(菌必治)200 mg/(kg·d),1 次/6 小时;头孢曲林可分 2 次注射,疗程 4~6 周;并加用庆大霉素 2 周,铜绿假单胞菌感染也可加用羟苄西林 200~400 mg/(kg·d),分 4 次静脉滴注。

4.肠球菌

用青霉素 20×10^6 U/d,或氨苄西林 300 mg/(kg·d),分 4 次,1 次/6 小时静脉滴注,疗程 6~8 周,并加用庆大霉素。对青霉素过敏者,可换用万古霉素或头孢菌素类。

5.真菌

用两性霉素 B,开始用量 0.10~0.25 mg/(kg·d),以后每天逐渐增加 1 mg/(kg·d),静脉滴注 1 次。可合用 5-氟胞嘧啶 50~150 mg/(kg·d),分 3~4 次服用。

6.病菌不明或术后者

用新青霉素Ⅲ加氨苄西林及庆大霉素;或头孢菌素类头孢曲松或头孢哌酮;或用万古霉素。

（二）其他治疗

其他治疗包括休息、营养丰富的饮食、铁剂等，必要时可输血。并发心力衰竭时，应用洋地黄、利尿剂等。并发于动脉导管未闭的感染性动脉内膜炎病例，经抗生素治疗仍难以控制者，手术矫正畸形后，继续抗生素治疗常可迅速控制并发动脉内膜炎。

在治疗过程中，发热先退，自觉症状好转，瘀斑消退，尿中红细胞消失较慢，约需 1 个月或更久；白细胞恢复也较慢，血沉恢复需 1.5 个月左右，终止治疗的依据为体温、脉搏正常，自觉情况良好，体重增加，栓塞现象消失，血常规及血沉恢复正常等，如血培养屡得阴性，则更可靠。停止治疗后，应随访 2 年。以便对复发者及时治疗。

（牛俊红）

第三节　病毒性心肌炎

一、概述

病毒性心肌炎是由病毒侵犯心肌，引起的心肌细胞变性坏死和间质炎症。能够引起心肌炎的病毒很多，像柯萨奇、埃可、脊髓灰质炎、流感、副流感、腮腺炎、麻疹、风疹、疱疹病毒以及腺病毒、鼻病毒甚至乙肝病毒等。以往认为，轮状病毒不易引起肠道外损伤，但新近也有报道可以引起心肌炎。在上述病毒中，以柯萨奇病毒为代表的微小核糖核酸病毒最具亲心肌性。在细菌感染（尤其是链球菌）、营养不良、运动过度、精神创伤、药物毒物等条件下更容易使体内潜伏或静止的病毒繁殖增加，心肌病变加速引起发病。在疾病早期，心肌的损害主要是由病毒在心肌细胞内的复制直接引起的，但在心肌炎的发生和发展（尤其是慢性）过程中，免疫机制的参与更为重要。

二、诊断

（一）病史

年龄越小越不典型，在新生儿，尤其是母亲感染柯萨奇病毒者，多在 2 周内发病，重者可以在生后数小时发病，而且可以累及多个脏器。病初可以有腹泻、食少或骤然起病，突现发热、烦躁、拒乳，迅速出现面白、嗜睡、气急、发绀、有时伴有黄疸。进而出现昏迷、惊厥或休克。临床酷似重症败血症。年长儿轻者可以无症状，仅体格检查时发现心律失常，约半数在心肌炎症状出现之前数天就可以出现前驱症状，轻者表现为感冒样症状或胃肠道样症状，可自诉头晕、心悸、胸闷、心前区不适或胸痛，周身不适或全身肌肉酸痛，但在暴发性心肌炎，很少以此为主诉，而多以上腹痛、伴或不伴有头痛、呕吐为主诉就诊。

（二）查体

新生儿可有心脏增大、心动过速、心音低钝，可以呈奔马律，一般无杂音，肝脾多有增大。脑脊液细胞数及蛋白质增高，如进展迅速，可于数小时内死亡。体格检查时，重者可以发现有水肿、气急、心脏增大、第一心音低钝和心动过速、奔马律，有时可以听到Ⅰ～Ⅲ级收缩期杂音、肝脏增大以及活动受限等急性心功能不全的表现，有心包炎这可以听到心包摩擦音，重者可以有心源性休克或脑缺氧综合征。如果有明显的心律不齐尚不至于漏诊，如果仅有心动过速尤其伴有发热时,有可能漏诊。

(三)辅助检查

1.实验室检查

急性期周围血白细胞和中性粒细胞可以明显增多,血沉增快,心肌酶可以有改变,其中以肌钙蛋白最为敏感,急性期可成百乃至上千倍升高,CK-MB因检查方法不同其特异性各异,α-羟丁酸乳酸脱氢酶虽然敏感但不特异,病原学检查因心肌活检很难被患儿以及家长接受而不能开展,而大量心包积液量者较少,故心包穿刺术受限,因此,血清病毒学检查便被认为是较有参考意义的病原学检查方法之一,尤其在恢复期其同型病毒效价比急性期增高4倍以上更有说服力。其次是急性期咽拭子检查,再次为粪便中分离出病毒。

2.心电图

主要表现ST段偏移、T波低平、双向或倒置,其次出现各种心律失常如期前收缩,阵发性心动过速,QT间期延长,心房扑动和心房纤颤,房室传导阻滞,暴发性者多有低电压、束支传导阻滞。运动试验阳性。

3.X线检查

心脏大小正常或呈不同程度增大,多呈普大心,拨动减弱,常伴有肺淤血或肺水肿,较少见到心包积液和胸腔积液。

4.超声心动图

如有心力衰竭可见左心室增大,二和/或三尖瓣环扩大,瓣膜关闭不全,少量心包积液,重者可以有心室壁运动不协调,心脏收缩和/或舒张功能减低。

(四)诊断要点

1.临床诊断依据

(1)心功能不全、心源性休克或心脑综合征。

(2)心脏扩大(X线、超声心动图检查具有表现之一)。

(3)心电图改变:以R波为主的2个或2个以上主要导联(Ⅰ,Ⅱ,aVF,V_5)的ST-T改变(持续4天以上,伴有动态变化),窦房传导阻滞,房室传导阻滞,成联律、多型、多源、成对或并行期前收缩,非房室结及房室折返引起的异位性心动过速,低电压(新生儿排除)及异常Q波。

(4)CK-MB升高或心肌肌钙蛋白(cTnL或cTnT)阳性。

2.病原学诊断依据

(1)准确指标:自心内膜、心肌、心包(活检、病例)或心包穿刺液检查发现以下之一者可确诊。①分离到病毒;②用病毒核酸探针查到病毒核酸;③特异性病毒抗体阳性。

(2)参考依据:有以下之一者结合临床表现可考虑心肌炎由病毒引起。①自粪便、咽拭子或血液中分离到病毒,且恢复期血清同型抗体滴度较第一份血清升高4倍以上;②病程早期血中特异性IgM抗体阳性;③用病毒核酸探针自患儿血中查到病毒核酸。

确诊依据:具备临床诊断依据两项,可以临床诊断。发病同时或发病前1~3周有病毒感染的证据支持诊断者。①同时具备病原学确诊依据之一者,可确诊为病毒性心肌炎;②具备病原学参考依据之一者,可临床诊断为病毒性心肌炎;③凡不具备确诊依据,应给予必要的治疗或随诊,根据病情变化,确诊或排除心肌炎;④应排除风湿性心肌炎、中毒性心肌炎、先天性心脏病、由风湿性疾病以及代谢性疾病(如甲状腺功能亢进症)引起的心肌损害、原发性心肌病、原发性心内膜弹力纤维增生症、先天性房室传导阻滞、心脏自主神经功能异常、受体功能亢进及药物引起的心电图改变。

(3) 心电图示明显的心律失常或运动试验阳性。①明显的心律失常包括除频发、偶发、良性期前收缩以外的异位节律；窦停搏、一度以上的房室、窦房以及左束支、完全右及双、三束支传导阻滞。除此和 ST-T 改变以外为轻度异常；②一度房室传导阻滞、二度Ⅰ型房室窦房传导阻滞、不完全右束支传导阻滞，以往认为是迷走神经张力增高所致，目前认为如果以往没有此改变，现在又有除此心电图以外的心肌炎临床诊断依据者，这种改变就有意义。

三、治疗

(一) 药物治疗

1. 以营养心肌治疗为主

(1) 10%～12.5% 维生素 C 100～200 mg/kg 用葡萄糖稀释至 10%～12.5% 浓度，静脉缓慢注射，重症病例每 6～8 小时 1 次，病情好转后改为每天 1 次，连用 2～4 周。

(2) 1,6-二磷酸果糖 100～200 mg/kg，每天 1～2 次，15～20 分钟内静脉滴注，2～4 周为 1 个疗程。

(3) 磷酸肌酸钠（里尔统）每次 0.5～1 g，溶于 3～6 mL 注射用水中。缓慢静脉推注，推注时间 2 分钟，每天 1～2 次，疗程 2～4 周。

(4) 三磷腺苷（ATP）20～40 mg、辅酶 A 50～100 U 静脉滴注，每天 1 次，疗程 2～4 周。

2. 抗心律失常治疗

(1) 单源偶发期前收缩，可不加抗心律失常药物。

(2) 单源频发但没有自觉症状，尤其活动后减少者，可先观察，如果营养心肌后不减少或增多者或为多源、并行心律尤其有短阵室速或成对出现者：①首选普罗帕酮（心律平），按照 5～8 mg/(kg·次)，每 8 小时 1 次口服，最大量每次 200 mg，如期前收缩很快控制住，可连服 3 个月以后逐渐停药，注意监测心电图；②如果普罗帕酮（心律平）不耐受（如严重的昏迷、恶心，呕吐）；或出现传导阻滞或出现新的心律失常可换用胺碘酮（乙胺碘呋酮），按照 5～10 mg/(kg·d)，分 3 次口服。该药 7 天左右达到有效浓度，10 天以后需减至原量的 1/2 维持用药，总疗程最好不超过 4 个月。注意皮肤改变并监测心电图、胸片、甲状腺功能、角膜以及肝功能；③高度房室传导阻滞者可在急性期静脉滴注异丙基肾上腺素，按照 0.05～2 μg/(kg·min)，如果仍不能有效提升室性心率，可安装临时起搏器，如经食管右心房起搏（因局部过热可引起物理损伤，故建议不超过 3 天），如果时间较长可经股静脉下临时右心室起搏器（为减少局部感染，不应超过半个月），多数急性心肌炎在半月内能够恢复到有效的室率。如仍不恢复可安装永久起搏器。

3. 抗心力衰竭治疗

静脉以及口服给药方法同室间隔缺损，但因心肌损伤时，对洋地黄类比较敏感，常规剂量容易引起中毒，故洋地黄的应用比较慎重，应该减至常规剂量的 2/3 或 1/2。卡托普利（开搏通）不必减量。

4. 免疫疗法

大剂量丙种球蛋白按照 2 g/kg，分 2～3 天静脉滴注以减轻心肌细胞损害。

5. 心源性休克的治疗

心源性休克是心脏射血功能障碍，而非明显的血容量减少，如果过分扩容会增加心脏负担，因此全天的入液量不应超过 50 mL/kg，多巴胺可以扩张肾动脉减轻心脏后负荷，同时收缩皮肤等血管提升血压,可按照 2~5 μg/(kg·min)静脉滴注维持血压;维生素 C 可按照前面剂量静脉推注,30~60 分钟内可重复应用 1 次,24 小时内按急性期给药;激素在病毒性心肌炎中的应用一直存在争议,但在心源性休克、重度房室传导阻滞和室性心动过速或心肌活检证实为慢性自身免疫性心肌炎症反应者是绝对适应证(有报道称在肺炎支原体性心肌炎效果更好),可按照氢化可的松 5~10 mg/(kg·d)或者地塞米松 0.2~0.5 mg/(kg·d)静脉滴注,症状减轻后改为泼尼松 1 mg/(kg·d)口服,逐渐减量停用,疗程 4~8 周。

(二)快速处理

如果出现严重的心律失常,可根据不同类型加以处理。

1.室性阵发性心动过速

静脉推注普罗帕酮,按每次 1 mg/kg;或利多卡因,按每次 1 mg/kg 静脉滴注。

2.严重的房室传导阻滞

静脉滴注阿托品,按每次 0.1 mg/kg,或静脉滴注异丙基肾上腺素,按照每次 0.1 mg/kg,三度 AVB 者可加激素静脉滴注。如有条件可行临时起搏器右心室起搏。

四、预后

心肌炎是后天性心脏病,不遗传。由于有免疫机制的参与,一旦患上心肌炎,又没有特效的抗病毒药物来中止疾病的进程,因此休息就显得格外重要。营养心肌对心肌酶升高以及心电图心肌缺血改变较敏感,如果经济条件允许,应用营养心肌的药物要比抗病毒更有意义。对心律失常的患者因为心肌本身有一个自我修复的能力,一些传导阻滞经过休息、营养心肌多能修复,但修复时间由数月到数年不定,除三度 AVB 以外,多可恢复。应坚持动态随访,坚定信念。心肌是泵血器官,因此心肌炎时就有可能出现一过性泵血功能障碍,因此在急性期,尤其有完全性束支阻滞者,预后均较差。

(牛俊红)

第四节 原发性心肌病

原发性心肌病分为扩张(充血)型心肌病、肥厚型心肌病和限制型心肌病。扩张型以心肌细胞肥大、纤维化为主,心脏和心腔扩大,心肌收缩无力。肥厚型以心肌肥厚为主,心室腔变小,舒张期容量减少。若以心室壁肥厚为主,为非梗阻性肥厚型心肌病;以室间隔肥厚为主,左室流出道梗阻,为梗阻性肥厚型心肌病。限制型以心内膜及心内膜下心肌增厚、纤维化,心室以舒张障碍为主,此型小儿少见。

一、诊断要点

(一)扩张(充血)型心肌病

1.临床表现

多见于学龄前及学龄儿童,部分病例可能是病毒性心肌炎发展而来。缓慢起病,早期活动时感乏力、头晕,进而出现呼吸困难、咳嗽、心慌、胸闷、水肿、肝大等心力衰竭症状。心动过速,心律失常,心尖部第一心音减弱,有奔马律,脉压低。易出现脑、肺及肾栓塞。

2.X 线

心影增大如球形,心搏减弱,肺淤血。

3.心电图

左室肥大最多,ST 段、T 波改变,可有室性期前收缩、房室传导阻滞等。

4.超声心动图

心腔普遍扩大,左室为著。左室壁运动幅度减低。

(二)肥厚型心肌病

1.临床表现

可有家族史,缓慢起病,非梗阻型症状较少,以活动后气喘为主。梗阻型则有气促、乏力、头晕、心绞痛或昏厥,可致猝死。心脏向左扩大,胸骨左缘 2~4 肋间有收缩期杂音。

2.X 线

心影稍大,以左室增大为主。

3.心电图

左室肥厚及 ST 段、T 波改变,Ⅰ、aVL 及 V_5、V_6 导联可出现 Q 波(室间隔肥厚所致),室性期前收缩等心律失常。

4.超声心动图

心肌非对称性肥厚,向心腔突出;室间隔厚度与左室后壁厚度的比值大于 1.3∶1;左室流出道狭窄,左室内径变小;收缩期二尖瓣前叶贴近增厚的室间隔。

(三)限制型心肌病

1.临床表现

缓慢起病,活动后气促。以右室病变为主者,出现类似缩窄性心包炎表现,如肝大、腹水、颈静脉怒张及水肿;以左室病变为主者,有咳嗽、咳血、端坐呼吸等。

2.X 线

心影扩大,肺淤血。

3.心电图

P 波高尖,心房肥大,房性期前收缩,心房纤颤,ST-T 改变,P-R 间期延长及低电压。

4.超声心动图

示左右心房扩大;心室腔正常或略变小;室间隔与左室后壁有向心性增厚;心内膜回声增粗;左室舒张功能异常。

二、鉴别诊断

(1)扩张(充血)型心肌病应与风湿性心脏病、先天性心脏病、心包积液相鉴别。风心病有风湿热及瓣膜性杂音;先天性心脏病常较早出现症状,心脏杂音大多较响;心包积液在超声心动图检查时可见积液。

(2)肥厚型心肌病应与主动脉瓣狭窄相鉴别。主动脉瓣狭窄有主动脉瓣区收缩期喷射性杂音,第二心音减弱,X 线升主动脉可见主动脉瓣狭窄后扩张,超声心动图检查示主动脉瓣开口小。

(3)限制型心肌病应与缩窄性心包炎相鉴别。缩窄性心包炎有急性心包炎病史,X 线心包膜钙化,超声心动图示心包膜增厚。

三、治疗

(1)有感染时应积极控制感染。

(2)心律失常治疗参见"心律失常"相关内容。

(3)促进心肌能量代谢药如三磷酸腺苷、辅酶A、细胞色素C、辅酶Q_{10}、维生素C、极化液(10%葡萄糖注射液250 mL、胰岛素6 U、10%氯化钾5 mL),有辅助治疗作用。

(4)心力衰竭时按心力衰竭处理,但洋地黄类药剂量宜偏小(用一般量的1/2~2/3),并宜长期服用维持量。

(5)对发病时间较短的早期患儿,或并发心源性休克、严重心律失常或严重心力衰竭者,可用泼尼松开始量2 mg/(kg·d),分3次口服,维持1~2周逐渐减量,至8周左右减量至0.3 mg/(kg·d),并维持此量至16~20周,然后逐渐减量至停药,疗程半年以上。

(6)梗阻性肥厚型心肌病,可用β受体阻滞药降低心肌收缩力,以减轻流出道梗阻,并有抗心律失常作用,可选用普萘洛尔3~4 mg/(kg·d),分3次口服,根据症状及心律调节剂量,可增加到每天120 mg,分3次服。一旦确诊,调节适当剂量后,应长期服用。因洋地黄类药及异丙肾上腺素等可加重流出道梗阻,应避免使用,利尿药和血管扩张药物均不宜用。流出道梗阻严重的可行手术治疗或心脏移植。

(牛俊红)

第五节 心律失常

一、窦性心动过速

(一)临床要点

窦性心动过速指窦房结发出激动的频率超过正常心率范围的下限。其原因有生理性,如哭闹、运动、情绪紧张等;病理性主要有发热、贫血、甲状腺功能亢进、心肌炎、风湿热、心力衰竭等。一般无临床症状,年长儿有时可诉心悸。

(二)心电图特征

窦性心律,心率超过该年龄正常心率范围。婴儿心率每分钟超过140次,1~6岁心率每分钟超过120次,6岁以上心率每分钟超过100次。

(三)治疗

心律失常主要针对病因。有症状者可用β受体阻滞剂或镇静剂。

二、窦性心动过缓

(一)临床要点

窦性心动过缓指窦房结发出激动的频率低于正常心率。多由于迷走神经张力过高、颅内压增高、甲状腺功能减退、β受体阻滞剂作用所致,少数为窦房结本身的病变。一般无症状,心率显著缓慢时可有头晕、胸闷,甚至晕厥。

(二)心电图特征

窦性心律,心率低于该年龄正常心率范围;1岁以内(婴儿)心率每分钟少于100次,14岁每分钟少于80次,3~8岁每分钟少于70次,8岁以上每分钟少于60次。

(三)治疗

主要针对病因。心率明显缓慢或有症状者,可口服阿托品,剂量每次0.01~0.02 mg/kg,每天3~4次。

三、期前收缩

按其期前收缩起源部位的不同分为房性、房室交界区性及室性期前收缩。期前收缩既可见于明确病因,如各种感染、器质性心脏病、缺氧、药物作用及自主神经功能不稳定等,也可见于健康小儿。

(一)临床特点

多数小儿无症状,少数有心悸、胸闷、心前区不适。心脏听诊可听到心搏提早搏动之后有较长的间歇。脉搏短绌。期前收缩于运动后增多,提示同时有器质性心脏病。

(二)心电图特征

1.房性期前收缩

包括:①提前出现的房性P波(P'波),P'波形态与窦性P波略有不同。P'-R>0.10秒。②P'波后有QRS波,一般形态正常,P'引起QRS波有时增宽变形,似右束支传导阻滞图形称房性期前收缩伴室内差异性传导。③P'波后无QRS波时称房性期前收缩未下传,P'波可出现在前一个窦性T波中,T波形态轻度异常。④期前收缩后代偿间歇多为不完全性(图9-1)。

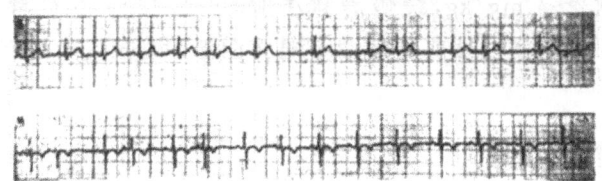

图9-1 房性期前收缩

2.房室交界区性期前收缩

包括:①提前出现的QRS波,形态正常。②在QRS波之前、中或后有逆行P'波,但P'-R<0.10秒,QRS波之后则RP'<0.20秒。③代偿间期往往为不完全性。

3.室性期前收缩

包括:①提前出现的宽大畸形QRS-T波群,期前收缩前无P'波;T波与QRS主波方向相反。②代偿间歇常为完全性。③同一导联出现两种或两种以上形态的期前收缩,而配对间期固定者称多形性期前收缩。④若同一导联出现两种或两种以上形态的期前收缩,且配对间期也不相等者称多源性期前收缩(图9-2)。

室性期前收缩有以下情况应视为器质性期前收缩:①先天性或后天性心脏病基础上出现期前收缩或心功能不全出现期前收缩。②室性期前收缩、房性期前收缩或房室交界性期前收缩同时存在。③心电图同时有Q-T间期延长或R-ON-T现象(提前的QRS波落在T波上)。④有症状的多源、频发期前收缩,特别是心肌炎、心肌病等患者。对判断器质性室性期前收缩有困难时,应进行24小时动态心电图检测。

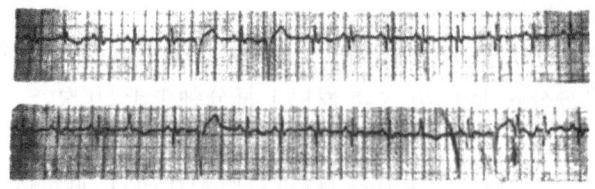

图 9-2 室性早期前收缩

(三)治疗

包括病因治疗和应用抗心律失常药。

1.房性期前收缩

大多数偶发、无症状者属良性,不需药物治疗。如频发者可给予普罗帕酮或 β 受体阻滞剂。1 岁以内的婴儿频发房性期前收缩,易发生心房扑动和室上性心动过速,可用地高辛,无效时可加用普萘洛尔。

2.房室交界区性期前收缩

不需特殊治疗。

3.室性期前收缩

未发现器质性心脏病又无症状者不需用抗心律失常药。有器质性期前收缩应予治疗。可选用美西律口服,每天 2~5 mg/kg,每 8 小时 1 次。普罗帕酮每次 5~7 mg/kg,每 6~8 小时 1 次口服。胺碘酮每天 5~10 mg/kg,分 3 次,口服 1~2 周后逐渐减量至原来的 1/3,每天 1 次,服 5 天,停 2 天。普萘洛尔每天 1~3 mg/kg,分 3 次。洋地黄中毒和心脏手术后发生的室性期前收缩,选用苯妥英钠每次 2~4 mg/kg,缓慢静脉注射,可于 15~20 分钟后重复 1 次,总量为 15 mg/kg。肥厚性心肌病的室性期前收缩,用钙通道阻滞剂维拉帕米,每天 1~3 mg/kg,分 3 次口服。

四、阵发性室上性心动过速

阵发性室上性心动过速,其发生机制多数为折返激动,其次为心房或房室结自律性增高。室上性心动过速多见于无器质性心脏病者,可因呼吸道感染、疲劳、情绪激动等诱发。室上性心动过速也可发生于某些器质性心脏病、心肌炎、洋地黄中毒、电解质紊乱、心导管检查及心脏手术后。预激综合征(Wolff-Parkinson-White syndrome,W-P-W)的患儿 50%~90% 可发生阵发性室上性心动过速。

(一)临床要点

1.症状

阵发性室上性心动过速突然发生突然停止,婴儿常烦躁不安、拒食、呕吐、面色灰白、呼吸急速,肺部有啰音,心率每分钟 200~300 次,一次发作数秒钟或数小时,如发作时间长达 24 小时可导致心力衰竭或休克,易误诊为重症肺炎。儿童常诉心悸、头晕、疲乏、烦躁,伴有恶心、呕吐、腹痛,少数可有短暂昏厥,但较少发生心力衰竭和休克。

2.心电图特征

包括:①心室率快而匀齐,婴儿常为每分钟 230~300 次,儿童常为每分钟 160~200 次,R-R 间期绝对匀齐。②P'波可与 QRS 波重叠,若见到 P'波形态异常,为逆行 P'波。③QRS 波群绝大多数形态正常,少数合并室内差异传导或逆向型房室折返心动过速时QRS波增宽。④可有继发ST-T改变(图9-3)。

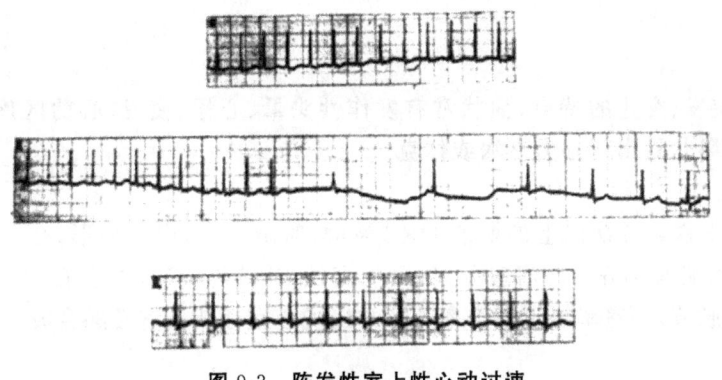

图9-3 阵发性室上性心动过速

(二)治疗

包括终止发作和预防复发。

1. 终止发作

(1)用兴奋迷走神经的方法:小婴儿用冰水毛巾敷面部,每次10~15秒。儿童可深吸气屏住呼吸;刺激咽后壁,使作呕;或压迫一侧颈动脉窦。

(2)抗心律失常药:①普罗帕酮对折返性心动过速和自律性增高均有效,剂量为1~2 mg/kg加入10%葡萄糖溶液10 mL中缓慢静脉注射。首剂未转复者,隔10分钟可重复,不可超过3次。有心力衰竭或传导阻滞者忌用。②维拉帕米为钙通道阻滞剂,通过延长房室结不应期而阻断折返。若年龄大于1岁,未并发心力衰竭者可选用。剂量为0.1~0.2 mg/kg,一次量不超过5 mg,加入葡萄糖溶液中缓慢静脉注射。未转复者隔15~20分钟可重复1次,有心力衰竭、低血压、房室传导阻滞者忌用。③三磷腺苷(ATP),婴儿每次3~5 mg,儿童每次7~15 mg,加入10%葡萄糖1~5 mL中于2秒内快速静脉推注。有时此药伴严重不良反应,如心脏停搏。④地高辛,有心力衰竭者宜选用,用量与治疗急性心力衰竭相同。⑤普萘洛尔,剂量为0.1 mg/kg加10%葡萄糖溶液稀释,缓慢静脉注射。

(3)同步直流电击复律。

(4)射频消融术:对上述药物治疗难奏效或频繁复发者可用射频消融术治疗。

2. 预防复发

在终止发作后继续口服药物,常用药物有地高辛、普萘洛尔、普罗帕酮、胺碘酮等,口服维持量6~12个月。

五、阵发性室性心动过速

阵发性室性心动过速(ventricular tachycardia,VT)是一种严重的快速心律失常,可导致血流动力学障碍。根据波形特征,分单形和多形性室性心动过速。每次发作时间30秒内自行终止为非持续性室性心动过速;超过30秒或患者发生晕厥者为持续性室性心动过速。

(一)临床意义

室性心动过速急性多见于缺氧、酸中毒、感染、药物、高(低)血钾,慢性多见于有器质性心脏病者,如心肌炎、心肌病、二尖瓣脱垂、原发心脏肿瘤、Q-T间期延长、心导管检查及心脏手术后、冠状动脉起源异常、右心室发育不全。少数小儿原因不明。特发性室性心动过速无器质性心脏病的临床证据,用射频消融治疗有效。

(二)诊断

1.临床要点

临床表现有突发、突止的特点,症状常有发作性头晕、心悸、疲乏、心前区疼痛,严重者可晕厥、抽搐或猝死。婴儿易出现心力衰竭或休克。

2.心电图特征

包括:①连续3次或3次以上的期前QRS波群,时限增宽,形态畸形,心室率每分钟150～250次,R-R间期可略有不齐。②房室分离,可见窦性P'波与QRS波各自独立,无固定时间关系,呈干扰性房室脱节,心室率快于心房率。③常出现心室夺获及室性融合波。

(三)治疗

包括终止室性心动过速发作,预防室性心动过速复发。

1.消除病因

如药物不良反应、电解质紊乱等。

2.危重患儿

首选同步直流电击复律,用量为2～5 ws/kg,婴儿每次<50 ws,儿童每次<100 ws,无效者隔20～30分钟重复一次。洋地黄中毒者忌电击治疗。

3.抗心律失常药物

(1)利多卡因:首选,剂量1 mg/kg,稀释后缓慢静脉注射。无效者隔5～10分钟可重复一次,总量3～5 mg/kg。室性心动过速纠正后每分钟20～30 mg/kg静脉滴注维持。

(2)普罗帕酮:1～2 mg/kg,稀释后缓慢静脉注射。无效可重复1～3次。

(3)苯妥英钠:2～4 mg/kg,加生理盐水稀释后缓慢静脉注射,无效可重复1～3次,总量为15 mg/kg。其对洋地黄中毒及心脏手术者效果较好。

(4)胺碘酮:对上述药物无效的顽固性室性心动过速可采用胺碘酮,每次1 mg/kg,静脉注射10分钟,无效隔5～10分钟重复同样剂量,总量24小时<10 mg/kg。或用负荷量2.5～5 mg/kg,静脉注射30～60分钟,可重复1次,总量24小时≤10 mg/kg。

4.射频消融术

对顽固病例并被证实为折返激动所致,尤其是特发性室性心动过速可用射频消融治疗。

5.预防复发

对有复发倾向者可口服普罗帕酮、普萘洛尔、胺碘酮等有效药物。

六、房室传导阻滞

房室传导阻滞(atrial-ventricular block,AVB)是小儿较常见的缓慢性心律失常,按房室传导阻滞的程度可分为一、二、三度房室传导阻滞。病因有急性感染、心肌炎、心肌病、电解质紊乱、洋地黄或其他药物中毒及心脏手术等。少数为先天性房室结发育畸形或胎儿期房室结病变所致,称先天性完全性房室传导阻滞。一度和二度Ⅰ型可为迷走神经张力增高所致。

(一)一度房室传导阻滞

1.临床要点

一度房室传导阻滞临床一般无症状,听诊第一心音低钝。有时健康小儿亦可出现一度房室传导阻滞。

2.心电图特征

P-R 间期超过正常最高值,即 1 岁内 P-R＞0.14 秒,学龄前 P-R＞0.16 秒,学龄期 P-R＞0.18 秒,青春期 P-R＞0.20 秒。其正常值与心率有关(图 9-4)。

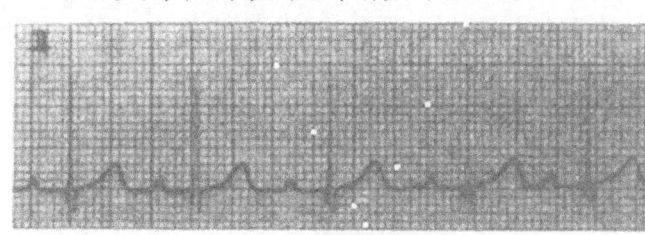

图 9-4　一度房室传导阻滞

3.治疗

针对病因治疗,不需用抗心律失常药。随着病因的消除,一度房室传导阻滞可消失。

(二)二度房室传导阻滞

1.临床要点

二度房室传导阻滞的临床症状视传导阻滞的严重程度及心室率的快慢而定,可无症状或有心悸、头晕等。

2.心电图特征

二度房室传导阻滞分为Ⅰ型(莫氏Ⅰ型)和Ⅱ型(莫氏Ⅱ型)。

(1)二度Ⅰ型:①P-R 间期随每次心搏逐次延长,直至 P'波后脱落一个 QRS 波群(心室漏搏)。周而复始,呈规律性改变。②P-R 间期逐次延长的同时,R-R 间期逐次缩短,继以一个较长的 R-R 间期。③伴有心室漏搏的长 R-R 间期小于任何 2 个 R-R 间期之和(图 9-5)。

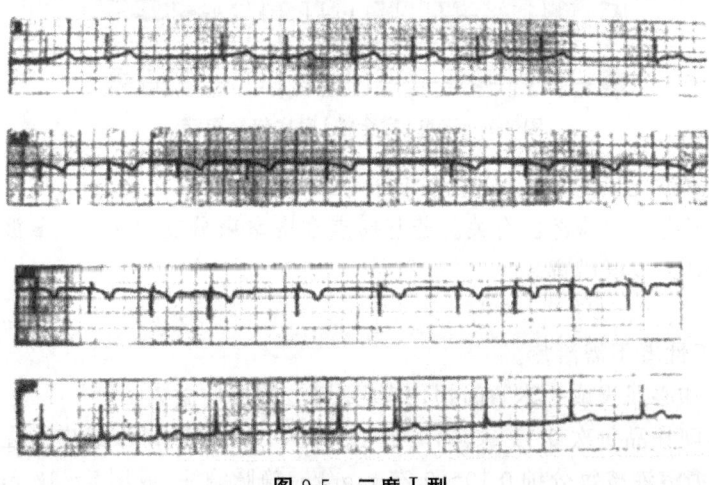

图 9-5　二度Ⅰ型

(2)二度Ⅱ型:①P-R 间期正常或稍延长,但固定不变。②P'波按规律出现,QRS 波呈周期性脱落,伴有心室漏搏的长 R-R 为短 R-R 间隔的倍数。③房室间传导比例多为 2∶1 或 3∶1 下传(图 9-6)。

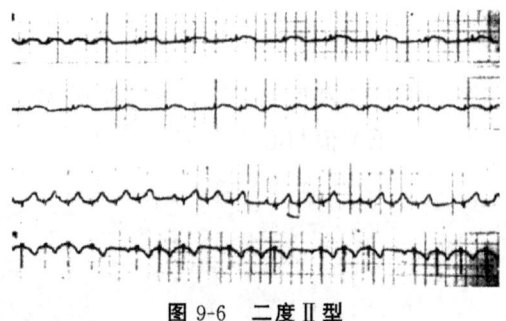

图9-6 二度Ⅱ型

3.治疗

主要针对病因治疗,二度Ⅰ型是暂时的,多可恢复,而二度Ⅱ型可逐渐演变为三度房室传导阻滞。

(三)三度(完全性)房室传导阻滞

1.临床特征

三度(完全性)房室传导阻滞除有原发病、病毒性心肌炎、先天性心脏病等的表现外,婴儿心率每分钟少于80次,儿童每分钟少于60次。当心室率每分钟少于40次时有疲乏、无力、眩晕,严重者可发生阿-斯综合征或心力衰竭。

2.心电图特征

心电图特征见图9-7。

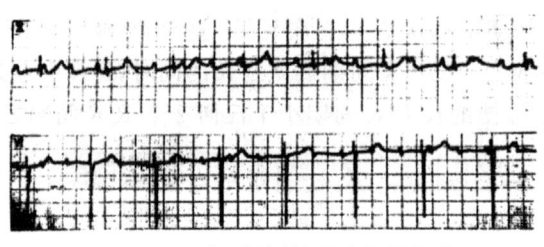

图9-7 三度(完全性)房室传导阻滞

(1)P波与QRS波无固定关系,心室率慢于心房率。

(2)QRS波群形态与阻滞部位有关。若起搏点在房室束分支以上,QRS波群不宽。若起搏点在希氏束以下,QRS波群增宽。

3.治疗

(1)无症状先天性者不需治疗。

(2)病因治疗:如心肌炎或手术暂时损伤者,用肾上腺皮质激素治疗。

(3)提高心率:阿托品每次0.01~0.03 mg/kg,每天3~4次,口服或皮下注射。异丙基肾上腺素加入5%葡萄糖溶液按每分钟0.10~0.25 mg/kg,静脉滴注,或用5~10 mg舌下含服。

(4)放置人工起搏器的适应证:①阿-斯综合征或伴心力衰竭。②心室率持续显著缓慢,新生儿每分钟少于55次,婴儿每分钟50次,儿童每分钟低于45次。③室性心动过速心律失常,阻滞部位在希氏束以下。④对运动耐受量低的患儿。

(牛俊红)

第十章 小儿常见消化系统疾病

第一节 胃　炎

胃炎是指由各种物理性、化学性或生物性有害因子引起的胃黏膜或胃壁炎症性改变的一种疾病。根据病程分为急性胃炎和慢性胃炎,后者发病率高。

一、诊断依据

(一)病史

1.发病诱因

对于急性胃炎应首先了解患儿近期有无急性严重感染、中毒、创伤及精神过度紧张等,有无误服强酸、强碱及其他腐蚀剂或毒性物质等。对于慢性胃炎而言不良的饮食习惯是主要原因,应了解患儿饮食有无规律、有无偏食、挑食;了解患儿有无过冷、过热饮食,有无食用辣椒、咖啡、浓茶等刺激性调味品,有无食用粗糙的难以消化的食物;了解患儿有无服用非甾体消炎药或肾上腺皮质激素类药物等;还要了解患儿有无对牛奶或其他奶制品过敏等。

2.既往史

有无慢性疾病史,如慢性肾小球肾炎、尿毒症、重症糖尿病、肝胆系统疾病、儿童结缔组织病等;有无家族性消化系统疾病史;有无十二指肠 胃反流病史等。

(二)临床表现

1.急性胃炎

多急性起病,表现为上腹饱胀、疼痛、嗳气、恶心及呕吐,呕吐物可带血呈咖啡色,也可发生较多出血,表现为呕血及黑便。呕吐严重者可引起脱水、电解质及酸碱平衡紊乱。失血量多者可出现休克表现。有细菌感染者常伴有发热等全身中毒症状。

2.慢性胃炎

常见症状有腹痛、腹胀、呃逆、反酸、恶心、呕吐、食欲缺乏、腹泻、无力、消瘦等。反复腹痛是小儿就诊的常见原因,年长儿多可指出上腹痛,幼儿及学龄前儿童多指出脐周不适。

(三)体格检查

1.急性胃炎

可表现为上腹部或脐周压痛。呕吐严重者可出现脱水、酸中毒体征,如呼吸深快、口渴、口唇黏膜干燥且呈樱红色、皮肤弹性差、尿少等。并发较大量消化道出血时可有贫血或休克表现。

2.慢性胃炎

一般无明显特殊体征,部分患儿可表现为消瘦、面色苍黄、舌苔厚腻、腹胀、上腹部或脐周轻度压痛等。

(四)并发症

长期慢性呕吐、食欲缺乏可引起消瘦或营养不良,严重呕吐可引起脱水、酸中毒和电解质紊乱,长期慢性小量失血可引起贫血,大量失血可引起休克。

(五)辅助检查

1.胃镜检查

可见黏膜广泛充血、水肿、糜烂、出血,有时可见黏膜表面的黏液斑或反流的胆汁。幽门螺杆菌(Hp)感染性胃炎时,可见到胃黏膜微小结节形成(又称胃窦小结节或淋巴细胞样小结节增生)。同时可取病变部位组织进行 Hp 或病理学检查。

2.X 线上消化道钡餐造影

胃窦部有浅表炎症者有时可呈胃窦部激惹征,黏膜纹理增粗、迂曲、锯齿状,幽门前区呈半收缩状态,可见不规则痉挛收缩。气钡双重对比造影效果较好。

3.实验室检查

(1)幽门螺杆菌检测方法有胃黏膜组织切片染色与培养、尿素酶试验、血清学检测、核素标记尿素呼气试验。

(2)胃酸测定:多数浅表性胃炎患儿胃酸水平与胃黏膜正常小儿相近,少数慢性浅表性胃炎患儿胃酸降低。

(3)胃蛋白酶原测定:一般萎缩性胃炎中影响其分泌的程度不如盐酸明显。

(4)内因子测定:检测内因子水平有助于萎缩性胃炎和恶性贫血的诊断。

二、诊断中的临床思维

典型的胃炎根据病史、临床表现、体检、X 线钡餐造影、纤维胃镜及病理学检查基本可确诊。但由于引起小儿腹痛的病因很多,急性发作的腹痛必须与外科急腹症,肝、胆、胰、肠等腹内脏器的器质性疾病,腹型过敏性紫癜等鉴别。慢性反复发作的腹痛应与肠道寄生虫、肠痉挛等鉴别。

(一)急性阑尾炎

该病疼痛开始可在上腹部,常伴有发热,部分患儿呕吐,典型疼痛部位以右下腹为主,呈持续性,有固定压痛点、反跳痛及腹肌紧张、腰大肌试验阳性等体征,白细胞总数及中性粒细胞增高。

(二)过敏性紫癜

腹型过敏性紫癜由于肠壁水肿、出血、坏死等可引起阵发性剧烈腹痛,常位于脐周或下腹部,可伴有呕吐或吐咖啡色物,部分患儿可有黑便或血便。但该病患儿可出现典型的皮肤紫癜、关节肿痛、血尿及蛋白尿等。

(三)肠蛔虫症

常有不固定腹痛、偏食、异食癖、恶心、呕吐等消化道功能紊乱症状,有时出现全身过敏症状;

往往有吐、排虫史；粪便查找虫卵、驱虫治疗有效等可协助诊断。

(四)肠痉挛

婴儿多见，可出现反复发作的阵发性腹痛，腹部无特异性体征，排气、排便后可缓解。

(五)心理因素所致非特异性腹痛

心理因素所致非特异性腹痛是一种常见的儿童期身心疾病。病因不明，与情绪改变、生活事件、精神紧张、过度焦虑等有关。表现为弥漫性、发作性腹痛，持续数十分钟或数小时而自行缓解，可伴有恶心、呕吐等症状。临床及辅助检查往往无阳性发现。

三、治疗

(一)急性胃炎

1.一般治疗

患儿应注意休息，进食清淡流质或半流质饮食，必要时停食1~2餐。药物所致急性胃炎首先停用相关药物，避免服用一切刺激性食物。及时纠正水、电解质紊乱。有上消化道出血者应卧床休息，保持安静，检测生命体征及呕吐与黑便情况。

2.药物治疗

(1)H_2受体拮抗药：常用西咪替丁，每天10~15 mg/kg，分1~2次静脉滴注或分3~4次每餐前或睡前口服；雷尼替丁，每天3~5 mg/kg，分2次或睡前1次口服。

(2)质子泵抑制剂：常用奥美拉唑(洛赛克)，每天0.6~0.8 mg/kg，清晨顿服。

(3)胃黏膜保护药：可选用硫糖铝、十六角蒙脱石粉、麦滋林-S颗粒剂等。

(4)抗生素：合并细菌感染者应用有效抗生素。

3.对症治疗

主要针对腹痛、呕吐和消化道出血的情况。

(1)腹痛：腹痛严重且除外外科急腹症者可酌情给予抗胆碱能药，如10%颠茄合剂、甘颠散、溴丙胺太林、山莨菪碱、阿托品等。

(2)呕吐：呕吐严重者可给予爱茂尔、甲氧氯普胺、多潘立酮等药物止吐。注意纠正脱水、酸中毒和电解质紊乱。

(3)消化道出血：可给予卡巴克洛或凝血酶等口服或灌胃局部止血，必要时内镜止血。注意补充血容量，纠正电解质紊乱等。有休克表现者，按失血性休克处理。

(二)慢性胃炎

1.一般治疗

慢性胃炎又称特发性胃炎，缺乏特殊治疗方法，以对症治疗为主。养成良好的饮食习惯及生活规律，少吃生冷及刺激性食物。停用能损伤胃黏膜的药物。

2.病因治疗

对感染性胃炎应使用敏感的抗生素。确诊为Hp感染者可给予阿莫西林、庆大霉素等口服治疗。

3.药物治疗

(1)对症治疗：有餐后腹痛、腹胀、恶心、呕吐者，用胃肠动力药。如多潘立酮(吗丁啉)，每次0.1 mg/kg，3~4次/天，餐前15~30分钟服用。腹痛明显者给予抗胆碱能药，以缓解胃肠平滑肌痉挛。可用硫酸阿托品，每次0.01 mg/kg，皮下注射。或溴丙胺太林，每次0.5 mg/kg，口服。

(2) 黏膜保护药。①枸橼酸铋钾：6~8 mg/(kg·d)，分2次服用。大剂量铋剂对肝、肾和中枢神经系统有损伤，故连续使用本剂一般限制在4~6周为妥。②硫糖铝：10~25 mg/(kg·d)，分3次餐前2小时服用，疗程4~8周，肾功能不全者慎用。③麦滋林-S：每次30~40 mg/kg，口服3次/天，餐前服用。

(3) 抗酸药：一般慢性胃炎伴有反酸者可给予中和胃酸药，如氢氧化铝凝胶、复方氢氧化铝片，于餐后1小时服用。

(4) 抑酸药：仅用于慢性胃炎伴有溃疡病、严重反酸或出血时，疗程不超过2周。H_2受体拮抗药，西咪替丁10~15 mg/(kg·d)，分2次口服，或睡前一次服用。雷尼替丁4~6 mg/(kg·d)，分2次服或睡前一次服用。质子泵抑制药，如奥美拉唑（洛赛克）0.6~0.8 mg/kg，清晨顿服。

四、治疗中的临床思维

(1) 绝大多数急性胃炎患儿经治疗在1周左右症状消失。

(2) 急性胃炎治愈后若不注意规律饮食和卫生习惯，或在服用能损伤胃黏膜的药物时仍可急性发作。在有严重感染等应急状态下更易复发，此时可短期给予H_2受体拮抗药预防应急性胃炎的发生。

(3) 慢性胃炎患儿因缺乏特异性治疗，消化系统症状可反复出现，造成患儿贫血、消瘦、营养不良、免疫力低下等。可酌情给予免疫调节药治疗。

(4) 小儿慢性胃炎胃酸分泌过多者不多见，因此要慎用抗酸药。主要选用饮食治疗。避免医源性因素，如频繁使用糖皮质激素或非甾体消炎药等。

（张　弟）

第二节　胃食管反流病

胃食管反流（GER）是指胃内容物反流入食管，分为生理性和病理性两种。生理情况下，由于小婴儿食管下端括约肌（LES）发育不成熟或神经肌肉协调功能差，可出现反流，往往出现于日间餐时或餐后，又称"溢乳"。病理性反流是由于LES的功能障碍和/或与其功能有关的组织结构异常，以致LES压力低下而出现的反流，常常发生于睡眠、仰卧及空腹时，引起一系列临床症状和并发症，即胃食管反流病（GERD）。

一、病因和发病机制

（一）食管下端括约肌（LES）

(1) LES压力降低是引起GER的主要原因。LES是食管下端平滑肌形成的功能高压区，是最主要的抗反流屏障。正常吞咽时LES反射性松弛，静息状态保持一定的压力使食管下端关闭，如因某种因素使上述正常功能发生紊乱时，LES短暂性松弛即可导致胃内容物反流入食管。

(2) LES周围组织作用减弱。例如，缺少腹腔段食管，致使腹内压增高时不能将其传导至LES使之收缩达到抗反流的作用；小婴儿食管角（由食管和胃贲门形成的夹角，即His角）较大（正常为30°~50°）；膈肌食管裂孔钳夹作用减弱；膈食管韧带和食管下端黏膜瓣解剖结构存在器质性或功能性病变时；胃内压、腹内压增高等，均可破坏正常的抗反流功能。

(二)食管与胃的夹角(His角)

由胃肌层悬带形成，正常是锐角。胃底扩张时，悬带紧张使角度变锐起瓣膜作用，可防止反流。新生儿His角较钝，易形成反流。

(三)食管廓清能力降低

正常情况下，食管廓清能力是依靠食管的推动性蠕动、唾液的冲洗、对酸的中和作用、食丸的重力和食管黏膜细胞分泌的碳酸氢盐等多种因素发挥作用。当食管蠕动减弱、消失或出现病理性蠕动时，食管清除反流物的能力下降，这样就延长了有害的反流物质在食管内停留时间，增加了对黏膜的损伤。

(四)食管黏膜的屏障功能破坏

屏障作用是由黏液层、细胞内的缓冲液、细胞代谢及血液供应共同构成的。反流物中的某些物质，如胃酸、胃蛋白酶、十二指肠反流入胃的胆盐和胰酶使食管黏膜的屏障功能受损，引起食管黏膜炎症(图10-1)。

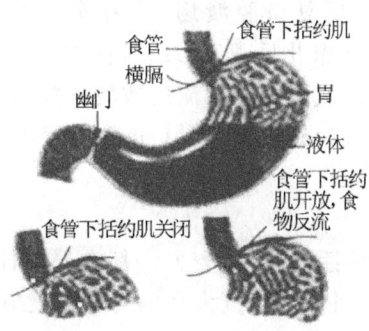

图10-1 胃食管反流模式图

(五)胃、十二指肠功能失常

胃排空能力低下，使胃内容物及其压力增加，当胃内压增高超过LES压力时可使LES开放。胃容量增加又导致胃扩张，致使贲门食管段缩短，使其抗反流屏障功能降低。十二指肠病变时，幽门括约肌关闭不全则导致十二指肠胃反流。

二、临床表现

(一)呕吐

新生儿和婴幼儿以呕吐为主要表现。多数发生在进食后，呕吐物为胃内容物，有时含少量胆汁，也有表现为漾奶、反刍或吐泡沫。年长儿以反胃、反酸、嗳气等症状多见。

(二)反流性食管炎常见症状

1.胃灼热

见于有表达能力的年长儿，位于胸骨下端，饮用酸性饮料可使症状加重，服用抗酸剂症状减轻。

2.咽下疼痛

婴幼儿表现为喂奶困难、烦躁、拒食，年长儿表现为咽下疼痛，如并发食管狭窄则出现严重呕吐和持续性咽下困难。

3.呕血和便血

食管炎严重者可发生糜烂或溃疡,出现呕血或黑便症状。严重的反流性食管炎可发生缺铁性贫血。

(三)Barrette 食管

由于慢性 GER,食管下端的鳞状上皮被增生的柱状上皮所替代,抗酸能力增强,但更易发生食管溃疡、狭窄和腺癌。症状为咽下困难、胸痛、营养不良和贫血。

(四)其他全身症状

1.呼吸系统疾病

反流物可直接或间接引发反复呼吸道感染、吸入性肺炎、难治性哮喘、早产儿窒息或呼吸暂停及婴儿猝死综合征等。

2.营养不良

主要表现为体重不增和生长发育迟缓、贫血。

3.其他

如声音嘶哑、中耳炎、鼻窦炎、反复口腔溃疡、龋齿等。部分患儿可出现精神神经症状。①Sandifer综合征:是指病理性 GER 患儿呈现类似斜颈样的一种特殊"公鸡头样"的姿势。此为一种保护性机制,以期保持气道通畅或减轻酸反流所致的疼痛,同时伴有杵状指、蛋白丢失性肠病及贫血。②婴儿哭吵综合征:表现为易激惹、夜惊、进食时哭闹等。

三、诊断

GER 临床表现复杂且缺乏特异性,单一检查方法都有局限性,故诊断需采用综合技术。凡临床发现不明原因的反复呕吐、咽下困难,反复发作的慢性呼吸道感染,难治性哮喘,生长发育迟缓,营养不良,贫血,反复出现窒息、呼吸暂停等症状时,都应考虑到 GER 的可能或严重病例的食管黏膜炎症改变。

四、辅助检查

(一)食管钡餐造影

适用于任何年龄,但对胃滞留的早产儿应慎重。可对食管的形态、运动状况、钡剂的反流和食管与胃连接部的组织结构做出判断,并能观察到食管裂孔疝等先天性疾病,检查前禁食 3~4 小时,分次给予相当于正常摄食量的钡剂(表 10-1)。

表 10-1 GRE X 线分级

分级	表现
0级	无胃内容物反流入食管下端
1级	少量胃内容物反流入食管下端
2级	反流至食管,相当于主动脉弓部位
3级	反流至咽部
4级	频繁反流至咽部,且伴有食管运动障碍
5级	反流至咽部,且有钡剂吸入

(二)食管 pH 动态监测

将微电极放置在食管括约肌的上方,24 小时连续监测食管下端 pH,如有酸性 ER 发生则 pH 下降。通过计算机分析可反映 GER 的发生频率、时间,反流物在食管内停留的状况,以及反流与起居活动、临床症状之间的关系,借助一些评分标准,可区分生理性和病理性反流,是目前最可靠的诊断方法。

(三)食管动力功能检查

应用低顺应性灌注导管系统和腔内微型传感器导管系统等测压设备,了解食管运动情况及 LES 功能。对于 LES 压力正常患儿应连续测压,动态观察食管运动功能。

(四)食管内镜检查及黏膜活检

可确定是否存在食管炎病变及 Barrette 食管。内镜下食管炎可分为 3 度:Ⅰ度为充血;Ⅱ度为糜烂和/或浅溃疡;Ⅲ度为溃疡和域狭窄。

(五)胃-食管同位素闪烁扫描

口服或胃管内注入含有 ^{99m}Tc 标记的液体,应用 R 照相机测定食管反流量,可了解食管运动功能,明确呼吸道症状与 GER 的关系。

(六)超声学检查

B 超可检测食管腹段的长度、黏膜纹理状况、食管黏膜的抗反流作用,同时可探查有无食管裂孔疝。

五、鉴别诊断

(1)以呕吐为主要表现的新生儿、小婴儿应排除消化道器质性病变,如肠旋转不良、肠梗阻、先天性幽门肥厚性狭窄、胃扭转等。

(2)对反流性食管炎伴并发症的患儿,必须排除由于物理性、化学性、生物性等致病因素引起组织损伤而出现的类似症状。

六、治疗

治疗的目的是缓解症状,改善生活质量,防治并发症。

(一)一般治疗

1.体位治疗

将床头抬高 15°~30°,婴儿采用仰卧位,年长儿左侧卧位。

2.饮食治疗

适当增加饮食的稠厚度,少量多餐,睡前避免进食。低脂、低糖饮食,避免过饱。肥胖患儿应控制体重。避免食用辛辣食品、巧克力、酸性饮料、高脂饮食。

(二)药物治疗

主要包括 3 类,即促胃肠动力药、抑酸药、黏膜保护剂。

1.促胃肠动力药

能提高 LES 张力,增加食管和胃蠕动,促进胃排空,从而减少反流。

(1)多巴胺受体拮抗剂:多潘立酮(吗丁啉)为选择性、周围性多巴胺受体拮抗剂,促进胃排空,但对食管动力改善不明显。常用剂量为每次 0.2~0.3 mg/kg,每天 3 次,饭前半小时及睡前口服。

(2)通过乙酰胆碱起作用的药物:西沙必利,为新型全胃肠动力药,是一种非胆碱能非多巴胺拮抗剂。主要作用于消化道壁肌间神经丛运动神经元的5-羟色胺受体,增加乙酰胆碱释放,从而诱导和加强胃肠道生理运动。常用剂量为每次0.1～0.2 mg/kg,3次/天,口服。

2.抗酸和抑酸药

主要作用为抑制酸分泌以减少反流物对食管黏膜的损伤,提高LES张力。①抑酸药:H_2受体拮抗剂,常用西咪替丁、雷尼替丁;质子泵抑制剂,奥美拉唑。②中和胃酸药:如氢氧化铝凝胶,多用于年长儿。

3.黏膜保护剂

如硫酸铝、硅酸铝盐、磷酸铝等。

4.外科治疗

采用上述治疗后,大多数患儿症状能明显改善和痊愈。具有下列指征可考虑外科手术:①内科治疗6～8周无效,有严重并发症(消化道出血、营养不良、生长发育迟缓)。②严重食管炎伴溃疡、狭窄或发现有食管裂孔疝者。③有严重的呼吸道并发症,如呼吸道梗阻、反复发作吸入性肺炎或窒息、伴支气管肺发育不良者。④合并严重神经系统疾病。

(张 弟)

第三节 消化性溃疡

消化性溃疡是指胃和十二指肠的慢性溃疡。各年龄均可发病,学龄儿童多见,婴幼儿多为继发性溃疡,胃溃疡和十二指肠溃疡发病率相近;年长儿多为原发性十二指肠溃疡,男孩多于女孩。

一、病因和发病机制

原发性消化性溃疡的病因复杂,与诸多因素有关,确切发病机制至今尚未完全阐明,目前认为溃疡的形成是由于对胃和十二指肠黏膜有损害作用的侵袭因子(酸、胃蛋白酶、胆盐、药物、微生物及其他有害物质)与黏膜自身的防御因素(黏膜屏障、黏液重碳酸盐屏障、黏膜血流量、细胞更新、前列腺素、表皮生长因子等)之间失去平衡的结果。

(一)胃酸和胃蛋白酶

胃酸和胃蛋白酶是胃液的主要成分,也是对胃和十二指肠黏膜有侵袭作用的主要因素。十二指肠溃疡患者基础胃酸、壁细胞数量及壁细胞对刺激物质的敏感性均高于正常人,且胃酸分泌的正常反馈抑制亦发生缺陷,故酸度增高是形成溃疡的重要原因。因胃酸分泌随年龄而增加,因此年长儿消化性溃疡发病率较婴幼儿为高。胃蛋白酶不仅能水解食物蛋白质的肽链,也能裂解胃液中的糖蛋白、脂蛋白及结缔组织、破坏黏膜屏障。消化性溃疡患者胃液中蛋白酶及血清胃蛋白酶原水平均高于正常人。

(二)胃和十二指肠黏膜屏障

胃和十二指肠黏膜在正常情况下,被其上皮所分泌的黏液覆盖,黏液与完整的上皮细胞膜及细胞间连接形成一道防线,称黏液-黏膜屏障,能防止食物的机械摩擦,阻抑并中和腔内H^+反渗入黏膜,上皮细胞分泌黏液和HCO_3^-,可中和弥散来的H^+。在各种攻击因子的作用下,这一屏障功能受损,即可影响黏膜血循环及上皮细胞的更新,使黏膜缺血、坏死而形成溃疡。

(三)幽门螺杆菌感染

小儿十二指肠溃疡幽门螺杆菌检出率为52.6%～62.9%,被根除后复发率即下降,说明幽门螺杆菌在溃疡病发病机制中起重要作用。

(四)遗传因素

消化性溃疡属常染色体显性遗传病,20%～60%患儿有家族史,O型血的人十二指肠溃疡或胃溃疡发病率较其他型的人高,2/3的十二指肠溃疡患者血清胃蛋白酶原升高。

(五)其他

外伤、手术后、精神刺激或创伤;暴饮暴食,过冷、油炸食品;对胃黏膜有刺激性的药物如阿司匹林、非甾体抗炎药、肾上腺皮质激素等。继发性溃疡是由于全身疾病引起的胃、十二指肠黏膜局部损害,见于各种危重疾病所致的应激反应。

二、病理

新生儿和婴儿多为急性溃疡,溃疡为多发性,易穿孔,也易愈合。年长儿多为慢性,单发。十二指肠溃疡好发于球部,胃溃疡多发生在胃窦、胃体交界的弯侧。溃疡大小不等,胃镜下观察呈圆形或不规则圆形,也有呈椭圆形或线形,底部有灰白苔,周围黏膜充血、水肿。球部因黏膜充血、水肿或多次复发后,纤维组织增生和收缩而导致球部变形,有时出现假憩室。胃和十二指肠同时有溃疡存在时称复合溃疡。

三、临床表现

年龄不同,临床表现多样,年龄越小,越不典型。

(一)年长儿

以原发性十二指肠溃疡多见,主要表现为反复发作脐周及上腹部胀痛、烧灼感,饥饿时或夜间多发;严重者可出现呕血、便血、贫血;部分病例可有穿孔,穿孔时疼痛剧烈并放射至背部。也有仅表现为贫血、粪便潜血试验阳性者。

(二)学龄前期

多数为十二指肠溃疡。上腹部疼痛不如年长儿典型,常为不典型的脐周围疼痛,多为间歇性。进食后疼痛加重,呕吐后减轻。消化道出血亦常见。

(三)婴幼儿期

十二指肠溃疡略多于胃溃疡。发病急,首发症状可为消化道出血或穿孔。主要表现为食欲差,进食后呕吐。腹痛较为明显,不很剧烈。多在夜间发作,呕吐后症状减轻,腹痛与进食关系不密切。可发生呕血、便血。

(四)新生儿期

应激性溃疡多见,常见原发病有:早产儿窒息缺氧、败血症、低血糖、呼吸窘迫综合征和中枢神经系统疾病等。多数为急性起病,呕血、黑便。出生后24～48小时亦可发生原发性溃疡,突然出现消化道出血、穿孔或两者兼有。

四、并发症

主要为出血、穿孔和幽门梗阻。常可伴发缺铁性贫血。重症可出现失血性休克。如溃疡穿孔至腹腔或邻近器官,可出现腹膜炎、胰腺炎等。

五、实验室及辅助检查

(一)粪便隐血试验

素食3天后检查,阳性者提示溃疡有活动性。

(二)胃液分析

用五肽胃泌素法观察基础酸排量和酸的最大分泌量,十二指肠溃疡患儿明显增高。但有的胃溃疡患者胃酸正常或偏低。

(三)幽门螺杆菌检测方法

可通过胃黏膜组织切片染色与培养、尿素酶试验、核素标记尿素呼气试验检测幽门螺杆菌,或通过血清学检测抗幽门螺杆菌的IgG~IgA抗体,PCR法检测幽门螺杆菌的DNA。

(四)胃肠X线钡餐造影

发现胃和十二指肠壁龛影可确诊;溃疡对侧切迹、十二指肠球部痉挛、畸形对本病有诊断参考价值。

(五)纤维胃镜检查

纤维胃镜检查是当前公认诊断溃疡病准确率最高的方法。内镜观察可估计溃疡灶大小、溃疡周围炎症的轻重、溃疡表面有无血管暴露和评估药物治疗的效果,同时又可采取黏膜活检做病理组织学和细菌学检查。

六、诊断和鉴别诊断

诊断主要依靠症状、体征、X线检查及纤维胃镜检查。由于小儿消化性溃疡的症状和体征不如成人典型,常易误诊和漏诊,对有临床症状的患儿应及时进行胃镜检查,尽早明确诊断。有腹痛者应与肠痉挛、蛔虫症、结石等鉴别;有呕血者在新生儿和小婴儿与新生儿出血症、食管裂孔疝、败血症鉴别;年长儿与食管静脉曲张破裂及全身出血性疾病鉴别。便血者与肠套叠、憩室、息肉、过敏性紫癜鉴别。

七、治疗

原则是消除症状,促进溃疡愈合,防止并发症的发生。

(一)一般治疗

饮食定时定量,避免过饥、过饱、过冷,避免过度疲劳及精神紧张。注意饮食,禁忌吃刺激性强的食物。

(二)药物治疗

1.抗酸和抑酸剂

目的是减低胃和十二指肠液的酸度,缓解疼痛,促进溃疡愈合。

(1)H_2受体拮抗剂:可直接抑制组胺、阻滞乙酰胆碱和胃泌素分泌,达到抑酸和加速溃疡愈合的目的。常用:①西咪替丁,10~15 mg/(kg·d),分4次于饭前10~30分钟口服;②雷尼替丁,3~5 mg/(kg·d),每12小时1次,或每晚1次口服;③将上述剂量分2~3次,用5%~10%葡萄糖液稀释后静脉滴注,肾功能不全者剂量减半。疗程均为4~8周。

(2)质子泵抑制剂:作用于胃黏膜壁细胞,降低壁细胞中的H^+,K^+-ATP酶活性,阻抑H^+

从细胞质向内转移到胃腔而抑制胃酸分泌。常用奥美拉唑,0.7 mg/(kg·d),清晨顿服,疗程为2～4周。

2.胃黏膜保护剂

(1)硫糖铝:常用剂量为 10～25 mg/(kg·d),分 4 次口服,疗程 4～8 周。肾功能不全者禁用。

(2)枸橼酸铋钾:剂量 6～8 mg/(kg·d),分 3 次口服,疗程 4～6 周。本药有导致神经系统不可逆损害和急性肾衰竭等不良反应,长期大剂量应用时应谨慎。

(3)呋喃唑酮:剂量 5～10 mg/(kg·d),分 3 次口服,连用 2 周。

(4)蒙脱石粉:麦滋林-S 颗粒剂亦具有保护胃黏膜、促进溃疡愈合的作用。

3.抗幽门螺杆菌治疗

幽门螺杆菌与小儿消化性溃疡的发病密切相关,根除幽门螺杆菌可显著地降低消化性溃疡的复发率和并发症的发生率。临床上常用的药物有枸橼酸铋钾 6～8 mg/(kg·d)、羟氨苄西林 50 mg/(kg·d)、克拉霉素 15～30 mg/(kg·d)、甲硝唑 25～30 mg/(kg·d)。

由于幽门螺杆菌栖居部位环境的特殊性,不易被根除,目前多主张联合用药(二联或三联)。以铋剂为中心药物的治疗方案:枸橼酸铋钾 6 周＋羟氨苄西林 4 周,或＋甲硝唑 2～4 周,或＋呋喃唑酮 2 周。亦有主张使用短程低剂量二联或三联疗法者,即奥美拉唑＋羟氨苄西林或克拉霉素 2 周,或奥美拉唑＋克拉霉素＋甲硝唑 2 周,根除率可达 95％。

(三)外科治疗

指征为急性大出血、急性穿孔、器质性幽门梗阻。

(张 弟)

第四节 上消化道出血

上消化道出血指屈氏韧带以上的消化道,包括食管、胃、十二指肠、上段空肠及肝、胆、胰腺等病变引起的出血,包括胃空肠吻合术后的空肠病变出血,排除口腔、鼻咽、喉部出血和咯血。上消化道出血是儿科临床常见的急症。其常见原因为消化性溃疡、急慢性胃炎、肝硬化合并食管或胃底静脉曲张破裂、胃痛、应激性溃疡等。消化道出血可发生在任何年龄。临床表现为呕血、便血,大量的消化道出血可导致急性贫血及出血性休克。

一、诊断步骤

(一)病史采集要点

上消化道出血可以是显性出血,也可以是隐性出血。其主要症状是呕血。呕血是指上消化道疾病(屈氏韧带以上的消化器官,包括食管、胃、十二指肠、肝、胆、胰疾病)或全身性疾病所致的急性上消化道出血,血液经口腔呕出。呕血或呕红色血液提示上消化道出血常为急性出血,通常来源于动脉血管或曲张静脉。呕咖啡样血系因出血缓慢或停止,红色的血红蛋白受胃酸作用变成褐色的正铁血红素所致。便血常提示下消化道出血,也可因活动性上消化道出血迅速经肠道排出所致。黑便通常提示上消化道出血,但小肠或右半结肠的出血也可有黑便。通常上消化出血量达100~200 mL时才会出现黑便,在一次严重的出血后黑便可持续数天之久,不一定表示持续性出血。隐血试验阴性的黑色粪便可能因摄入铁剂、铋剂或各种食物所致,不应误认为出血所致的黑便。长期隐性出血可发生于消化道的任何部位。

小儿各年龄组消化道出血的常见病因有所不同。新生儿期出血多为出生时咽下母血或新生儿出血症、新生儿败血症、新生儿坏死性小肠结肠炎、新生儿血小板减少性紫癜、胃坏死出血及严重的酸中毒等。1个月至2岁多为消化性溃疡、反流性食管炎等。2岁以上多为消化道溃疡、胆管出血。此外,还见于血小板减少性紫癜、过敏性紫癜、血友病及白血病、胃肠道畸形等,可发生于任何年龄。

有进食或服用制酸剂可缓解的上腹部疼痛史的患者,提示消化性溃疡病。然而许多溃疡病出血的患者并无疼痛史。出血前有呕吐或干呕提示食管的Mallory-Weiss撕裂(胃贲门黏膜撕裂综合征),然而有50%的撕裂症患者并无这种病史。出血史(如紫癜、瘀斑、血尿)可能表明是一种出血素质(如血友病)。服药史可揭示曾使用过破坏胃屏障和损害胃黏膜的药物(如阿司匹林、非甾体抗炎药),服用这些药物的数量和持续时间是重要的。

(二)体格检查

在对患者的生命体征作出评估后,体格检查应包括检查鼻咽部以排除来自鼻和咽部的出血。应寻找外伤的证据,特别是头、胸及腹部。蜘蛛痣、肝脾大和腹水是慢性肝病的表现。动静脉畸形尤其是胃肠黏膜的动静脉畸形可能与遗传性出血性毛细血管扩张症(Rendu-Osler-Weber综合征)有关,其中消化道多发性血管瘤是反复发作性血管瘤的原因。皮肤指甲床和消化道的毛细血管扩张可能与硬皮病或混合性结缔组织病有关。

(三)门诊资料分析

急性消化道出血时,门诊化验应包括血常规、血型、出凝血时间、大便或呕吐物的隐血试验、肝功能及血肌酐、尿素氮等。

对疑有上消化道出血的患者应作鼻胃吸引和灌洗,血性鼻胃吸引物提示上消化道出血,但约10%的患者鼻胃吸引物阴性;咖啡样吸引物表明出血缓慢或停止;持续的鲜红色吸引物提示活动性大量出血。鼻胃吸引还有助于监测出血状况。

(四)进一步检查项目

1.内镜检查

在急性上消化道出血时,胃镜检查安全可靠,是当前首选的诊断方法,其诊断价值比X线钡剂检查为高,阳性率一般达90%。对一些X线钡剂检查不易发现的贲门黏膜撕裂症、糜烂性胃炎、浅溃疡,内镜可迅速作出诊断。X线检查所发现的病灶(尤其存在两个病灶时),难以辨别该病灶是否为出血原因。而胃镜直接观察,即能确定,并可根据病灶情况作相应的止血治疗。

做纤维胃镜检查时应注意:①胃镜检查的最好时机是在出血后24~48小时内进行。如若延误时间,一些浅表性黏膜损害部分或全部修复,从而使诊断的阳性率大大下降。②处于失血性休克的患者,应首先补充血容量,待血压有所平稳后做胃镜较为安全。③事先一般不必洗胃准备,但若出血过多,估计血块会影响观察时,可用冰水洗胃后进行检查。

2.X线钡剂造影

尽管内镜检查的诊断价值比X线钡剂造影优越,但并不能取而代之。对已确定有上消化道出血而全视式内镜检查阴性或不明确的患者,也可考虑进行上消化道钡餐检查,因为一些肠道的解剖部位不能被一般的内镜窥见,而且由于某些内镜医师经验不足,有时会遗漏病变,这些都可通过 X 线钡剂检查得以补救。但在活动性出血后不宜过早进行钡剂造影,否则会引起再出血或加重出血。一般主张在出血停止、病情稳定 3 天后谨慎操作。注意残留钡剂可干扰选择性动脉造影及内镜的检查。

3. 放射性核素扫描

经内镜及 X 线检查阴性的病例,可做放射性核素扫描。其方法是采用核素(如^{99m}Tc)标记患者的红细胞后,再从静脉注入患者体内。当有活动性出血,而出血速度能达到 0.1 mL/min,核素便可以显示出血部位。注射一次^{99m}Tc 标记的红细胞,可以监视患者消化道出血达 24 小时。经验证明,若该项检查阴性,则选择性动脉造影检查亦往往阴性。

4. 选择性动脉造影

当消化道出血经内镜和 X 线检查未能发现病变时,应做选择性动脉造影。若造影剂外渗,能显示出血部位,则出血速度至少在 0.5~1.0 mL/min(750~1 500 mL/d)。故最适宜于活动性出血时做检查,阳性率可达 50%~77%。而且,尚可通过导管滴注血管收缩剂或注入人工栓子止血。禁忌证是碘过敏或肾衰竭等。

二、诊断对策

(一)诊断要点

1. 首先鉴别是否消化道出血

临床上常须鉴别呕血与咯血(表 10-2)。

表 10-2 呕血与咯血的鉴别

	咯血	呕血
病因	TB、支扩、肺炎、肺脓肿、肺癌、心脏病	消化性溃疡、肝硬化、胃癌
出血前症状	喉部痒感、胸闷、咳嗽	上腹不适、恶心、呕吐等
颜色	鲜红	棕黑、暗红、有时鲜红
出血方式	咯出	呕出
血中混合物	痰,泡沫	食物残渣、胃液
反应	碱性	酸性
黑便	除非咽下,否则没有	有,可为柏油便、呕血停止后仍持续数天
出血后痰性状	常有血痰数天	无痰

2. 失血量的估计

对进一步处理极为重要。一般每天出血量在 5 mL 以上,大便色不变,但隐血试验就可以为阳性,50 mL 以上出现黑便。以呕血、便血的数量作为估计失血量的资料,往往不太精确。因为呕血与便血常分别混有胃内容与粪便,另一方面部分血液尚贮留在胃肠道内,仍未排出体外。因此可以根据血容量减少导致外周循环的改变,作出判断。

(1)一般状况:失血量少,血容量轻度减少,可由组织液及脾贮血所补偿,循环血量在 1 小时内即得改善,故可无自觉症状。当出现头晕、心慌、冷汗、乏力、口干等症状时,表示急性失血量较大;如果有晕厥、四肢冰凉、尿少、烦躁不安时,表示出血量大,若出血仍然继续,除晕厥外,尚有气短、无尿。

(2)脉搏:脉搏的改变是失血程度的重要指标。急性消化道出血时血容量锐减、最初的机体代偿功能是心率加快。小血管反射性痉挛,使肝、脾、皮肤血窦内的储血进入循环,增加回心血量,调整体内有效循环量,以保证心、肾、脑等重要器官的供血。一旦由于失血量过大,机体代偿功能不足以维持有效血容量时,就可能进入休克状态。所以,当大量出血时,脉搏快而弱(或脉细弱),脉搏每分钟增至100次以上,再继续失血则脉搏细微,甚至扪不清。有些患者出血后,在平卧时脉搏、血压都可接近正常,但让患者坐或半卧位时,脉搏会马上增快,出现头晕、冷汗,表示失血量大。如果经改变体位无上述变化,测中心静脉压又正常,则可以排除有过大出血。

(3)血压:血压的变化同脉搏一样,是估计失血量的可靠指标。当急性失血占总血量的20%以上时,收缩压可正常或稍升高,脉压缩小。尽管此时血压尚正常,但已进入休克早期,应密切观察血压的动态改变。急性失血占总血量的20%～40%时,收缩压可降至9.3～10.7 kPa(70～80 mmHg),脉压小。急性失血占总血量的40%时,收缩压可降至6.7～9.3 kPa(50～70 mmHg),更严重的出血,血压可降至零。

(4)血常规:血红蛋白测定、红细胞计数、血细胞压积可以帮助估计失血的程度。但在急性失血的初期,由于血浓缩及血液重新分布等代偿机制,上述数值可以暂时无变化。一般需组织液渗入血管内补充血容量,即3～4小时后才会出现血红蛋白下降,平均在出血后32小时,血红蛋白可被稀释到最大限度。如果患者出血前无贫血,血红蛋白在短时间内下降至7 g以下,表示出血量大。大出血后2～5小时,白细胞计数可增高,但通常不超过$15×10^9$/L。然而在肝硬化、脾功能亢进时,白细胞计数可以不增加。

(5)尿素氮:上消化道大出血后数小时,血尿素氮增高,1～2天达高峰,3～4天内降至正常。如再次出血,尿素氮可再次增高。尿素氮增高是由于大量血液进入小肠,含氮产物被吸收。而血容量减少导致肾血流量及肾小球滤过率下降,则不仅尿素氮增高,肌酐亦可同时增高。如果肌酐在133 μmol/L(1.5 mg%)以下,而尿素氮>14.28 mmol/L(40 mg%),则提示上消化道出血量大。

3.失血恢复的评价

绝大多数消化道出血患者可自动停止(如约80%无门脉高压的上消化道出血患者可自行停止)。大量出血常表现为脉率>110次/分,收缩压<13.3 kPa(100 mmHg),直立位血压下降≥2.1 kPa(16 mmHg),少尿、四肢湿冷和由于脑血流灌注减少所致的精神状态的改变(精神错乱、定向力障碍、嗜睡、意识丧失、昏迷)。血细胞比容是失血的有价值指标,但若出血在几小时前发生,则不一定准确,因为通过血液稀释完全恢复血容量需要数小时。若有进一步出血的危险、血管并发症、合并其他病态或严重疾病者,通常需要输血使血细胞比容维持在30左右。在血容量适量恢复后,还需严密观察继续出血的征象(如脉搏加快、血压下降、呕新鲜血液、再次出现稀便或柏油样便等)。

(二)临床类型

消化道出血病因大致可归纳为3类。

1.出血性疾病

新生儿自然出血、过敏性出血(特别是过敏性紫癜)、血友病、白血病等。

2.感染性疾病

新生儿败血症、出血性肠炎、肠伤寒出血、胆管感染出血等。

3.胃肠道局部病变出血

常见病因有食管静脉曲张(门静脉压增高症)、婴幼儿溃疡病出血、异位或迷生胰、胃肠道血管瘤等。

(三)鉴别诊断要点

1. 有严重消化道出血的患者

胃肠道内的血液尚未排出体外,仅表现为休克,此时应注意排除心源性休克(急性心肌梗死)、感染性或过敏性休克,以及非消化道的内出血(宫外孕或主动脉瘤破裂)。若发现肠鸣音活跃,肛检有血便,则提示为消化道出血。

2. 出血的病因诊断

对消化道大出血的患者,应首先治疗休克,然后努力查找出血的部位和病因,以决定进一步的治疗方针和判断预后。上消化道出血的原因很多,大多数是上消化道本身病变所致,少数是全身疾病的局部表现。常见的病因包括溃疡病、肝硬化所致的食管、胃底静脉曲张破裂和急性胃黏膜损害。其他少见的病因有食管裂孔疝、食管炎、贲门黏膜撕裂症、十二指肠球炎、胃平滑肌瘤、胃黏膜脱垂、胆管出血等。

(1)消化性溃疡病:出血是溃疡病的常见并发症。溃疡病出血约占上消化道出血病例的50%,其中尤以十二指肠球部溃疡居多。致命性出血多属十二指肠球部后壁或胃小弯穿透溃疡腐蚀黏膜下小动脉或静脉所致。部分病例可有典型的周期性、节律性上腹疼痛,出血前数天疼痛加剧,出血后疼痛减轻或缓解。这些症状,对溃疡病的诊断很有帮助。但有30%溃疡病合并出血的病例并无上述临床症状。溃疡病除上腹压痛外,无其他特异体征,尽管如此,该体征仍有助于鉴别诊断。

(2)食管、胃底静脉曲张破裂:绝大部分病例是由于肝硬化、门静脉高压所致。临床上往往出血量大,呕出鲜血伴血块,病情凶险,病死率高。如若体检发现有黄疸、肝掌、蜘蛛痣、脾大、腹壁静脉怒张、腹水等体征,诊断肝硬化不难。但确定出血原因并非容易。一方面大出血后,原先肿大的脾脏可以缩小,甚至扪不到,造成诊断困难;另一方面肝硬化并发出血并不完全是由于食管、胃底静脉曲张破裂,有1/3病例合并溃疡病或糜烂性胃炎出血。肝硬化合并溃疡病的发生率颇高。肝硬化合并急性糜烂性胃炎,可能与慢性门静脉淤血造成缺氧有关。因此,当临床不能肯定出血病因时,应尽快作胃镜检查,以便及时作出判断。

(3)急性胃黏膜损害:急性胃黏膜损害包括急性应激性溃疡病和急性糜烂性胃炎两种疾病。而两者主要区别在于病理学,前者病变可穿透黏膜层,以致胃壁穿孔;后者病变表浅,不穿透黏膜肌层。以前的上消化道出血病例中,诊断急性胃黏膜损害仅有5%。自从开展纤维胃镜检查,使急性胃黏膜损害的发现占上消化道出血病例的15%~30%。①急性糜烂性胃炎:应激反应、酗酒或服用某些药物(如阿司匹林、吲哚美辛、利血平、肾上腺皮质激素等)可引起糜烂性胃炎。病灶表浅,呈多发点、片状糜烂和渗血。②急性应激性溃疡:这是指在应激状态下,胃和十二指肠,以及偶尔在食管下端发生的急性溃疡。应激因素常见有烧伤、外伤或大手术、休克、败血症、中枢神经系统疾病及心、肺、肝、肾衰竭等严重疾病。

严重烧伤所致的应激性溃疡称柯林(Curling)溃疡,颅脑外伤、脑肿瘤及颅内神经外科手术所引起的溃疡称库欣(Cushing)溃疡,应激性溃疡的发生机制是复杂的。严重而持久的应激会引起交感神经强烈兴奋,血中儿茶酚胺水平增高,导致胃、十二指肠黏膜缺血。在许多严重应激反应的疾病中,尤其是中枢神经系统损伤时,可观察到胃酸和胃蛋白酶分泌增高(可能是通过丘脑下部-垂体-肾上腺皮质系统兴奋或因颅内压增高直接刺激迷走神经核所致)从而使胃黏膜自身消化。至于应激反应时出现的胃黏膜屏障受损和胃酸的 H^+ 回渗,亦在应激性溃疡的发病中起一定作用。归结起来是由于应激反应造成神经-内分泌失调,造成胃、十二指肠黏膜局部微循环障碍,胃酸、胃蛋白酶、黏液分泌紊乱,结果形成黏膜糜烂和溃疡。溃疡面常较浅,多发,边缘不规则,基底干净。临床主要表现是难以控制的出血,多数发生在疾病的第2～15天。因患者已有严重的原发疾病,故预后多不良。

(4)食管-贲门黏膜撕裂症:本症是引起上消化道出血的重要病因,约占8%。有食管裂孔疝的患者更易并发本症。多数发生在剧烈干呕或呕吐后,造成贲门或食管下端黏膜下层的纵行性裂伤,有时可深达肌层。常为单发,亦可多发,裂伤长度一般0.3～2 cm。出血量有时较大甚至发生休克。

(5)食管裂孔疝:多属食管裂孔滑动疝,食管胃连接处经横膈上的食管裂孔进入胸腔。由于食管下段、贲门部抗反流的保护机制丧失,易并发食管黏膜水肿、充血、糜烂甚至形成溃疡。食管炎及疝囊的胃出现炎症可出血。以慢性渗血多见,有时大量出血。

(6)胆管出血:肝化脓性感染、肝外伤、胆管结石及出血性胆囊炎等可引起胆管出血。临床表现特点是出血前有右上腹绞痛,若同时出现发热、黄疸,则常可明确为胆管出血。出血后血凝块可阻塞胆管,使出血暂停。待胆汁自溶作用,逐渐增加胆管内压,遂把血凝块排出胆管,结果再度出血。因此,胆管出血有间歇发作倾向。此时有可能触及因积血而肿大的胆囊,积血排出后,疼痛缓解,肿大的胆囊包块亦随之消失。

三、治疗对策

(一)治疗原则

呕血、黑便或便血在被否定前应被视为急症。在进行诊断性检查之前或同时,应采用输血和其他治疗方法以稳定病情。所有患者需要有完整的病史和体格检查、血液学检查包括凝血功能检查(血小板计数、凝血酶原时间及部分凝血酶原时间)、肝功能试验(胆红素、碱性磷酸酶、白蛋白、谷丙转氨酶、谷草转氨酶)及血红蛋白和血细胞比容的反复监测。

1.一般治疗

加强护理,密切观察,安静休息,大出血者禁食。

2.补充有效循环血量

(1)补充晶体液及胶体液。

(2)中度以上出血,根据病情需要适量输血。

3.根据出血原因和性质选用止血药物

(1)炎症性疾病引起的出血:可用H_2受体拮抗剂,质子泵抑制剂。

(2)亦可用冰水加去甲肾上腺素洗胃。

(3)食管静脉曲张破裂出血:用三腔管压迫止血;同时以垂体后叶素静脉注射,再静脉滴注维持直至止血。

(4)凝血酶原时间延长者:可以静脉注射维生素K_1,每天1次,连续使用3～6天;卡巴克洛,肌内注射或经胃管注入胃内,每2～4小时用1次。以适量的生理盐水溶解凝血酶,使成每毫升含50～500 U的溶液,口服或经胃镜局部喷洒,每1～6小时用1次。

4.内镜下止血

(1)食管静脉曲张硬化剂注射。

(2)喷洒止血剂。

(3)高频电凝止血。

(4)激光止血。

(5)微波组织凝固止血。

(6)热凝止血。

5.外科治疗

经保守治疗,活动性出血未能控制,宜及早考虑手术治疗。

(二)治疗计划

上消化道大出血的治疗原则是在积极抢救休克的同时进一步查明出血原因,随时按可能存在的病因做必要的检查和化验。一般是尽可能以非手术方法控制出血,纠正休克,争取条件确定病因诊断及出血部位,为必要的手术做好准备。在活动性消化道出血,特别是有咽反射功能不全和反应迟钝或意识丧失的患者中,由吸入血液所致的呼吸道并发症常可成为该病发病率和病死率的主要原因。为了防止意识改变患者的这种并发症,应考虑做气管内插管以保证呼吸道畅通。

除按照一般原则抢救休克外,大出血的抢救尚须从下列四方面考虑。

1.镇静疗法

巴比妥类为最常用的镇静剂。吗啡类药物对出血效果较好,但须注意对小儿抑制呼吸中枢的危险性。应用冬眠合剂(降温或不降温方法),对严重出血患儿有保护性作用。但应特别注意对休克或休克前期患儿的特殊抑制作用,一般镇静剂均可使休克患儿中枢衰竭而致死亡,因此应先输液、输血、纠正血容量后,再给镇静剂。使用冬眠快速降温常可停止出血,延长生命,有利于抢救。

2.输液、输血疗法

等量快速输液、输血为抢救大出血的根本措施。一般靠估计失血量,以半小时内 30~50 mL/kg速度加压输入。输完第一步血后测量血压如不升,可再重复半量为第二步,以后可再重复半量(20~30 mL/kg),直至血压稳定为止。一般早期无休克之出血,可以输浓缩红细胞,有利于预防继续出血;晚期有休克时,应先输碱性等渗液及右旋糖酐-40后再输浓缩红细胞,以免增加血管内凝血的机会。血红蛋白低于60 g/L则需输浓缩红细胞。一般输血输液后即可纠正休克,稳定血压;如仍不能升压,则应考虑出血不止而进行必要的止血手术。大量出血有时较难衡量继续出血的速度、肠腔内存血情况及休克引起心脏变化等。血容量是否已恢复,是否仍需输血输液,可借助于中心静脉压的测定。静脉压低,就可大量快速加压输血(液)每次20~30 mL/kg,以后再测静脉压,如仍低则再输血或输液,直至动脉压上升,中心静脉压正常为止。如果动脉压上升而中心静脉压仍低,则需再输一份,以防血压再降,休克复发。如静脉压过高,则立刻停止静脉输血,此时如估计血容量仍未补足,动脉压不升,则应改行动脉输血或输液,一份血(液)量仍为20~30 mL/kg。同时根据外周循环情况使用多巴胺、山莨菪碱等血管舒张药,根据心脏功能迅速使用速效强心剂,如毛花苷C或毒毛花苷K等,使心脏迅速洋地黄化。这样可以比较合理地控制输血量、心脏与动静脉活动情况。

3.止血药的应用

一般是从促进凝血方面用药。大出血,特别是曾使用大量代血浆或枸橼酸血者,同时给予6-氨基己酸为宜(小儿一次剂量为1~2 g,静脉滴注时浓度为6-氨基己酸2 g溶于50 mL葡萄糖或生理盐水中);也可用对羧基苄胺,其止血作用与前药相同,但作用较强,每次100 mg可与生理盐水或葡萄糖液混合滴入。新生儿出血宜使用维生素 K_1 肌内注射。出血患儿准备进行可导致一些损伤的检查或手术以前,注射酚磺乙胺可减少出血。疑有其他凝血病或出血病者,按情况使用相应药物如凝血酶原。疑为门脉压高而出血者,可注射垂体后叶素,以葡萄糖水稀释滴入。疑为幽门溃疡出血者,可静脉注射阿托品 0.05 mg/kg,或山莨菪碱等类似药物。局部用药如凝血酶及凝血质,中药云南白药等均可口服或随洗胃注入胃内;引起呕吐者,则应避免口服。

4.止血术

对有局限出血病灶者,首先考虑内镜检查同时止血,一般食管、胃、十二指肠及胆管出血均可鉴别,并能进行必要的处理。如无内镜条件,或患儿不能耐受内镜,最可靠的止血术是外科手术止血。但外科手术需要一定的条件,最起码的条件是出血部位的大致确定,从而决定手术途径及切口的选择。至少要区别食管出血或胃肠出血,以决定进行开胸或开腹探查。使用气囊导尿管或三腔气囊管,成人用管也可用于小儿,但需根据食管的长度,适当减短食管气囊上方的长度,以防压迫气管。在止血的同时还可对出血部位进行鉴别。经鼻(婴儿可经口)插入胃中,吹起气囊,拉紧后将管粘在鼻翼上或加牵引,使压住贲门,而把胃与食管分隔成两室。然后以另一鼻孔将另一导尿管插入食管,用盐水冲洗(注意小量冲洗,以免水呛入气管)。如果食管内无出血,则可很快洗清。如果冲洗时仍有不同程度的出血,则可判断为食管(静脉曲张)出血。查完食管后,还可再经过该管的胃管冲洗,如能很快冲洗成清水,则可说明胃内无出血。如始终有鲜血洗出,则不能排除胃、十二指肠段出血,则需开腹探查胃、十二指肠(切开探查)、胆管、胰腺。屈氏韧带下用肠钳闭合空肠后冲洗。如果洗胃证明出血不在胃、十二指肠,则可直接探查小肠。小肠出血一般透过肠壁可以看到,但大量出血时,常不易看出原出血灶,则需采取分段夹住肠管后穿刺冲洗肠腔的办法。

一般消化道大出血,绝大多数可经非手术治疗而止血,当呕血、便血停止,排出正常黄色大便,或留置胃管的吸出物已无血时,应立即检查大便及胃液有无潜血。出血停止后,一般情况恢复,条件许可时,应再做如下检查:①钡餐 X 线检查若怀疑为上消化道出血,如食管静脉曲张、胃及十二指肠溃疡,可行上消化道钡餐 X 线检查。②纤维内镜检查胃、十二指肠镜可诊断与治疗胃、十二指肠病变及逆行胆管造影诊断肝胆病变。不少大出血患儿一次出血后,查不出任何原因,并且也不再发生出血。即使有过一两次大出血发作,而无明确的局部出血灶病变者,均不宜采取手术探查。但宜努力检查,争取明确诊断。只有出血不止,威胁生命,或屡次出血,严重影响健康(贫血不能控制)时,才考虑诊断性探查手术。

(三)治疗方案的选择

1.迅速补充血容量

大出血后,患者血容量不足,可处于休克状态,此时应首先补充血容量。在着手准备输血时,立即静脉输液。强调不要一开始单独输血而不输液,因为患者急性失血后血液浓缩,血较黏稠,此时输血并不能更有效地改善微循环的缺血、缺氧状态。因此主张先输液,或者紧急时输液、输血同时进行。当收缩压在6.7 kPa(50 mmHg)以下时,输液、输血速度要适当加快,甚至需加压输血,以尽快把收缩压升高至10.7~12.0 kPa(80~90 mmHg)水平,血压能稳住则减慢输液速度。输入库存血较多时,每 600 mL 血应静脉补充葡萄糖酸钙 10 mL。对肝硬化或急性胃黏膜损害的患者,尽可能采用新鲜血。对于有心、肺、肾疾病患者,要防止因输液、输血量过多、过快引起的急性肺水肿。因此,必须密切观察患者的一般状况及生命体征变化,尤其要注意颈静脉的充盈情况,最好通过测定中心静脉压来监测输入量。血容量已补足的指征有下列几点:四肢末端由湿冷、青紫转为温暖、红润;脉搏由快、弱转为正常、有力;收缩压接近正常,脉压>4.0 kPa

(30 mmHg);肛温与皮温差从＞3 ℃转为＜1 ℃;尿量＞30 mL/h;中心静脉压恢复正常0.5～1.3 mmHg(5～13 cmH$_2$O)。

2.止血

应针对不同的病因,采取相应的止血措施。

(1)非食管静脉曲张出血的治疗。①组胺 H$_2$ 受体拮抗剂和抗酸剂:胃酸在上消化道出血发病中起重要作用,因此抑制胃酸分泌及中和胃酸可达到止血的效果。消化性溃疡、急性胃黏膜损害、食管裂孔疝、食管炎等引起的出血,用该法止血效果较好。组胺 H$_2$ 受体拮抗剂有西咪替丁(Cimetidine)及雷尼替丁(Ranitidine)等,已在临床广泛应用。西咪替丁口服后小肠吸收快,1～2 小时血浓度达高峰,抑酸分泌6小时。一般用口服,禁食者用静脉制剂。雷尼替丁抑酸作用比西咪替丁强 6 倍。抑酸作用最强的药是质子泵阻滞剂奥美拉唑。②灌注去甲肾上腺素:去甲肾上腺素可以刺激 α-肾上腺素能受体,使血管收缩而止血。胃出血时可用去甲肾上腺素8 mg,加入冷生理盐水 100～200 mL,经胃管灌注或口服,每 0.5～1 小时灌注1 次,必要时可重复 3～4 次。应激性溃疡或出血性胃炎避免使用。③内镜下止血法:内镜下直接对出血灶喷洒止血药物;高频电凝止血,必须确定出血的血管方能进行,决不能盲目操作。因此,要求病灶周围干净。如若胃出血,电凝止血前先用冰水洗胃。对出血凶猛的食管静脉曲张出血,电凝并不适宜。操作方法是用凝固电流在出血灶周围电凝,使黏膜下层或肌层的血管凝缩,最后电凝出血血管。单极电凝比双极电凝效果好,首次止血率为88%,第二次应用止血率为94%。激光止血,近年可供作止血的激光有氩激光(argon laser)及石榴石激光(Nd:YAG)两种。止血原理是由于光凝作用,使照射局部组织蛋白质凝固,小血管内血栓形成。止血成功率在 80%～90%,对治疗食管静脉曲张出血的疗效意见尚有争议。激光治疗出血的并发症不多,有报道个别发生穿孔、气腹及照射后形成溃疡,导致迟发性大出血等。局部注射血管收缩药或硬化剂经内镜用稀浓度即1/10 000 肾上腺素作出血灶周围黏膜下注射,使局部血管收缩,周围组织肿胀压迫血管,起暂时止血作用。继之局部注射硬化剂如1%十四烃基硫酸钠,使血管闭塞。有人用纯酒精作局部注射止血。该法可用于不能耐受手术的患者。放置缝合夹子内镜直视下放置缝合夹子,把出血的血管缝夹止血,伤口愈合后金属夹子会自行脱落,随粪便排出体外。该法安全、简便、有效,可用于消化性溃疡或应激性溃疡出血,特别对小动脉出血效果更满意。动脉内灌注血管收缩药或人工栓子经选择性血管造影导管,向动脉内灌注垂体加压素,0.1～0.2 U/min 连续 20 分钟,仍出血不止时,浓度加大至 0.4 U/min。止血后 8～24 小时减量。注入人工栓子一般用吸收性明胶海绵,使出血的血管被堵塞而止血。

(2)食管静脉曲张出血的治疗。①气囊填塞:一般用三腔二囊管或四腔二囊管填塞胃底及食管中、下段止血。其中四腔二囊管专有一管腔用于吸取食管囊以上的分泌物,以减少吸入性肺炎的发生。食管囊和胃囊注气后的压力要求在 4.7～5.3 kPa(35～40 mmHg),使之足以克服门脉压。初压可维持12～24 小时,以后每 4～6 小时放气 1 次,视出血活动程度,每次放气 5～30 分钟,然后再注气,以防止黏膜受压过久发生缺血性坏死。另外要注意每 1～2 小时用水冲洗胃腔管,以免血凝块堵塞孔洞,影响胃腔管的使用。止血24 小时后,放气观察 1～2 天才拔管。拔管前先喝些花生油,以便减少气囊与食管壁的摩擦。气囊填塞对中、小量食管静脉曲张出血效果较佳,对大出血可作为临时应急措施。止血有效率在 40%～90%。②垂体加压素:该药使内脏小血管收缩,从而降低门静脉压力以达到止血的目的。对中、小量出血有效,大出血时需配合气囊填塞。近年采用周围静脉持续性低流量滴注法,剂量 0.2～0.3 U/min,止血后减为 0.1～

0.2 U/min维持8～12小时后停药,当有腹痛出现时可减慢速度。③内镜硬化治疗:近年不少报道用硬化治疗食管静脉曲张出血,止血率在86%～95%。有主张在急性出血时做,但多数意见主张先用其他止血措施,待止血12小时或1～5天后进行。硬化剂有1%十四烃基硫酸钠、5%鱼肝油酸钠及5%油酸乙醇胺等多种。每周注射1次,4～6周为1个疗程。并发症主要有食管穿孔、狭窄、出血、发热、胸骨后疼痛等。一般适于对手术不能耐受的患者。胃底静脉曲张出血治疗较难,有使用血管黏合剂止血成功。④抑制胃酸及其他止血药虽然控制胃酸不能直接对食管静脉曲张出血起止血作用,但严重肝病时常合并应激性溃疡或糜烂性胃炎,故肝硬化发生上消化道出血时可给予控制胃酸的药物。雷尼替丁对肝功能无明显影响,较西咪替丁为好。

3.手术治疗

在消化道大出血时做急症手术往往并发症及病死率比择期手术高,所以尽可能先采取内科止血治疗。只有当内科止血治疗无效,而出血部位明确时,才考虑手术治疗止血。手术疗法在上消化道出血的治疗中仍占重要的地位,尤其是胃十二指肠溃疡引起的出血,如经上述非手术疗法不能控制止血,患者的病情稳定,手术治疗的效果是令人满意的。凡对出血部位及其病因已基本弄清的上消化道出血病例,经非手术治疗未能奏效者,可改用手术治疗。手术的目的是首先控制出血,然后根据病情许可对病变部位做彻底的手术治疗。如经各种检查仍未能明确诊断而出血仍不停止者,可考虑剖腹探查,找出病因,针对处理。

(陈喜章)

第五节　功能性消化不良

功能性消化不良(functional dyspepsia,FD)是一组表现为上腹部不适、疼痛和上腹胀症状,经各项检查排除器质性疾病的临床综合征,常在餐后加重,并可伴有早饱、食欲缺乏、恶心或呕吐。多见于4岁以上儿童,患病率与不同的国家地区、年龄、性别及采用的诊断标准有关。目前认为,FD是一种多种致病因素综合作用于不同环节和水平而导致上胃肠动力、感觉异常的功能性胃肠病,在不同的个体可能存在相对不同的病因和机制。

一、诊断

(一)症状

主要包括上腹痛(脐到剑突下范围)、上腹不适、腹胀、早饱、嗳气、厌食、恶心和呕吐。症状长期反复发作,有时可自行缓解。常以某一症状为主或者多个症状叠加。有时与下腹痛、腹泻和便秘等下胃肠症状相重叠。

某些患儿可以发现环境、心理及饮食不当等诱因。注重进餐和消化不良症状的关系有助于分析消化不良的病理生理基础,是酸相关性还是动力障碍相关性消化不良,从而更有效地指导治疗。如患儿空腹时上腹不适、疼痛或腹胀,进餐后减轻,很可能与胃酸分泌不当相关。如患儿空腹时无症状,进餐后出现上腹部不适、疼痛、早饱和上腹胀等症状,或空腹时有症状而餐后加重,消化不良可能与胃动力障碍相关。

应仔细询问病史尤其是报警症状:消瘦、贫血、夜间疼醒、持续呕吐、体重下降等,除外导致消化不良症状的器质性疾病。

(二)体征

FD是一个以症状学为基础的诊断,多无明显阳性体征。部分患儿可有上腹部轻压痛。查体时应注意观察有无提示器质性疾病的相关线索。

(三)辅助检查

应选择合适的检查排除器质性疾病导致的消化不良,方可考虑FD诊断。

1. 实验室检查

血常规、大便隐血、甲状腺功能、生化检查(肝肾功能、电解质和血糖)及自身抗体等,有助于利于排除内分泌代谢、感染和自身免疫性疾病。

2. 影像学检查

消化道造影检查可除外胃十二指肠溃疡、肠旋转不良、炎性肠病和假性肠梗阻等,并可提示胃肠动力异常。腹部超声可除外肝胆胰腺疾病。

3. 内镜检查

内镜检查可发现胃十二指肠溃疡和糜烂性胃炎等器质性病变,并可进行HP检测。内镜和病理诊断为慢性轻度黏膜炎症时并不影响FD诊断。对于儿童FD,胃镜并不是必须检查。

4. 胃肠动力和感知功能检查

胃肠动力和感知功能检查包括胃电图、胃肠感觉功能评价、胃排空和消化道测压检查等,可了解胃肠动力功能和内脏感知有无异常,必要时进行心理测试。

二、诊断标准

对存在消化不良症状的患儿,首先应详细询问病史和查体,酌情进行生化、影像学和内镜检查除外器质性疾病,有条件可进行胃肠动力和感知的相关检查。

目前推荐采用2006年美国洛杉矶Rome Ⅲ诊断标准。诊断前至少有2个月满足以下所有条件,且每周均有发作:①持续或者反复发作的上腹部(脐上)疼痛和不适感;②与排便行为、排便频率和大便性状无关(可除外肠易激惹综合征即IBS);③无炎症、解剖学、代谢性和肿瘤性疾病的证据。4岁以上的患儿,如果能够描述主诉,可以参考成人标准,将FD分为餐后不适综合征和上腹疼综合征两个亚型。

三、鉴别诊断

许多器质性疾病可引起消化不良症状,应予以鉴别,包括食管炎、消化性溃疡、炎性肠病、消化道肿瘤、内分泌代谢性疾病(如糖尿病、甲状腺功能低下)、肾脏病、感染和自身免疫性疾病(如进行性系统性硬化)等。另外某些药物(主要为非甾体抗炎药)也可导致消化不良症状。

儿童消化不良应警惕的报警症状:持续右上腹或左下腹疼痛、吞咽困难、持续呕吐、消化道出血、不明原因发热、体重减轻、生长迟缓、贫血、夜间腹泻(不支持肠易激综合征)、严重疼痛影响患儿睡眠、关节炎症、肛周疾病、消化性溃疡和炎性肠病家族史等。

四、治疗

FD病因不清,发病机制复杂,为多因素综合作用的结果,治疗上应注意遵循个体化原则。治疗目的:快速缓解症状,提高生活质量。

(一)一般治疗

注意去除诱因,调整生活方式,避免应用非甾体抗炎药,纠正不良饮食习惯(咖啡、辛辣和高脂肪食物等),消除社会环境和情感因素对病情的影响。

(二)药物治疗

应首先详细询问病史,区分是酸相关性还是动力障碍相关性消化不良,酸相关性消化不良患者可试用抑酸剂(H_2受体拮抗剂和质子泵抑制剂)治疗,而动力障碍相关性消化不良患者选用促动力剂(多潘立酮和莫沙比利等)治疗。H_2受体拮抗剂包括西咪替丁[20~30 mg/(kg·d),分2次口服]、雷尼替丁[5~7 mg/(kg·d),分2次口服]和法莫替丁[0.6~1.0 mg/(kg·d),分2次口服];质子泵抑制剂(PPI)常用奥美拉唑[0.6~0.8 mg/(kg·d),每天1次]。促动力剂以多潘立酮最常用:每次0.3 mg/kg,每天3次,餐前30分钟服用。抑酸剂和促动力剂可联合应用。对于合并HP感染者可予以根除。

(三)心理干预治疗

合并精神心理障碍的患儿应加强认知和行为治疗,进行精神心理调整。必要时可予以抗焦虑、抑郁药物治疗。

(陈喜章)

第六节 急性坏死性肠炎

急性坏死性肠炎(acute necrotizing enteritis)是以小肠为主的急性炎症,因常有广泛性出血,又称急性出血性肠炎。临床上发病突然,以腹痛、腹泻、便血、呕吐、发热、迅速出现感染性休克为特征,如不及时抢救,易致死亡。本病多见于3~9岁小儿,以农村小儿常见。全年均可发病,夏秋季较多见,呈散发性发病,亦可在同一季节和地区发生多例。新生儿期发病称新生儿坏死性小肠结肠炎。

一、病因

尚未完全明确,有人认为是由于C型产气荚膜梭状芽孢杆菌及其所产生的β肠毒素(可致组织坏死)所引起。此菌可产生耐热芽孢,在污染的食物中繁殖并产生肠毒素,摄入后可致病。蛋白质营养不良者,蛋白酶(特别是胰蛋白酶)分泌减少,长期食用含有蛋白酶抑制物的食物(如花生、大豆、蚕豆、甘薯或桑葚等)可使胰蛋白酶活性降低;肠道蛔虫能分泌胰蛋白酶抑制物,可能是本病的一个诱发因素。这些因素使胰蛋白酶破坏肠毒素能力减弱,更易于发病。新生儿坏死性小肠结肠炎则与产气荚膜杆菌、大肠埃希菌、表皮葡萄球菌和轮状病毒感染有关,多见于有窒息史的早产儿。红细胞增多症、高渗牛乳、喂食过多过快也与发病有关。

二、病理

从食管到结肠均可受累,但多见于空肠和回肠。病变呈散在灶性或节段性,可发生在一段或两段以上,长度从数厘米甚至全部小肠。受累肠管扩张,呈暗红色或紫红色,与正常肠段分界清楚,肠管多积气,有血性内容物,肠壁增厚,较硬,黏膜皱襞肿胀,黏膜表面有散在的坏死灶,脱落后形成浅表溃疡。可有肠壁囊样积气,肠腔内有脓性或血性渗出液。镜下见充血、水肿、出血、坏死、小动脉壁纤维素样坏死、血流停滞、血栓形成和炎症细胞浸润。肌层平滑肌变性、断裂,肌间神经节细胞蜕变甚至消失。浆膜层可有纤维素性渗出。多数病例仅累及黏膜和黏膜下层,病变轻者可只充血、水肿和小灶性坏死出血,严重者可达肌层和浆膜层,引起肠壁全层坏死,甚至发生肠穿孔及腹膜炎。病变恢复后,不遗留慢性病变,但由于腹腔内的纤维素性渗出,可发生腹腔内粘连。

三、临床表现

起病急骤,主要表现为腹痛、呕吐、腹胀、腹泻、便血和毒血症等。病情轻重不一,严重者常出现中毒性休克。常以腹痛开始,逐渐加重,呈持续性钝痛伴不同程度阵发性加剧,早期以上腹部及脐周疼痛明显,后期常涉及全腹,早期腹痛部位常与病变部位和范围相符,发病不久即开始腹泻,便血,次数不一,每天2~3次至数十次。初为黄色稀便,少量黏液,无脓,无里急后重。以后排血便,呈暗红色糊状,或呈赤豆汤样血水便,有时可见灰白色坏死物质,有特殊腥味,血量多少不一。腹痛同时伴有恶心,呕吐,开始吐出胃内容物及黄绿色胆汁,以后可呈咖啡样物或吐小蛔虫。由于大量的液体和血液渗入肠腔和腹腔,即使在肠梗阻时无粪便排出,也可导致脱水、血容量减少、电解质紊乱和酸中毒等。发病早期即有不同程度毒血症症状,如寒战、高热、疲倦、嗜睡、面色发灰,食欲缺乏等。重者病情发展迅速,常于起病后1~3天病情突然恶化,出现严重中毒症状和休克。可伴发弥散性血管内凝血和败血症,少数病例可在血便出现前即发生中毒性休克。

早期或轻症患儿腹部体征表现为腹部稍胀,柔软,可有轻度压痛,但无固定压痛点,以后腹胀加重,可出现固定压痛,早期由于炎症刺激引起肠痉挛,肠鸣音亢进。晚期肠壁肌层坏死出血,肠管运动功能障碍引起肠麻痹、肠鸣音逐渐减弱或消失,以后者多见,当肠管坏死累及浆膜或肠穿孔时,出现局限性或弥漫性腹膜炎症状,如明显腹胀,腹肌紧张,压痛和反跳痛等。有肠穿孔者肝浊音界消失。但休克患儿反应迟钝,虽有腹膜炎而腹肌紧张和压痛可不明显,应仔细观察。

婴幼儿症状多不典型,易误诊。病初烦躁、呕吐、腹胀、蛋花样腹泻,伴有明显中毒症状,并易发生广泛性肠坏死、腹膜炎和中毒性休克。

新生儿坏死性小肠结肠炎特点:发病多在出生后2周内,以2~10天为高峰;临床以腹胀、呕吐、腹泻、血便为主;呕吐物带胆汁或为咖啡色,粪便一天数次或10余次,稀薄或带血,隐血试验阳性;重者腹胀显著,可看到肠形,可发生肠穿孔和腹膜炎,并常见精神萎靡、体温不稳定、面色苍白或青紫、黄疸。休克、代谢性酸中毒、DIC等感染中毒表现,可出现呼吸暂停。

本病一般病程7~14天,若能及时诊治,治愈后可恢复正常。危重者起病急、发展快,迅速出现中毒性休克,应密切观察,及时抢救。

四、实验室检查

(一)血常规

白细胞计数增多,中性粒细胞增多,核左移,可见中毒性颗粒。血小板常减少,可有失血性贫血,重症更明显。血培养可有非特异性细菌生长,如葡萄球菌、肠球菌、产碱杆菌等。

(二)大便

隐血试验强阳性。镜检有大量红细胞和少量白细胞。革兰染色可见较多阳性粗短杆菌、厌氧菌培养多数分离出产气荚膜芽孢梭菌。偶尔还可培养出大肠埃希菌、志贺菌、沙门菌、铜绿假单胞菌等。大便胰蛋白酶活性显著降低。

五、X线检查

常见动力性肠梗阻征象,可见小肠呈局限性扩张充气,肠间隙增宽,黏膜皱襞变粗。或见病变肠管僵直,间或有张力的胀气肠袢,部分病例出现机械性肠梗阻表现,直立位有散在短小液平,结肠呈无气状态,亦有呈麻痹型胀气表现者。有时可见到由于大段肠管坏死所造成的一堆致密影、有些病例可见肠壁积气,尤以新生儿和小婴儿多见。肠穿孔后可出现气腹。一般忌做钡餐或钡剂灌肠检查,以免肠穿孔;因本病易发生休克,检查时应避免过多搬动,一般采取仰卧位,可以侧卧位水平投照代替直立位。

六、诊断

无特殊诊断方法,主要依靠病史,典型临床表现和X线检查。若起病急,突发腹痛,腹泻。便血、呕吐及有中毒症状者应考虑本病。结合血、粪便化验检查和X线特征性改变即可诊断。对不典型的病例,应严密观察病情变化以明确诊断。并应注意和中毒型细菌性痢疾,腹型过敏性紫癜及急性肠套叠相鉴别。中毒性细菌性痢疾早期可出现高热、惊厥甚至休克,腹痛多不重,腹胀较轻,有里急后重,大便为脓血便,血量不多,主要是黏液和脓,且常在中毒症状之后出现;腹型过敏性紫癜虽有腹痛和血便,但无发热和全身中毒症状,血便无特殊腐败的腥臭味;肠套叠常见于婴儿,右侧腹部或脐上多能触及腊肠样肿块,腹部X射线检查提示肠梗阻征象,一般无发热和感染中毒症状。

新生儿坏死性小肠结肠炎的诊断常根据病史特点,诱发因素、临床表现和X线检查等,不难诊断。

七、治疗

本病轻重不一,病情变化快,应采取综合治疗措施。原则是抢救休克,改善中毒症状,控制感染,增强机体抵抗力,减轻消化道负担,并促进其正常功能恢复。

(一)禁食

禁食为重要的治疗措施。疑诊本病即应禁食,确诊后继续禁食。以利胃肠休息,待大便隐血阴性,腹胀好转和腹痛减轻后,逐渐恢复饮食,以流质、半流质、少渣饮食逐渐恢复到正常饮食;恢复饮食宜慎重,过早过急可使病情恶化或延长病程,但也不宜过晚,以免营养不足,不利于疾病的恢复。在腹胀和便血期间同时应采取胃肠减压。

(二)维持水和电解质平衡及补充营养

由于吐泻、进食少,易发生脱水、酸中毒和电解质紊乱,故要及时纠正。因禁食时间较长,应精确计算液体出入量及能量需要,可少量多次输血,必要时给予肠道外静脉营养。

(三)抗休克

本病易发生休克,是死亡的主要原因,早期发现和及时处理是治疗的重要环节。休克多属失血和中毒的混合型。应迅速补充血容量,改善微循环,包括补液、右旋糖酐。应用调整血管紧张度的药物如异丙肾上腺素、多巴胺等,必要时输血和血浆。肾上腺皮质激素可减轻中毒症状,抑制变态反应,但使用过久(超过1周)可促进肠坏死,有发生肠穿孔的危险,并可掩盖症状的出现,在中毒性休克时可早期短程使用,一般不超过3天。

中毒性休克患儿肠管病变多严重而广泛，经抢救效果不明显或不稳定者多主张早期手术，以减少产生毒素的来源。

(四)抗生素
控制肠内细菌感染对于减轻肠道损害和休克是有利的。选用对肠道细菌有效的抗生素如氨苄西林、卡那霉素或头孢菌素类等静脉滴注。

(五)胰蛋白酶
每次 0.1 mg/kg，每天 3 次，以破坏产气荚膜杆菌的毒素。

(六)对症治疗
腹痛剧烈而腹胀不明显时，可肌内注射山莨菪碱，按每次 0.3~0.5 mg/kg，每天 2~3 次，腹胀严重者应早做胃肠减压。出血者可静脉滴注维生素 C，或服云南白药每次 0.3~0.9 g，每天 3 次、高热可用物理降温或解热药物。

(七)手术治疗
如果肠梗阻症状明显，疑有腹膜炎、肠穿孔、肠坏死者，应考虑手术治疗。

（陈喜章）

第七节　肠易激综合征

肠易激综合征(irritable bowel syndrome，IBS)是一种以腹痛或腹部不适伴排便习惯改变为特征的功能性肠病，临床上缺乏可解释症状的形态学改变和生化异常。IBS 是一种世界范围内的多发病，儿科领域中多见于 4 岁以上儿童，占儿童再发性腹痛的 36%，存在性别、年龄和地区等方面的差异。IBS 的病因和发病机制尚不十分清楚。可能的致病因素包括肠道感染、过敏因素、饮食习惯、家庭环境和心理社会因素等。

一、诊断

(一)症状
IBS 起病缓慢，多间歇发作，常由精神应激和饮食不当等因素诱发，且存在明显个体差异。

1. 腹痛和腹部不适

腹痛和腹部不适为本病主要症状，多位于下腹部，常在进食后出现，多伴有排便异常并于排便后缓解。疼痛性质多样，可为痉挛样痛或胀痛，程度轻重不一。疼痛的另一特点为睡眠时症状不发作。

2. 腹泻

排便次数增加，黏液或水样便，量少，多伴急迫感，常为进食诱发，禁食和夜间睡眠后多不出现。有时可与便秘交替。

3. 便秘

表现为排便次数减少、硬块样便，常伴排便不尽感和排便费力。可与腹泻短暂交替。

4. 其他躯体症状

部分患儿存在腹胀。有时可与早饱、胃灼热、恶心、呕吐和厌食等上胃肠症状重叠。

5. 精神心理障碍

精神心理障碍包括焦虑、抑郁等异常。

(二) 体征

通常无阳性体征，可出现下腹部乙状结肠区轻压痛。

(三) 辅助检查

(1) 血、尿、粪(红细胞、白细胞、隐血试验、寄生虫)常规，粪便细菌培养，血生化(血糖、肝肾功能检查)，血沉。可以除外肠道炎症和生化异常导致腹部症状。

(2) 影像学检查：X线钡剂灌肠、结肠镜和腹部B超。可以除外潜在的器质性疾病，如炎性肠病、肠结核和肠道畸形等。

(3) 胃肠动力和感知功能测定：胃肠道测压评价患儿结肠腔内压力变化，包括收缩波数量、收缩时间和收缩波幅等指标。胃肠通过时间可评价患儿的胃肠转运功能。胃肠电测定评价患儿消化间期移行性复合运动的周期情况。内脏感知功能检查多采用直肠乙状结肠气囊扩张法测定。

(4) 精神心理评估：儿童焦虑抑郁、人格评定和生活质量等量表，可以分析有无精神心理因素参与发病，从而指导治疗。

对此类患儿检查方法的选择，要求既不漏诊器质性疾病，又尽可能减少不必要的检查，以免增加患儿痛苦和家庭的经济负担。

二、诊断标准

推荐采用2006年美国洛杉矶RomeⅢ诊断标准。诊断前至少2个月满足下列所有标准，且每周均有发作。

(1) 腹部不适或疼痛，其中25%的发作时间存在下列2条或2条以上表现：①排便后腹部不适症状改善；②发作时伴有排便频率改变；③发作时伴有大便性状(外观)改变。

(2) 无炎症、解剖学、代谢性和肿瘤性疾病的证据可以解释患儿症状。

以下症状不是诊断所必备，但属IBS常见症状，这些症状越多则越支持IBS的诊断：①排便频率异常(每天排便≥4次或每周排便≤2次)；②粪便性状异常(块状/硬便或稀/水样便)；③粪便排出过程异常(费力、急迫感、排便不净感)；④黏液便；⑤胃肠胀气或腹部膨胀感。

三、临床分型

根据临床症状，可分为腹泻为主型、便秘为主型和腹泻便秘交替型3个亚型。

(一) 腹泻为主型

每天排便≥4次，稀便/水样便或排便急迫感，出现至少1条以上，并超过便秘症状。

(二) 便秘为主型

每周排便≤2次，块状/硬便或排便费力，出现至少1条以上，并超过腹泻症状。

(三) 腹泻便秘交替型

上述症状交替出现。

四、鉴别诊断

应该结合个体情况，详细询问有无报警症状如吞咽困难、持续呕吐、消化道出血、不明原因发热、体重减轻、生长迟缓、贫血、睡眠中出现腹泻、皮疹、关节炎、肛周疾病、炎性肠病家族史等,有针对性地选择相关辅助检查排除器质性疾病后,方可诊断 IBS。应鉴别的疾病包括胃肠道疾病(炎性肠病、肿瘤、结核、肠道感染和解剖异常等)、神经源性疾病、内分泌代谢性疾病(甲状腺功能异常和糖尿病等)、感染、药物和自身免疫病(如血管炎)。

五、治疗

治疗目的是改善症状,减少发作,消除患儿顾虑,提高生活和学习质量。治疗原则是在建立良好医患关系基础上,根据主要症状的类型进行综合对症治疗,应注意治疗措施的个体化。

(一)一般治疗

向患儿家属详细解释疾病的特点和治疗的长期性,解除患儿顾虑,提高对治疗的信心。发现精神情绪因素等诱因并予以处理。仔细排查引起过敏的食物成分(乳糖或乳制品),提供饮食和生活方式的指导,如减少辛辣和凉食摄入,可能有助于减轻发作。在整个诊治过程中建立良好的医患关系,取得患儿和家长信任是 IBS 治疗的基础。轻症患者通过上述处理可能得到有效控制而不需要进一步的治疗。

(二)药物治疗

针对不同症状进行相应处理。

1. 解痉剂

针对腹痛,可选用抗胆碱能药如阿托品、山莨菪碱等,青光眼和尿潴留者禁用。也可酌情采用特异性肠道平滑肌钙通道阻滞剂如匹维溴铵或奥替溴铵,但儿童疗效尚待明确。

2. 止泻药

轻症腹泻者可选用吸附剂,如蒙脱石散。重者酌情选用洛哌丁胺(易蒙停),但需注意便秘、腹胀的不良反应,不宜长期应用。

3. 导泻药

便秘可使用作用温和的轻泻药以减少不良反应和药物依赖性。常用容积性泻药如膳食纤维素,渗透性轻泻剂如聚乙二醇或乳果糖等。

(三)心理行为治疗

对上述治疗无效,症状严重而顽固且伴有较明显心理、性格异常患儿可试用认知和行为治疗,包括催眠疗法,疗效肯定,可持续数年。对失眠、焦虑者适当予以镇静剂。

(四)益生菌

益生菌通过调节肠道菌群,可有效治疗 IBS。

(陈喜章)

第八节 肝 衰 竭

肝衰竭(liver failure,LF)由多种因素引起的严重肝脏损害,导致其合成、解毒、排泄和生物转化等功能发生严重障碍或失代偿,出现以凝血机制障碍和黄疸、肝性脑病、腹水等为主要表现的一组临床综合征。临床上可将其分为急性肝衰竭(acute liver failure,ALF)、亚急性肝衰竭

(sub-acute liver failure,SALF)、慢加急性肝衰竭(acute-on-chronic liver failure,ACLF)和慢性肝衰竭(chronic liver failure,CLF)。ALF指起病2周内出现肝衰竭表现;SALF指起病15天至4周出现肝衰竭;ACLF为在慢性肝病基础上出现急性或亚急性肝衰竭;CLF是指在慢性肝病基础上出现肝功能进行性减退或造成失代偿,是慢性肝硬化的结果。

儿童肝衰竭的病因多种多样,大体上分为六类:感染性疾病、代谢性疾病、药物/毒物性因素、自身免疫性疾病、血管性疾病、恶性肿瘤性疾病,但部分PALF病因不明。婴儿主要是由CMV感染、遗传代谢病和胆道疾病等引起,年长儿以HBV和HAV感染为主。药物/毒物性肝衰竭越来越得到重视,尤其是对乙酰氨基酚(APAP)的广泛应用所致的ALF逐年上升。PALF确切的发病率尚不清楚,起病凶险,病死率高。ALF是临床中肝衰竭最常见和主要的类型,以下主要讨论ALF临床特征及诊治。

一、诊断

(一)典型的临床症状和体征

1.消化系统表现

儿童ALF往往早期出现食欲减退、恶心,呕吐、腹痛等。查体可发现肝大、脾肿大、腹水体征和黄疸。

2.精神神经症状

肝性脑病征象早期表现为轻度性格改变和行为异常,进而嗜睡、反射亢进,病理反射征阳性、继而发展为昏迷。脑病症状分为Ⅰ级(前驱期:有轻微的意识和动作紊乱);Ⅱ级(昏睡期:嗜睡,但唤之能醒);Ⅲ级(浅昏迷期:肌张力和腱反射亢进)和Ⅳ级(深昏迷期:肌张力和腱反射减退)。儿童在肝性脑病Ⅲ期以前分期不如成人明显,一旦错过相救时机则病情迅速进展到昏睡或昏迷期。ALF表现随病因和发病年龄的不同而不同。新生儿ALF常无特异性表现,在出现昏迷之前可能仅有行为改变,有时仅表现为一般情况的改变,如发育停滞、呕吐等。婴儿及年长儿可有不适、恶心和食欲差。年长儿虽可与成人表现类似,但很少出现典型的扑翼样震颤、肝病性口臭等。

3.出血倾向

凝血功能障碍导致胃肠道出血多见,还可并发血小板减少和血管内凝血,加重出血。

4.低血糖

严重的低血糖而导致惊厥发作。婴儿空腹血糖水平更易降低。

5.电解质紊乱

低钾血症、低钙血症、低镁血症等。

6.多系统器官功能紊乱或衰竭

ALF可累及肾脏和肺,表现为肝肾综合征和肝肺综合征。肝肾综合征为在肾无器质性疾病的基础上,引发的尿量减少或者无尿,稀释性低尿钠等。肝肺综合征表现为呼吸困难、低氧血症等。

7.继发性感染

患者体内代谢紊乱,加上患者昏迷,机体抵抗力降低,可伴发不同的细菌和真菌感染。如出现腹水,则易合并自发性腹膜炎。

(二)辅助检查

1. 肝功能检查

血氨常升高。白蛋白下降,白球比倒置。血清总胆红素升高,多在 170 μmol/L(10 mg/dL)以上,以结合胆红素升高为主。转氨酶一般升高,当肝细胞损坏严重时可不升高。

2. 凝血检查

PT 延长,APTT 延长。如伴血小板计数减少,应考虑 DIC,进一步做纤维蛋白降解产物试验等。

3. 病因学检查

如肝炎病毒、EBV 及 CMV 病毒抗体等,若怀疑代谢性疾病,应做血尿氨基酸和有机酸、α_1 抗胰蛋白酶、铜蓝蛋白等相关检查。

4. 影像学检查

肝胆 B 超、腹部 CT、MRCP、放射性核素显像可有助于发现潜在的原发性肝脏、胆管疾病和其他发育异常。

5. 肝活检

ALF 时,肝脏的病理改变包括黄色肝萎缩和广泛的肝细胞脂肪变性。因肝活检不能对急性肝衰竭的病因诊断提供更多信息,且会增加出血的风险,因此,目前许多儿科肝病专家不建议对急性肝衰竭患儿进行肝活检。

二、诊断要点及鉴别诊断

儿童尤其是婴幼儿急性肝衰竭的临床表现不如成人典型,诊断有一定困难,应进行综合评价。病史询问包括发病症状(如黄疸、精神改变、出血倾向、呕吐和发热等)、肝炎接触史、输血史、使用药物的情况、静脉用药史,以及肝豆状核变性、α_1 抗胰蛋白酶缺乏症、感染性肝炎和自身免疫性疾病的家族史。如果有生长迟缓或癫痫发作的证据,应该及早进行代谢病评估。伴有瘙痒、腹水或生长迟滞应考虑存在慢性肝病的可能。

三、治疗

治疗原则为加强支持和对症处理,去除病因,防治并发症。

(一)一般支持治疗

(1)卧床休息,加强营养支持。首先推荐肠道内营养,包括高碳水化合物、低脂、适量蛋白饮食,提供足够热卡、液体和维生素,每天 30~40 kcal/kg;蛋白质摄入量,每天 0.3~0.5 g/kg。肝性脑病患者需限制经肠道蛋白摄入。神志不清者可给予鼻饲。不能胃肠道营养支持者,可中央静脉导管作全胃肠道外营养。

(2)维持水、电解质和酸碱平衡:急性肝衰患者每天的进液量控制在 1 200 mL/m^2。有脑水肿时,最好使患者处于轻度脱水状态。并根据肾功能和周围循环情况予以调整。监测血气,及时纠正低钠、低氯、低镁、低钾血症和低血糖。

(3)促进肝细胞再生:给予促肝细胞生长素等静脉滴注。

(二)病因治疗

(1)病毒感染者所致 ALF 者,酌情给予相应的抗病毒治疗。

(2)药物或毒物所致 ALF 者,应停药,并适当给予拮抗剂。必要时给予血液净化和血浆置换,以快速降低血中药物或毒物浓度。

(3)遗传代谢病及肿瘤所致,给予相关治疗。

(三)防治并发症

1.肝性脑病

(1)去除诱因,如严重感染、出血及电解质紊乱等。

(2)限制蛋白饮食。

(3)减少氨吸收:限制蛋白质的摄入,对于肠道出血的患者应及时清理肠道。应用乳果糖口服或高位灌肠。给予微生态制剂和肠道不吸收的广谱抗生素如新霉素、氨苄西林等口服或灌肠,以抑制肠道产氨的细菌。

(4)视患者的电解质和酸碱平衡情况酌情选用精氨酸、门冬氨酸鸟氨酸等降氨药物。

(5)对慢性肝衰竭或慢加急性肝衰竭患者可酌情使用支链氨基酸或支链氨基酸与精氨酸混合制剂以纠正氨基酸失衡。

(6)对Ⅲ度以上的肝性脑病建议辅助呼吸。

(7)抽搐患者可酌情使用半衰期短的苯妥英或苯二氮䓬类镇静药物,但不推荐预防用药。

(8)存在脑水肿、颅内压增高者,可给予甘露醇和呋塞米,不推荐糖皮质激素用于控制颅内高压。

(9)人工肝支持治疗。

2.出血

(1)推荐常规预防性使用质子泵抑制剂。

(2)降低门静脉压力,首选生长抑素类似物。食管胃底静脉曲张所致出血者可用三腔二囊管压迫止血,或行内镜下硬化剂注射或套扎治疗止血。必要时可行介入治疗,如经颈静脉肝内门腔静脉分流术(TIPS)。

(3)对显著凝血障碍患者,可给予新鲜血浆、凝血酶原复合物和纤维蛋白原等补充凝血因子。血小板显著减少者可输注血小板。

(4)肝衰竭患者常合并维生素 K 缺乏,推荐常规使用维生素 K。

(5)意识障碍的患者要警惕有无颅内出血的发生。

(6)血浆置换可以改善 ALF 出血。

3.细菌或真菌感染

(1)推荐常规进行血液和其他体液的病原学检测。

(2)除了慢性肝衰竭时可酌情口服抗生素作为肠道感染的预防以外,一般不推荐常规预防性使用抗菌药物。

(3)一旦出现感染,应首先根据经验选择抗菌药物,并及时根据培养及药物敏感试验结果调整用药,应同时注意防治真菌二重感染。

4.低钠血症及顽固性腹水

低钠血症是失代偿性肝硬化的常见并发症,而低钠血症、顽固性腹水与急性肾损伤等并发症常见且相互关联。

5.肝肾综合征

(1)保持有效循环血容量。

(2)顽固性低血容量性低血压患者可使用白蛋白静脉输注。

(3) 限制液体入量。
(4) 人工肝支持治疗。
6. 肝肺综合征

动脉血氧分压<10.7 kPa(80 mmHg)时应给予氧疗，必要时可行加压面罩给氧或者呼吸机。

(四) 微生态调节治疗

肝衰竭患者存在肠道微生态失衡，应用肠道微生态制剂可改善肝衰竭患者预后，可应用肠道微生态调节剂、乳果糖或拉克替醇，以减少肠道细菌易位或降低内毒素血症及肝性脑病的发生。

(五) 人工肝支持疗法

人工肝支持系统目前在成人是治疗肝衰竭有效的方法之一，儿童应用经验少。其治疗机制是通过一个体外的机械、理化和生物装置，清除各种有害物质，补充必需物质，改善内环境，暂时替代衰竭肝脏的部分功能，为肝细胞再生及肝功能恢复创造条件或等待机会进行肝移植。人工肝支持系统分为非生物型、生物型和混合型三种，生物型及混合生物型人工肝支持系统不仅具有解毒功能，而且还具备部分合成和代谢功能，是人工肝发展的方向。连续性血液滤过透析(CHDF)与分子吸附再循环系统(MARS)是近年先后用于急性肝衰竭治疗的新型血液净化技术，它们能全面清除蛋白结合毒素及水溶性毒素、降低颅内压、改善肾功能，有助于脑水肿、肝肾综合征及多器官功能衰竭的防治。

(六) 肝移植和肝细胞移植

肝移植技术是治疗急性肝衰竭的有效方法，但需注意适应证的选择。肝细胞移植可增加存活的或有功能的肝细胞数量，可作为肝移植前的过渡措施或肝脏自身恢复的过渡措施。肝细胞移植和干细胞移植可成为未来治疗急性肝衰竭的重要手段。

四、预后

急性肝衰竭患儿的预后取决于病因、年龄和脑病程度等。未进行肝移植的患者中，APAP引起的急性肝衰竭患儿的生存率最高，为94%，其他药物导致者为41%，代谢性疾病引起者为44%，未明原因者为43%。随着脑病程度的加重，死亡率升高。在未出现脑病的患儿中，有20%的患儿死亡或最终接受肝移植。

（陈喜章）

第九节　重症急性胰腺炎

重症急性胰腺炎是急性胰腺炎伴有脏器功能障碍，或出现坏死(占胰腺的30%以上)、脓肿或假性囊肿等局部并发症，或两者兼有。在儿童并不常见，大部分预后良好。重症急性胰腺炎(server acute pancreatitis, SAP)占急性胰腺炎的1%~5%，其病死率可高达50%，小儿SAP极为少见，但病情危重。

一、病因与发病机制

儿童急性胰腺炎的致病因素与成人不同,主要包括以下几方面。①特发性:指原因不明的,占到30%左右;②腹部外伤:如车祸、虐待等,在美国,腹部外伤占到了17%～34%;③胰胆管系统畸形:如先天性胰胆管发育异常、先天性奥狄括约肌发育异常、胰腺分裂、胆总管囊肿、胆总管结石病等;④并发于多系统疾病:如系统性红斑狼疮、克罗恩病等;⑤药物和中毒:如硫唑嘌呤、四环素、左旋门冬酰胺、丙戊酸钠、激素和免疫抑制剂等;⑥病毒感染:如腮腺炎病毒、风疹病毒、柯萨奇B病毒和人类免疫缺陷病毒等;⑦遗传因素和代谢异常:高钙血症、高脂血症等。感染引起的胰腺炎一般为轻型胰腺炎。

重症急性胰腺炎的发病机制并未完全阐明,目前的共识是胰酶消化自身胰腺和消化周围组织所引起的化学性炎性反应而引发胰腺炎。胰蛋白酶和抗胰蛋白酶系统、磷脂酶A2和血栓素A2、胰腺血循环障碍、氧自由基、细胞膜的稳定性以及内毒素等,在急性胰腺炎的发病机制中起了重要作用。近年来认为炎症介质、肠道屏障的破坏和微循环障碍在SAP的进程中起着很重要的作用。①炎症介质:SAP时机体产生大量炎性细胞因子,同时对其失去正常控制,从而形成自身放大的连锁反应,产生更多的内源性有害物质,组织细胞功能广泛破坏,引起全身反应综合征(SIRS),并最终导致多器官功能障碍综合征(MODS)。参与全身炎症反应的炎症介质主要有细胞因子、血小板活化因子(PAF)、磷脂酶A2、花生四烯酸代谢产物等。②肠道屏障的破坏:SAP时,细胞因子和炎症介质使肠道黏膜通透性升高,肠道黏膜屏障破坏引起细菌移位;此外SAP时,广谱抗生素的使用破坏肠道菌群平衡,引起致病菌的生长,长期禁食和全胃肠外营养使肠道黏膜萎缩,细菌生长、移位。③微循环障碍:SAP时,应激反应、血流动力学改变和炎症介质的作用使胰腺的血流灌注减少,引起微循环障碍,而微循环障碍导致的缺血缺氧和缺血再灌注损伤在SAP及胰外器官损伤中起重要作用。

二、病理及分型

急性胰腺炎可以分为轻型急性胰腺炎(即传统的急性水肿型胰腺炎,占绝大部分)和重型胰腺炎(即传统的急性出血坏死型胰腺炎)两种,重型胰腺炎多累及心血管、呼吸、肾脏等系统。轻型胰腺炎胰腺局限或弥漫性水肿、充血肿大、炎性细胞浸润、包膜紧张。重型胰腺炎组织结构破坏显著,呈现高度充血水肿,大片出血坏死,炎性细胞大量浸润,胰周脂肪组织坏死而形成皂化斑,腹腔内渗出可有混浊恶臭液体,后期可继发感染、胰腺脓肿。

三、临床表现

儿童急性胰腺炎的症状和体征多种多样,大部分多表现为腹痛伴有呕吐,腹部压痛和腹胀,腹痛可在24～48小时内急剧加重。部分患儿可出现发热、心率加快、黄疸、低血压、腹肌紧张、反跳痛和肠鸣音减弱。在重症急性胰腺炎患儿有时可看到脐部或腰部皮肤出现青紫块,前者称为Cullen征,后者称为GreyTurner征,为外溢的胰液穿透腹部、腰部肌肉,分解皮下脂肪,引起毛细血管出血所致。轻型胰腺炎临床过程平稳、死亡率低;重型者病情凶险、死亡率高,由于易并发全身炎症反应综合征、急性呼吸窘迫综合征、弥散性血管内凝血、消化道大量出血、全身或腹腔感染和多脏器功能障碍,因此病死率很高。

四、实验室及特殊检查

(一)淀粉酶

血清淀粉酶的测定对诊断急性胰腺炎有临床意义,但其高低与病情无明显相关性,血清淀粉酶水平较正常升高3倍以上就可考虑为胰腺炎。血清淀粉酶在起病2～12小时即升高,48小时达到高峰,3～5天逐渐恢复正常;尿淀粉酶在发病12～24小时升高,持续时间在5天以上。

(二)血脂肪酶

在发病4～8小时升高,24小时到高峰,8～14天降至正常,较淀粉酶升高的持续时间长,这对诊断有重要的临床意义,尤其对血清淀粉酶恢复正常的患儿具有较高的诊断价值。

(三)腹部B超

在发病初期24～48小时行B超检查,可以初步判断胰腺的形态学变化,同时有助于判断有无胆道疾病。但是由于受到胰腺炎时胃肠道积气的影响,有时超声检查不能对胰腺炎作出准确判断。

(四)CT检查

CT扫描及增强CT扫描是目前急性胰腺炎诊断、分期、严重度分级及并发症诊断最准确的影像学方法。CT影像上胰腺炎性反应的严重程度分为A～E级。A级,影像学为正常胰腺(0分);B级,胰腺实质改变,包括胰腺局部或弥散性增大,胰腺内小范围的积液(侧支胰管或直径<3 cm的胰腺坏死所致);C级,胰腺实质及周围的炎性反应改变,除B级所述胰腺实质的变化外,胰腺周围软组织也有炎性反应改变;D级,胰腺外的炎性反应改变,以胰腺周围改变为突出表现而不是单纯的液体积聚;E级,广泛的胰腺外积液或脓肿,包括胰腺内显著的积液、坏死,胰腺周围的积液和脂肪坏死,胰腺脓肿。将CT检查严重程度的得分称为CT严重指数,其与预后密切相关。

五、并发症

(一)急性液体积聚

常发生于疾病早期,为胰腺内或胰周无囊壁包裹的液体积聚,多能自行吸收,少数发展为假性囊肿或胰腺脓肿。

(二)胰腺及胰周组织坏死

指胰腺的局灶性或弥漫性坏死,伴胰周组织脂肪坏死。目前增强CT是判断胰腺坏死的最佳方法。

(三)胰腺假性囊肿

为胰腺炎后形成的有纤维组织或肉芽囊壁包裹的液体积聚,多数经影像学检查确定。

(四)胰腺脓肿

多数情况下由局灶性坏死液化继发感染而形成,常发生于重症急性胰腺炎的后期。有脓液存在,细菌或真菌培养阳性是区别于感染性坏死的特点。

六、诊断与鉴别诊断

诊断急性胰腺炎一般需符合以下3条中的2条:①具有急性胰腺炎特征性腹痛;②血淀粉酶和/或脂肪酶升高至正常值上限的3倍以上;③具有急性胰腺炎特征性的CT表现。重症急性胰腺炎指胰腺炎伴有器官衰竭和/或局部并发症,器官衰竭指休克、肺功能不全、肾衰竭或胃肠道出血。

七、治疗

目前小儿SAP的治疗也强调以非手术为主的综合治疗原则,主要包括支持治疗、加强监护、镇痛解痉、胰腺休息、防治感染、营养支持、中药治疗。近年来持续血液净化也被应用于重症急性胰腺炎的治疗中。

(一)支持治疗

支持治疗尤其是防止低氧血症和保证充分补液,是治疗的关键。推荐于第一个24~48小时给予氧疗,尤其是应用麻醉剂镇痛者。低血容量可累及胰腺微循环,是重症(坏死性)胰腺炎发生的主要原因,且可引起肠缺血,导致肠道通透性增加,是继发胰腺感染的重要原因。有大量试验证据显示早期的积极补液和改善氧供可提高生存率。临床上液体补充是否充分可通过监测生命体征、尿量和中心静脉压来判断,并根据血气结果,调整和补充钾、钙离子及纠正酸碱失衡,应注意输注胶体物质和补充微量元素、维生素。同时,对急性胰腺炎患儿应加强监护,出现器官功能不全特别是持续性低氧血症、静脉输液无效的低血容量和肾功能不全(如Cr>0.1 mmol/L)者应立即转诊ICU。在发病早期,观察的重点应放在循环系统,防止和纠正休克;同时注意监测血氧饱和度,保持呼吸道的通畅;监测肾功能,每天复查肌酐和尿素氮,观察尿量和尿比重变化;密切观察腹部体征的变化,对大量血性腹水可考虑腹腔穿刺灌洗。病情稳定后,若腹部及其他体征和症状再次加重,应考虑感染的可能,复查血常规和腹部CT或B超,必要时做腹腔穿刺、抽液培养。

(二)胰腺休息

禁食、胃肠减压可缓解腹胀、呕吐,更重要的是减少胃液、胃酸对胰酶分泌的刺激,从而减少胰酶和胰液的分泌,使胰腺得到休息。此外可使用药物来抑制胰腺的分泌,常用的药物有以下几种。①抗胆碱能药物:阿托品、山莨菪碱;②抑制胃酶药物:雷尼替丁、法莫替丁、奥美拉唑等可减低胃酸的分泌,并有抑制胰酶的作用;③抑制胰蛋白酶活性药物:抑肽酶、加贝酯等。近年来,生长抑素(奥曲肽、施他宁)已较广泛应用于SAP的治疗。乌司他丁作为一种广谱的胰酶抑制剂和膜稳定剂,也已广泛用于临床治疗该病,(10~20)万U/d。疼痛剧烈时考虑镇痛治疗,包括每2~4小时予哌替啶1 mg/kg和吗啡0.1 mg/kg,吗啡的止痛持续时间较长。

(三)抗生素的使用

临床研究揭示:40%~70%的重症急性胰腺炎有继发感染,且死亡病例中80%与感染有关。此外,重症急性胰腺炎还可并发腹腔脓肿、呼吸道和尿路感染及败血症。因此,重症急性胰腺炎患者及时、合理抗感染对改善预后极为重要。抗生素的应用应遵循:抗菌谱为革兰阴性菌和厌氧菌为主、脂溶性强、有效通过血胰屏障等三大原则。三代头孢菌素、哌拉西林、亚胺培南、喹诺酮类抗生素(环丙沙星、氧氟沙星)对重症急性胰腺炎的抗感染均有较好疗效;碳青霉烯类抗生素在治疗重症急性胰腺炎方面优于喹诺酮类;而甲硝唑类对厌氧菌有效,且脂溶性大,可与上述两种抗生素合用,是目前公认的辅助性抗炎药。CT或B超引导下行胰腺细针抽吸做细菌培养,可为抗生素的选择提供新的依据。

(四)血液净化

血液透析/滤过治疗可直接清除血浆中的胰酶等,通过一定孔径的滤膜选择性地清除血浆中小于滤膜孔径的抗炎和致炎炎症递质和细胞因子,从而降低全身炎症反应强度和胰腺损害,使病情得到控制和好转,是目前早期清除重症急性胰腺炎患者血浆中胰酶、炎症递质和细胞因子的最有效方法。而且它能排出体内过多的水分,减轻组织间质水肿,改善组织的氧利用,清除代谢产物，纠正水、电解质、酸碱失衡，维持内环境稳定，为营养与支持创造条件，改善心、肺、肾、肝脏等器官的功能。血液滤过能更快地改善重症急性胰腺炎发病后腹痛、腹胀的局部症状而缓解病情。此外，重症急性胰腺炎早期死亡的主要原因为并发多器官功能衰竭，而晚期死亡的主要原因为并发感染，早期血液滤过治疗明显降低了多器官功能衰竭和感染的发生率。但目前在血液净化治疗重症急性胰腺炎领域尚有不少问题有待解决，如治疗机制、治疗指征、时机和剂量的合理选择等。

(五) 营养支持

急性胰腺炎患者处于高度应激状态，分解代谢亢进，多呈负氮平衡，从而对并发症的易感性增强。营养治疗的目的是要在不刺激胰腺分泌和不加剧胰腺自身消化的基础上，满足新陈代谢的需要，提高机体对多因素刺激的耐受性。对于轻、中型的急性胰腺炎，一般在病程的4天内即能进食，不需要空肠营养或静脉营养。对于重症急性胰腺炎，根据病情发展和转归，分阶段选择营养途径及方式。在疾病早期，肠外营养是重症急性胰腺炎早期较为理想的营养支持方式，目前认为，急性胰腺炎患者应用含脂肪乳剂的肠外营养是安全、有效的，但在静脉营养使用过程中需监测甘油三酯水平。长期肠外营养及禁食状态会导致肠道黏膜萎缩，肠道通透性增加，肠道细菌和内毒素移位，触发MODS的发生，并导致胰腺二次感染，甚至胰腺坏死。因此在经过动态CT扫描等检查明确胰腺坏死灶局限、炎症减轻、渗出消退、无继发感染、胃肠功能恢复、全身状况稳定的条件下应尽早开始肠内营养。肠内营养的给予有3种主要途径：①经鼻空肠置管；②经皮内镜空肠造瘘；③术中空肠造瘘。经鼻空肠置管因其无创性应用较广泛，但在小年龄儿童，经空肠置管较困难。肠内营养的实施宜从小剂量开始，循序渐进，根据患者的代谢情况，调整肠内营养的剂量，最好应用输液泵控制连续滴注，病情稳定后可过渡到口服饮食。

(六) 手术治疗

急性胰腺炎患者仅少数需要手术，要严格掌握手术的指征和时机。在疾病早期，若存在以下情况可考虑手术治疗：①有顽固性呼吸和心血管功能障碍，非手术治疗不能缓解者；②不能控制的胰腺出血；③积极非手术治疗，症状体征不缓解并加重，且B超或CT显示胰外浸润扩大；④合并胃肠穿孔者；⑤诊断不明，不能排除其他外科急腹症者。胆总管嵌顿结石宜在病情稳定后施行内镜逆行胰胆（导管）插管术(ERCP)切开乳头取石。在疾病后期，胰腺和胰周坏死组织感染或脓肿形成是手术治疗的绝对指征；其他如假性囊肿巨大有压迫症状或引起消化道梗阻、进行性胀大有破裂倾向等也是手术指征。

（陈喜章）

第十节 慢性便秘

慢性便秘主要是指粪便干结、排便困难或不尽感及排便次数减少等症状持续至少1个月以上。儿童患病率3%～8%，根据病因分为器质性便秘和功能性便秘(functional constipation, FC)，其中90%为功能性便秘，仅小部分是由于器质性疾病导致，后者包括肛门直肠畸形、手术、外伤、先天性巨结肠、脊膜膨出症、脊髓损伤、脑瘫、内分泌代谢性疾病和药物等。本病占儿科普通门诊的3%～5%，儿科消化门诊的25%。可见于各个年龄段儿童，多在婴儿期以后起病，2～

4岁儿童为发病高峰,随着年龄增长有升高趋势,部分存在家族史。根据发病机制的不同,功能性便秘可以分为两个基本类型:慢传输型和出口梗阻型,同时具备两者特征则为混合型。功能性便秘是一个良性疾病,但可以长期存在,有些情况下可严重影响患儿及家庭的生活质量甚至患儿的生长发育。

一、诊断

功能性便秘的症状类型与不同亚型各自的发病机制密切相关。

(一)症状

(1)慢传输型:大便干结、排便费力、大便次数减少和腹胀等。

(2)出口梗阻型:排便艰难(不一定有大便干结)、排便时间延长、便意少(直肠壁感觉阈值异常)、排便不净和肛门直肠下坠感等。

(3)两者特点兼备,但程度上可有所侧重。

部分患儿可与反酸、胃灼热、上腹胀、早饱、厌食、恶心和呕吐等上胃肠症状相重叠。

(二)体征

1.慢传输型便秘

严重者可出现腹胀、下腹部粪块及继发肛裂和出血。

2.出口梗阻型便秘

直肠指诊有助于了解肛门括约肌功能,并判断大便性状及有无直肠肿块。

(三)辅助检查

1.放射学检查

钡剂灌肠造影可鉴别先天性巨结肠症和肛门直肠畸形,并可观察结肠形态(肠腔扩张、结肠冗长等)和粪块。排粪造影能动态观察肛门直肠的解剖和功能变化。

2.肛门直肠压力测定

肛门直肠压力测定对于出口梗阻型便秘意义较大。能显示肛门括约肌有无排便生物力学的异常,又可同时了解直肠感觉功能。结合超声内镜检查更为直观可靠。气囊排出试验可反映肛门直肠对排出气囊的能力。

3.会阴神经或肌电图检查

会阴神经或肌电图检查能分辨便秘是肌源性或是神经源性,协助判断盆底肌功能。

4.胃肠传输试验

胃肠传输试验对判断有无慢传输型便秘有帮助,包括核素和钡条排空法,前者为金标准,但操作烦琐,多用于科研,临床少用。后者为服用不透X线标志物20根后48小时拍摄腹平片,正常时90%标志物抵达直肠或已经排出体外。

5.其他相关检查

内分泌代谢检查(甲状腺功能、血糖和血钙等)、中毒、自身抗体和感染指标应酌情选择。脊髓和脑的MRI检查可以除外神经系统病变。

二、诊断标准

对于无腹痛、腹部不适或者腹痛、腹部不适与排便不相关的儿童,必须满足以下2条或更多条,并持续至少2个月以上(4岁以下患儿持续1个月以上),方可诊断儿童功能性便秘(必须除外器质性疾病导致的便秘症状)：①每周排便≤2次；②每周至少出现1次大便失禁；③有过度克制排便的病史；④有排便疼痛和费力史；⑤直肠内存在大的粪块；⑥大的粪块曾堵塞厕所。

三、鉴别诊断

对于具有慢性便秘症状的儿童，应结合病史、查体，选择合适的检查手段排除器质性疾病，方能考虑功能性便秘的诊断。

四、治疗

对于器质性便秘，首先应去除基础病因，同时配合对症治疗，脊髓神经病变导致便秘者可考虑盲肠造瘘术。

功能性便秘应该综合治疗与个体化治疗相结合。功能性便秘治疗的目的不仅仅是通便和清除结直肠内粪块，更主要的是去除病因，改善饮食习惯和膳食成分、恢复正常的胃肠传输排空功能，改善粪便性状，恢复正常的排便行为。应该区分是慢传输型还是出口梗阻型，然后选择相应的干预措施。治疗主要包括两方面：首先，尽快解除粪便嵌塞，解除症状，随后进行一系列序贯的维持治疗措施。部分顽固性便秘患儿可能需要手术干预。

(一)去除结直肠内聚积的粪便

对合并粪便嵌塞的患儿，可清洁灌肠或短期使用刺激性泻剂解除嵌塞、快速缓解症状，在此基础上，再选用膨松剂或渗透性药物，保持排便通畅。开塞露可润滑肠壁，软化大便，去除结直肠内积聚的粪便，可用于急性期缓解症状，但不主张长期反复使用。儿童应避免肥皂液灌肠。

目前北美小儿胃肠病、肝脏病及营养学会(NASPGHAN)推荐的灌肠方法。①磷酸盐灌肠：为渗透性灌肠剂，2岁以下患儿避免应用，2岁以上患儿6 mL/kg，最大135 mL，疗效肯定。磷酸盐灌肠在肾功能不全患儿中易发生高磷血症、低钙血症及手足搐搦，应用时应注意患儿肾功能情况。②等渗氯化钠液灌肠：较为安全、简便，临床常用，可在500 mL氯化钠液中加入30~60 mL甘油，但疗效欠佳。③聚乙二醇电解质溶液(PEG Lyte)：为临床常用的导泻剂，通常在灌肠清理粪便后进行，儿童剂量25 mL/(kg·h)(最大剂量1 000 mL/h)持续泵入，应经鼻胃管内用药，疗效肯定，但有时会导致恶心、腹胀和呕吐，主张短期应用，且需要住院密切观察，不适合在门诊治疗，建议治疗后定期监测腹部平片，观察粪便聚积情况。常规灌肠方法欠佳时，应人工掏出积聚的粪块。

(二)维持治疗

1.一般治疗

适用于对轻型便秘和解除粪便嵌塞的维持治疗。重点包括宣传教育、饮食调整及排便训练三方面。首先向患儿家长进行耐心细致的宣传教育，解释排便的生理过程和便秘的发病机制，配合医师共同加强对患儿排便生理和肠道管理的教育。其次，采取合理的饮食习惯，纠正偏食挑食，多吃水果和蔬菜，增加食物非水溶性膳食纤维素的含量和饮水量，以加强对结肠的刺激，但目前对于膳食纤维的治疗价值尚存争议，对于严重结肠无力的顽固性便秘患儿，增加膳食纤维的摄入反而可能加重症状，应及时调整饮食，不能过于教条。对于婴幼儿，应咨询营养师，选择合适的配方奶及喂养食谱，调整碳水化合物的性质、摄入量。最后，应养成良好的排便习惯，饭后定时如厕，家长要有耐心，循序渐进，不要催促、责骂患儿。对合并心理行为障碍的患儿需积极给以相应治疗。此过程需要临床医师、心理医师、营养师、家长及患儿的多方配合。

2. 通便药(缓泻剂)应用

常用于慢传输型便秘,包括渗透性(乳果糖、山梨醇、镁乳和聚乙二醇)、膨松剂(麦麸、膳食纤维、欧车前)、肠动力剂(西沙必利和红霉素)、润滑剂(植物油和液状石蜡)及刺激性(番泻叶、甘油栓和吡沙可啶肠溶片)五大类,以前三类最为常用。乳果糖剂量 $1\sim 3\ mL/(kg\cdot d)$,肠内不直接吸收,作用温和,无严重不良反应,长期服用耐受性好。聚乙二醇通过其氢键固定水分保留于结肠腔内,软化粪便,不在消化道内分解代谢,不改变肠道 pH,不产生有机酸和气体,可长期用药,与乳果糖比较,聚乙二醇更有效、也更易被接受,不含电解质的聚乙二醇更有效,而且依从性高好。肠动力剂有促进结肠运动的作用,可以与乳果糖或聚乙二醇联合应用,病情平稳后减量维持,一直到患儿恢复正常的排便功能。润滑剂可影响脂溶性维生素 K、维生素 A、维生素 D 的吸收,不能长期使用,尤其对小婴儿。使用液状石蜡时应注意儿童服药不配合而导致吸入性脂质肺炎的危险。番泻叶长期使用可损伤结肠壁神经丛,造成结肠黑变病,应避免长期滥用。

3. 益生菌制剂

慢性便秘患儿常存在肠菌群失调,导致肠道内 pH 上升,肠功能紊乱和蠕动减慢。益生菌可降低肠道 pH,从而刺激肠蠕动和改善排便。常用制剂有乳酸菌素片、双歧杆菌(培菲康)、金双歧及整肠生等。

4. 生物反馈及心理认知行为治疗

对于出口梗阻型便秘,用力排便时出现括约肌矛盾性收缩者,可采取生物反馈治疗,改善排便时肛门括约肌、腹肌和盆底肌群活动协调性。对直肠感觉阈值异常者,应重视对排便反射的重建和调整对便意感知的训练。

5. 其他保守疗法

其他保守疗法包括骶神经调节、中医针灸、推拿及胃肠电起搏等方法,尚需要进一步的动物实验和临床试验进行验证。

(三)外科手术

手术指征:顽固性便秘、规范化的非手术治疗无效;严重影响学习、生活质量;出现巨直肠、肛门直肠肌瘤及结肠冗长无力症。多采用肛门直肠肌瘤切除术或结肠次全切术,前者既有诊断价值,同时也有治疗价值。但是,仅极少数功能性便秘患儿需行手术,目前方法尚不成熟,疗效亦不肯定,应严格掌握手术适应证。

(陈喜章)

第十一节 腹 泻

婴幼儿腹泻是一组由多病原、多因素引起的以腹泻为主要临床表现的消化道疾病。近年来本病发病率及病死率已明显降低,但仍是婴幼儿的重要常见病和死亡病因。2 岁以下多见,约半数为 1 岁以内。

一、病因

(一)易感因素

(1)婴幼儿期生长发育快,所需营养物质相对较多,胃肠道负担重,经常处于紧张的工作状态,易发生消化功能紊乱。

(2)消化系统发育不成熟,胃酸和消化酶分泌少,消化酶活性低,对食物质和量的变化耐受力差;胃内酸度低,胃排空较快,对进入胃内的细菌杀灭能力弱。

(3)血清免疫球蛋白(尤以IgM和IgA)和肠道分泌型IgA均较低。

(4)正常肠道菌群对入侵的病原体有拮抗作用,而新生儿正常肠道菌群尚未建立,或因使用抗生素等引起肠道菌群失调,易患肠道感染。

(5)人工喂养:母乳中含有大量体液因子(SIgA、乳铁蛋白)、巨噬细胞和粒细胞、溶菌酶、溶酶体,有很强的抗肠道感染作用。家畜乳中虽有某些上述成分,但在加热过程中被破坏,而且人工喂养的食物和食具极易受污染,故人工喂养儿肠道感染发生率明显高于母乳喂养儿。

(二)感染因素

1.肠道内感染

肠道内感染可由病毒、细菌、真菌、寄生虫引起,以前两者多见,尤其是病毒。

(1)病毒感染:人类轮状病毒(human rotavirus)是婴幼儿秋冬季腹泻的最常见的病原;诺沃克病毒(Norwalk virus)多侵犯儿童及成人;其他如埃可病毒、柯萨奇病毒、腺病毒、冠状病毒等都可引起肠道内感染。

(2)细菌感染(不包括法定传染病)。①大肠埃希菌:致病性大肠埃希菌,近年来由此菌引起的肠炎已较少见,但仍可在新生儿室流行。产毒性大肠埃希菌是较常见的引起肠炎的病原。出血性大肠埃希菌可产生与志贺菌相似的肠毒素而致病。侵袭性大肠埃希菌可侵入结肠黏膜引起细菌性痢疾样病变和临床症状。黏附-集聚性大肠埃希菌,黏附于下段小肠和结肠黏膜而致病。②空肠弯曲菌:又名螺旋菌或螺杆菌,是肠炎的重要病原菌,可侵入空肠、回肠、结肠。有些菌株可产生肠毒素。③耶尔森菌:为引起肠炎较常见的致病菌。④其他细菌和真菌:鼠伤寒杆菌、变形杆菌、铜绿假单胞菌和克雷伯杆菌等有时可引起腹泻,在新生儿较易发病。长期应用广谱抗生素引起肠道菌群失调,可诱发白色念珠菌、金黄色葡萄球菌、难辨梭状芽孢杆菌、变形杆菌、铜绿假单胞菌等引起的肠炎。长期用肾上腺皮质激素使机体免疫功能下降,易发生白色念珠菌或其他条件致病菌肠炎。

(3)寄生虫感染:如梨形鞭毛虫、结肠小袋虫等。

2.肠道外感染

患中耳炎、上呼吸道感染、肺炎、肾盂肾炎、皮肤感染、急性传染病等可出现腹泻。肠道外感染的某些病原体(主要是病毒)也可同时感染肠道引起腹泻。

(三)非感染因素

1.饮食因素

(1)喂养不当可引起腹泻,多为人工喂养儿。

(2)过敏性腹泻,如对牛奶或大豆过敏而引起腹泻。

(3)原发性或继发性双糖酶(主要为乳糖酶)缺乏或活性降低,肠道对糖的消化吸收不良而引起腹泻。

2.气候因素

腹部受凉使肠蠕动增加,天气过热使消化液分泌减少,而由于口渴、吃奶过多,增加消化道负担而致腹泻。

3.精神因素

精神紧张致胃肠道功能紊乱,也可引起腹泻。

二、发病机制

导致腹泻的机制有以下几种。①渗透性腹泻:因肠腔内存在大量不能吸收的具有渗透活性的物质而引起的腹泻。②分泌性腹泻:肠腔内电解质分泌过多而引起的腹泻。③渗出性腹泻:炎症所致的液体大量渗出而引起的腹泻。④动力性腹泻:肠道运动功能异常而引起的腹泻。但临床上不少腹泻并非由某种单一机制引起,而是在多种机制共同作用下发生的。

(一)非感染性腹泻

由于饮食量和质不恰当,食物消化、吸收不良,积滞于小肠上部,致酸度减低,肠道下部细菌上窜并繁殖(即内源性感染),使消化功能更加紊乱。在肠内可产生小分子短链有机酸,使肠腔内渗透压增高,加之食物分解后腐败性毒性产物刺激肠道,使肠蠕动增加,而致腹泻。

(二)感染性腹泻

1.细菌肠毒素作用

有些肠道致病菌分泌肠毒素,细菌不侵入肠黏膜组织,仅接触肠道表面,一般不造成肠黏膜组织学损伤。肠毒素抑制小肠绒毛上皮细胞吸收 Na^+、Cl^- 及水,促进肠腺分泌 Cl^-,使肠液中 Na^+、Cl^-、水分增加,超过结肠的吸收限度而导致腹泻,排大量无脓血的水样便,并可导致脱水、电解质紊乱。

2.细菌侵袭肠黏膜作用

有些细菌可侵入肠黏膜组织,造成广泛的炎症反应,如充血、水肿、炎症细胞浸润、溃疡、渗出。大便初为水样,后以血便或黏冻状大便为主。大便常规检查与菌痢同。可有高热、腹痛、呕吐、里急后重等症状。

3.病毒性肠炎

轮状病毒颗粒侵入小肠绒毛的上皮细胞,小肠绒毛肿胀缩短、脱落,绒毛细胞毁坏后其修复功能不全,使水、电解质吸收减少,而导致腹泻。肠腔内的碳水化合物分解吸收障碍,又被肠道内细菌分解,产生有机酸,增加肠内渗透压,使水分进入肠腔而加重腹泻。轮状病毒感染仅有肠绒毛破坏,故粪便镜检阴性或仅有少量白细胞。

三、临床表现

(一)各类腹泻的临床表现

1.轻型腹泻

多为饮食因素或肠道外感染引起。每天大便多在 10 次以下,呈黄色或黄绿色,稀糊状或蛋花汤样,有酸臭味,可有少量黏液及未消化的奶瓣。大便镜检可见大量脂肪球。无中毒症状,精神尚好,无明显脱水、电解质紊乱。多在数天内痊愈。

2.重型腹泻

多由肠道内感染所致。有以下 3 组症状。

(1)严重的胃肠道症状:腹泻频繁,每天大便 10 次以上,多者可达数十次。大便水样或蛋花汤样,有黏液,量多,倾泻而出。粪便镜检有少量白细胞。伴有呕吐,甚至吐出咖啡渣样物。

(2)全身中毒症状:发热,食欲缺乏,烦躁不安,精神萎靡,嗜睡,甚至昏迷、惊厥。

(3)水、电解质、酸碱平衡紊乱症状。

脱水:由于吐泻丧失体液和摄入量减少所致。由于体液丢失量的不同及水与电解质丢失的比例不同,可造成不同程度、不同性质的脱水。

代谢性酸中毒:重型腹泻都有代谢性酸中毒,脱水越重酸中毒也越重。原因是:①腹泻时,大量碱性物质如 Na^+、K^+ 随大便丢失。②进食少和肠吸收不良,使脂肪分解增加,产生大量中间代谢产物——酮体。③失水时血液变稠,血流缓慢,组织缺氧引起乳酸堆积和肾血流量不足,排酸保碱功能低下。

低钾血症:胃肠道分泌液中含钾较多,呕吐和腹泻可致大量失钾;腹泻时进食少,钾的入量不足;肾脏保钾的功能比保钠差,在缺钾时,尿中仍有一定量的钾排出;由于以上原因,腹泻患儿都有不同程度的缺钾,尤其是久泻和营养不良者。但在脱水、酸中毒未纠正前,体内钾的总量虽然减少,而血钾多数正常。其主要原因是:①血液浓缩。②酸中毒时钾从细胞内向细胞外转移。③尿少使钾排出量减少。随着脱水、酸中毒的纠正,血钾被稀释,输入的葡萄糖合成糖原使钾从细胞外向细胞内转移;同时由于利尿后钾排出增加,腹泻不止时从大便继续失钾,因此血钾继续降低。

低钙和低镁血症:进食少,吸收不良,由大便丢失钙、镁,使体内钙、镁减少,但一般为轻度缺乏。久泻或有活动性佝偻病者血钙低。但在脱水时,由于血液浓缩,体内钙总量虽低,而血钙浓度不低;酸中毒可使钙离子增加,故可不出现低钙症状。脱水和酸中毒被纠正后,血液稀释,离子钙减少,可出现手足搐搦和惊厥。极少数久泻和营养不良者,偶见低镁症状,故当输液后出现震颤、手足搐搦或惊厥,用钙治疗无效时,应想到可能有低镁血症。

3.迁延性和慢性腹泻

病程连续超过 2 周者称迁延性腹泻,超过 2 个月者称慢性腹泻。多与营养不良和急性期未彻底治疗有关,以人工喂养儿多见。凡迁延性腹泻,应注意检查大便中有无真菌孢子和菌丝及梨形鞭毛虫。应仔细查找引起病程迁延和转为慢性的原因。

(二)不同病因所致肠炎的临床特点

1.轮状病毒肠炎

又称秋季腹泻。多发生在秋冬季节。多见于 6 个月至 2 岁小儿,起病急,常伴发热和上呼吸道感染症状,多先有呕吐,每天大便 10 次以上甚至数十次,量多,水样或蛋花汤样,黄色或黄绿色,无腥臭味,常出现水及电解质紊乱。近年报道,轮状病毒感染亦可侵犯多个脏器,偶可产生神经系统症状,如惊厥等;50%左右患儿血清心肌酶谱异常,提示心肌受累。本病为自限性疾病,病程多为 3~8 天。大便镜检偶见少量白细胞。血清抗体一般在感染后 3 周上升。

2.三种类型大肠埃希菌肠炎

(1)致病性大肠埃希菌肠炎:以 5~8 月份多见。年龄多小于 1 岁,起病较缓,大便每天 5~10 次,黄绿色蛋花汤样,量中等,有霉臭味和较多黏液。镜检有少量白细胞。常有呕吐,多无发热和全身症状。重者可有脱水、酸中毒及电解质紊乱。病程 1~2 周。

(2)产毒性大肠埃希菌肠炎:起病较急。重者腹泻频繁,大便量多,呈蛋花汤样或水样,有黏液,镜检偶见白细胞。可发生脱水、电解质紊乱、酸中毒。也有轻症者。一般病程 5~10 天。

(3)侵袭性大肠埃希菌肠炎:起病急,高热,腹泻频繁,大便黏冻状,含脓血。常有恶心、呕吐、腹痛,可伴里急后重。全身中毒症状严重,甚至休克。临床症状与大便常规化验不能与菌痢区别,需做大便细菌培养加以鉴别。

3.鼠伤寒沙门菌小肠结肠炎

鼠伤寒沙门菌小肠结肠炎是小儿沙门菌感染中最常见者。全年均有发生,以6~9月发病率最高。年龄多为2岁以下,小于1岁者占1/3~1/2。很多家禽、家畜、鼠、鸟、冷血动物是自然宿主。蝇、蚤可带菌传播。经口感染。起病较急,主要症状为腹泻,有发热、厌食、呕吐、腹痛等。大便一般每天6~10次,重者每天可达30次。大便初为黄绿色稀水便或黏液便,病程迁延时呈深绿色黏液脓便或脓血便。大便镜检有多量白细胞及红细胞。轻症排出数次不成形大便后即痊愈。腹泻频繁者迅速出现严重中毒症状、明显脱水及酸中毒,甚至发生休克和DIC。少数重者呈伤寒败血症症状,并出现化脓灶。一般病程为2~4周。

4.金黄色葡萄球菌肠炎

多因长期应用广谱抗生素引起肠道菌群失调,使耐药的金黄色葡萄球菌在肠道大量繁殖,侵袭肠壁而致病。腹泻为主要症状,轻症日泻数次,停药后即逐渐恢复。重症腹泻频繁,大便有腥臭味,水样,黄或暗绿似海水色,黏液较多,有假膜出现,少数有血便,伴有腹痛和中毒症状,如发热、恶心、呕吐、乏力、谵妄,甚至休克。大便镜检有大量脓细胞和成簇的革兰阳性球菌。大便培养有金黄色葡萄球菌生长,凝固酶阳性。

5.真菌性肠炎

多见于2岁以下,常为白色念珠菌所致。主要症状为腹泻,大便稀黄,有发酵气味,泡沫较多,含黏液,有时可见豆腐渣样细块(菌落),偶见血便。大便镜检可见真菌孢子和假菌丝,真菌培养阳性,常伴鹅口疮。

四、实验室检查

(一)轮状病毒检测

1.电镜检查

采集急性期(起病3天以内)粪便的滤液或离心上清液染色后电镜检查,可查见该病毒。

2.抗体检查

(1)补体结合反应:以轮状病毒阳性大便作抗原,作补体结合试验,阳性率较高。

(2)酶联免疫吸附试验(ELISA):能检出血清中IgM抗体。较补体结合法更敏感。

(二)细菌培养

可从粪便中培养出致病菌。

(三)真菌检测

(1)涂片检查:从大便中找真菌,发现念珠菌孢子及假菌丝则对诊断有帮助。

(2)可做培养和病理组织检查。

(3)免疫学检查。

五、诊断和鉴别诊断

根据发病季节、病史(包括喂养史和流行病学资料)、临床表现和大便性状可以作出临床诊断。必须判定有无脱水(程度和性质)、电解质紊乱和酸碱失衡。积极寻找病因。需要和以下疾病鉴别。

(一)生理性腹泻

多见于6个月以下婴儿,外观虚胖,常有湿疹。生后不久即腹泻,但除大便次数增多外,无其他症状,食欲好,生长发育正常,到添加辅食后便逐渐转为正常。

(二)细菌性痢疾

常有接触史,发热、腹痛、脓血便、里急后重等症状,大便培养可资鉴别。

(三)坏死性肠炎

中毒症状严重,腹痛、腹胀、频繁呕吐、高热。大便初为稀水黏液状或蛋花汤样,后为血便或"赤豆汤样"便,有腥臭味,隐血强阳性,重症常有休克。腹部X线检查有助于诊断。

六、治疗

治疗原则为调整饮食,预防和纠正脱水,合理用药,加强护理,防治并发症。

(一)饮食疗法

应强调继续饮食,满足生理需要。轻型腹泻停止喂不易消化的食物和脂肪类食物。吐泻严重者应暂时禁食,一般不禁水。禁食时间一般不超过4小时。母乳喂养者继续哺乳,暂停辅食。人工喂养者可先给米汤、稀释牛奶、脱脂奶等。

(二)护理

勤换尿布,冲洗臀部,预防上行性泌尿道感染和红臀。感染性腹泻注意消毒隔离。

(三)控制感染

病毒性肠炎不用抗生素,以饮食疗法和支持疗法为主。非侵袭性细菌所致急性肠炎除对新生儿、婴儿、衰弱儿和重症者使用抗生素外,一般也不用抗生素。侵袭性细菌所致肠炎一般需用抗生素治疗。

水样便腹泻患儿多为病毒及非侵袭性细菌所致,一般不用抗生素,应合理使用液体疗法,选用微生态制剂和黏膜保护剂。如伴有明显中毒症状不能用脱水解释者,尤其是对重症患儿、新生儿、小婴儿和衰弱患儿(免疫功能低下)应选用抗生素治疗。

黏液、脓血便患者多为侵袭性细菌感染,应根据临床特点,针对病原经验性选用抗菌药物,再根据大便细菌培养和药敏试验结果进行调整。针对大肠埃希菌、空肠弯曲菌、耶尔森菌、鼠伤寒沙门菌所致感染选用庆大霉素、卡那霉素、氨苄西林、红霉素、氯霉素、头孢霉素、诺氟沙星、环丙沙星、呋喃唑酮、复方新诺明等。均可有疗效,但有些药如诺氟沙星、环丙沙星等喹诺酮类抗生素小儿一般禁用,卡那霉素、庆大霉素等氨基糖苷类抗生素又可致使耳聋或肾损害,故6岁以下小儿禁用。金黄色葡萄球菌肠炎、假膜性肠炎、真菌性肠炎应立即停用原使用的抗生素,根据症状可选用万古霉素、新青霉素、利福平、甲硝唑或抗真菌药物治疗。

(四)液体疗法

1.口服补液

世界卫生组织推荐的口服补液盐(ORS)可用于腹泻时预防脱水及纠正轻、中度患儿的脱水。新生儿和频繁呕吐、腹胀、休克、心肾功能不全等患儿不宜口服补液。补液步骤除无扩容阶段外,与静脉补液基本相同。

(1)补充累积损失:轻度脱水约为50 mL/kg,中度脱水为80~100 mL/kg,在8~12小时内服完。

(2)维持补液阶段:脱水纠正后将ORS溶液加等量水稀释后使用。口服液量和速度根据大便量适当增减。

2.静脉补液

中度以上脱水或吐泻严重或腹胀者需静脉补液。

(1)第一天(24小时)补液。

输液总量:包括补充累积损失量、继续损失量及生理需要量。按脱水程度定累积损失量,按腹泻轻重定继续损失量,将3项加在一起概括为以下总量,可适用于大多数病例,轻度脱水为90～120 mL/kg,中度脱水为120～150 mg/kg,重度脱水为150～180 mL/kg。

溶液种类:按脱水性质而定。补充累积损失量等渗性脱水用1/2～2/3张含钠液,低渗性脱水用2/3张含钠液,高渗性脱水用1/3张含钠液,补充继续损失量用1/2～1/3张含钠液,补充生理需要量用1/4～1/5张含钠液。根据临床表现判断脱水性质有困难时,可先按等渗性脱水处理。

补液步骤及速度:主要取决于脱水程度和继续损失的量及速度。

扩容阶段:重度脱水有明显周围循环障碍者首先用2∶1等张含钠液(2份生理盐水+1份1.4%$NaHCO_3$液)20 mg/kg(总量不超过300 mL),于30～60分钟内静脉注射或快速点滴,以迅速增加血容量,改善循环功能和肾功能。

以补充累积损失量为主的阶段:在扩容后根据脱水性质选用不同溶液(扣除扩容液量)继续静脉补液。中度脱水无明显周围循环障碍者不需扩容,可直接从本阶段开始。本阶段(8～12小时)滴速宜稍快,一般为每小时8～10 mL/kg。

维持补液阶段:经上述治疗,脱水基本纠正后尚需补充继续损失量和生理需要量。输液速度稍放慢,将余量于12～16小时内滴完,一般约每小时5 mL/kg。

各例病情不同,进水量不等,尤其是大便量难以准确估算,故需在补液过程中密切观察治疗后的反应,随时调整液体的成分、量和滴速。

纠正酸中毒:轻、中度酸中毒一般无须另行纠正,因在输入的溶液中已有一部分碱性液,而且经过输液后循环和肾功能改善,酸中毒随即纠正。对重度酸中毒可另加碳酸氢钠等碱性液进行纠正。

钾的补充:一般患儿按3～4 mmol/(kg·d)[相当于氯化钾200～300 mg/(kg·d)],缺钾症状明显者可增至4～6 mmol/(kg·d)[相当于氯化钾300～450 mg/(kg·d)]。必须在肾功能恢复较好(有尿)后开始补钾。含钾液体绝对不能静脉推注。若患儿已进食,食量达正常一半时,一般不会缺钾。

钙和镁的补充:一般患儿无须常规服用钙剂。对有营养不良或佝偻病者应早给钙。在输液过程中如出现抽搐,可给10%葡萄糖酸钙5～10 mL静脉缓注,必要时重复使用。若抽搐患儿用钙剂无效,应考虑低血镁的可能,可测血清镁,用25%硫酸镁每次0.1 mL/kg,深部肌内注射,每6小时1次,每天3～4次,症状缓解后停用。

(2)第二天以后(24小时后)的补液:经过24小时左右的补液后,脱水、酸中毒、电解质紊乱已基本纠正。以后的补液主要是补充生理需要量和继续损失量,防止发生新的累积损失,继续补钾,供给热量。一般生理需要量按60～80 mL/(kg·d),用1/5张含钠液补充;继续损失量原则上丢多少补多少,如大便量一般,可在30 mL/(kg·d)以下,用1/3～1/2张含钠液补充。生理需要量和继续损失量可加在一起于12～24小时内匀速静脉滴注。无呕吐者可改为口服补液。

(五)对症治疗

1.腹泻

对一般腹泻患儿不宜用止泻剂,应着重病因治疗和液体疗法。仅在经过治疗后一般状态好转、中毒症状消失、而腹泻仍频者,可用鞣酸蛋白、碱式碳酸铋、氢氧化铝等收敛剂。微生态疗法有助于肠道正常菌群的生态平衡,有利于控制腹泻。常用制剂有双歧杆菌、嗜酸乳酸杆菌和粪链球菌制剂。肠黏膜保护剂如蒙脱石粉能吸附病原体和毒素,维持肠细胞的吸收和分泌功能,增强肠道屏障功能,阻止病原微生物的攻击。

2.腹胀

腹胀多为肠道细菌分解糖产气而引起,可肌内注射新斯的明,肛管排气。晚期腹胀多因缺钾,宜及早补钾预防。若因中毒性肠麻痹所致腹胀除治疗原发病外可用酚妥拉明。

3.呕吐

呕吐多为酸中毒或全身中毒症状,随着病情好转可逐渐恢复。必要时可肌内注射氯丙嗪。

(六)迁延性和慢性腹泻的治疗

迁延性腹泻常伴有营养不良等症,应仔细寻找引起病程迁延的原因,针对病因治疗。

(1)对于肠道内细菌感染,应根据大便细菌培养和药敏试验选用抗生素,切忌滥用,以免引起肠道菌群失调。

(2)调整饮食不宜过快,母乳喂养儿暂停辅食,人工喂养儿可喂酸乳或脱脂乳,口服助消化剂如胃蛋白酶、胰酶等。应用微生态调节剂和肠黏膜保护剂。或辅以静脉营养,补充各种维生素。

(3)有双糖酶缺乏时,暂停乳类,改喂豆浆或发酵奶加葡萄糖。

(陈喜章)

第十一章 小儿常见泌尿系统疾病

第一节 急性肾小球肾炎

急性肾小球肾炎（AGN）简称急性肾炎，是儿科常见的一种与感染有关的急性免疫反应性肾小球疾病。其临床主要表现为急性起病，水肿、少尿、血尿和不同程度蛋白尿、高血压或肾功能不全，病程多在1年内。

本病在我国是一常见的儿科疾病，占小儿泌尿系统疾病的首位。多见于儿童及青少年，2岁以内者少见，男女之比为2∶1。发病以秋冬季节较多。绝大多数预后良好，少部分可能迁延。

一、病因与发病机制

本病绝大多数由链球菌感染后引起，故又称急性链球菌感染后肾炎（APSGN）。其他细菌、病毒、原虫或肺炎支原体等也可导致急性肾炎，但较少见。故本节主要介绍APSGN。

目前已明确本病的发生与A组β溶血性链球菌中的致肾炎菌株感染有关。所有致肾炎菌株均有共同的致肾炎抗原性，包括菌壁上的M蛋白内链球菌素、"肾炎菌株协同蛋白（NSAP）"。

其主要发病机制为抗原抗体免疫复合物引起肾小球毛细血管炎症病变，有循环免疫复合物致病学说、原位免疫复合物致病学说和某些链球菌通过神经氨酸酶的作用或其产物如某些菌株产生的唾液酸酶，与机体的IgG结合，改变了IgG的化学组成或其免疫原性，产生自身抗体和免疫复合物而致病学说。

上述链球菌有关抗原诱发的免疫复合物或链球菌的菌体外毒素激活补体系统，在肾小球局部造成免疫病理损伤，引起炎性过程。APSGN的发病机制见图11-1。

二、病理

主要病理特点为急性、弥散性、渗出性、增殖性肾小球肾炎。光镜下可见肾小球体积增大、毛细血管内皮细胞和系膜细胞增生肿胀，基质增生。急性期有多型核白细胞浸润，毛细血管腔狭窄甚至闭锁、塌陷。部分患儿可见上皮细胞节段性增生所形成的新月体，使肾小囊腔受阻。肾小管病变较轻，呈上皮细胞变性，间质水肿及炎症细胞浸润。电镜检查可见电子致密物呈驼峰状在上皮细胞下沉积，为本病的特征。免疫荧光检查在急性期可见粗颗粒状的IgG、C_3沿肾小球毛细血管袢和/或系膜区沉积,有时也可见到 IgM 和 IgA 沉积。

三、临床表现

急性肾炎临床表现轻重悬殊,轻者仅表现为无症状性镜下血尿,重者可呈急进性过程,短期内出现肾功能不全。

(一)前驱感染

90%病例有前驱感染史,以呼吸道及皮肤感染为主。在前驱感染后经 1~3 周无症状的间歇期而急性起病。间歇期长短与前驱感染部位有关,咽炎引起者 6~12 天,平均 10 天,多有发热、颈部淋巴结大及咽部渗出。皮肤感染者 14~28 天,平均 20 天。

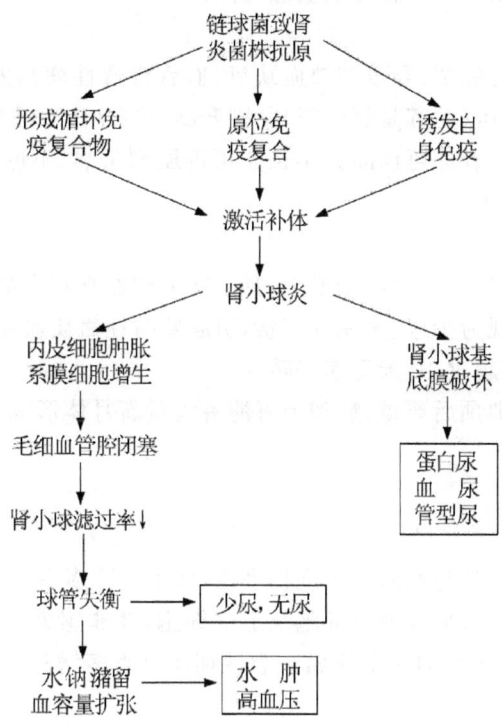

图 11-1 急性链球菌感染后肾炎的发病机制

(二)典型表现

起病时可有低热、乏力、头痛、头晕、恶心呕吐、食欲减退、腹痛及鼻出血等症状,体检在咽部、皮肤等处发现前驱感染未彻底治愈的残迹。典型表现如下。

1. 水肿少尿

70%的病例病初表现为晨起颜面及眼睑水肿,重者 2~3 天遍及全身。水肿多呈非凹陷性。水肿同时伴尿量减少。

2. 血尿

50%~70%患儿有肉眼血尿,酸性尿呈烟灰水样或茶褐色,中性或弱碱性尿呈鲜红色或洗肉水样,1~2 周后转为镜下血尿。镜下血尿可持续 1~3 个月,少数可持续半年或更久。同时常伴有不同程度的蛋白尿,一般尿蛋白定量<3 g/d,有 20%病例可达肾病水平。

3.高血压

30%~80%的病例有高血压,一般呈轻中度增高,为16.0~20.0/10.7~14.7 kPa(120~150/80~110 mmHg),1~2周后随尿量增多血压恢复正常。

(三)严重表现

少数病例在疾病早期(2周内)可出现下列严重症状,应及早发现,及时治疗。

1.严重循环充血

多发生在起病1周内,主要是由于水钠潴留,血容量增加使循环负荷过重所致。轻者仅表现为气急、心率增快,肺部出现少许湿啰音等。严重者可出现呼吸困难,端坐呼吸,颈静脉怒张,频咳、吐粉红色泡沫痰,两肺满布湿啰音,心脏扩大,甚至出现奔马律,肝大压痛,水肿加剧。如不及时抢救,可在数小时内迅速出现肺水肿而危及患儿生命。

2.高血压脑病

在疾病早期,由于脑血管痉挛,导致脑缺血缺氧、血管渗透性增高发生脑水肿。近年亦有人认为是脑血管扩张所致。血压(尤其是舒张压)急剧升高>18.7/12.0 kPa(140/90 mmHg),伴视力障碍、惊厥或昏迷三项之一者即可诊断。年长儿可诉剧烈头痛、呕吐、复视或一过性失明。高血压控制后上述症状迅速消失。

3.急性肾功能不全

主要由于肾小球内皮细胞和系膜细胞增生,肾小球毛细血管腔变窄甚至阻塞,肾小球血流量减少,滤过率降低所致。表现为少尿、无尿等症状,引起暂时性氮质血症、电解质紊乱和代谢性酸中毒。一般持续3~5天,不超过10天迅速好转。

若持续数周仍不恢复,则预后严重,病理上可能有大量新月体形成。

四、辅助检查

(一)尿液检查

尿蛋白可在+~+++,且与血尿的程度相平行,尿镜检除多少不等的红细胞外,可见透明、颗粒或红细胞管型,疾病早期可见较多白细胞及上皮细胞,并非感染。尿常规一般4~8周恢复正常,12小时尿细胞计数4~8个月恢复正常。急性期尿比重多增高。

(二)血常规检查

常有轻、中度贫血,与血容量增多、血液稀释有关,待利尿消肿后即可恢复正常。白细胞轻度升高或正常。血沉增快,一般2~3个月恢复正常。

(三)肾功能及血生化检查

血尿素氮和肌酐一般正常,明显少尿时可升高。肾小管功能正常。持续少尿、无尿者,血肌酐升高,内生肌酐清除率降低,尿浓缩功能受损。早期还可有轻度稀释性低钠血症,少数出现高血钾及代谢性酸中毒。

(四)抗链球菌溶血素O(ASO)抗体测定

50%~80%患儿ASO升高,通常于链球菌感染2~3周开始升高,3~5周达高峰,50%于3~6个月恢复正常,75%于1年内恢复正常。判断结果时应注意:①早期应用抗生素治疗者可影响阳性率;②某些致肾炎菌株可能不产生溶血素O;③脓皮病患者ASO常不增高。

(五)血清补体测定

80%~90%的急性期患儿血清补体C_3下降,6~8周恢复正常。若超过8周补体持续降低,应考虑为膜增殖性肾小球肾炎。血清补体下降程度与急性肾炎病情轻重无明显相关性,但对急性肾炎的鉴别诊断有重要意义。

(六)肾活组织病理检查

急性肾炎出现以下情况时考虑肾活检:①持续性肉眼血尿在3个月以上者;②持续性蛋白尿和血尿在6个月以上者;③发展为肾病综合征者;④肾功能持续减退者。

五、诊断和鉴别诊断

典型病例诊断不难,根据:①起病前1～3周有链球菌前驱感染史;②临床表现有水肿、少尿、血尿、高血压;③尿检有蛋白、红细胞和管型;④急性期血清C_3下降,伴或不伴有ASO升高即可确诊。但应注意与下列疾病鉴别。

(一)其他病原体感染后引起的肾炎

多种病原体感染可引起急性肾炎,如细菌(葡萄球菌、肺炎球菌等)、病毒(乙肝病毒、流感病毒、EB病毒、水痘病毒和腮腺炎病毒等)、支原体、原虫等。可从原发感染灶及各自的临床特点进行鉴别。如病毒性肾炎,一般前驱期短,3～5天,临床症状轻,无明显水肿及高血压,以血尿为主,补体C_3不降低,ASO不升高。

(二)IgA肾病

以血尿为主要症状,表现为反复发作性肉眼血尿,常在上呼吸道感染后1～2天出现血尿,多无水肿、高血压、血清C_3正常,确诊依靠肾活检。

(三)慢性肾炎急性发作

患儿多有贫血、生长发育落后等体征。前驱感染期甚短或不明显,肾功能持续异常,尿比重低且固定可与急性肾炎鉴别。尿液改变以蛋白增多为主。

(四)特发性肾病综合征

具有肾病综合征表现的急性肾炎需与特发性肾病综合征鉴别。若患儿呈急性起病,有明确的链球菌感染证据,血清C_3降低,肾活检病理为毛细血管内增生性肾炎,有助于急性肾炎的诊断。

(五)其他

还应与急进性肾炎或其他系统性疾病引起的肾炎如紫癜性肾炎、系统性红斑狼疮性肾炎、乙肝病毒相关性肾炎等鉴别。

六、治疗

本病为自限性疾病,无特异治疗。主要是对症处理,清除残留感染病灶,纠正水电解质紊乱,防止急性期并发症,保护肾功能,以待自然恢复。重点把好防治少尿和高血压两关。

(一)严格休息

急性期(起病2周内)绝对卧床休息,水肿消退、血压正常、肉眼血尿消失,即可下床作轻微活动或室外散步。血沉正常可上学,但3个月内应避免重体力活动。待12小时尿沉渣细胞绝对计数正常后方可恢复体力活动。

(二)合理饮食

有水肿及高血压者应限盐,食盐限制在1～2 g/d。对有严重少尿、循环充血者,每天水分摄入一般以不显性失水加尿量计算。有氮质血症者应限蛋白入量,可给予优质动物蛋白

0.5 g/(kg·d)。供给高糖饮食以满足小儿热量需要。待尿量增加、水肿消退、血压正常、氮质血症消除后应尽早恢复正常饮食,以保证小儿生长发育的需要。

(三)控制感染

应用抗生素的目的是彻底清除体内感染灶,对疾病本身无明显作用。疾病早期给予青霉素10～14天或据培养结果换用其他敏感抗生素,应注意勿选用对肾有损害的药物。

(四)对症治疗

1. 利尿

经控制水盐入量仍水肿、少尿者可用噻嗪类利尿剂,如氢氯噻嗪1～2 mg/(kg·d),分2～3次口服。无效时可静脉注射强效的袢利尿剂,如每次呋塞米1 mg/kg,每天1～2次,静脉注射剂量过大时可有一过性耳聋。

2. 降压

凡经休息、利尿及限制水盐后,血压仍高者应给予降压药。首选硝苯地平,开始剂量为0.25 mg/(kg·d),最大剂量1 mg/(kg·d),分3次口服。亦可用卡托普利等血管紧张素转换酶抑制剂,初始剂量为0.3～0.5 mg/(kg·d),最大剂量5～6 mg/(kg·d),分3次口服,与硝苯地平交替使用降压效果更佳。严重病例用利舍平,首剂0.07 mg/kg(每次最大量不超过2 mg)肌内注射,必要时间隔12小时重复1次,用1～2剂后改为0.02～0.03 mg/(kg·d),分2～3次口服。

(五)严重循环充血的治疗

(1)严格限制水盐入量和应用强利尿剂呋塞米,促进液体排出,矫正水钠潴留,恢复正常血容量,而不在于应用洋地黄制剂。

(2)有肺水肿表现者,除一般对症治疗外,可加用硝普钠5～20 mg溶于5%葡萄糖液100 mL中,以1 μg/(kg·min)速度静脉滴注,严密监测血压,随时调整药液的滴速,不宜超过8 μg/(kg·min),防止发生低血压。滴注时药液、针筒、输液管等须用黑纸覆盖,以免药物遇光分解。

(3)对难治病例可采用腹膜透析或血液透析治疗。

(六)高血压脑病的治疗

原则为选用降压效力强而迅速的药物。首选硝普钠,用法同上。通常用药后1～5分钟可使血压明显下降,抽搐立即停止,并同时静脉注射呋塞米每次2 mg/kg。有惊厥者给予地西泮止痉,每次0.3 mg/kg,总量不超过10 mg,缓慢静脉注射。如在静脉注射苯巴比妥钠后再静脉注射地西泮,应注意发生呼吸抑制可能。

(七)急性肾功能不全的治疗

(1)应严格限制液体入量,掌握"量出为入"的原则。每天液量=前1天尿量+不显性失水量+异常丢失液量－内生水量。不显性失水按400 mL/(m²·d),内生水量按100 mL/(m²·d)计算。

(2)注意纠正水电解质酸碱平衡紊乱;积极利尿,供给足够热量,以减少组织蛋白质分解。

(3)必要时及早采取透析治疗。

七、预后与预防

急性肾炎预后好。95% APSGN病例能完全恢复,<5%的病例可有持续尿异常,死亡率

低于1%。目前主要死因是急性肾衰竭。远期预后小儿比成人佳,一般认为80%～95%终将痊愈。

影响预后的因素可能有:①与病因有关,一般病毒所致者预后较好;②散发者较流行者差;③成人比儿童差,老年人更差;④急性期伴有重度蛋白尿且持续时间久,肾功能受累者预后差;⑤组织形态学上呈系膜显著增生,40%以上肾小球有新月体形成者,"驼峰"不典型(如过大或融合)者预后差。最根本的是预防链球菌感染。平时应加强锻炼,注意皮肤清洁卫生,减少呼吸道及皮肤感染。一旦发生感染则应及早彻底治疗。感染后1～3周应注意反复查尿常规,以便及早发现异常,及时治疗。

(吴春美)

第二节 急进性肾小球肾炎

急进性肾小球肾炎(RPGN)简称急进性肾炎,临床呈急性起病,以大量血尿和蛋白尿等肾炎综合征或肾病综合征为临床表现,病情迅速发展到少尿及肾衰竭,可在几个月内死亡。主要病理改变是以广泛的肾小球新月体形成为其特点。

急进性肾炎可见于多种疾病:①继发于全身性疾病,如系统性红斑狼疮,肺出血肾炎综合征,结节性多动脉炎,过敏性紫癜,溶血尿毒综合征等;②严重链球菌感染后肾炎或其他细菌感染所致者;③原发性急进性肾炎,只限于排除链球菌后肾炎及全身性疾病后才能诊断。发病机制尚不清楚,目前认为主要是免疫性损害和凝血障碍两方面引起,免疫损害是关键,凝血障碍是病变持续发展和肾功能进行性减退的重要原因。

一、临床表现及诊断

(一)临床表现

(1)本病儿科常见于较大儿童及青春期,年龄最小者5岁,男性多于女性。

(2)病前2～3周可有疲乏、无力、发热、关节痛等症状。约一半患者有上呼吸道前驱感染。

(3)起病多与急性肾小球肾炎相似,一般多在起病后数天至2～3个月发生进行性肾功能不全。

(4)全身水肿,可出现各种水、电解质紊乱。

(5)少数病例也可具有肾病综合征特征。

(二)实验室检查

(1)尿比重低且恒定,大量蛋白尿,血尿、管型尿。血尿持续是本病重要特点。血红蛋白和红细胞数呈进行性下降,血小板可减少。

(2)肾功能检查有尿素氮上升,肌酐清除率明显降低,血肌酐明显升高。

(3)部分患者约5%血抗基膜抗体可阳性。血清免疫复合物可阳性。补体C_3多正常,但由于链球菌感染所致者可有一过性补体降低。冷球蛋白可阳性。血纤维蛋白原增高,凝血时间延长,血纤维蛋白裂解产物(FDP)增高。并可出现低钠血症、高钾血症、高镁血症、低氯血症、低钙血症、高磷血症及代谢性酸中毒。血沉增快。

(4)约30%患者抗中性粒细胞胞质抗体(ANCA)阳性。

(5)除血纤维蛋白原增高外,尿FDP可持续阳性。

(三)诊断与鉴别诊断

目前较公认的急进性肾炎诊断标准是:①发病3个月内肾功能急剧恶化;②少尿或无尿;③肾实质受累表现为大量蛋白尿和血尿;④既往无肾脏病史;⑤肾脏大小正常或轻度大;⑥病理改变为50%以上肾小球呈新月体病变。对诊断有困难者,应做肾活组织检查。

本病主要需与急性链球菌后肾炎及溶血尿毒综合征鉴别。

二、治疗

急进性肾炎治疗原则是保护残余肾功能,针对急性肾功能不全的病理生理改变及其并发症及时采取对症治疗的综合治疗。并根据急进性肾炎的发病的可能机制采取免疫抑制和抗凝治疗。

(一)肾上腺皮质激素冲击疗法

甲泼尼龙15~30 mg/kg,溶于5%葡萄糖溶液150~250 mL中,在1~2小时内静脉滴入,每天1次,连续3天为1个疗程。继以泼尼松2 mg/(kg·d),隔天顿服,减量同肾病综合征。

(二)抗凝疗法

1.肝素

1 mg/(kg·d),静脉点滴,具体剂量可根据凝血时间或部分凝血活酶时间加以调整,使凝血时间保持在正常值的2~3倍或介于20~30分钟,部分凝血活酶时间比正常对照组高1.5~3倍。疗程5~10天。如病情好转可改用口服华法林1~2 mg/d,持续6个月。肝素一般在无尿前应用效果较好。

2.双嘧达莫

5~10 mg/(kg·d),分3次饭后服,6个月为1个疗程。

(三)血浆置换疗法

可降低血浆中免疫活性物质,清除损害之递质,即抗原抗体复合物,抗肾抗体、补体、纤维蛋白原及其他凝血因子等,因此阻止和减少免疫反应,中断或减轻病理变化。

(四)透析疗法

本病临床突出症状为进行性肾衰竭,故主张早期进行透析治疗。一般可先作腹膜透析。不满意时可考虑作血透析。

(五)四联疗法

采用泼尼松2 mg/(kg·d),环磷酰胺1.5~2.5 mg/(kg·d)或硫唑嘌呤2 mg/(kg·d),肝素或华法林及双嘧达莫等联合治疗可取得一定疗效。

(六)肾移植

肾移植须等待至血中抗肾抗体阴转后才能进行,否则效果不好。一般需经透析治疗维持半年后再行肾移植。

(吴春美)

第三节　慢性肾小球肾炎

慢性肾小球肾炎是指各种原发性或继发性肾炎病程超过1年,伴有不同程度的肾功能不全和/或持续性高血压、预后较差的肾小球肾炎。其病理类型复杂,常见有膜性增殖性肾炎、局灶节段性肾小球硬化、膜性肾病等。此病在儿科少见,为慢性肾功能不全最常见的原因。

一、临床表现

慢性肾小球肾炎起病缓慢,病情轻重不一,临床一般可分为普通型、肾病型、高血压型、急性发作型。

(一)共同表现

1. 水肿

均有不同程度的水肿。轻者仅见于颜面部、眼睑及组织松弛部位,重者则全身普遍水肿。

2. 高血压

部分患者有不同程度的高血压。血压升高为持续性或间歇性,以舒张压中度以上升高为特点。

3. 蛋白尿和/或尿沉渣异常

持续性中等量的蛋白尿和/或尿沉渣异常,尿量改变,夜尿增多,尿比重偏低或固定在1.010左右。

4. 贫血

中-重度贫血,乏力,生长发育迟缓,易合并感染、低蛋白血症或心功能不全。

5. 其他

不同程度的肾功能不全、电解质紊乱。

(二)分型

凡具备上述各临床表现均可诊断为慢性肾小球肾炎。

1. 普通型

无突出特点者。

2. 高血压型

高血压明显且持续升高者。

3. 肾病型

突出具备肾病综合征特点者。

4. 急性发作型

感染劳累后短期急性尿改变加重和急剧肾功能恶化,经过一段时期后,恢复至原来的状态者。

(三)实验室检查

1.尿常规

尿蛋白可从＋～＋＋＋＋,镜检有红细胞及各类管型,尿比重低且固定。

2.血常规

呈正色素、正细胞性贫血。

3.肾功能检查

肾小球滤过率下降,内生肌酐清除率、酚红排泄试验均降低;尿素氮及肌酐升高,尿浓缩功能减退。

4.其他

部分患者尿 FDP 升高,血清补体下降,红细胞沉降率增快,肾病型可示低蛋白血症、高胆固醇血症。

二、诊断

肾小球肾炎病程超过 1 年,尿变化包括不同程度的蛋白尿、血尿和管型尿,伴有不同程度的肾功能不全和/或高血压者,临床诊断为慢性肾炎。尚需排除引起小儿慢性肾功能不全的其他疾病,如泌尿系统先天发育异常或畸形、慢性肾盂肾炎、溶血尿毒综合征、肾结核、遗传性肾病等。

三、治疗

目前尚无特异治疗,治疗原则为去除已知病因,预防诱发因素,对症治疗和中西医结合的综合治疗。有条件的最好根据肾组织病理检查结果制订其具体治疗方案。

(一)一般措施

加强护理,根据病情合理安排生活制度。

(二)调整饮食

适当限制蛋白的摄入,以减轻氮质血症。蛋白质以每天 1 g/kg 为宜,供给优质的动物蛋白如牛奶、鸡蛋、鸡、鱼等。根据水肿及高血压的程度,调整水和盐的摄入。

(三)防治感染

清除体内慢性病灶。

(四)慎重用药

必须严格掌握各种用药的剂量及间隔时间,勿用肾毒性药物。

(五)激素及免疫抑制剂

尚无肯定疗效。常规剂量的激素和免疫抑制剂治疗无效。但大剂量的激素可加重高血压和肾功能不全,应慎用。

有报道用:①甲泼尼龙冲击疗法。②长程大剂量泼尼松治疗,每天 1.5～2 mg/kg,每天晨服,持续5～23 个月以后减量至 0.4～1 mg/kg,隔天顿服,间断加用免疫抑制剂或双嘧达莫,抗凝治疗,经3～9 年的长程持续治疗,使部分患儿症状减轻、病情进展缓慢,以延长生命。

(六)透析治疗

病情发展至尿毒症时,可以进行透析治疗,等待肾移植。

(吴春美)

第四节 狼疮性肾炎

系统性红斑狼疮(systemic lupus erythematosus,SLE)是一种累及多系统,多器官的具有多种自身抗体的自身免疫性疾病。该病在亚洲地区女孩发病率最高,有报道白种女孩为(1.27~4.4)/10万,而亚洲女孩则为(6.16~31.14)/10万。我国发病率约为70/10万人口,其中女性占85%~95%,多数发生在13~14岁。当SLE并发肾脏损害时即为狼疮性肾炎(lupus nephritis, LN)。一般认为狼疮性肾炎占SLE的46%~77%,而对SLE患者肾活检发现SLE患者100%有轻重不等的肾损害。儿童LN损害发生率高于成人,SLE起病早期可有60%~80%肾脏受累,2年内可有90%出现肾脏损害。肾脏病变程度直接影响SLE的预后。肾受累及进行性肾功能损害是SLE的主要死亡原因之一。

一、病因及发病机制

(一)病因
本病病因不明,目前认为可能致病因素有以下几种。

1.病毒感染

C型DNA病毒(慢病毒)感染有关。

2.遗传因素

本病遗传易感基因位于第6对染色体中,遗传性补体缺陷易患SLE,带HLADW3,HLA-BW15者易发生SLE。

3.性激素

不论男女患者体内雌激素增高,雄激素降低,雌激素增高可加重病情。

4.自身组织破坏

日晒紫外线可使40%的患者病情加重。某些药物如氨基柳酸,青霉素,磺胺等可诱发或加重SLE。

(二)LN的发病机制

较为复杂,尚不完全明了。目前研究认为SLE患儿体内存在多种自身抗体,在LN的发生、发展过程中占有非常重要的地位,其产生与细胞凋亡密切相关:主要是自身反应性T细胞、B细胞逃脱细胞凋亡而处于活化增殖状态,引起机体对自身抗原的外周耐受缺陷,导致自身免疫异常而致病。促发因素:①小儿SLE有家族遗传倾向,13.8%小儿SLE患者的三代亲属中有一个或更多亲属有结缔组织病,同卵双胎一致发病的百分比高达70%。②病毒感染、日光、药物等。

近些年来,人们对LN的发病机制有了更深刻的认识,普遍观点认为自身抗体通过核小体介导与肾脏结合而致病。细胞凋亡的产物核小体(由组蛋白与DNA两部分组成)作为自身抗原诱导机体产生自身抗体,即抗核小体抗体。近来的研究表明,在LN的病程中抗核小体抗体可早于抗dsDNA抗体而出现,其敏感性及特异性均优于后者,且血中抗体水平与蛋白尿、疾病活动性呈显著相关。目前认为,核小体的一端通过组蛋白或DNA与肾小球基底膜、系膜细胞等相结合,另一端暴露出抗体的结合位点,从而介导自身抗体与肾脏结合,导致补体活化、炎症细胞聚集和细胞因子释放,诱发 LN。核小体中组蛋白或 DNA 与肾小球不同成分的结合,可以导致自身抗体在不同的部位形成沉积,从而产生不同的临床表现和病理分型。

此外,细胞凋亡对维持肾小球内环境的稳定也同样具有重要意义。近年来,认识到 LN 时除了整体水平上的淋巴细胞凋亡异常外,肾小球局部也存在着细胞凋亡调节的紊乱。

二、病理

(一)病理分类标准

国际肾脏病协会(ISN)和肾脏病理学会(RPS)于 2004 年正式公布最新 LN 的病理学分类:Ⅰ型-系膜轻微病变型狼疮性肾炎;Ⅱ型-系膜增生型狼疮性肾炎;Ⅲ型-局灶型狼疮性肾炎;Ⅳ型-弥漫型狼疮性肾炎;Ⅴ型-膜型狼疮性肾炎;Ⅵ型-进行性硬化型狼疮性肾炎。

据报道儿童 LN 中Ⅰ~Ⅱ型占 25%,Ⅲ~Ⅳ型占 65%,Ⅴ型占 9%。值得注意的是,上述各型之间转型常见。此外,LN 免疫荧光检查典型表现是以 IgG 为主,早期补体成分如 C_4、C1q 通常与 C_3 一起存在。三种免疫球蛋白加上 C_3、C_4、C1q 均存在时,称满堂亮,见于 1/4~2/3 患者。

(二)间质和小管损伤

LN 的间质和小管损伤相当常见,表现为肾小管变性、萎缩和坏死,炎性细胞浸润,基膜变厚和间质纤维化。免疫荧光可见 IgG、C1q、C_3、C_4 局灶性沉积于肾小管基膜。电镜下可见电子致密物沿肾小管基膜沉积。少数以急性小管间质肾炎单独存在,可表现为急性肾衰竭。

(三)血管损伤

血管免疫沉积、透明和非炎症性坏死性病变、伴血管壁淋巴和单核细胞浸润的真性血管炎均可见,罕见肾内小动脉血栓,这些血管病变预示不良预后,偶见血栓性微血管病。

(四)活动性病变和慢性病变的判断

LN 活动性指数(AI)和慢性指数(SI)的判断是评估疾病活动性及预后的标准指标。

三、临床表现

狼疮性肾炎的临床表现多种多样,主要表现为两大类。

(一)LN 的肾脏表现

其中 1/4~2/3 的 SLE 患者会出现狼疮性肾炎(LN)的临床表现。LN 100% 可出现程度不同的蛋白尿、80% 镜下血尿,常伴有管型尿、水肿、高血压及肾功能障碍,夜尿增多也常常是 LN 的早期症状之一。

根据中华医学会儿科学分会肾脏病学组 2010 年制定的《狼疮性肾炎的诊断治疗指南》儿童 LN 临床表现分为以下 7 种类型:①孤立性血尿和/或蛋白尿型;②急性肾炎型;③肾病综合征型;④急进性肾炎型;⑤慢性肾炎型;⑥肾小管间质损害型;⑦亚临床型:SLE 患者无肾损害临床表现,但存在轻重不一的肾病理损害。

(二)LN 的全身性表现

可表现为发热、皮肤黏膜症状、关节症状、肌肉骨骼症状、多发性浆膜炎、血液系统和心血管系统损害、肝脏、肺脏、中枢神经系统症状等,甚至出现急性危及生命的狼疮危象。其他临床表现可见眼部病变,如眼底静脉迂曲扩张、视盘萎缩,典型的眼底改变是棉绒斑,还可见巩膜炎、虹膜炎等。

四、诊断与鉴别诊断

LN 诊断标准:根据中华医学会儿科学分会肾脏病学组 2010 年制定的《狼疮性肾炎的诊断治疗指南》,SLE 患儿有下列任一项肾受累表现者即可诊断为 LN。①尿蛋白检查满足以下任一项者:1 周内 3 次尿蛋白定性检查阳性;或 24 小时尿蛋白定量＞150 mg;或 1 周内 3 次尿微量清蛋白高于正常值;②离心尿每高倍镜视(HPF)RBC＞5 个;③肾功能异常[包括肾小球和/或肾小管功能];④肾活检异常。

SLE 的临床表现多种多样,临床误诊率较高,尤其是临床表现不典型和早期 SLE,诊断时应注意与原发性肾小球疾病、感染性疾病、慢性活动性肝炎、特发性血小板减少性紫癜等相鉴别。

五、治疗

LN 的治疗较为复杂,应按照肾脏病理类型进行相应的治疗。治疗的早晚、是否正确用药及疗程的选择是决定 LN 疗效的关键。

(一)治疗原则

(1)伴有肾损害症状者,应尽早行肾活检,以利于依据不同肾脏病理特点制订治疗方案。
(2)积极控制 SLE/LN 的活动性。
(3)坚持长期、正规、合理的药物治疗,并加强随访。
(4)尽可能减少药物毒副反应,切记不要以生命的代价去追求药物治疗的完全缓解。

(二)一般对症治疗

一般对症治疗包括疾病活动期卧床休息,注意营养,避免日晒,防治感染,避免使用引起肾损害和能够诱发本病的药物。不作预防注射。

所有 LN 均加用羟氯喹(HCQ)为基础治疗。HCQ 一般剂量 4～6 mg/(kg·d),最大剂量 6.5 mg/(kg·d),对于眼科检查正常的患者通常是安全的;对于 GFR＜30 mL/min 的患者有必要调整剂量。

(三)狼疮性肾炎的治疗

根据我国儿童《狼疮性肾炎的诊断治疗指南》按照病理分型治疗。

1. Ⅰ型、Ⅱ型

一般认为,伴有肾外症状者,予 SLE 常规治疗;儿童患者只要存在蛋白尿,应加用泼尼松治疗,并按临床活动程度调整剂量和疗程。

2. Ⅲ型

轻微局灶增生性肾小球肾炎的治疗,可予泼尼松治疗,并按临床活动程度调整剂量和疗程;肾损症状重、明显增生性病变者,参Ⅳ型治疗。

3. Ⅳ型

该型为 LN 病理改变中最常见、预后最差的类型。指南推荐糖皮质激素加用免疫抑制剂联合治疗。治疗分诱导缓解和维持治疗两个阶段。

诱导缓解阶段:共 6 个月,首选糖皮质激素＋CTX 冲击治疗。泼尼松 1.5～2.0 mg/(kg·d),6～8 周,根据治疗反应缓慢减量。CTX 静脉冲击有 2 种方法可选择:①1 次 500～750 mg/m², 每月 1 次,共 6 次;②8～12 mg/(kg·d),每 2 周连用 2 天,总剂量 150 mg/kg。肾脏增生病变显著时需给予环磷酰胺冲击联合甲泼尼龙冲击。甲泼尼龙冲击 15～30 mg/(kg·d),最大剂量不超过

1 g/d,3天为1个疗程,根据病情可间隔3～5天重复1～2个疗程。MMF可作为诱导缓解治疗时CTX的替代药物,在不能耐受CTX治疗、病情反复或CTX治疗无效情况下,可换用MMF,指南推荐儿童MMF剂量20～30 mg/(kg·d)。CTX诱导治疗12周无反应者,可考虑换用MMF替代CTX。

维持治疗阶段:2～3年。在完成6个月的诱导治疗后呈完全反应者,停用CTX,泼尼松逐渐减量至每天5～10 mg口服,维持至少2年;在最后1次使用CTX后两周加用硫唑嘌呤(AZA)1.5～2 mg/(kg·d)(1次或分次服用);或MMF。初治6个月非完全反应者,继续用CTX每3个月冲击1次,至LN缓解达1年;近年来,MMF在维持期的治疗受到愈来愈多的关注。MMF可用于不能耐受AZA的患者,或治疗中肾损害反复者。

4. V型

临床表现为蛋白尿者,加用环孢霉素或CTX较单独糖皮质激素治疗者效果好。合并增生性病变者,按病理Ⅳ型治疗。近年有报道针对V＋Ⅳ型患者采取泼尼松＋MMF＋FK506的多靶点联合治疗有效,但尚需进一步的多中心RCT的验证。

5. Ⅵ型

具有明显肾功能不全者,予以肾替代治疗(透析或肾移植),其生存率与非狼疮性肾炎的终末期肾病患者无差异。如果同时伴有活动性病变,仍应当给予泼尼松和免疫抑制剂治疗。

(四)血浆置换和血浆免疫吸附

血浆置换能够有效降低血浆中的免疫活性物质,清除导致肾脏损伤的炎症介质,因此能够阻止和减少免疫反应,中断或减缓肾脏病理进展。对激素治疗无效或激素联合细胞毒或免疫抑制剂无效,肾功能急剧恶化者,或Ⅳ型狼疮活动期,可进行血浆置换。近年来发展的血浆免疫吸附治疗SLE/LN适用于:①活动性SLE/LN或病情急性进展者;②伴有狼疮危象者;③难治性病例或复发者;④存在多种自身免疫性抗体者;⑤因药物不良反应而停药病情仍活动者。常与激素和免疫抑制剂合用提高了疗效。

(五)抗凝治疗

狼疮性肾炎常呈高凝状态,可使用普通肝素1 mg/(kg·d),加入50～100 mL葡萄糖溶液中静脉点滴,或低分子肝素50～100 Axa U/(kg·d),皮下注射;已有血栓形成者可用尿激酶20 000～60 000 U溶于葡萄糖中静脉滴注,每天1次,疗程1～2周。

(六)透析和肾移植

肾衰竭者可进行透析治疗和肾移植,但有移植肾再发LN的报道。

六、预后

不定期随诊、不遵循医嘱、不规范治疗和严重感染是儿童LN致死的重要原因。影响LN预后有诸多因素,若出现下列因素者提示预后不良:①儿童时期(年龄≤15岁)发病;②合并有大量蛋白尿;③合并有高血压;④血肌酐明显升高,≥120 μmol/L;⑤狼疮肾炎活性指数≥12分和/或慢性损害指数≥4分;⑥病理类型为Ⅳ型或Ⅵ型。

(吴春美)

第五节 紫癜性肾炎

过敏性紫癜(Henoch-Schonlein purpura,HSP)是一种以皮肤紫癜、出血性胃肠炎、关节炎及肾脏损害为特征的综合征,基本病变是全身弥漫性坏死性小血管炎。伴肾脏损害者称为紫癜性肾炎(Henoch-Schonlein purpura nephritis,HSPN)。本病好发于儿童,据国内儿科报道,HSPN占儿科住院泌尿系统疾病8%,仅次于急性肾炎和原发性肾病综合征而居第三位。男女儿童均可发病,男:女约1.6:1。平均发病年龄(9.0±2.8)岁,90%以上患儿年龄在5~13岁。四季均有发病,9月至次年3月为发病高峰季节,发病率占全年发病的80%以上。农村患儿和城市患儿发病率无差别。

一、病因与发病机制

(一)病因

1.感染

HSP发生多继发于上呼吸道感染。

2.疫苗接种

某些疫苗接种如流感疫苗、乙肝疫苗、狂犬疫苗、流脑疫苗、白喉疫苗、麻疹疫苗也可能诱发HSP,但尚需可靠研究证据证实。

3.食物和药物因素

有个案报道某些药物的使用也能触发HSP发生。目前尚无明确证据证明食物过敏是导致过敏性紫癜的原因。

4.遗传因素

HSP存在遗传好发倾向,白种人的发病率明显高于黑种人。近年来有关遗传学方面的研究涉及的基因主要有HLA基因、家族性地中海基因、血管紧张素转换酶基因(ACE基因)、甘露糖结合凝集素基因、血管内皮生长因子基因、PAX2基因、TIM-1等。文献报道黏附分子P-selectin表达增强及基因多态性可能与HSP发病相关,P-selectin基因启动子-2123多态性可能与儿童HSP发病相关。

(二)发病机制

1.紫癜性肾炎与免疫

HSPN患儿的免疫学紊乱十分复杂,包括免疫细胞(如巨噬细胞、淋巴细胞、嗜酸性粒细胞)和免疫分子(如免疫球蛋白、补体、细胞因子、黏附分子、趋化因子)的异常,它们在HSPN的发病机制中起着关键的作用。

2.凝血与纤溶

20世纪90年代后,对凝血与纤溶过程在紫癜性肾炎发病中的作用的探讨,更多的关注在交联纤维蛋白(Cross-linked fibrin,xFb)。交联纤维蛋白(xFb)主要沉积于内皮细胞和系膜区,与系膜及内皮损伤有关。

3.遗传学基础

本病非遗传性疾病,但存在遗传好发倾向。①C_4基因缺失可能直接参与 HSPN 发病;②IL-1ra 基因型——IL-1RN＊2 等位基因的高携带率,使机体不能有效拮抗 IL-1 致炎作用可能是 HSPN 发病机制中非常重要的因素之一。

二、病理改变与分级

(一)常见病理改变

紫癜性肾炎病理特征以肾小球系膜增生,系膜区 IgA 沉积以及上皮细胞新月体形成为主,可见到各种类型的肾损害。

光镜:肾小球系膜细胞增生病变,可伴内皮细胞和上皮细胞增生,新月体形成,系膜区炎性细胞浸润,肾小球纤维化,还可见局灶性肾小球坏死甚至硬化。间质可出现肾小管萎缩,间质炎性细胞浸润,间质纤维化等改变。

免疫荧光:系膜区和肾小球毛细血管袢有 IgA,IgG,C_3 备解素和纤维蛋白原呈颗粒状沉积。

电镜:系膜区有不同程度增生,系膜区和内皮下有电子致密物沉积。

(二)病理分级标准

1975 年国际儿童肾脏病研究中心(ISKDC)按肾组织病理检查将其分为六级。Ⅰ级:轻微肾小球异常;Ⅱ级:单纯系膜增生;Ⅲ级:系膜增生伴＜肾小球 50%新月体形成;Ⅳ级:系膜增生伴 50%～75%肾小球新月体形成;Ⅴ级:系膜增生伴＞肾小球 75%新月体形成;Ⅵ级:膜增生性肾小球肾炎。其中Ⅱ～Ⅴ级又根据系膜病变的范围程度分为:(a)局灶性;(b)弥漫性。

三、临床表现

(一)肾脏症状

HSPN 主要表现为血尿,蛋白尿,亦可出现高血压,水肿,氮质血症甚至急性肾衰竭。肾脏症状可出现于 HSPN 的整个病程,但多发生在紫癜后 2～4 周内,个别病例出现于 HSP 6 个月后,故尿常规追踪检查是及时发现肾脏损害的重要手段。目前,对肾损害较一致的看法是即使尿常规正常,肾组织学已有改变。个别紫癜性肾炎患者,尿常规无异常发现,只表现为肾功能减退。

中华医学会儿科学分会肾脏病学组 2009 年发布的儿童紫癜性肾炎的诊治循证指南将 HSPN 临床分型为:①孤立性血尿型;②孤立性蛋白尿型;③血尿和蛋白尿型;④急性肾炎型;⑤肾病综合征型;⑥急进性肾炎型;⑦慢性肾炎型。临床上以①型、②型、③型多见。

(二)肾外症状

典型的皮肤紫癜,胃肠道表现(腹痛,便血和呕吐)及关节症状为紫癜性肾炎肾外的三大主要症状,其他如神经系统,生殖系统,呼吸循环系统也可受累,甚至发生严重的并发症,如急性胰腺炎、肺出血、肠梗阻、肠穿孔等。

四、实验室检查

(一)血常规

白细胞正常或轻度增高,中性或嗜酸性粒细胞比例增多。

(二)尿常规

可有血尿、蛋白尿、管型尿。

(三)凝血功能检查
正常,可与血液病致紫癜相鉴别。

(四)毛细血管脆性实验
急性期毛细血管脆性实验阳性。

(五)血沉、血清 IgA 及冷球蛋白
血沉增快,血清 IgA 和冷球蛋白含量增加。但血清 IgA 增高对本病诊断无特异性。

(六)补体
血清 C_3、C1q、备解素多正常。

(七)肾功能
多正常,严重病例可有肌酐清除率降低和 BUN、血 Cr 增高。

(八)血生化
表现为肾病综合征者,有血清蛋白降低和胆固醇增高。

(九)皮肤活检
无论在皮疹部或非皮疹部位,免疫荧光检查均可见毛细血管壁有 IgA 沉积。此点也有助于和除 IgA 肾病外的其他肾炎作鉴别。

(十)肾穿刺活检
肾穿刺活组织检查有助于本病的诊断,也有助于明了病变严重度和评估预后。

五、诊断与鉴别诊断

(一)诊断标准
2009 年中华医学会儿科学分会肾脏病学组制定的儿童紫癜性肾炎的诊治循证指南中诊断标准为:在过敏性紫癜病程 6 个月内,出现血尿和/或蛋白尿诊断为 HSPN。其中血尿和蛋白尿的诊断标准分别为:血尿——肉眼血尿或镜下血尿;蛋白尿——满足以下任一项者:①1 周内 3 次尿常规蛋白阳性;②24 小时尿蛋白定量＞150 mg;③1 周内 3 次尿微量清蛋白高于正常值。极少部分患儿在过敏性紫癜急性病程 6 个月后,再次出现紫癜复发,同时首次出现血尿和/或蛋白尿者,应争取进行肾活检,如为 IgA 系膜内沉积为主的系膜增生性肾小球肾炎,则亦应诊断为 HSPN。

(二)鉴别诊断
HSPN 应与原发性 IgA 肾病、急性肾炎、Goodpasture 综合征、狼疮性肾炎及多动脉炎等鉴别。

六、治疗

(一)一般治疗
急性期有发热、消化道和关节症状显著者,应注意休息,进行对症治疗。

1.饮食控制

目前尚无明确证据证明食物过敏是导致 HSP 的病因,故仅在 HSP 胃肠道损害时需注意控制饮食,以免加重胃肠道症状。HSP 腹痛患儿若进食可能会加剧症状,但是大部分轻症患儿可以进食少量少渣易消化食物。呕血严重及便血者,应暂禁食,给予止血、补液等治疗。严重腹痛或呕吐者可能需要营养要素饮食或肠外营养支持。

2.抗感染治疗

有明确的感染或病灶时应选用敏感的抗生素,但应尽量避免盲目的预防性用抗生素。

(二)肾损害的治疗

根据中华医学会儿科学分会肾脏病学组制定的儿童紫癜性肾炎的诊治循证指南。

1.孤立性血尿或病理Ⅰ级

仅对过敏性紫癜进行相应治疗。应密切监测患儿病情变化,建议至少随访3~5年。

2.孤立性蛋白尿、血尿和蛋白尿或病理Ⅱa级

建议使用血管紧张素转换酶抑制剂(ACEI)和/或血管紧张素受体阻滞剂(ARB)类药物,有降蛋白尿的作用。国内也有用雷公藤多苷进行治疗,疗程3个月,但应注意其胃肠道反应、肝功能损伤、骨髓抑制及可能的性腺损伤的不良反应。

3.非肾病水平蛋白尿或病理Ⅱb、Ⅲa级

用雷公藤多苷疗程3~6个月。也可激素联合免疫抑制剂治疗,如激素联合环磷酰胺治疗、联合环孢素A治疗。

4.肾病水平蛋白尿、肾病综合征或病理Ⅲb、Ⅳ级

该组患儿临床症状及病理损伤均较重,现多采用激素联合免疫抑制剂治疗,其中疗效最为肯定的是糖皮质激素联合环磷酰胺治疗。若临床症状较重、病理呈弥漫性病变或伴有新月体形成者,首选糖皮质激素联合环磷酰胺冲击治疗,当环磷酰胺治疗效果欠佳或患儿不能耐受环磷酰胺时。可更换其他免疫抑制剂。

5.急进性肾炎或病理Ⅳ、Ⅴ级

这类患儿临床症状严重、病情进展较快,现多采用三至四联疗法,常用方案为甲泼尼龙冲击治疗1~2个疗程后口服泼尼松+环磷酰胺(或其他免疫抑制剂)+肝素+双嘧达莫。亦有甲泼尼龙联合尿激酶冲击治疗+口服泼尼松+环磷酰胺+华法林+双嘧达莫治疗。

(三)肾外症状的治疗

1.关节症状治疗

关节痛患儿通常应用非甾体抗炎药能很快止痛。口服泼尼松[1 mg/(kg·d),2周后减量]可降低HSP关节炎患儿关节疼痛程度及疼痛持续时间。

2.胃肠道症状治疗

糖皮质激素治疗可较快缓解急性HSP的胃肠道症状,缩短腹痛持续时间。腹痛明显时需要严密监测患儿出血情况(如呕血、黑便或血便),必要时需行内镜检查。严重胃肠道血管炎,应用丙种球蛋白、甲泼尼龙静脉滴注及血浆置换或联合治疗均有效。

3.急性胰腺炎的治疗

予对症、支持疗法,卧床休息,少蛋白低脂少渣半流饮食,注意维持水电解质平衡,并监测尿量和肾功能。

4.肺出血的治疗

应在强有力支持疗法的基础上,排除感染后早期使用甲泼尼龙静脉冲击,并配合使用环磷酰胺或硫唑嘌呤,加强对症治疗,如贫血严重可予输血,呼吸衰竭时及早应用机械通气,并发DIC可按相关诊疗指南治疗。

七、预后

病理类型与预后有关,病理改变中新月体<50%者,预后好,仅 5%发生肾衰竭,而新月体>50%者,约 30%发生肾衰竭,而新月体超过 75%者发生肾衰竭。按 ISKDC 分类法Ⅱ级、Ⅲa 级预后较好,Ⅲb、Ⅳ及Ⅴ级的预后差。且肾小管间质改变严重者预后差,电镜下见电子致密物沉积在上皮下者预后差。对 HSPN 患儿应加强随访,病程中出现尿检异常的患儿则应延长随访时间,建议随访 3~5 年。

(吴春美)

第六节 乙型肝炎病毒相关性肾炎

乙型肝炎病毒相关性肾炎(hepatitis B virus associated glomerulonephritis,HBV-GN)是指继发于乙型肝炎病毒感染的肾小球肾炎。本病是儿童时期较为常见的继发性肾小球疾病之一,主要表现为肾病综合征或蛋白尿、血尿,病理改变以膜性肾病最多见。1992 年我国将乙肝疫苗纳入计划免疫,儿童 HBV 感染率开始显著降低,HBV-GN 的发病率也呈下降趋势,占儿童肾活检的比例近年已不足 5%。

一、病因

本病由 HBV 感染所致,HBV 是直径为 42~45 nm 的球形颗粒(Dane 颗粒),系 DNA 病毒,由双层外壳及内核组成,内含双股 DNA 及 DNA 多聚酶,其中一条负链为长链约 3.2 kb,另一条正链是短链,约 2.8 kb,长链 DNA 上有 4 个阅读框架,分别编码 HBsAg、HBcAg、HBeAg、DNA 多聚酶和 X 蛋白,HBsAg、HBcAg 和 HBeAg 可以沉积于肾小球毛细血管壁导致肾炎发生,HBV 基因变异也可能在肾炎的发生中起一定作用。

二、发病机制

HBV-GN 的发病机制尚不清楚,目前有以下几种研究结果。

(一)免疫复合物导致的损伤

1.循环免疫复合物

HBsAg 和 HBcAg 与其相应的抗体形成免疫复合物沉积于系膜区或内皮下,引起系膜增生性肾炎或系膜毛细血管性肾炎。HBeAg 与其抗体形成的免疫复合物沉积于基膜引起膜性肾病。

2.原位免疫复合物

主要是 HbeAg 先植入基膜,其抗原再与抗体结合,引起膜性肾病。

(二)病毒直接对肾脏细胞的损害

病毒可以感染肾脏细胞,或者通过产生诸如 X 蛋白等导致细胞病变。

(三)自身免疫性损害

HBV 感染机体后,可以刺激机体产生多种自身抗体,如抗 DNA 抗体、抗细胞骨架成分抗体和抗肾小球刷状缘抗体等,从而产生自身免疫反应,导致肾脏损害。

三、病理

儿童 HBV-GN 大多表现为膜性肾病,其次为膜增生性肾小球肾炎,系膜增生性肾小球肾炎,局灶节段性系膜增生或局灶节段硬化性肾小球肾炎,IgA 肾病。往往伴有轻中度的系膜细胞增生且增生的系膜有插入,但多限于旁系膜区,很少伸及远端毛细血管内皮下。免疫荧光检查 IgG 及 C_3 呈颗粒样沉积在毛细血管壁和系膜区,也常有 IgM、IgA 及 C1q 沉积,肾小球内一般都有 HBV 抗原(HBsAg、HBcAg 和 HBeAg)沉积。电镜检查可见电子致密物在上皮下、内皮下及系膜区沉积。

四、临床表现

本病多见于学龄前期及学龄期儿童,男孩明显多于女孩。起病隐匿,家庭多有 HBV 感染携带者。

(一)肾脏表现

大多表现为肾病综合征或者肾炎综合征,对肾上腺皮质激素治疗一般无反应。水肿多不明显,少数患儿呈明显凹陷性水肿并伴有腹水,高血压和肾功能不全较少见。

(二)肝脏表现

约半数患儿转氨酶升高,黄疸少见。

五、辅助检查

(一)尿液检查

可出现血尿及蛋白尿、管型尿,尿蛋白主要为清蛋白。

(二)血生化检查

往往有清蛋白下降,胆固醇增高,谷丙转氨酶及谷草转氨酶可升高或正常,血浆蛋白电泳 α_2 及 β 球蛋白升高,γ 球蛋白则往往正常。

(三)HBV 血清学标记

大多数患者为乙肝大三阳(HBsAg、HBeAg 及 HBcAb 阳性),少数患者为小三阳(HBsAg、HBeAb 及 HBcAb 阳性),单纯 HBsAg 阳性者较少。

(四)HBV-DNA 检查

血清 HBV-DNA 阳性。

(五)免疫学检查

部分患者血清 IgG 降低,C_3 降低。

(六)肾活检

肾活体组织检查是确定 HBV-GN 的最终手段,是诊断 HBV-GN 的必备条件。

六、诊断

诊断参考 2010 年中华医学会儿科学分会肾脏病学组制定的《儿童乙型肝炎病毒相关性肾炎诊断和治疗循证指南》。

(1)血清乙肝病毒标志物阳性。

(2)患肾病或肾炎并除外其他肾小球疾病。

(3) 肾组织切片中找到乙肝病毒(HBV)抗原或 HBV-DNA。

(4) 肾组织病理改变绝大多数为膜性肾炎,少数为膜增生性肾炎和系膜增生性肾炎。

值得说明的是:①符合第(1)、(2)、(3)条即可确诊,不论其肾组织病理改变如何。②只具备(2)、(3)条时也可确诊。③符合诊断条件中的第(1)、第(2)条且肾组织病理确诊为膜性肾炎时,尽管其肾组织切片中未查到 HBV 抗原或 HBV-DNA,但儿童原发膜性肾病非常少,也需考虑乙肝肾炎的诊断。④我国为 HBV 感染高发地区,如肾小球疾病患者同时有 HBV 抗原血症,尚不足以作为 HBV-GN 相关肾炎的依据。

七、治疗

(一)一般治疗

一般治疗包括低盐、适量优质蛋白饮食;水肿时利尿,一般口服利尿剂,严重水肿时可静脉应用呋塞米,有高凝倾向者需抗血小板或者肝素治疗。

(二)抗病毒治疗

抗病毒治疗是儿童 HBV-GN 主要的治疗方法,抗病毒治疗适合血清 HBV DNA$\geqslant 10^5$ 拷贝/mL(HBeAg 阴性者$\geqslant 10^4$ 拷贝/mL)伴血清 ALT$\geqslant 2\times$ULN 的 HBV-GN。大量蛋白尿患儿血清 ALT$<2\times$ULN 但 HBV DNA$\geqslant 10^5$ 拷贝/mL 也可考虑抗病毒治疗。方法有 α-干扰素隔天注射,每次 300 万/m^2,疗程半年以上;拉米夫定 3 mg/(kg·d)(<100 mg/d),疗程 1 年以上。

(三)糖皮质激素与免疫抑制剂

对儿童 HBV-GN 应以抗病毒治疗为主,在抗病毒治疗同时应慎用糖皮质激素治疗,因为有增加 HBV 复制的风险,不推荐单用激素和免疫抑制剂治疗。

(四)免疫调节剂

可用胸腺素和中药增强免疫治疗,对抑制 HBV 增殖有一定效果。

(吴春美)

第七节 肾小管间质性肾炎

肾小管间质性肾炎(tubulointerstitial nephritis,TIN)是指主要累及肾小管和肾间质的炎症,而肾小球及血管受累相对不明显的一种疾病。虽早在 1898 年 Councilman 已有报道。但多年来它的意义特别是在急性或慢性肾衰竭中的意义很少受到重视。近年认识到它是引起小儿肾衰竭的重要原因;据估计成年人 TIN 占急性肾衰竭的 5%~15%,进入终末期肾衰竭中占 25%;小儿则分别为 5%和 6%~8%。此外因其临床表现常为非特异性,故极易漏诊。故一旦小儿出现无明确原因的肾功能不全时应想到本症;因急性 TIN 是可逆的,及时治疗可防治肾功能的恶化。

临床上常分为急性和慢性两种。前者急起,可表现为急性肾衰竭、肾小管功能障碍及尿沉渣异常,组织学上以肾间质水肿和细胞浸润为主;慢性者常呈一不可逆过程,以间质纤维化和小管萎缩为特点。

一、病因和发病机制

(一)急性 TIN

在小儿由全身性感染和药物引起者为主。

1.感染

可由病原体直接侵袭间质(肾盂肾炎)或间接(亦称反应性)机制引起。前者如细菌、钩端螺旋体、分枝杆菌、CMV 病毒、Hanta 病毒以及多瘤病毒等。后者如布氏杆菌、白喉棒状杆菌、A 族溶血链球菌、支原体及沙门菌;病毒如 EB 病毒、乙肝病毒、人免疫缺陷病毒(HIV)、川崎病、风疹以及麻疹病毒,也见于寄生虫(蛔虫、利什曼原虫及弓形虫属)感染。

2.药物

多种药物可通过过敏机制引起 TIN,如抗癫痫药(卡马西平、苯巴比妥及苯妥英钠)、抗炎药(磺胺药)、止痛药(NSAID)、抗生素(尤其是 p-内酰胺类,如头孢菌素和青霉素及其衍生物)以及利尿剂等。某些药物还可在引起微小病变肾病综合征同时发生 TIN(如氨苄西林、二苯基乙内酰脲、干扰素、锂、NSAID 及利福平)。

3.免疫性疾病时的 TIN

全身性免疫性疾病时可同时有肾小球和肾小管间质受累。儿科最突出的是系统性红斑狼疮,在13%~67%的狼疮患者中肾小管可见免疫复合物沉着,而且 TIN 是狼疮肾进展和影响预后的重要因素。此外 TIN 也偶见于原发性或梅毒引起的膜性肾病。另有学者报道 IgA 肾病中37%肾小管有免疫复合物沉积,且此类患者肾功恶化之概率亦高。全身性免疫性紊乱时也可仅间质及小管受累,如肾移植时的排异反应,另一为 TINU 综合征,即小管间质性肾炎伴眼色素膜炎。此征 1975 年始被报道,患者有急性 TIN 和眼色素膜炎和骨髓肉芽肿,表现有虚弱、厌食、发热、体重下降及多尿。眼部有流泪、眼痛及眼色素膜炎。实验室检查有血沉快,血 IgG 增高,血浆总蛋白增高(>8 g/dL),氮质血症,贫血,尿中有白细胞,蛋白尿,糖尿,间质性肾炎改变可自发缓解或于应用皮质激素后完全缓解,但眼色素膜炎常易复发。

(二)慢性 TIN

可有多种原因,且任何未经控制的急性者也可进入慢性。在小儿时期最多见于各种尿路梗阻(UTO)和重度的膀胱输尿管反流(VUR)。尤其<5 岁且伴有反复尿路感染者。其次为结石、外来肿物压迫及外科手术所致梗阻。遗传性疾病也可造成慢性 TIN,如髓质囊性病、多囊肾(AD,AR)、家族性幼年肾单位肾结核以及髓质海绵肾等。在小儿时期慢性 TIN 还可由代谢病引起。①胱氨酸病。②草酸盐过度产生或小肠过度吸收,造成肾排出草酸盐增多,则肾小管内草酸钙结晶沉积,受累小管萎缩,周围炎症细胞浸润和纤维化。病损先见于近曲小管(该处分泌草酸盐),但严重处常见于髓质(该处管内浓度高),且此类患者之草酸钙结石则由于梗阻更加重 TIN。③高钙血症:任何原因致高血钙则首先可见髓质小管上皮细胞局灶褪变和坏死,后因受累小管萎缩和梗阻致近端小管扩张。其后肾小管基膜钙化及其周围间质浸润增生。受损处的钙沉着可致肾钙化。④钾不足:严重钾不足时主要为近曲小管受累(上皮空泡变性)。动物实验证实持久的低钾可致肾间质纤维化和瘢痕。⑤尿酸盐:尿酸负荷致肾受损,不定形尿酸盐结晶沉于肾间质引起周围巨噬细胞反应,与此同时,在小管及集合管中也有其结晶,最终导致间质纤维化、小管扩张及萎缩,此种损害只发生于血尿酸持续在 595~773 μmol/L(10~13 mg/dL)时。

二、病理

急性者主要是肾间质细胞浸润(以淋巴细胞为主,但也可有单核-巨噬细胞、嗜酸性粒细胞以及浆细胞和成纤维细胞),水肿和肾小管细胞变平、萎缩、退行性病变及刷状缘消失。电镜下有线粒体损伤、胞浆空泡变性及粗面内质网扩张。免疫荧光检查,一般 Ig 和补体阴性,但由红斑狼疮、梅毒和乙肝病毒感染引起者可见免疫复合物沉积。

慢性者特点是间质纤维化和小管萎缩,并也常见肾小球硬化、萎缩及肾小球周围纤维化。

三、临床表现

急性者病情轻重悬殊,此与病因及肾间质受损程度和部位有关。可表现为急性肾衰竭及肾小管功能障碍,偶见肾病综合征。起病时乏力、厌食、体重下降、腹痛、头痛、苍白及呕吐。由感染引起者有发热,发生于感染初几天,而很少在 10～12 天后(此与感染致肾小球损害者不一);由药物过敏引起者有发热(30%～100%)、皮疹(30%～50%)及嗜酸性粒细胞增多三大症状,此外,还有关节疼(15%～20%)。由本症导致的急性肾衰竭中 30%～40% 为非少尿型。

慢性者潜隐起病,直至病程后期也常无明显临床症状。患者可有多饮多尿,夜尿,体重下降,乏力。高血压常为后期表见,一般无水肿。疾病后期表现慢性肾衰竭,伴显著高血压、高血压眼底改变及左心室肥厚,此时常难于区别原发病为肾小球疾病或间质炎症改变。因此时病理上多兼有肾小球硬化和间质纤维化。

四、实验室检查

(一)尿液检查

急性者最常见为蛋白尿和镜下血尿。由肾小管损伤所致蛋白尿一般为轻至中度(<1 g/24 h),其中 β_2-微球蛋白和其他小分子量蛋白约占 50%。由药物引起者多有镜下血尿,偶见红细胞管型。尿沉渣瑞氏染色可检见嗜酸性粒细胞,此对本症诊断有助;正常时尿中无嗜酸性粒细胞,当其占尿白细胞中 1%～5%,即有诊断意义,由药物引起之急性 TIN 患者中 50%～90% 为阳性。

当近端小管功能障碍时有糖尿、磷尿、氨基酸尿和重碳酸盐尿。药物引起者可仅为糖尿。此外检测磷酸盐重吸收(<80% 为异常)和尿钠排泄分数(>3% 为异常)可证实近端小管受损。远端小管受累可致重碳酸盐尿及肾小管酸中毒,但最常见的是尿浓缩功能减退。

慢性 TIN 也可有上述尿异常,但以失盐和尿浓缩功能减退为最常见。病程后期尿呈等张,比重固定在 1.015,尿渗透压 <300 mOsm/L。

(二)患者常见贫血,血白细胞增多

由药物引起者 60%～100% 有嗜酸性粒细胞增多;还常伴血中 IgE 增高(50% 病例)。急性 TIN 常见高钾高氯性代谢性酸中毒,此由远端小管功能障碍所致;近端小管障碍则高氯性酸中毒、低磷血症和低尿酸血症,高氯性代谢性酸中毒为诊断急性 TIN 的重要线索,并有助于区别由急性肾小管坏死或急进性肾炎所致的急性肾衰竭。

五、鉴别诊断

急性 TIN 应与急性肾小球肾炎、急性肾小管坏死(ATN)和血管炎区别。AGN 多同时有水肿及血压高等表现。当患者有用药史,发生急性肾衰竭时应区别 ATN 和 TIN。注意 TIN 可能

有发热、皮疹及关节痛等变态反应的表现,血中 IgE 增高,嗜酸性粒细胞增多,高氯性(阴离子间隙正常)代谢性酸中毒,此外尿/血浆渗透压比例高,尿钠水平低,也助于区别 ATN。镓扫描发现肾摄取增加提示非特异间质炎症反应。此外本症停药后 90% 以上肾功能可改善,确诊尚依赖于肾活体组织检查。

对有造成 TIN 的病因存在、发生肾功能减退以及肾小管功能障碍者应疑及本症,确诊依赖肾活体组织检查。

六、治疗

(一)恰当的治疗涉及各种病因

考虑与药物有关应停用并且注意勿用与原药有交叉反应者,如有报告发现由甲氧苯青霉素引起者,当换用萘夫西林或头孢噻吩而再次发生 ATN 者。由感染导致者应治疗感染,小儿由 UTO 或 VUR 引起者易反复感染和进行性肾损害,故应考虑给予外科手术矫正。

(二)支持治疗

支持治疗包括纠正水、电解质紊乱,必要时需行透析。

(三)有关激素和/或细胞毒药物之应用

因缺乏前瞻对照研究,目前未获结论。有些报道用于药物引起或特发性者有益。在一回顾性研究中,应用泼尼松 4～6 周者,其 ARF 恢复时间虽与未用者相似,但 8 周时治疗组血肌酐水平较对照组为低。目前一般看法是开始一般治疗后肾功能不见好转或继续恶化者以及少尿型急性肾衰竭时给予泼尼松,小儿患者的效应较快,并常可于 2～4 周内迅速减量。

(吴春美)

第八节 IgA 肾病

IgA 肾病是 1968 年由 Berger 首先描述的,以系膜增生及系膜区显著弥漫的 IgA 沉积为特征的一组肾小球疾病。其临床表现多种多样,以血尿最为常见。IgA 肾病可分为原发性和继发性两种类型,后者常继发于肝硬化、肠道疾病、关节炎以及疱疹性皮炎等疾病,也以肾小球系膜区显著的 IgA 沉积为特点。原发性 IgA 肾病在世界许多地方被认为是一种最常见的肾小球肾炎,而且是导致终末期肾衰竭的常见原因之一。本节主要介绍原发性 IgA 肾病。

一、病因及发病机制

病因还不十分清楚,与多种因素有关。由于肾组织内有 IgA、C_3 或/和 IgA、IgG 的沉积,因此 IgA 肾病是一种免疫复合物性肾炎,其发病与 IgA 免疫异常密切相关,目前有关研究已深入到 IgA 分子结构水平。

(一)免疫球蛋白 A 的结构与特征

IgA 是一种重要的免疫球蛋白,约占血清总免疫球蛋白的 15.2%,80% 的血清 IgA 是以单体四条链的形式出现,单体间的连接靠二硫键和 J 链稳定。依 α 重链抗原性不同,将 IgA 分为 2 个血清型,即 IgA1 和 IgA2。

IgA1 是血清中的主要亚型,占 80%~90%,IgA2 仅占 10%~20%。IgA1 绞链区比 IgA2 长 1 倍,IgA2 又可分为 IgA2m(1)和 IgA2m(2),尽管血清 IgA2 浓度仅及 IgA1 的 1/4,但分泌液中 IgA2 浓度与 IgA1 相等。在 IgA2m(1)结构中,α 链与轻链间无二硫键,靠非共价键连接,但轻链间及 α 链间则由二硫链相连接。

另一种形式的 IgA 称为分泌型 IgA(SIgA),存在于人的外分泌物中,如唾液、眼泪、肠内分泌物以及初乳中。分泌型 IgA 与血清型不同,它是一个二聚体分子,带一个 J 链和另一个外分泌成分(SC)组成(IgA)2-J-SC 复合物。而血清型则是(IgA)2-J 组成。

J 链由 137 个氨基酸构成,分子量 1 500,是一种酸性糖蛋白,含 8 个胱氨酸残基,6 个与链内二硫链形成有关,而 2 个与 α 链的连接有关。已知 α 链的 C 末端有 18 个额外的氨基酸残基,J 链是通过与 α 链的 C 端的第 2 个半胱氨酸残基与 α 链相连的。两者都是由浆细胞产生,并且在分泌时就连接在一起了。

SC 是由黏膜组织或分泌腺体中的上皮细胞合成的,通过二硫键同人 SIgA 的两个单体 IgA 中的一个相连接,SC 是由 549~558 个氨基酸组成的多肽链,分子量约 7 万,糖基含量高达 20%。其多肽链上有 5 个同源区,每个同源区由 104、114 个氨基酸组成,这些同源区在立体结构上与 Ig 相似。现已知连接到 α 链是在 Fc 区,但精确定位尚不清楚。SIgA 的构型可能是:①一种堆加起来的 Y 型排列;②末端对末端的排列,两个 IgA 通过 Fcα 区相连接,组成双 Y 字形结构。

局部组织浆细胞产生的(IgA)2-J 通过:①与上皮细胞基底侧表面的 SC 结合后,形成 IgA-J-SC,转送到一个囊泡中的顶端表面而分泌出去;②(IgA)2-J 经淋巴管进入血液循环,同肝细胞表面的 SC 结合而清除,再经肝细胞的囊泡机制而转送入胆道,并最终进入肠道。

血清 IgA 末端相互连接可形成末端开放的多聚体,而且一个明显的特征是多聚体大小的异质性,血清中 IgA 有 20%是以多聚体形或存在的,且沉降系数为 10S、13S 及 15S 不等,此外 IgA 有易于同其他蛋白质形成复合物的倾向,这都是由于 α 链的氨基酸残基极易于形成分子间的二硫键。IgA 分子结构的这些特性在 IgA 肾病的发生上有重要意义。

(二)IgA 在肾小球系膜区的沉积

在 IgA 肾病中,IgA 沉积的方式与肾小球的病理变化是相平行的。系膜区的 IgA 沉积伴随系膜增生,毛细血管上的沉积则伴随血管内皮的改变。

引起 IgA 沉积的病理因素有:①抗原从黏膜处进入体内并刺激 IgA 免疫系统,抗原成分范围很广,包括微生物及食物(卵清蛋白、牛血清蛋白、酪蛋白和胶)等;②IgA 免疫反应异常导致高分子量的多聚 IgA 形成;③结合抗原的多聚 IgA 通过静电(λ 链)、受体(FcαR)或与纤维连接蛋白结合而沉积于肾脏,已发现血清中 IgA-纤维连接蛋白复合物是 IgA 肾病的特征;④其他 IgA 清除机制(如肝脏)的受损或饱和。

现有的研究表明,IgA 肾病中在肾小球内沉积的 IgA 主要是多聚的 λ-IgA1,IgA 肾病患者的血清 IgA1、多聚 IgA 和 λ-IgA1 水平均可见增高。患者 B 细胞存在 β-1,3 半乳糖基转移酶(β-1,3GT)的缺陷,导致 IgA1 绞链区 O 型糖基化时,末端链接的半乳糖减少,这一改变可能影响 IgA1 与肝细胞上的寡涎酸蛋白受体(ASGPR)结合而影响 IgA 的清除,而且能增加其与肾脏组织的结合而沉积。

Harper 等采用原位杂交技术研究发现 IgA 肾病肠道黏膜表达合成多聚 IgA 的必需成分 J 链 mRNA 水平降低,而骨髓则升高。此外,扁桃体 PIgA1 产生也增多。由于扁桃体

PIgA产量远低于黏膜及骨髓,因此,沉积在肾组织中的PIgA1可能主要来源于骨髓而非扁桃体及黏膜。

(三)IgA肾病的免疫异常

对IgA肾病体液及细胞免疫的广泛研究,表明IgA肾病患者存在免疫异常,包括以下几种情况。

1.自身抗体

Fornesier等已在肾病患者血清中发现有针对肾脏系膜细胞胞浆大分子成分的抗体。此外还有针对基底膜Ⅰ、Ⅱ、Ⅲ型胶原纤维、层黏蛋白及G liadin等成分的抗体。在部分患者血液中还发现IgA型抗中性粒细胞胞浆抗体(IgA-ANCA)。IgA肾病接受同种肾移植后,在移植肾重新出现IgA肾病病理改变者高达50%,这些资料均说明自身抗体在IgA肾病的发病中起重要作用。

2.细胞免疫

研究表明,细胞免疫功能的紊乱也在IgA肾病发病中起重要作用。IgA特异性抑制T细胞活性的下降导致B细胞合成IgA的增加。T辅助细胞(Th)数在IgA肾病活动期也增高,因此活动期时Th/Ts增高。具有IgA特异性受体的T细胞称为Tα细胞,Tα细胞具有增加IgA产生的作用。有人发现IgA肾病尤其是表现为肉眼血尿的患者Tα明显增多,Tα辅助细胞明显增多导致了IgA合成的增多。

3.细胞因子与炎症介质

许多细胞因子参与了免疫系统的调节,包括淋巴因子、白介素(interleukin,IL)、肿瘤坏死因子以及多肽生长因子,这些细胞因子对于行使正常的免疫功能起重要作用,在异常情况下也会导致细胞因子网络的失调,从而产生免疫损伤。在肾小球系膜细胞增生的过程中,细胞因子与炎症介质(补体成分MAC、IL1、MCP-1及活性氧等)发挥着重要作用。

4.免疫遗传

已有家族成员先后患IgA肾病的报道,提示遗传因素在IgA肾病中有重要作用。IgA肾病相关的HLA抗原位点也报道不一,欧美以Bw35,日本和我国以DR4多见,也有报道我国北方汉族以DRW12最多见,此外还有与B12、DR1、ACE D/D基因型相关的报道。

二、病理

光镜表现为肾小球系膜增生,程度从局灶、节段性增生到弥漫性系膜增生不等。部分系膜增生较重者可见系膜插入,形成节段性双轨。有时还见节段性肾小球硬化、毛细血管塌陷及球囊粘连。个别病变严重者可出现透明样变和全球硬化,个别有毛细血管管袢坏死及新月体形成。Masson染色可见系膜区大量嗜复红沉积物,这些沉积物具有诊断价值。Ⅰ、Ⅲ、Ⅳ型胶原及层黏蛋白、纤维结合蛋白在IgA肾病肾小球毛细血管袢的表达明显增加,Ⅰ、Ⅲ型胶原在系膜区表达也明显增加,多数患者肾小管基底膜Ⅳ型胶原表达也增加。

电镜下主要为不同程度的系膜细胞和基质增生,在系膜区有较多的电子致密物沉积,有些致密物也可沉积于内皮下。近年报道,肾小球基底膜超微结构也有变化,10%左右的IgA肾病有基底膜变薄,究竟是合并薄基底膜病还是属于IgA肾病的继发改变尚不清楚。

三、临床表现

本病多见于年长儿童及青年,男女比为 2∶1,起病前多常有上呼吸道感染的诱因,也有由腹泻及泌尿系统感染等诱发的报道。临床表现多样化,从仅有镜下血尿到肾综合征,均可为起病时的表现,各临床表现型间也可在病程中相互转变,但在病程中其临床表现可相互转变。

80% 的儿童 IgA 肾病以肉眼血尿为首发症状,北美及欧洲的发生率高于亚洲,常和上呼吸道感染有关(Berger 病);与上呼吸道感染间隔很短时间(24~72 小时),偶可数小时后即出现血尿。且多存在扁桃体肿大,扁桃体切除后多数患者肉眼血尿停止发作。

也有些患儿表现为血尿和蛋白尿,此时血尿既可为发作性肉眼血尿,也可为镜下血尿,蛋白尿多为轻-中度。

以肾病综合征为表现的 IgA 肾病占 15%~30%,三高一低表现突出,起病前也往往很少合并呼吸道感染。

亦有部分病例表现为肾炎综合征,除血尿外,还有高血压及肾功能不全。高血压好发于年龄偏大者,成人占 20%,儿童仅 5%。高血压是 IgA 肾病病情恶化的重要标志,多数伴有肾功能的迅速恶化。不足 5% 的 IgA 肾病患者表现为急进性肾炎。

四、实验室检查

(一)免疫学检查

1/4~1/2 患者血 IgA 增高,主要是多聚体 IgA 的增多;1/5~2/3 患儿血中可检出 IgA 循环免疫复合物和/或 IgG 循环免疫复合物;少数患者有抗"O"滴度升高;补体 C_3、C_4 多正常。IgA 型类风湿因子以及 IgA 型 ANCA 也时常为阳性,有人认为血中升高的 IgA-纤维结合蛋白复合物是 IgA 肾病的特征性改变,有较高诊断价值。

(二)免疫病理

肾脏免疫病理是确诊 IgA 肾病唯一关键的依据。有人进行皮肤免疫病理检查发现,20%~50% 患者皮肤毛细血管壁上有 IgA、C_3 及备解素的沉积,Bene 等报道皮肤活体组织检查的特异性和敏感性分别为 88% 和 75%。

五、诊断

(一)诊断

年长儿童反复发作性肉眼血尿并多有上呼吸道或肠道感染的诱因,应考虑本病;表现为单纯镜下血尿或肉眼血尿或伴中等度蛋白尿时,也应怀疑 IgA 肾病,争取尽早肾活体组织检查。以肾病综合征、急进性肾炎综合征和高血压伴肾功能不全为表现者也应考虑本病,确诊有赖肾活体组织检查。

(二)WHO 对本病的病理分级

Ⅰ级:光镜大多数肾小球正常,少数部位有轻度系膜增生伴/不伴细胞增生。称微小改变,无小管和间质损害。

Ⅱ级:少于 50% 的肾小球有系膜增生,罕有硬化、粘连和小新月体,称轻微病变,无小管和间质损害。

Ⅲ级:局灶节段乃至弥漫性肾小球系膜增宽伴细胞增生,偶有粘连和小新月体,称局灶节段性肾小球肾炎。偶有局灶性间质水肿和轻度炎症细胞浸润。

Ⅳ级：全部肾小球示明显的弥漫性系膜增生和硬化，伴不规则分布的、不同程度的细胞增生，经常可见到荒废的肾小球。少于50%的肾小球有粘连和新月体。称弥漫性系膜增生性肾小球肾炎。有明显的小管萎缩和间质炎症。

Ⅴ级：与Ⅳ级相似但更严重，节段和/或球性硬化、玻璃样变以及球囊粘连，50%以上的肾小球有新月体，称之为弥漫硬化性肾小球肾炎。小管和间质的损害较Ⅳ级更严重。

六、治疗

既往认为对本病尚无特异疗法，而且预后相对较好，因此治疗措施不是很积极。但近年来随着对本病的认识深入，有许多研究证明积极治疗可以明显改善预后。IgA肾病从病理变化到临床表现都有很大差异，预后也有很大区别，因此，治疗措施必须做到个体化。

(一) 一般治疗

儿童最多见的临床类型是反复发作性的肉眼血尿，且大多有诱因如急性上呼吸道感染等，因此要积极控制感染，清除病灶，注意休息。短期抗生素治疗对于控制急性期症状也有一定作用。对于合并水肿、高血压的患儿，应相应给予利尿消肿，降压药物治疗，并采用低盐、低蛋白饮食。

(二) 肾上腺皮质激素及免疫抑制剂

对于以肾病综合征或急进性肾炎综合征起病的患儿，应予以皮质激素及免疫抑制剂治疗。日本曾作全国范围多中心对照研究，采用泼尼松及免疫抑制治疗IgA肾病的患儿，其远期肾功能不全的比例要明显低于使用一般性治疗的患儿。

Kabayashi曾回顾性研究二组患者，一组为29例，蛋白尿>2 g/d，泼尼松治疗1~3年，随访2~4年，结果表明早期的激素治疗(Ccr在70 mL/min以上时)对于稳定肾功能及延缓疾病进展有益。对另一组18例蛋白尿1~2 g/d的IgA肾病也采用皮质激素治疗，同时以42例使用双嘧达莫及吲哚美辛的IgA患者作对照，治疗组在稳定肾功能及降压蛋白尿方面明显优于对照组。

Lai等报道了一个前瞻性随机对照试验结果，17例患者每天服用泼尼松4个月，与17例对照组相比，平均观察38个月，两组内生肌酐清除率无显著差异，泼尼松治疗对轻微病变的肾病综合征患者，可明显提高缓解率，但有一定不良反应。这一研究提示泼尼松治疗对于IgA肾病是有益的。

有人报道一组对成人IgA肾病的对照研究以考察硫唑嘌呤和泼尼松的疗效。66例患者使用硫唑嘌呤和泼尼松，结果表明其在减慢IgA肾病进展方面，与48例未接受该治疗的对照组比较是有益的。

最近，Nagaoka等报道一种新型免疫抑制剂——咪唑立宾，用于儿童IgA肾病治疗，该药安全、易耐受，可长期服用，并能显著减少蛋白尿和血尿程度，重复肾活体组织检查证实肾组织病变程度减轻。

有关应用环孢霉素的报道较少，Lai等曾应用环孢素A进行了一个随机、单盲对照试验，治疗组及对照组各12例，患者蛋白尿>1.5 g/d，并有肌酐清除率减退[Ccr(77±6)mL/min]，予环孢素A治疗12周，使血浆浓度水平控制在50~100 ng/mL。结果显示蛋白排泄显著减少，同时伴随着血浆肌酐清除率提高，但这些变化在终止治疗后则消失。

总之,免疫抑制剂在治疗 IgA 肾病方面的功效仍有待评价。Woo 和 Wallker 分别观察了环磷酰胺、华法林、双嘧达莫及激素的联合治疗效果,结果与对照组相比,在治疗期间可以降低蛋白尿并稳定肾功能,但随访 2~5 年后,肾功能保护方面与对照组相比较无明显差异。

(三)免疫球蛋白

在一组开放的前瞻性的研究中,Rostoker 等人采用大剂量免疫球蛋白静脉注射,每天 1 次,每次 2 g/kg,连用 3 个月,然后改为 16.5% 免疫球蛋白肌内注射,每次 0.35 mL/kg,每半月 1 次,连用 6 个月,结果发现,治疗后尿蛋白排泄由 5.2 g/d 降至 2.2 g/d,血尿及白细胞尿消失,肾小球滤过率每月递减速率由 -3.78 mL/min 减慢至 0。

(四)鱼油

IgA 肾病患者缺乏必需脂肪酸,而鱼油可补充必需脂肪酸,从而防止早期的肾小球损害。鱼油富含长链 ω-3-多聚不饱和脂肪酸、EPA 及 DHA,这些物质可代替花生四烯酸,作为脂氧化酶和环氧化酶的底物而发挥作用,改变膜流动性,降低血小板聚集。早在 1984 年 Hamazaki 收集 20 例 IgA 肾病患者做了初步研究,治疗组接受鱼油治疗 1 年,肾功能维持稳定,而未接受鱼油的对照组,则显示血浆肌酐清除率的降低。

1994 年 Donadio 进行了多中心的双盲随机对照试验。共收集 55 例患者,每天口服 12 g 鱼油为治疗组,51 例患者服橄榄油为对照组,所选病例中 68% 的基础血肌酐值增高,初始观察终点是血肌酐上升 $\geq 50\%$,结果为在治疗期间(2 年),鱼油组仅 6% 的患者进展到观察终点,而对照组达 33%,每年血肌酐的增高速率在治疗组为 0.03 mg/dL,对照组为 0.14 mg/dL。4 年后的终末期肾病发生率,对照组为 40%,治疗组则为 10%,结果有统计学显著意义,没有患者因不良反应而停止治疗。表明鱼油可减慢 GFR 的下降率。该学者在 1999 年又报道了上述病例远期随访结果,表明早期并持续使用鱼油可明显延缓高危 IgA 肾病患者的肾衰竭出现时间。

(五)其他

Copp 最近组织了一个为期 6 年的前瞻多中心双盲随机对照研究,以探讨长效服用贝那普利,0.2 mg/(kg·d),对中等程度蛋白尿、肾功能较好的儿童和青年 IgA 肾病患者的治疗功效,试验于 2004 年已完成。

以往有人采用苯妥英钠 5 mg/(kg·d) 治疗 IgA 肾病,发现可降低血清中 IgA 及多聚 IgA 水平,且血尿发作次数减少,但循环免疫复合物未减低,且远期疗效不肯定,近年已很少使用。

中医中药治疗 IgA 肾病也有一定疗效,对于中等程度的蛋白尿,使用雷公藤多甙片 1 mg/(kg·d) 治疗 3 个月,可获明显疗效。

(六)透析及肾移植

对终末期肾衰竭患者可行透析及移植治疗。

七、预后

成人 IgA 肾病 10 年后约 15% 进展到终末肾功衰竭,20 年后升至 25%~30%。儿童 IgA 肾病预后好于成人,Yoshikawa 报道 20 年后 10% 进展到终末肾衰竭。影响预后的因素很多,重度蛋白尿、高血压、肾小球硬化以及间质小管病变严重均是预后不良的指标;男性也易于进展;肉眼血尿与预后的关系尚存争议。据报道,IgA 肾病患者从肾功能正常起每年 GFR 的减低速度为 1~3 mL/min,而表现为肾病综合征的 IgA 肾病患者 GFR 递减率为 9 mL/min。合并高血压时,GFR 减低速度更是高达每年 12 mL/min,因此,控制血压和蛋白尿在 IgA 肾病治疗中至关重要。

(吴春美)

第九节　原发性肾病综合征

小儿原发性肾病综合征(primary nephrotic syndrome, PNS)是一组由多种原因引起的肾小球基底膜通透性增加,导致血浆内大量蛋白质从尿中丢失的临床综合征。临床有以下四大特点：①大量蛋白尿；②低清蛋白血症；③高脂血症；④明显水肿。以上以第①、第②两项为必备的基本条件。

本征在小儿肾脏疾病中发病率仅次于急性肾炎,是小儿常见的肾脏疾病。我国小儿肾脏病科研协作组的调查结果肾病综合征占同期住院泌尿系统疾病患儿的 21%。男性患病明显占优势,男女比例为 3.7∶1。发病年龄多为学龄前儿童,3～5 岁为发病高峰。Schlesinger 报道,在美国儿童每 10 万人中每年有 2 例新病例,而黑人儿童似乎比白人儿童发病率略高。

一、病因及发病机制

PNS 约占小儿时期 NS 总数的 90%。原发性肾脏损害使肾小球通透性增加导致蛋白尿,而低蛋白血症、水肿和高胆固醇血症是继发的病理生理改变。

PNS 的病因及发病机制目前尚不明确。近年研究已证实下列事实：①肾小球毛细血管壁结构或电化学改变可导致蛋白尿。实验动物模型及人类肾病的研究看到微小病变时肾小球滤过膜多阴离子丢失,致静电屏障破坏,使大量带阴电荷的中分子血浆清蛋白滤出,形成高选择性蛋白尿。因分子滤过屏障损伤,尿中丢失大中分子量的多种蛋白,形成低选择性蛋白尿。②非微小病变型常见免疫球蛋白和/或补体成分肾内沉积,局部免疫病理过程可损伤滤过膜正常屏障作用而发生蛋白尿。③微小病变型肾小球未见以上沉积,其滤过膜静电屏障损伤原因可能与细胞免疫失调有关。

近年发现 NS 的发病具有遗传基础。国内报道糖皮质激素敏感 NS 患儿 HLA-DR7 抗原频率高达 38%,频复发 NS 患儿则与 HLA-DR9 相关。另外 NS 还有家族性表现,且绝大多数是同胞患病。在流行病学调查发现,黑人患 NS 症状表现重,对糖皮质激素反应差。提示 NS 发病与人种及环境有关。

自 1998 年以来,对足细胞及裂孔膈膜的认识从超微结构跃升到细胞分子水平提示"足细胞分子"nephrin、CD2-AP、podocin、α-actinin-4 等是肾病综合征发生蛋白尿的关键分子。

二、病理

原发性肾病综合征可见于各种病理类型肾小球疾病。根据国际儿童肾脏病研究组(1979)对 521 例小儿原发性肾病综合征的病理观察有以下类型：微小病变(76.4%),局灶性节段性肾小球硬化(6.9%),膜性增生性肾小球肾炎(7.5%),单纯系膜增生(2.3%),增生性肾小球肾炎(2.3%),局灶性球性硬化(1.7%),膜性肾病(1.5%),其他(1.4%)。由此可见,儿童肾病综合征最主要的病理变化是微小病变型占大多数。

三、诊断要点

(一)临床表现

(1)起病缓慢,各种感染可以诱发。

(2)水肿可轻可重,呈指凹性,严重者可出现浆膜腔积液,腹部及大腿内侧皮肤可出现紫纹。

(3)可出现蛋白质营养不良及营养不良性贫血,可有生长发育迟缓。

(4)常易并发各种感染,以呼吸道感染最常见,其次为皮肤感染,泌尿道感染及腹膜炎。

(5)可并发低钠血症、低钾血症及低钙血症。

(6)有的病例可发生低血容量性休克或出现意识不清,视力障碍,头痛、呕吐及抽搐等脑病症状。

(7)血液呈高凝状态,有的病例可发生动脉或静脉血栓。临床有下列情况之一者要考虑有血栓形成。①两侧下肢不对称,不随体位改变而变化;②皮肤突发紫斑伴有疼痛,紫斑可迅速扩大,局部皮温升高;③阴囊水肿呈紫色;④顽固性腹水;⑤下肢疼痛伴足背动脉搏动消失;⑥突发腰痛,出现血尿或血尿加重,少尿甚至发生肾衰竭,在排除结石后要考虑肾静脉血栓形成;⑦不明原因的呼吸困难、胸痛、咳嗽、咯血、冷汗、发绀,甚至突然出现晕厥,在排除其他疾病的基础上要考虑肺栓塞;⑧不明原因的失语,偏瘫系脑血管栓塞症状。

(8)肾小管功能障碍,可有低血磷性佝偻病、肾性糖尿病、继发性Fanconi综合征或肾小管酸中毒等。

(二)实验室检查

(1)尿蛋白定性多在+++以上,定量>50 mg/(kg·d)。

(2)血清总蛋白及清蛋白降低,清蛋白<30 g/L。血清蛋白电泳,清蛋白比例减少,α_2球蛋白比例增加,γ球蛋白多见降低。

(3)血清胆固醇>5.7 mmol/L。

(4)血沉增快。

(5)部分病例血清补体C_3降低,尿补体C_3增高。

(6)部分病例可有轻重不等的肾功能障碍和氮质血症。

(7)部分病例血小板计数和血纤维蛋白原增高,血小板聚集率增高。

(8)部分病例血清IGF-1、IGFBP3降低。

(三)诊断与鉴别诊断

临床上根据血尿、高血压、氮质血症、低补体血症的有无将肾病综合征分为单纯性和肾炎性。全国儿科肾脏病科研协作组制定的肾炎性肾病的诊断标准为:①尿检查红细胞超过10个/高倍视野(指分散2周内3次以上离心尿检查)。②反复出现高血压,学龄儿童超过17/12 kPa(130/90 mmHg),学龄前儿童超过16/11 kPa(120/80 mmHg),并排除由类固醇皮质激素所致。③持续性氮质血症,尿素氮超过10.7 mmol/L,并排除由于血容量不足所致。④血C_3反复降低。凡具有以上四项中之一项或多项者属肾炎性肾病,不具以上条件者为单纯性肾病。

有条件的医疗单位应开展肾活体组织检查以确定病理诊断。

四、治疗要点

(一) 一般治疗

1. 休息

水肿显著或大量蛋白尿,或严重高血压者均需卧床休息。病情缓解后可逐渐增加活动量,但不可过累。在校儿童肾病活动期应休学。

2. 饮食

显著水肿和严重高血压时应短期严格限制水钠摄入,病情缓解后不必继续限盐。一般病例活动期在无盐饮食基础上另加食盐 1~2 g/d。蛋白质摄入以 1.5~2 g/(kg·d)为宜。所供蛋白质以高生物价的动物蛋白(乳、鱼、蛋、禽、牛肉等)为宜。血尿素氮＞9 mmol/L(25 mg/dL)时蛋白质摄入不可过多。在应用激素过程中每天应给予维生素 D 400 U 及适量钙剂。

3. 防治感染

防治感染在治疗中非常重要。

4. 利尿

对激素耐药或使用激素之前,水肿较重伴尿少者可配合使用利尿剂,但需密切观察出入水量、体重变化及电解质紊乱。

(1)氢氯噻嗪:1~2 mg/(kg·次),每 6 小时 1 次,无效时可加用螺内酯 1 mg/(kg·次),每天 4 次。

(2)呋塞米:1~2 mg/(kg·次),静脉给药,先从小剂量开始,无效时可加倍使用,每天 3~4 次。但需慎用,防止因大量利尿而加重血容量不足,出现低血容量性休克或诱发血栓形成。

(3)有严重的低蛋白血症时可用右旋糖酐-40 5~10 mL/(kg·次)静脉推注或无盐人清蛋白 0.5~1 g/kg 静脉滴注,30~60 分钟后静脉注射呋塞米 1 mg/(kg·次),可获满意效果。必要时每天可重复 1~2 次。

5. 对家属的教育

应使父母及患儿很好地了解肾病的有关知识,并且应该教给用试纸检验尿蛋白的方法。

(二) 激素疗法

1. 初治病例诊断确定后可选用 1984 年南宁会议制定的方案。

(1)泼尼松短程疗法:可用于泼尼松治疗四周内达完全效应的病例。泼尼松每天 2 mg/kg(一般不超过每天 60 mg),分 3~4 次服用,共 4 周。4 周内对呈泼尼松完全效应者改为隔天 2 mg/kg,早餐后顿服,共 4 周,然后骤然停药。全疗程共 8 周。

(2)泼尼松中、长疗法:可用于各种类型的肾病综合征。先以泼尼松每天 2 mg/kg(一般不超过每天 60 mg),分 3~4 次服用。若 4 周内尿蛋白转阴,则自转阴日至少巩固两周方始减量。以后改为隔天 2 mg/kg 早餐后顿服,继用 4 周。以后每 2~4 周减量 1 次,均匀递减直至停药。疗程必须达 6 个月(中程疗法)。开始治疗后 4 周尿蛋白未转阴,可继服至尿蛋白阴转后 2 周,一般不超过 10 周。以后再改为隔天 2 mg/kg 早餐后顿服,继用 4 周,以后每 2~4 周减量 1 次,直至停药,疗程 9~12 个月(长程疗法)。

2. 中南大学湘雅二医院采用日单剂量泼尼松长程治疗

泼尼松,2 mg/(kg·d)(最大量 60 mg/d),每天晨 8 时顿服,服 8 周。如尿蛋白在前 4 周内转阴,于 8 周末改 2 mg/kg,隔天顿服,服 4 周,如继续缓解,逐渐每 4 周减量 1 次 5 mg,至维持量

0.5~1 mg/kg,隔天顿服,持续服3个月,再逐渐减量停药。如尿蛋白在后4周内转阴,则于8周末开始按总量减5 mg,每天顿服,服4周,如继续缓解,即按每4周减5 mg,减至0.5~1 mg/(kg·d),服4周后改隔天顿服8~12周,再减量停药。总疗程1年左右。如病情8周内未完全缓解,原剂量延长2周,不管尿蛋白是否转阴,于10周末按上法减量。

总之对单纯性肾病或微小病变性肾病初次治疗,多首选激素治疗。在激素应用上,应强调:"始量要足,减量要慢,维持要长"的原则。

3.激素冲击疗法

主要用于肾病频复发或激素依赖者。

(1)甲泼尼龙:剂量15~30 mg/(kg·d)(最大量1 g/d)溶于10%葡萄糖液100~200 mL中,1~2小时内静脉滴注,连用3天为1个疗程,必要时隔1~2周再用1~2个疗程。两疗程之间以泼尼松2 mg/kg,隔天顿服,以后逐渐减量。

(2)地塞米松:剂量2 mg/(kg·d)(最大量50 mg/d)溶于10%葡萄糖液100~200 mL中,1~2小时静脉滴注。头3次每天1次,后3次为隔天1次。共6次为1个疗程,疗程结束继以泼尼松2 mg/kg,隔天顿服,服4周,以后逐渐减量。

4.频复发和激素依赖性肾病的其他激素疗法

(1)调整激素的剂量和疗程:激素治疗后或在减量的过程中复发的病例,原则上再次恢复到初始疗效剂量或上一个疗效剂量。可改隔天疗法为每天疗法,或将激素减量的速度放慢,延长疗程,乃至加到初治剂量。同时注意查找患儿有无感染或影响激素疗效的因素存在。

(2)更换激素制剂:肾病初治多采用中效激素泼尼松,对泼尼松疗效较差的病例,可换用其他制剂,如下。①地塞米松:用DXM 0.75 mg取代泼尼松5 mg,分次口服,疗程2~6周,一般为4周,然后再换回泼尼松隔天顿服,病情稳定缓解则快速减为小剂量,泼尼松10~15 mg,隔天顿服,维持半年左右。②康宁克通A(Kenacort A):此药是一种消炎作用极强的合成皮质类固醇。对无尿毒症的肾病综合征用于诱发利尿和缓解蛋白尿有益,并有较好的抗复发作用。0.6~1 mg/(kg·次),第1年每月肌内注射1次,第2年每2月肌内注射1次,疗程2年。在疗程中应积极防治感染和可能发生的骨质疏松症。③阿赛松(曲安西龙):是一种合成的肾上腺皮质激素,其作用与醋酸泼尼松基本相同,4 mg相当于泼尼松5 mg,但几乎没有潴钠排钾作用。

(三)免疫抑制剂联合治疗

免疫抑制剂联合治疗是指免疫抑制与激素的联合治疗。主要用于对肾病综合征频繁复发,激素依赖,对激素无效应或激素治疗出现严重不良反应者。在激素隔天使用的同时可选用下列免疫抑制剂。

1.环磷酰胺(CTX)

一般剂量2.5 mg/(kg·d),分3次口服或静脉给药,疗程8~12周,总量不超过200~250 mg/kg。

不良反应:白细胞减少,脱发,肝功能损害,出血性膀胱炎等,还有报道能引起抗利尿激素释放及发生肺纤维化者。近来最令人关注的是其远期性腺损害,此与病程、总剂量相关。建议病情需要者可用小剂量、短疗程,间断用药,避免青春期用药。

近有采用环磷酰胺冲击疗法治疗难治性肾病的报道,笔者采用剂量8~12 mg/(kg·d),加入5%葡萄糖盐水100~200 mL内静脉滴注1~2小时,连续2天,用药日嘱多饮水,每2周重复1次,积累总剂量<150 mg/kg。治疗期间,常规并用激素治疗。泼尼松1 mg/(kg·d),每晨顿

服,共8周,再逐渐减量停药。激素疗程1年以上。

2.苯丁酸氮芥(CB)

对勤复发病例,效果与CTX相似,对激素耐药者各家报道疗效不一。剂量:0.2 mg/(kg·d),分3次口服,疗程不长于8周,一般以6周较为合适。总量宜<10 mg/kg,一般累积量达8 mg/kg即可。

不良反应:可发生白细胞及血小板减少,对病毒感染易感性增加,青春期前男孩用药有可能发生远期性腺损伤。

3.硫唑嘌呤

能直接抑制B细胞功能,耗竭T细胞,且有非特异性抗炎作用。用量1.5～3 mg/kg,分2～3次口服,一般疗程3～6个月。主要不良反应有食欲减退、恶心、呕吐、白细胞减少、轻度贫血等。肝肾功能不全者应减量或慎用。

4.6-硫鸟嘌呤(6-TC)

1.5 mg/(kg·d)疗程1年。用于频繁复发和激素依赖者,近期缓解率达90%,不良反应约10%,尚无性腺损害的报道。

5.环胞霉素A

一般剂量6～8 mg/(kg·d)或100～150 mg/(m²·d)。需经常监测血药浓度调整剂量。对于原发性肾病激素有效应者多有效,但停药或减量仍有可能复发。对激素耐药者如能尽早应用,部分有效。其不良反应中最令人关注的是肾毒性作用。

6.藤霉素(FK506)

FK506是从土壤放线菌目链霉菌科波链霉菌产物中分离出的23环的大环内酯抗生素,化学结构与CyA不同,分子量804～822。体外细胞培养表明,FK的免疫抑制作用约为CyA的100倍。开始剂量0.15 mg/(kg·d),分两次口服,以后渐减至控制蛋白尿,疗程至少3个月。

7.霉酚酸酯(MMF)

用于肾病能有效地减少尿蛋白,减轻水肿,减少利尿剂的使用,改善低蛋白血症和高脂血症。15～20 mg/(kg·d),分两次服,最大量不超过1.5 g/d,疗程不少于6个月。常见不良反应有:①易合并感染;②潜在的骨髓抑制;③胃肠道症状。

8.雷公藤多甙片

常用剂量1 mg/(kg·d),分2～3次服,疗程2～3个月。笔者推荐第1个月2 mg/(kg·d),第2个月1.5 mg(kg·d),第3个月1 mg/(kg·d)治疗,疗效更佳。

(四)抗凝及纤溶药物疗法

由于肾病往往存在高凝状态和纤溶障碍,易并发血栓形成,需加用抗凝和溶栓治疗。

(1)肝素1 mg/(kg·d),加入10%葡萄糖液50～100 mL中静脉点滴,每天1次,2～4周为1个疗程,病情好转后改口服抗凝药维持治疗。

(2)肝素皮下注射1 mg/(kg·次),12小时1次,疗程半年以上。

(3)尿激酶促纤溶疗法:尿激酶有直接激活纤溶酶溶解血栓的作用。一般剂量3万～6万U/d,持续静脉滴注,1～2周为1个疗程。亦有应用链激酶治疗的报道。

(4)川芎嗪,4 mg/(kg·次),加入10%葡萄糖100～200 mL中静脉滴注,每天1次,1个月1个疗程。临床应用有类似肝素样的抗凝作用,使肾病时血浆纤维蛋白原减少,血小板聚集率下降。

(5)口服抗凝药:①双嘧达莫,5~10 mg/(kg·d),分3次饭后服,6个月为1个疗程。②保肾康(阿魏酸哌嗪),每次100~150 mg,每天3次,疗程2~3个月。

(五)免疫促进剂的应用

1.左旋咪唑

剂量2.5 mg/kg,每2周连服3天或隔天用药,可用药数月。此药不良反应轻微,可表现为胃肠不适,流感样症状、皮疹、中性粒细胞下降,停药即可恢复。

2.大量丙种球蛋白治疗

日本学者试用于激素耐药者。第一疗程,125 mg/(kg·d),静脉滴注,共6天。第二疗程,200 mg/(kg·d),共6天。共用两个疗程。国内多主张400 mg/(kg·d),共5天。

(六)顽固性水肿的治疗

(1)5%~10%葡萄糖液10 mL/kg,加入酚妥拉明10 mg,酚妥拉明10 mg,呋塞米2 mg/kg,静脉滴注,滴毕时静脉注射呋塞米2 mg/kg,每天1~2次,7~10天为1个疗程。

(2)对于顽固性肾性腹水,近年认为不仅是由于低蛋白血症所致,而与肾病时高凝状态及血栓形成有关。应用肝素2 mg/kg加入10%葡萄糖液200 mL中缓慢静脉滴注,每天1次,7天后加蝮蛇抗栓酶0.01~0.012 U/(kg·d),用10%葡萄糖液100 mL稀释后静脉滴注,总疗程25~30天。可使尿量增加腹水消退。

(3)大量腹水自体回输治疗:大量腹水自体回输法是治疗肾病综合征低蛋白性水肿的有效方法,可在短时间内清除大量腹水,回收腹水的蛋白,使临床症状迅速好转。

(吴春美)

第十二章 小儿常见感染性疾病

第一节 病毒感染性疾病

一、麻疹

麻疹是由麻疹病毒引起的一种急性出疹性呼吸道传染病,临床以发热、咳嗽、流涕、结膜炎、口腔麻疹黏膜斑及全身斑丘疹,疹退后有糠麸样脱屑,色素沉着为主要特征。

(一)病因

麻疹病毒属副黏液病毒科,为单股负链 RNA 病毒,只有一个血清型,但已发现有 8 个不同基因组共 15 个基因型。电镜下呈球形或丝杆状,直径 100~250 nm,由 6 种结构蛋白组成,即含 M、F 和 H 的包膜蛋白和 N、P 和 L 核衣壳蛋白。H 蛋白能与细胞受体结合;F 蛋白与病毒细胞融合有关;M 蛋白与病毒释出相关。其抗原性稳定,在体外生活力较弱,在阳光照射或流通空气中 20 分钟即可失去致病力。但耐寒冷及干燥,于 0 ℃可存活 1 个月,−70 ℃可保存活力数月至数年。

(二)流行病学

麻疹患儿为唯一传染源,无症状病毒携带者及隐性感染者传染性较低。传播方式主要为空气飞沫传播。麻疹患儿的潜伏期末至出疹后 5 天内都具有传染性,其口、鼻、咽、眼结合膜的分泌物中均含有病毒,在咳嗽、打喷嚏、说话时,以飞沫形式传染易感者,而经被污染的衣物、食物及用具等间接传染的机会较少。该病的传染性较强,未患过麻疹而又未接种疫苗者,即易感者接触后,90%以上发病。在我国多见于 8 个月到 5 岁儿童。近年来发病年龄有向两极发展趋势,8 个月龄以下和 15 岁以上年龄组发病比例有所增加,好发季节为冬春季。

(三)发病机制及病理

当麻疹病毒侵入易感者的呼吸道黏膜和眼结合膜时,在其局部上皮细胞内增殖,然后播散到局部淋巴组织,于感染后第 2~3 天病毒释放入血,引起第一次病毒血症,继之病毒在全身的单核-巨噬细胞系统内增殖,于感染后第 5~7 天,大量病毒释放入血,引起第二次病毒血症。病毒在感染后 7~11 天播散至全身组织器官,但以口、呼吸道、眼结合膜、皮肤及胃肠道等部位为主,并表现出一系列的临床症状及体征。至感染后第 15~17 天,病毒血症逐渐消失,器官内病毒快速减少至消除。

麻疹病理特征是感染部位形成两种类型的多核巨细胞,其一为网状内皮巨细胞,又称"华-佛细胞",其二为上皮巨细胞。两者均系多个细胞融合而成。前者广泛存在于全身淋巴结及肝、脾等器官中,后者主要位于皮肤、眼结合膜、鼻、咽、呼吸道和胃肠道黏膜等处。

麻疹系全身性疾病,病毒直接损伤皮肤浅表血管内皮细胞,特异性细胞毒性 T 细胞杀伤病毒感染的靶细胞——上皮和内皮细胞、单核细胞和巨噬细胞,使真皮淋巴细胞浸润、充血肿胀,表皮细胞坏死及退行性变性形成脱屑,因红细胞崩解及血浆渗出使皮疹消退后留有色素沉着。呼吸道病变最明显,可表现为鼻炎、咽炎、支气管炎及肺炎。肠道黏膜可有受累,严重时可并发脑炎。

(四)临床表现

1.典型麻疹

(1)潜伏期:一般为 6~18 天,可有低热及全身不适。

(2)前驱期:一般持续 3~4 天,主要为上呼吸道及眼结膜炎的表现,有发热、咳嗽、流涕、流泪,眼结合膜充血、畏光及咽痛和周身乏力。病后的第 2~3 天,于第二下磨牙相对应的颊黏膜处,可见直径 0.5~1.0 mm 灰白色斑点,外周有红晕,即麻疹黏膜斑,为麻疹前驱期的特异性体征,有诊断价值。初起时仅数个,1~2 天内迅速增多,可波及整个颊黏膜,甚至唇部黏膜,部分可融合,于出疹后 2~3 天迅速消失。部分患儿也可有头痛、呕吐、腹泻等消化道症状。

(3)出疹期:一般持续 3~5 天,此时发热、呼吸道症状达高峰。皮疹先出现于耳后、发际,渐及前额、面和颈部,自上而下至胸、腹、背及四肢,最后达手掌和足底。皮疹初为淡红色斑丘疹,压之褪色,疹间皮肤正常,可融合成片,继之转为暗红色,部分病例可出现出血性皮疹。此期全身浅表淋巴结及肝脾可有轻度肿大,肺部可有湿啰音。

(4)恢复期:一般持续 3~4 天,按出疹先后顺序依次消退。此期体温下降,全身症状明显减轻。疹退处有糠麸状脱屑及浅褐色色素沉着。整个病程为 10~14 天。

2.非典型麻疹

(1)轻型麻疹:多见于对麻疹具有部分免疫力者,如 6 个月以内婴儿、近期接受过被动免疫或曾接种过麻疹疫苗者。前驱期较短,发热及上呼吸道症状较轻,麻疹黏膜斑不典型或不出现,皮疹稀疏,可不遗留色素沉着,无并发症,病程 1 周左右。

(2)重型麻疹:多见于全身状况差,免疫力低下或继发严重感染者。起病急骤,持续高热或体温不升,全身中毒症状重,皮疹可呈出血性,或皮疹出不透,或皮疹出而骤退,常有肺炎和呼吸窘迫、神经系统症状或心血管功能不全。此型病情危重,病死率高。

(3)异型麻疹(非典型麻疹综合征):见于接种麻疹灭活疫苗或个别减毒活疫苗缺乏 F 蛋白抗体者。表现高热、头痛、肌痛、乏力等,多无麻疹黏膜斑,2~3 天后出疹,但从四肢远端开始,渐及躯干及面部。皮疹为多形性,有斑丘疹、疱疹、紫癜或荨麻疹等。

(4)无皮疹型麻疹:见于应用免疫抑制剂者、免疫能力较强者或者接种过麻疹疫苗后发生突破感染的患儿全病程无皮疹,也可不出现麻疹黏膜斑,呼吸道症状可有可无、可轻可重,以发热为主要表现。临床诊断较困难,需通过血清麻疹抗体 IgH 和/或咽拭子麻疹病毒检测以确诊。

(五)辅助检查

1.血常规

白细胞计数减少,淋巴细胞相对增多。若白细胞计数增高,尤为中性粒细胞增加,提示继发细菌感染;如淋巴细胞严重减少,常提示预后不良。

2.血清学检查

酶联免疫吸附测定血清特异性 IgM 和 IgG 抗体,敏感性及特异性较好。IgM 抗体于病后 5～20 天最高,故测定其是诊断麻疹的标准方法。IgG 抗体恢复期较早期增高 4 倍以上也有近期感染的诊断意义。

3.病原学检测

取患儿鼻咽部分泌物、血细胞及尿沉渣细胞,应用免疫荧光或免疫酶法检测麻疹病毒抗原,可做出早期诊断。

4.多核巨细胞检查

于出疹前 2 天至出疹后 1 天取患儿鼻、咽、眼分泌物涂片,瑞氏染色后直接镜检多核巨细胞。

(六)并发症

1.肺炎

为麻疹最常见并发症,可发生于麻疹过程中各个时期,是麻疹死亡的主要原因之一。麻疹病毒引起的原发性肺炎多不严重,在病程早期发生,随热退和皮疹出齐而消散,但在细胞免疫缺陷者可呈致死性。可继发细菌或其他病毒肺炎,多发生在出疹期。

2.喉炎

多见于 2～3 岁以下小儿,原发于麻疹病毒或继发细菌感染。临床表现为声音嘶哑、犬吠样咳嗽及吸气性呼吸困难。轻者随体温下降、皮疹消退,症状逐渐消失,重者可致气道阻塞,窒息而导致死亡。

3.脑炎

多发生于出疹后的 2～6 天,也可在前驱期或恢复期,临床表现及脑脊液改变与其他病毒性脑炎相似。多数可恢复,重者可留有不同程度的智力低下、癫痫及瘫痪等神经系统后遗症。

4.亚急性硬化性全脑炎

亚急性硬化性全脑炎是麻疹的一种远期并发症,是致死性慢性进行性脑退行性病变,较罕见。多发生麻疹后 2～17 年(平均 7 年)。临床表现为逐渐出现智力障碍、性格改变、运动不协调、语言障碍及癫痫发作等,最后因昏迷、强直性瘫痪而死亡。患儿血清病毒抗体滴度很高;脑组织中有麻疹病毒或其抗原。

(七)诊断

典型麻疹根据流行病学史,典型麻疹的各期临床表现,如前驱期的麻疹黏膜斑;出疹期高热出疹特点和出疹顺序与皮疹形态;恢复期疹退脱屑和色素沉着等即可做出临床诊断。非典型麻疹,需依赖于实验室的病原学检查。

(八)鉴别诊断

1.风疹

呼吸道表现及全身中毒症状较轻,无口腔麻疹黏膜斑。常于发热 1～2 天后出疹,皮疹分布以面、颈及躯干为主,疹退后无脱屑及色素沉着。常伴有耳后及颈部淋巴结肿大。

2.幼儿急疹

突然高热,持续 3～5 天,上呼吸道症状较轻,热骤降而出现皮疹,皮疹分布以躯干为主,1～3 天皮疹退尽。热退疹出为本病特点。

3.猩红热

发热、咽痛明显,1~2天内全身出现针尖大小的丘疹,疹间皮肤充血,面部无皮疹,口周苍白圈,持续3~5天皮疹消退,1周后全身大片脱皮。血白细胞计数及中性粒细胞明显增高。

4.药物疹

近期有用药史,皮疹痒,伴低热或无热,停药后皮疹逐渐消退。血嗜酸性粒细胞可升高。

(九)治疗

目前尚无特效抗麻疹病毒药物。其主要治疗原则为对症治疗,加强护理和防止并发症的发生。

1.一般治疗

应卧床休息,保持室内空气新鲜,注意温度及湿度。保持眼、鼻及口腔清洁,避免强光刺激,给予营养丰富并易于消化的食物,注意补充维生素,尤其是维生素A和维生素D。

2.对症治疗

高热可采用物理降温或酌用小剂量退热药,切忌退热过猛引起虚脱;咳嗽可适用祛痰镇咳剂;惊厥时可给予镇静止惊剂。此外,还应保持水电解质及酸碱平衡。

3.并发症治疗

根据各种并发症的发生,及时给予相应的有效治疗。抗生素无预防并发症的作用,故不宜滥用。

(十)预防

预防麻疹的关键是对易感者接种麻疹疫苗,提高其免疫力。

1.管理传染源

应做到早发现、早报道、早隔离及早治疗麻疹患儿。一般患儿应隔离至出疹后5天,合并肺炎者应延长到出疹后10天。接触者应检疫3周,并给予被动免疫制剂。

2.切断传播途径

在麻疹流行期间,易感者尽量避免去人群密集的场所,患儿居住处应通风并用紫外线照射。

3.保护易感人群

(1)主动免疫:采用麻疹减毒活疫苗进行预防接种。我国儿童计划免疫程序规定初种麻疹疫苗年龄为生后8个月,1岁半和4~6岁再次加强。在麻疹流行地区,易感者可在接触患儿2天内进行应急接种,可防止麻疹发生或减轻病情。

(2)被动免疫:对体弱多病患儿,未接受过麻疹预防接种者,在接触麻疹5天内,注射人血丙种球蛋白0.25 mL/kg可预防发病;若在接触麻疹5天后注射,则只能减轻症状。被动免疫维持3~8周,以后还应采取主动免疫。

二、风疹

风疹是由风疹病毒引起的一种急性呼吸道传染病,临床以低热、皮疹及耳后、枕部淋巴结肿大和全身症状轻微为特征。主要经飞沫传播。妊娠早期感染风疹后,病毒可通过胎盘传给胎儿而导致各种先天畸形,称为先天性风疹综合征。

(一)病因

风疹病毒属披膜病毒科,其直径约60 nm,核心为单股正链RNA,外有包膜,由脂蛋白等组成,目前所知只有一个血清型。不耐热,37 ℃和室温中很快灭活,但能耐寒和干燥,−60 ℃可存活几个月。

(二)流行病学

人类为风疹病毒的唯一宿主,患儿从出疹前1周到出疹后1周均具有传染性。其鼻咽部分泌物、血、尿及粪便中均带有病毒。主要通过空气飞沫经呼吸道传播,多见于1~5岁儿童,一年四季均可发生,但以冬春季发病最高。病后可获持久免疫力。先天性风疹患儿在生后数月内仍有病毒排出,具有传染性。25%~50%感染者为无症状感染。

(三)发病机制

病毒首先侵入上呼吸道黏膜及颈部淋巴结,并在其内增殖,从而导致上呼吸道炎症和病毒血症,临床表现为发热、皮疹及浅表淋巴结肿大。而皮疹、血小板减少和关节症状可能与免疫反应相关。若在妊娠早期(3个月内)感染风疹病毒,病毒可通过胎盘而传给胎儿,并在其体内不断增殖,最终可导致胎儿畸形。

(四)临床表现

1.获得性风疹

(1)潜伏期:一般为14~21天。

(2)前驱期:1~2天,症状多较轻微,低热和卡他症状,耳后、枕部及后颈部淋巴结稍大伴轻度压痛。

(3)出疹期:多于发热1~2天后出疹,最早见于面颊部,迅速扩展至躯干和四肢,1天内布满全身,但手掌及足底常无皮疹。皮疹初为稀疏红色斑疹、斑丘疹,面部及四肢远端皮疹较稀疏,以后躯干、背部皮疹融合。皮疹多于3天内迅速消退,疹退后不留有色素沉着。

此期患儿耳后、枕部及后颈部淋巴结肿大明显,偶可并发肺炎、心肌炎及血小板减少等,个别不出现皮疹,仅有全身及上呼吸道感染症状,故称无皮疹风疹。

2.先天性风疹综合征

妊娠早期患风疹的妇女,风疹病毒可传递至胎儿,使胎儿发生严重的全身感染,引起多种畸形,称为先天性风疹综合征。先天畸形以先天性心脏病、白内障、唇腭裂、耳聋、头小畸形及骨发育障碍等多见。出生感染可持续存在,并可引起多器官的损害,如血小板减少性紫癜、进行性风疹全脑炎及肝脾大等。

(五)诊断和鉴别诊断

典型风疹可根据流行病学史,典型风疹全身症状轻,耳后淋巴结肿大,全身斑丘疹,短期内迅速消退,不留有色素沉着等临床特点。对不典型风疹,可做病原学或血清学检测。妊娠初3~4个月感染风疹,出生时婴儿,若有畸形和多种病症,血中特异性抗风疹IgM阳性或血清中风疹病毒IgG逐渐升高,可诊断为先天性风疹综合征,若未见畸形,仅有实验室证据,可称为先天性风疹感染。

(六)治疗

目前尚无特效的抗病毒治疗方法。主要是对症治疗,如退热、止咳等,加强护理和适当的支持疗法。

(七)预防

一般患儿出疹5天后即无传染性。妊娠3个月内应避免与风疹患儿接触,若有接触史,可于接触后5天内注射丙种球蛋白,可能减轻疾病的症状或阻止疾病发生。对已确诊为风疹的早期孕妇,应考虑终止妊娠。对儿童及易感育龄妇女,可接种风疹减毒活疫苗。因风疹减毒活疫苗可通过胎盘感染胎儿,故孕妇不宜接种该疫苗。

三、水痘

水痘是由水痘-带状疱疹病毒初次感染引起的急性传染病,临床以斑疹、丘疹、疱疹和结痂的皮疹共同存在为特征。具有较强的传染性,以冬春季为多见,常呈流行性。

(一)病因

水痘-带状疱疹病毒是α疱疹病毒,呈球形颗粒,直径150～200 nm,核酸为双链DNA。该病毒仅有一个血清型,在外界环境中生活力较弱,不耐高温,不耐酸,在痂皮中不能存活。人类是该病毒的唯一宿主。

(二)流行病学

患儿是唯一的传染源。自发病前1～2天至皮疹干燥结痂均有传染性,主要通过空气飞沫和接触传播,传染性极强。任何年龄均可发病,以学龄前儿童发病率较高,病后免疫力持久。本病遍布全球,一年四季均可发生,但以冬春季多见。

(三)发病机制及病理

水痘-带状疱疹病毒初次经口、鼻侵入人体,首先在呼吸道黏膜内增殖,2～3天后入血,产生病毒血症,并在肝脾及单核-吞噬细胞系统内增殖后再次入血,产生第二次病毒血症,并向全身扩散,主要在肝脾及网状内皮系统,导致器官病变,水痘的恢复依赖于细胞(T细胞)免疫,在T细胞免疫功能缺陷的患儿中水痘病情更为严重。其主要损害部位在皮肤黏膜,较少累及内脏。皮疹分批出现与间隙性病毒血症相一致。通常在皮疹出现后1～4天,特异性抗体产生,病毒血症消失,症状也随之缓解。原发感染后,病毒潜伏在神经节内,如果再激活,临床上就表现为带状疱疹。

水痘的皮肤病变主要在表皮棘细胞层,呈退行性变性和水肿,组织液渗入形成水痘疱疹,内含大量病毒。水疱液开始透明,继之上皮细胞脱落及炎性细胞浸润,疱内液体减少并变混浊。如有继发感染,可变为脓疱。最后上皮细胞再生,结痂后脱落,一般不留瘢痕。

(四)临床表现

1.潜伏期

一般为14天左右(10～20天)。

2.前驱期

婴幼儿常无前驱症状或症状轻微,皮疹和全身表现多同时出现。年长儿可有畏寒、低热、头痛、乏力及咽痛等表现,持续1～2天后出现皮疹。

3.出疹期

发热数小时至24小时出现皮疹。皮疹先于躯干和头部,后波及面部和四肢。初为红色斑疹,数小时变为丘疹,再数小时发展成疱疹。疱疹为单房性,疱液初清亮,呈珠状,后稍混浊,周围有红晕。1～2天后疱疹从中心开始干枯、结痂,红晕消失。1周左右痂皮脱落,一般不留瘢痕。皮疹呈向心性分布,主要位于躯干,其次头面部,四肢相对较少,手掌、足底更少。黏膜也常受累,见于口咽部、眼结膜、外阴及肛门等处,皮疹分批出现,故可见丘疹、疱疹和痂疹同时存在。

水痘多为自限性疾病,10天左右可自愈。除了上述的典型水痘外,可有疱疹内出血的出血型水痘,该型病情极严重,常因血小板减少或弥漫性血管内出血所致。

(五)辅助检查

1.血常规

白细胞计数正常或稍低。

2.疱疹刮片

刮取新鲜疱疹基底组织涂片,用瑞特或吉姆萨染色可发现多核巨细胞,用苏木素-伊红染色可见核内包涵体。

3.血清学检查

补体结合抗体高滴度或双份血清抗体滴度4倍以上升高可明确诊断。

4.病毒分离

将疱疹液直接接种于人胚成纤维细胞,分离出病毒再进一步鉴定。该方法仅用于非典型病例。

(六)并发症

常见为皮肤继发细菌感染,如脓疱疮、丹毒、蜂窝织炎等,严重时可发生败血症;继发性血小板减少可致皮肤、黏膜出血,严重内脏出血;水痘肺炎多见于成人患儿或免疫缺陷者;神经系统受累可见水痘后脑炎、吉兰-巴雷综合征等。此外,少数病例可发生心肌炎、肝炎、肾炎等。

(七)诊断及鉴别诊断

典型水痘根据流行病学及皮疹特点,如向心性分布、分批出现、不同形态皮疹同时存在等可做出临床诊断。目前临床广泛应用外周血检测抗原、抗体,该方法敏感、可靠。水痘应注意与丘疹性荨麻疹和能引起疱疹性皮肤损害的疾病,如肠道病毒和金黄色葡萄球菌感染、虫咬性皮疹、药物和接触性皮炎等相鉴别。

(八)治疗

1.一般治疗

对水痘患儿应早期隔离,直到全部皮疹结痂为止。轻者给予易消化的食物和注意补充水分,重者必要时可静脉输液。局部治疗以止痒和防止继发感染为主。皮肤瘙痒可局部涂擦润肤剂和内服抗组胺药物,继发感染可用抗生素软膏。发热患儿应卧床休息,并保持水、电解质平衡,因为水痘时使用阿司匹林与Reye综合征的发生有关,应避免使用阿司匹林。

2.抗病毒治疗

阿昔洛伟是目前治疗水痘-带状疱疹病毒的首选抗病毒药物。此外,也可应用阿昔洛韦、α-干扰素等。

3.防治并发症

继发细菌感染时应及早给予抗生素,并发脑炎时应适当应用脱水剂。

(九)预防

控制传染源,隔离患儿至皮疹全部结痂为止;对已接触的易感儿,应检疫3周。对于免疫功能低下、应用免疫抑制剂者及孕妇,若有接触史,应尽早(在暴露后的10天内)使用丙种球蛋白或水痘-带状疱疹免疫球蛋白。对于易感者接种水痘减毒活疫苗,可预防水痘,如在暴露于水痘患儿后72小时内,采取应急接种水痘疫苗可预防水痘的发生。

四、流行性腮腺炎

流行性腮腺炎是由腮腺炎病毒引起的急性呼吸道传染病。其临床特征为腮腺(包括颌下腺和舌下腺)的非化脓性肿胀、疼痛和发热,并可累及其他各种腺体及其他器官。传染性仅次于麻疹、水痘。预后良好,感染后可获持久免疫。

(一)病因

腮腺炎病毒属副黏液病毒科的单股 RNA 病毒。其直径 100～200 nm,呈球形,只有一个血清型,有 12 个基因型从 A 到 L。对物理和化学因素敏感,加热至 55～60 ℃后 20 分钟即可失去活力,福尔马林或紫外线也能将其灭活,但耐低温,4 ℃可存活 2 个月以上。

(二)流行性

人是流行性腮腺炎病毒的唯一宿主,可通过直接接触、飞沫、唾液污染食具或玩具等途径传播。一年四季均可发生,但以冬春季为高峰。人群对本病普遍易感,感染后可获持久免疫,仅有 1%～2%的人可能再次感染。

(三)发病机制及病理

病毒首先侵犯口腔和鼻黏膜,在其局部上皮细胞增殖,并释放入血,形成第一次病毒血症。病毒经血液至全身各器官,首先累及各种腺体,如腮腺、颌下腺、舌下腺及胰腺、生殖腺等,并在其腺上皮细胞增殖,再次入血,形成第二次病毒血症,进一步波及其他脏器。

病理特征为腮腺非化脓性炎症,包括间质水肿、点状出血、淋巴细胞浸润和腺泡坏死。腺体导管水肿,管腔内脱落的坏死上皮细胞堆积,使腺体分泌排出受阻,唾液淀粉酶经淋巴系统进入血液而使血、尿淀粉酶升高。此外,其他器官如胰腺、睾丸可有类似病理改变。

(四)临床表现

潜伏期 14～25 天,多无前驱症状。起病较急,可有发热、头痛、咽痛、食欲缺乏、恶心及呕吐等,数小时至 1～2 天出现腮腺肿大,初为一侧,继之对侧也出现肿大。腮腺肿大以耳垂为中心,并向前、后、下发展,边界不清,局部表面热而不红,触之有弹性感并有压痛。当腮腺肿大明显时出现胀痛,咀嚼或进酸性食物时疼痛加剧。腮腺导管口(位于上颌第二磨牙旁的颊黏膜处)在早期常有红肿。腮腺肿 1～3 天达高峰,一周左右消退,整个病程 10～14 天。

此外,颌下腺和舌下腺也可同时受累。常合并有脑膜炎、胰腺炎和生殖腺炎(多见睾丸炎)。不典型病例可无腮腺肿大,仅以单纯睾丸炎或脑膜炎的症状为临床表现。

(五)辅助检查

1. 一般检查

(1)血常规:白细胞计数大多正常或稍高,淋巴细胞相对增高。

(2)血清及尿淀粉酶测定:其增高程度常与腮腺肿胀程度相平行。90%患儿发病早期血清及尿淀粉酶增高,有助于诊断。

(3)脑脊液检测:约半数腮腺炎患儿在无脑膜炎症状和体征时,脑脊液中白细胞可轻度升高。

2. 血清学检查

酶联免疫吸附测定法检测血清中腮腺炎病毒核蛋白的 IgM 抗体在临床症状后 3 天逐渐升高可作为近期感染的诊断;近年来应用特异性抗体或单克隆抗体检测腮腺炎病毒抗原,可作早期诊断;逆转录聚合酶链反应技术检测腮腺炎病毒 RNA,可提高对可疑患儿的诊断率。

3. 病毒分离

可从患儿唾液、尿及脑脊液中分离出病毒。

(六)并发症

流行性腮腺炎是全身性疾病,病毒常侵犯中枢神经系统及其他腺体而出现症状。甚至某些并发症可不伴有腮腺肿大而单独出现。

1.神经系统

(1)脑膜脑炎:较为常见,多在腮腺肿大后1周左右出现,也可发生在腮腺肿大前或腮腺肿后2周内,临床表现及脑脊液改变与其他病毒性脑膜脑炎相似。疾病早期,脑脊液中可分离出腮腺炎病毒,大多数预后良好,但也偶有死亡及留有神经系统后遗症者。

(2)多发性神经炎、脑脊髓炎:偶有腮腺炎后1～3周出现多发性神经炎、脑脊髓炎,但预后多良好。肿大腮腺可压迫面神经引起暂时性面神经麻痹,有时出现三叉神经炎、偏瘫、截瘫及上升性麻痹等。

(3)耳聋:由听神经受累所致。发生率虽不高(约1/15 000),但可发展成永久性和完全性耳聋,所幸75%为单侧,故影响较小。

2.生殖系统睾丸炎

生殖系统睾丸炎是青春发育期男孩常见的并发症,多为单侧,肿大且有压痛,近半数病例发生不同程度睾丸萎缩,但很少引起不育症。7%青春期后女性患儿可并发卵巢炎,表现下腹疼痛及压痛,目前尚未见因此导致不育的报道。

3.胰腺炎

常发生于腮腺肿大后3～4天至1周出现,以中上腹疼痛为主要症状,可伴有发热、呕吐、腹胀或腹泻等,轻型及亚临床型较常见,发生严重胰腺炎的极少见。由于单纯腮腺炎即可引起血、尿淀粉酶升高,故血、尿淀粉酶不宜作为诊断依据。血脂肪酶检测有助于胰腺炎的诊断。

4.其他

还可有心肌炎、肾炎、乳腺炎、关节炎、肝炎等。

(七)诊断及鉴别诊断

依据流行病学史、腮腺及其他唾液腺非化脓性肿大的特点,可作出临床诊断。

对非典型的流行性腮腺炎需依靠血清学抗体IgM检查或病毒检测分离确诊。

鉴别诊断包括其他病原(细菌、流感病毒、副流感病毒等)引起的腮腺炎和其他原因引起的腮腺肿大,如白血病、淋巴瘤及腮腺肿瘤等。

(八)治疗

自限性疾病,目前尚无抗流行性腮腺病毒的特效药物。主要是对症治疗,镇痛及退热。急性期应避免食刺激性食物,多饮水,保持口腔卫生。高热患儿可采用物理降温或使用解热剂,严重头痛和并发睾丸炎者可酌情应用止痛药。此外,也可采用中医中药内外兼治。对重症脑膜脑炎、睾丸炎或心肌炎者,可短程给予糖皮质激素治疗。此外,氦氖激光局部照射治疗腮腺炎,对止痛、消肿有一定疗效。

(九)预防

及早隔离患儿直至腮腺肿胀完全消退为止。集体机构的易感儿应检疫3周。流行性腮腺炎减毒活疫苗具有较好的预防效果。此外,对鸡蛋过敏者不能使用腮腺炎减毒活疫苗。

五、手足口病

手足口病是由多种人肠道病毒引起的常见传染病,以婴幼儿发病为主。大多数患儿症状轻微,以发热和手、足、口腔等部位的皮疹或疱疹为主要特征。少数患儿可出现中枢神经系统、呼吸系统受累,引发无菌性脑膜炎、脑干脑炎、急性弛缓性麻痹、神经源性肺水肿和心肌炎等,个别重症患儿病情进展快,导致死亡。青少年和成人感染后多不发病,但能够传播病毒。引起手足口病的肠道病毒包括肠道病毒 71 型(EV71)和 A 组柯萨奇病毒(CoxA)、埃可病毒的某些血清型。

(一)病因

引起手足口病的病原体主要为单股线形小 RNA 病毒科,肠道病毒属的柯萨奇病毒 A 组(Cox A)的 2、4、5、7、9、10、16 型等,B 组(Cox B)的 1、2、3、4、5 型等;肠道病毒 71 型(EV71);埃可病毒等。其中以 EV71 及 Cox A16 型较为常见。

肠道病毒适合在湿、热的环境下生存与传播,对乙醚、去氯胆酸盐等不敏感,75%乙醇和 5%来苏亦不能将其灭活,但对紫外线及干燥敏感。各种氧化剂(高锰酸钾、漂白粉等)、甲醛、碘酒都能灭活病毒。病毒在 50 ℃可被迅速灭活,但 1 mol 浓度二价阳离子环境可提高病毒对热灭活的抵抗力,病毒在 4 ℃可存活 1 年,在 -20 ℃可长期保存,在外环境中病毒可长期存活。

(二)流行病学

1.流行概况

手足口病是全球性传染病,世界大部分地区均有此病流行的报道。手足口病分布广泛,流行无明显的地区性,全年均可发生,一般 4~7 月为发病高峰。托幼机构等易感人群集中处可发生暴发。肠道病毒传染性强、隐性感染比例高、传播途径复杂、传播速度快、控制难度大,容易出现暴发和短时间内较大范围流行。

2.传染源

人是人肠道病毒的唯一宿主,患儿和隐性感染者为传染源。发病前数天,感染者咽部与粪便就可检出病毒,通常以发病后 1 周内传染性最强。

3.传播途径

肠道病毒可经胃肠道(粪-口途径)传播,也可经呼吸道(飞沫、咳嗽、打喷嚏等)传播,亦可因接触患儿口鼻分泌物、皮肤或黏膜疱疹液及被污染的手及物品等造成传播。尚不能明确是否可经水或食物传播。

4.易感性

人普遍易感。各年龄组儿童均可感染发病,多发生于学龄前儿童,尤其以 3 岁及以下儿童发病率最高。显性感染和隐性感染后均可获得特异性免疫力,产生的中和抗体可在体内存留较长时间,对同血清型病毒产生比较牢固的免疫力,但不同血清型间无交叉免疫。

(三)发病机制及病理

引起手足口病的常见病毒是 EV71 及 Cox A16,导致手足口病肺水肿或肺出血死亡的病毒主要是 EV71。当肠道病毒通过咽部或肠道侵入易感者体内,在其局部黏膜、淋巴结内增殖,然后释放入血,引起第一次病毒血症,继之病毒在全身淋巴结、肝脾内增殖,释放入血,引起第二次病毒血症,到达全身的靶器官。目前肠道病毒导致重症的机制尚不完全清楚,EV71 具有嗜神经性,侵犯外周神经末梢,通过逆向神经转运进入中枢神经感系统,直接感染和免疫损伤引起神经系统临床表现;EV71 感染导致肺水肿的机制为神经源性。

(四)临床表现

潜伏期为 2~10 天,平均 5 天,病程一般为 7~10 天。

1.普通病例

急性起病,初期有轻度上感症状,部分患儿可伴有咳嗽、流涕、食欲缺乏、恶心、呕吐和头痛等症状,半数患儿发病前 1~2 天或发病的同时有发热,多在 38 ℃左右。患儿手、足、口、臀四个部位可出现斑丘疹和/或疱疹,皮疹具有不痛、不痒、不结痂、不结疤的四不特征。疱疹周围可有炎性红晕,疱内液体较少。手、足、口病损在同一患儿不一定全部出现。水疱和皮疹通常在1周内消退。

2.重症病例

少数病例,尤其在<3岁的儿童,病情进展迅速,在发病的1~5天内出现神经系统受累、呼吸及循环功能障碍等表现,极少数病例病情危重,可致死亡,存活者可留有神经系统后遗症。

(1)神经系统损害:精神差、嗜睡、易惊、头痛、呕吐、烦躁、肢体抖动、急性肢体无力、肌阵挛、眼球震颤、共济失调、眼球运动障碍、颈项强直等。

(2)呼吸系统表现:呼吸浅快或节律改变,呼吸困难,口唇发绀、咳嗽、有粉红色或血性泡沫痰。

(3)循环系统表现:面色青灰、皮肤花纹、四肢发凉、出冷汗、毛细血管充盈时间延长,心率增快或减慢,血压升高或下降。

(五)辅助检查

1.血常规

白细胞计数正常或偏低,病情危重者白细胞计数可明显升高。

2.血生化检查

部分病例谷丙转氨酶(ALT)、谷草转氨酶(AST)、肌酸激酶同工酶(CKMB)轻度升高。重症病例可有肌钙蛋白、血糖升高。C反应蛋白一般不升高。

3.脑脊液检查

在神经系统受累时可表现为外观清亮,压力增高,白细胞计数增多,多以单核细胞为主,蛋白正常或轻度增多,糖和氯化物正常。

4.胸部X线

肺水肿患儿可表现为双肺纹理增多,网络状、点片状、大片状阴影,部分病例以单侧为主,快速进展为双侧大片阴影。

5.磁共振

在神经系统受累时可有异常改变,以脑干、脊髓灰质损害为主。

6.脑电图

部分病例可表现为弥漫性慢波,少数可出现棘(尖)慢波。

7.心电图

无特异性改变,可见窦性心动过速或过缓,ST-T改变。

8.病原学检测

(1)病毒核酸检测或病毒分离:咽及气道分泌物、疱疹液、粪便和脑、肺、脾、淋巴结等组织标本中肠道病毒特异性核酸阳性或分离到肠道病毒,如EV71、Cox A16或其他肠道病毒。

(2)血清学检测:急性期与恢复期血清EV71、Cox A16或其他肠道病毒中和抗体有4倍或4倍以上升高。

(六)诊断及鉴别诊断

临床诊断主要依据流行病学资料、临床表现及实验室检查,确诊须有病原学证据。主要依据包括:①学龄前儿童为主要发病对象,常以婴幼儿多见,在集聚的场所呈流行趋势。②临床主要表现为初起发热,继而口腔、手、足和臀等部位出现斑丘疹及疱疹样损害。

不典型、散在性手足口病很难与其他出疹发热性疾病鉴别,须结合病原学及血清学检查做出诊断。手足口病普通病例常需与其他儿童发疹性疾病相鉴别,如与丘疹性荨麻疹、水痘、不典型麻疹、幼儿急疹、带状疱疹以及风疹等鉴别。可根据流行病学特点、皮疹形态、部位、出疹时间、有无淋巴结肿大以及伴随症状等进行鉴别,以皮疹形态及部位最为重要。最终可依据病原学和血清学检测进行鉴别。

对于手足口病的重症病例要与其他病毒所致脑炎或脑膜炎、肺炎、暴发性心肌炎相鉴别,可根据流行病学史尽快留取标本进行肠道病毒,尤其是EV71的病毒学检查,结合病原学或血清学检查做出诊断。

(七)治疗

1. 普通病例治疗

(1)加强隔离:避免交叉感染,适当休息,清淡饮食,做好口腔和皮肤护理。

(2)对症治疗:发热、呕吐、腹泻等给予相应处理。

(3)病因治疗:选用利巴韦林等。

2. 重症病例治疗

(1)合并神经系统受累的病例:①对症治疗,如降温、镇静、止惊(地西泮、苯巴比妥钠、水合氯醛等);②控制颅高压,如限制入量,给予甘露醇脱水,剂量每次 0.5~1.0 g/kg,每 4~8 小时 1 次,根据病情调整给药时间和剂量,必要时加用呋塞米;③静脉注射丙种球蛋白:每次 1 g/kg,每天 2 次或每次 2 g/kg,每天 1 次;④酌情使用糖皮质激素;⑤呼吸衰竭者进行机械通气,加强呼吸管理。

(2)合并呼吸、循环系统受累的病例:①保持呼吸道通畅,吸氧。②建立静脉通路,监测呼吸、心率、血压及血氧饱和度。③呼吸衰竭时及时气管插管,使用正压机械通气,根据血气分析随时调整呼吸参数。④必要时使用血管活性药物、丙种球蛋白等。

(八)预防

本病至今尚无特异性预防方法。加强监测、提高监测敏感性是控制本病流行的关键。各地要做好疫情报道,托幼单位应做好晨间检查,及时发现患儿,采集标本,明确病原学诊断,并做好患儿粪便及其用具的消毒处理,预防疾病的蔓延扩散。流行期间,家长应尽量少让孩子到拥挤的公共场所,减少感染的机会。医院应加强预防,设立专门诊室,严防交叉感染。密切接触患儿的体弱婴幼儿可酌情注射丙种球蛋白。

(田念念)

第二节 细菌感染性疾病

一、猩红热

猩红热是一种由 A 组溶血性链球菌所致的急性呼吸道传染病,其临床以发热、咽峡炎、全身弥漫性红色皮疹及疹退后皮肤脱屑为特征。多见于 5~15 岁的儿童,少数患儿于病后 2~3 周可因为变态反应发生风湿热或急性肾小球肾炎。

(一)病因

病原菌为 A 组 β 溶血性链球菌。其直径 0.6~1.0 μm,依据其表面抗原 M,可分为 80 个血清型。M蛋白是细菌的菌体成分,对中性粒细胞和血小板都有免疫毒性作用。链球菌能产生A、B、C 3种抗原性不同的红疹毒素,其抗体无交叉保护力,均能致发热和猩红热皮疹。此外,该细菌还能产生链激酶和透明质酸酶,前者可溶解血块并阻止血液凝固,后者可溶解组织间的透明质酸,使细菌在组织内扩散。细菌的致热性外毒素可引起发热、头痛等全身中毒症状。

A组β溶血性链球菌对热及干燥抵抗力不强,经55℃处理30分钟可全部灭活,也很容易被各种消毒剂杀死,但在0℃环境中可生活几个月。

(二)流行病学

猩红热通过飞沫传播,由于这种链球菌在外界环境中普遍存在,患儿带菌者和不典型的病例为主要传染源。被污染的日常用品的间接传播偶可发生,皮肤脱屑本身没有传染性。人群普遍易感,冬春季为发病高峰,夏秋季较少。

(三)发病机制及病理

溶血性链球菌从呼吸道侵入咽、扁桃体,引起局部炎症,表现为咽峡及扁桃体急性充血、水肿,有中性粒细胞浸润,纤维素渗出,可为卡他性、脓性或膜性,并可向邻近组织器官扩散,亦可通过血源播散。炎症病灶处溶血性链球菌产生红疹毒素,经吸收后使机体表皮毛细血管扩张,真皮层广泛充血,在毛囊口周围有淋巴细胞及单核细胞浸润,形成猩红热样皮疹。恢复期表皮细胞角化过度,并逐渐脱落形成临床上的脱皮。舌乳头红肿突起,形成杨梅舌。重型患儿可有全身淋巴结、肝、脾等网状内皮组织增生,心肌发生中毒性退行性变。部分患儿于2~3周后可出现变态反应,主要表现为肾小球肾炎或风湿热。

(四)临床表现

1.潜伏期

通常为2~3天,短者1天,长者5~6天。外科性猩红热潜伏期较短,一般为1~2天。

2.前驱期

从发病到出疹为前驱期,一般不超过24小时,少数病例可达2天。起病多急骤,当局部细菌繁殖到一定数量,并产生足够的外毒素时即出现症状,有畏寒,高热伴头痛、恶心、呕吐、咽痛等。婴儿在起病时烦躁或惊厥。检查时轻者仅咽部或扁桃体充血,重者咽及软腭有脓性渗出物和点状红疹或出血性红疹,或有假膜形成。颈及颌下淋巴结肿大及压痛。

3.出疹期

多见于发病后1~2天出疹。皮疹从颈、上胸部开始,然后迅速波及躯干及上肢,最后到下肢。皮疹特点是全身皮肤弥漫性发红,其上有红色点状皮疹,高出皮面,扪之有粗糙感,压之褪色,有痒感,疹间无正常皮肤,以手按压则红色可暂时消退数秒钟,出现苍白的手印,此种现象称为贫血性皮肤划痕,为猩红热的特征之一。在皮肤皱褶处,如腋窝、肘弯和腹股沟等处,皮疹密集成线压之不退,称为帕氏线,为猩红热特征之二。前驱期或发疹初期,舌质淡红,其上被覆灰白色苔,边缘充血水肿,舌刺突起,2~3天后舌苔由边缘消退,舌面清净呈牛肉样深红色,舌刺红肿明显,突出于舌面上,形成"杨梅"样舌,为猩红热特征之三。猩红热患儿还可出现口周苍白区,系口周皮肤与面颊部发红的皮肤比较相对苍白。

4.恢复期

皮疹于3~5天后颜色转暗,逐渐隐退。并按出疹先后顺序脱皮,皮疹愈多,脱屑愈明显。轻症患儿呈细屑状或片状屑。重症患儿有时呈大片脱皮,以指、趾部最显。此时全身中毒症状及局部炎症也很快消退。此期1周左右。

除了上述典型的临床表现外,随着细菌毒力的强弱,侵入部位的差异和机体反应性的不同,又有其特殊表现。①脓毒型:咽峡炎明显,渗出物多,局部黏膜可坏死而形成溃疡。细菌扩散到附近组织,发生化脓性中耳炎、鼻窦炎、乳突炎及颈部淋巴结炎,重者导致败血症。目前该型已较少见。②中毒型:全身中毒症状重,高热40℃以上。往往出现意识障碍、萎靡、嗜睡或烦躁,重者谵妄、惊厥及昏迷。亦可呈循环衰竭及中毒性心肌炎表现。皮疹可为出血性,延时较久,但咽峡炎不明显。此型患儿易引起全身或局部的细菌感染性并发症。自抗生素应用以来,已很少见到。③外科型(包括产科型):病原菌通过咽外途径如伤口、产道、烧、烫伤创面或皮肤感染侵入人体引起发病,其皮疹先出现于细菌入侵部位附近,邻近的淋巴结炎较显著,全身症状轻,咽扁桃体无炎症。预后良好。

(五)辅助检查

1.血常规

白细胞计数增加,在$(10\sim20)\times10^9/L$,中性粒细胞可达80%以上,严重者可出现中毒颗粒。

2.快速抗原检测

免疫荧光法或乳胶凝集法检测咽拭子或伤口分泌物A组β溶血性链球菌,用于快速诊断。

3.细菌培养

从咽拭子或其他病灶内取标本培养,分离出A组β溶血性链球菌。

(六)诊断和鉴别诊断

典型皮疹、帕氏线、"杨梅"舌等是临床诊断猩红热的主要依据,再结合全身症状如发热、咽痛、扁桃体红肿以及流行病学特点,诊断并不难。诊断困难者多系极轻和极重的或就诊时恰在出疹期与脱屑期之间,缺乏显著症状的病例。应仔细询问病史,体检时尤需注意本病特征性表现。咽拭子细菌培养阳性有助于诊断。

本病应与下列疾病作鉴别诊断。

1.风疹

其皮疹有时与猩红热不易鉴别,但枕后淋巴结肿大,白细胞减少,当地流行情况可供鉴别。

2.麻疹

典型麻疹皮疹与猩红热皮疹不相同,但在麻疹前驱期偶或暂现猩红热样的皮疹,反之猩红热患儿四肢有时可见麻疹样皮疹。但麻疹的卡他症状,麻疹黏膜斑,皮疹特点及出疹顺序及疹退后的色素沉着,白细胞降低,流行史等有助于鉴别。

3.药物疹

奎宁、苯巴比妥、磺胺类、安替比林、颠茄合剂、阿托品等药物,有时可致皮肤弥漫性潮红,或可表现为斑丘疹。但缺乏全身症状、无咽峡炎征,皮疹分布不均匀,主要靠仔细询问药物史有助鉴别。

4.金黄色葡萄球菌败血症

部分金黄色葡萄球菌可产生红疹毒素也可引起类似猩红热样皮疹,与中毒型猩红热不易鉴别,其皮疹多在起病后3~5天出现,持续时间较短,中毒症状更为明显,大多有金黄色葡萄球菌感染灶,最重要的鉴别是病灶的细菌培养、血培养。

(七)治疗

1.一般治疗

供给充分的营养、热量。在发热,咽痛期间可给予流质或半流质饮食,保持口腔清洁,较大儿童可用温盐水漱口。高热者,应物理降温或用退热剂。

2.抗生素治疗

青霉素能迅速消灭链球菌,预防和治疗脓毒并发症,是治疗猩红热的首选药物。更重要的在于预防并发症如急性肾小球肾炎和急性风湿热的发生。治疗开始愈早,预防效果愈好,疗程至少10天。青霉素过敏者可用头孢菌素,或酌情选用红霉素、克林霉素,但后者对A组溶血性链球菌耐药性很高,需根据药物敏感性结果选用,疗程7~10天。

(八)预防

1.早期隔离

患儿明确诊断后将患儿进行隔离治疗,由于早期使用抗生素,病原菌很快消失,隔离期限缩短为1周。病情不需住院者,尽可能在家隔离治疗。最好咽培养3次阴性后解除隔离。

2.接触者的处理

儿童机构发生猩红热时,应严密观察接触者。认真进行晨间检查,有条件可做咽拭子培养。对可疑猩红热、咽峡炎患儿,都应给予隔离治疗。

二、中毒型细菌性痢疾

细菌性痢疾是由志贺菌属引起的肠道传染病,而中毒型细菌性痢疾则是急性细菌性痢疾的危重型。起病急骤,临床以高热、嗜睡、惊厥、迅速发生休克及昏迷为特征。本病多见于3~5岁体格健康的儿童,病死率高,必须积极抢救。

(一)病因及流行病学

本病的病原体为痢疾杆菌,属肠杆菌的志贺菌属。志贺菌属分成A、B、C、D 4群,A群为痢疾志贺菌,B群为福氏志贺菌,C群为鲍氏志贺菌,D群宋内志贺菌。

我国引起流行的多数为福氏志贺菌,其次为宋内志贺菌。

急性、慢性痢疾患儿及带菌者是主要传染源。其传播方式通过消化道传播,可通过污染的水和食物传播,夏秋季多见,多见于体格健壮的小儿,发病年龄以3~5岁多见。

(二)发病机制

目前尚未完全清楚。引起中毒型细菌性痢疾与普通急性细菌性痢疾的机制不同,与机体对志贺菌的毒素反应有关。志贺菌侵袭人体后,细菌裂解,产生大量内毒素和少量外毒素。志贺菌内毒素从肠壁吸收入血,引起发热、毒血症及微循环障碍。内毒素作用于肾上腺髓质及兴奋交感神经系统释放肾上腺素及去甲肾上腺素等,使小动脉和小静脉发生痉挛性收缩。内毒素直接作用或通过刺激网状内皮系统,使组氨酸脱羧酶活性增加,或通过溶酶体释放,导致大量血管扩张物质释放,使血浆外渗,血液浓缩。此外,血小板凝聚,释放血小板因子3,促进血管内凝血,加重微循环障碍。

中毒型细菌性痢疾的病变在脑组织中最为明显,可发生脑水肿,甚至脑疝,临床表现为昏迷、抽搐及呼吸衰竭,常是导致中毒型细菌性痢疾的死亡原因。

(三)病理

中毒型细菌性痢疾的肠道病变轻而不典型,特别在疾病的早期,中毒症状虽极严重,但病理改变并不明显,甚至在死亡病例中,结肠仅见充血、水肿。主要病理改变为大脑及脑干水肿,神经细胞变性及点状出血,肾小管上皮细胞变性坏死,部分肾上腺充血、皮质出血和萎缩。

(四)临床表现

潜伏期通常为1~2天,但可短至数小时,长达8天。

(一)发病特点

起病急骤,突发高热,常在肠道症状出现前发生惊厥,短时期内(一般在数小时内)即可出现中毒症状。起病后体温很快上升至39℃以上,可达40~41℃,可伴有头痛,畏寒等症状,但无上呼吸道感染症状。肠道症状往往在数小时或数十小时后出现,故常被误诊为其他热性疾病。

(二)分型

根据其临床表现,分为如下几型。

1.休克型(皮肤内脏微循环障碍型)

主要表现为感染性休克。初起面色灰白,唇周青灰,四肢冷,指(趾)甲发白,脉细速,心率增快。后期出现青紫,血压下降,尿量减少,脉细速或细弱,甚至不能触及,心音低钝,无尿。重者青紫严重,心率减慢,心音微弱,血压测不出。并可同时伴心、肺、血液及肾脏等多器官功能不全的表现。

2.脑型(脑微循环障碍型)

病初起时小儿烦躁或萎靡、嗜睡,严重者出现惊厥。惊厥可反复发作,病初发作前后神志清楚,继之可转入谵妄昏迷,并可在持续惊厥后呼吸突然停止,这是由于脑细胞缺氧引起脑水肿产生脑疝所致。眼底检查可见小动脉直径变细,小静脉淤血扩张。此型较重,病死率高。

3.肺型(肺微循环障碍型)

主要表现为呼吸窘迫综合征。以肺微循环障碍为主,常由中毒型细菌性痢疾的休克型或脑型发展而来,病情危重,病死率高。

4.混合型

上述两型或三型同时存在或先后出现,此型极为凶险,病死率更高。

(五)辅助检查

1.血常规

白细胞计数及中性粒细胞增高,但发热仅数小时的患儿可以不高。

2.大便常规

可见成堆白细胞、吞噬细胞和红细胞。尚无腹泻的早期病例,应用生理盐水灌肠后作粪便检查。粪便常规一次正常,不能排除该病的诊断,需要复查。

3.大便培养

可分离出志贺菌属痢疾杆菌。

4.特异性核酸检测

采用核酸杂交或聚合酶链反应可直接检查大便中的痢疾杆菌核酸,其灵敏度较高,特异性较强,快捷方便,是较有发展前途的检测方法。

(六)诊断及鉴别诊断

3~5岁的健康儿童,夏秋季节突然高热,伴反复惊厥、脑病和休克表现者,均应考虑本病。可用肛拭子或灌肠取便,若镜检发现大量脓细胞或红细胞可临床诊断,但需与下列疾病相鉴别。

1.上呼吸道感染

初起高热可伴有惊厥,但惊厥很少反复,且高热时及惊厥后精神尚可,面颊潮红,而中毒型细菌性痢疾患儿常精神萎靡,面色灰白。还可结合流行病学史以资区别。

2.流行性乙型脑炎

也有发热,惊厥等表现。但其发热的热度是逐日升高,初1~2天热度并不很高,神经症状也常在发热1～2天后出现。乙脑很少有循环障碍,脑脊液检查常有异常,而中毒型细菌性痢疾的脑脊液检查无异常可资鉴别。

3. 流行性脑膜炎

也有高热、惊厥、昏迷,亦可伴有面灰肢冷而很快发展为休克,但流脑常伴有呕吐,皮肤瘀点或瘀斑,脑膜刺激征亦较为明显,且多见于冬春季节。脑脊液检查可资区别。

4. 大叶性肺炎、尿道感染或败血症

这类细菌性感染亦常以发高热起病,偶尔也可发生抽搐,面色苍白等中毒症状,鉴别需依赖肺部体征,胸部X线检查,尿常规及血培养等加以区别。

5. 急性出血性坏死性小肠炎

常以发热起病,有血便,粪便具有特殊的臭味,腹痛较剧。热度一般不高,腹泻症状明显,严重时便血较多。休克常出现在后期。

(七)治疗

本病病情凶险,必须及时抢救治疗。

1. 降温止惊

可采用物理、药物降温或亚冬眠疗法。持续惊厥者,可用地西泮 0.3 mg/kg 肌内注射或静脉注射(最大剂量≤每次10 mg);或用水合氯醛 40～60 mg/kg 保留灌肠;或苯巴比妥钠肌内注射。

2. 控制感染

通常选用两种痢疾杆菌敏感的抗生素静脉滴注。因近年来痢疾杆菌对氨苄西林、庆大霉素等耐药菌株日益增多,故可选用阿米卡星、头孢噻肟钠或头孢曲松钠等药物。

3. 抗休克治疗

(1)扩充血容量,纠正酸中毒,维持水、电解质酸碱平衡。

(2)改善微循环:在充分扩容的基础上,适当应用血管活性药物,如多巴胺、酚妥拉明等。

(3)糖皮质激素可及早应用。地塞米松每次 0.2～0.5 mg/kg 静脉滴注,每天 1～2 次,疗程 3～5 天。

4. 防治脑水肿和呼吸衰竭

首选20%甘露醇减低颅内压,剂量每次 0.5～1 g/kg 静脉注射,每天 3～4 次,疗程 3～5 天,必要时与利尿剂交替使用。此外,保持患儿呼吸道通畅,保证血氧在正常范围内,若出现呼吸衰竭,及早给予机械通气治疗。

(田念念)

第三节 结 核 病

一、原发型肺结核

原发型肺结核是原发性结核病中最常见的一种类型,为结核分枝杆菌初次侵入肺部后发生的原发感染,是小儿肺结核的主要类型,占儿童各型肺结核总数的85.3%。原发型肺结核包括原发综合征与支气管淋巴结结核。前者由肺原发病灶、局部淋巴结病变和两者相连的淋巴管炎组成；后者以胸腔内肿大淋巴结为主。肺部原发病灶或因其范围较小，或被纵隔影掩盖，X线无法查出，或原发病灶已经吸收，仅遗留局部肿大的淋巴结，故在临床上诊断为支气管淋巴结结核。此两者并为一型，即原发型肺结核。

(一) 病理

肺部原发病灶多位于胸膜下，肺上叶底部和下叶的上部，右侧较多见。基本病变为渗出、增殖、坏死。渗出性病变以炎症细胞、单核细胞及纤维蛋白为主要成分；增殖性改变以结核结节及结核性肉芽肿为主；坏死的特征性改变为干酪样改变，常出现于渗出性病变中。结核性炎症的主要特征是上皮样细胞结节及朗格汉斯细胞。

典型的原发综合征呈"双极"病变，即一端为原发病灶，一端为肿大的肺门淋巴结。由于小儿机体处于高度过敏状态，使病灶周围炎症甚广泛，原发病灶范围扩大到一个肺段甚至一叶。小儿年龄越小，此种大片性病变越明显。引流淋巴结肿大多为单侧，但亦有对侧淋巴结受累者。

原发型肺结核的病理转归如下。

1. 吸收好转

病变完全吸收，钙化或硬结（潜伏或痊愈）。此种转归最常见，出现钙化表示病变已有6~12个月。

2. 进展

(1) 原发病灶扩大，产生空洞。

(2) 支气管淋巴结周围炎，形成淋巴结支气管瘘，导致支气管内膜结核或干酪性肺炎。

(3) 支气管淋巴结肿大，造成肺不张或阻塞性肺气肿。

(4) 结核性胸膜炎。

3. 恶化

血行播散，导致急性粟粒性肺结核或全身性粟粒性结核病。

(二) 临床表现

症状轻重不一。轻者可无症状，一般起病缓慢，可有低热、食欲缺乏、疲乏、盗汗等结核中毒症状，多见于年龄较大儿童。婴幼儿及症状较重者可急性起病，高热可达39~40 ℃，但一般情况尚好，与发热不相称，持续2~3周后转为低热，并伴结核中毒症状，干咳和轻度呼吸困难是最常见的症状。婴儿可表现为体重不增或生长发育障碍。部分高度过敏状态小儿可出现眼疱疹性结膜炎，皮肤结节性红斑和/或多发性一过性关节炎。当胸内淋巴结高度肿大时，可产生一系列压迫症状：压迫气管分叉处可出现类似百日咳样痉挛性咳嗽；压迫支气管使其部分阻塞时可引起喘鸣；压迫喉返神经可致声嘶；压迫静脉可致胸部一侧或双侧静脉怒张。

体格检查可见周围淋巴结不同程度肿大。肺部体征可不明显，与肺内病变不一致。胸片呈中到重度肺结核病变者，50%以上可无体征。如原发病灶较大，叩诊呈浊音，听诊呼吸音减低或有少许干湿音。婴儿可伴肝大。

(三) 诊断

早期诊断很重要。应结合病史、临床表现及其有关检查进行综合分析。

1. 病史

应详细询问临床症状和卡介苗接种史，结核接触史及有关麻疹或百日咳等传染病既往史。

2. 体格检查

应注意检查双上臂有无卡介苗接种后瘢痕；若发现眼疱疹性结膜炎、皮肤结节性红斑者，活动性结核病的可能性较大。

3.结核菌素试验

为简便实用的诊断方法。结核菌素试验呈强阳性或由阴性转为阳性者,应作进一步检查。

4.X线检查

对确定肺结核病灶的性质、部位、范围及其发展情况和决定治疗方案等具有重要作用,是诊断小儿肺结核的重要方法之一。最好同时作正、侧位胸片检查,对发现肿大淋巴结或靠近肺门部位的原发病灶,侧位片有不可忽视的作用。

(1)原发综合征:肺内原发灶大小不一。局部炎性淋巴结相对较大而肺部的感染灶相对较小是原发性肺结核的特征。婴幼儿病灶范围较广,可占据一肺段甚至一肺叶(图12-1);年长儿病灶周围炎症较轻,阴影范围不大,多呈小圆形或小片状影。部分病例可见局部胸膜病变。小儿原发型肺结核在胸部X线上呈现典型哑铃状双极影者已少见。

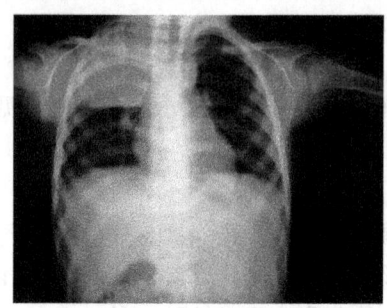

图12-1 原发综合征

(2)支气管淋巴结结核:是小儿原发型肺结核胸部X线最为常见者,分为两种类型。①炎症型(图12-2A):淋巴结周围肺组织的渗出性炎性浸润,呈现从肺门向外扩展的密度增高阴影,边缘模糊,此为肺门部肿大淋巴结阴影;②结节型(图12-2B):表现为肺门区域圆形或卵圆形致密阴影,边缘清楚,突向肺野。

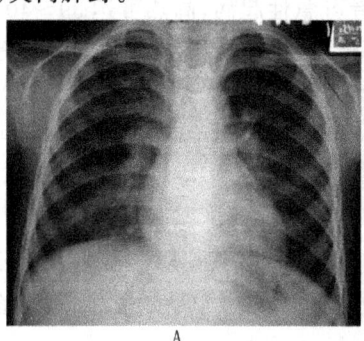 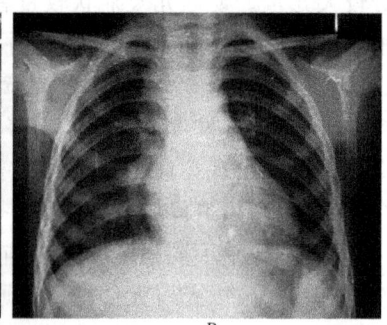

A   B

图12-2 支气管淋巴结结核

A.炎症型;B.结节型

除以上肿大淋巴结影像外,胸片常显示伴随影像,如气管、支气管受压、变形、移位,局限性狭窄,气管分支部变宽等。以上影像特别易见于婴幼儿。此改变多由肿大淋巴结压迫或溃入支气管内腔而引起。

如有下列征象可提示原发型肺结核或曾感染肺结核:①肺门影增浓,轮廓不整。②肺野内有钙化点且附近有增粗或僵直的肺纹理。③某些部位肺纹理走行僵直、增粗。横膈位置升高可由胸内或腹内病变引起。在小儿原发性肺结核病例中,增大的肺门和气管旁,尤其是纵隔淋巴结可累及膈神经造成膈神经麻痹,X线上表现为膈上升,膈活动受限。

CT扫描可显示纵隔和肺门淋巴结肿大。对疑诊肺结核但胸部平片正常病例有助于诊断。CT表现为肺门增大、变形、肺门血管移位,纵隔淋巴结肿大,且大都为多个、多组淋巴结肿大,以气管旁侧及肺门组、气管支气管组淋巴结肿大为多见,单侧多于双侧,双侧者则大都不对称,淋巴结内可有钙化。增强扫描后淋巴结周围有环型强化,中心因干酪性坏死呈低密度(图12-3)。

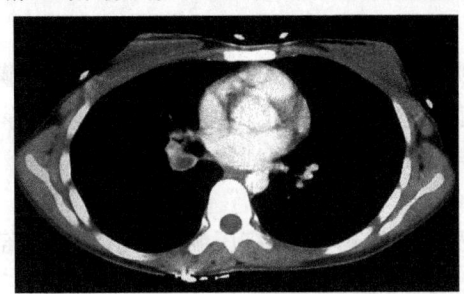

图 12-3　支气管淋巴结结核 CT 扫描
显示右肺门增大的淋巴结,边缘可见明显强化

5.纤维支气管镜检查

结核病变蔓延至支气管内造成支气管结核,纤维支气管镜检查可见到以下病变:①肿大淋巴结压迫支气管致管腔狭窄,或与支气管壁粘连固定,以致活动受限;②黏膜充血、水肿、炎性浸润、溃疡或肉芽肿;③在淋巴结穿孔前期,可见突入支气管腔的肿块;④淋巴结穿孔形成淋巴结支气管瘘,穿孔口呈火山样突起,色泽红而有干酪样物质排出。

(四)鉴别诊断

本病在X线检查前,应与上呼吸道感染、支气管炎、百日咳、风湿热、伤寒等相鉴别;在X线检查后应与各种肺炎、支气管扩张相鉴别;胸内淋巴结肿大明显时,应与纵隔良性及恶性肿瘤相鉴别。X线表现为肺不张-肺实变或肺段性结核病者需与异物吸入鉴别。鉴别方法为寻找结核分枝杆菌,结核菌素试验、实验室检查、X线摄片动态观察及淋巴结活检等。

(五)治疗

一般治疗及治疗原则见总论。

抗结核药物的应用:选用短程疗法,每天服用异烟肼、利福平和乙胺丁醇,强化治疗阶段2~3个月,后以异烟肼,利福平巩固维持治疗4~6个月。总疗程6~9个月。

判断小儿活动性结核病的参考指标为:①结核菌素试验强阳性和极强阳性;②未接种卡介苗且<3岁,尤其是<1岁婴儿结核菌素试验中度阳性者;③排出物中找到结核分枝杆菌;④胸部X线检查示活动性原发型肺结核改变者;⑤纤维支气管镜检查有明显支气管结核病变者。

二、结核性脑膜炎

结核性脑膜炎是儿童结核病中最严重的类型。常在结核原发感染后1年以内发生,尤其在初染结核3~6个月最易发生结核性脑膜炎。多见于3岁以内婴幼儿,约占60%。自普及卡介苗接种和有效抗结核药物应用以来,本病的发病率较过去明显降低,预后有很大改进,但若诊断不及时和治疗不当,病死率及后遗症的发生率仍较高,故早期诊断和合理治疗是改善本病预后的关键。

(一)发病机制

结核性脑膜炎常为全身性粟粒性结核病的一部分,通过血行播散而来。婴幼儿中枢神经系统发育不成熟、血-脑屏障功能不完善、免疫功能低下与本病的发生密切相关。结核性脑膜炎亦可由脑实质或脑膜的结核病灶破溃,结核分枝杆菌进入蛛网膜下腔及脑脊液中所致。偶见脊椎、颅骨或中耳与乳突的结核灶直接蔓延侵犯脑膜。

(二)病理

1.脑膜病变

软脑膜弥漫充血、水肿、炎性渗出,并形成许多结核结节。蛛网膜下腔大量炎性渗出物积聚,因重力关系、脑底池腔大、脑底血管神经周围的毛细血管吸附作用等,使炎性渗出物易在脑底诸池聚积。渗出物中可见上皮样细胞、朗格汉斯细胞及干酪坏死。

2.颅神经损害

浆液纤维蛋白渗出物波及脑神经鞘,包围挤压颅神经引起颅神经损害,常见第Ⅶ、Ⅲ、Ⅳ、Ⅵ、Ⅱ对颅神经障碍的临床症状。

3.脑部血管病变

在早期主要为急性动脉炎,病程较长者,增生性结核病变较明显,可见栓塞性动脉内膜炎,严重者可引起脑组织梗死、缺血、软化而致偏瘫。

4.脑实质病变

炎症可蔓延至脑实质,或脑实质原已有结核病变,可致结核性脑膜脑炎。少数病例脑实质内有结核瘤。

5.脑积水及室管膜炎

室管膜及脉络丛受累,出现脑室管膜炎。如室管膜或脉络丛结核病变使一侧或双侧室间孔粘连狭窄,可出现一侧或双侧脑室扩张。脑底部渗出物机化、粘连、堵塞使脑脊液循环受阻可导致脑积水。

6.脊髓病变

有时炎症蔓延至脊膜、脊髓及脊神经根,脊膜肿胀、充血、水肿和粘连,蛛网膜下腔完全闭塞。

(三)分期

典型结核性脑膜炎起病多较缓慢。根据临床表现,病程大致可分为3期。

1.早期(前驱期)

1~2周,主要症状为小儿性格改变,如少言、懒动、易倦、烦躁、易怒等。可有发热、食欲缺乏、盗汗、消瘦、呕吐、便秘(婴儿可为腹泻)等。年长儿可自诉头痛,多轻微或非持续性,婴儿则表现为蹙眉皱额,或凝视,或嗜睡,或发育迟滞等。

2.中期(脑膜刺激期)

1~2周,因颅内压增高致剧烈头痛、喷射性呕吐、嗜睡或烦躁不安、惊厥等。出现明显脑膜刺激征,颈项强直,凯尔尼格征(Kernig征)、布鲁津斯基征(Brudzinski征)阳性。幼婴则表现为前囟膨隆、颅缝裂开。此期可出现颅神经障碍,最常见者为面神经瘫痪,其次为动眼神经和展神经瘫痪。部分患儿出现脑炎体征,如定向障碍、运动障碍或语言障碍。眼底检查可见视盘水肿、视神经炎或脉络膜粟粒状结核结节。

3.晚期(昏迷期)

1～3周,以上症状逐渐加重,由意识障碍逐渐加重,出现昏迷,阵挛性或强直性惊厥频繁发作。患儿可极度消瘦,呈舟状腹。常出现水、盐代谢紊乱。最终因颅内压急剧增高导致脑疝致使呼吸及心血管中枢麻痹而死亡。

不典型结核性脑膜炎表现为:①婴幼儿起病急,进展较快,有时仅以惊厥为主诉;②早期出现脑实质损害者,可表现为舞蹈症或精神障碍;③早期出现脑血管损害者,可表现为肢体瘫痪;④合并脑结核瘤者可似颅内肿瘤表现;⑤当颅外结核病变极端严重时,可将脑膜炎表现掩盖而不易识别;⑥在抗结核治疗过程中发生脑膜炎时,常表现为顿挫型。

(四) 分型

根据儿童结核性脑膜炎的病理变化、病情轻重及临床表现,可分为以下4型。

1.浆液型

其特点为浆液渗出物仅局限于脑底,脑膜刺激征及颅神经障碍不明显,脑脊液变化轻微。常在粟粒型结核病常规检查脑脊液时发现。多见于疾病早期,病情较轻。

2.脑底脑膜炎型

为最常见的一型。浆液纤维蛋白性渗出物较弥漫,炎性病变主要位于脑底。其临床特征有明显脑膜刺激征,颅高压及颅神经障碍突出,但没有脑局灶性症状。脑脊液呈现典型结核性脑膜炎改变。多见于疾病中期,病情较重。

3.脑膜脑炎型

脑膜和脑实质均受累。脑血管变化明显,可出现脑局灶性症状,如肢体瘫痪或偏瘫,语言障碍,甚至失语,手足徐动或震颤,颅高压或脑积水症状显著。脑脊液改变较轻,恢复较快,与临床表现不平行。此型病程长,迁延不愈或恶化、复发,预后差。

4.脊髓型

炎症蔓延至脊髓膜或脊髓,除脑及脑膜症状明显外,尚出现脊髓和神经根障碍,如截瘫、感觉障碍、括约肌功能障碍等。因脑脊液通路梗阻,脑脊液可呈黄色,有明显蛋白细胞分离现象。此型病程长,多见于年长儿,临床恢复慢,常遗留截瘫后遗症。

(五) 诊断

早期诊断主要依靠详细的病史询问,周密的临床观察及对本病高度的警惕性,综合资料全面分析,最可靠的诊断依据是脑脊液中查见结核分枝杆菌。

1.病史

(1)结核接触史,大多数结核性脑膜炎患儿有结核接触史,特别是与家庭内开放性肺结核患儿接触史,对小婴儿的诊断尤有意义。

(2)卡介苗接种史,大多数患儿未接种过卡介苗。

(3)既往结核病史,尤其是1年内发现结核病又未经治疗者,对诊断颇有帮助。

(4)近期急性传染病史,如麻疹、百日咳等常为结核病恶化的诱因。

2.临床表现

凡有上述病史的患儿出现性格改变、头痛、不明原因的呕吐、嗜睡或烦躁不安相交替及顽固性便秘时,即应考虑本病的可能。眼底检查发现有脉络膜粟粒结节对诊断有帮助。

3.脑脊液检查

对本病的诊断极为重要。

常规检查:脑脊液压力增高,外观无色透明或呈毛玻璃样,蛛网膜下腔阻塞时,可呈黄色,静置12～24小时后,脑脊液中可有蜘蛛网状薄膜形成,取之涂片作抗酸染色,结核分枝杆菌检出率较高。白细胞计数多为$(50～500)×10^6/L$,分类以淋巴细胞为主,但急性进展期,脑膜新病灶或结核瘤破溃时,白细胞计数可$>1 000×10^6/L$,其中1/3病例分类以中性粒细胞为主。糖和氯化物均降低为结核性脑膜炎的典型改变。蛋白量增高,一般多为1.0～3.0 g/L,椎管阻塞时可高达4.0～5.0 g/L。对脑脊液改变不典型者,需重复化验,动态观察变化。脑脊液(5～10 mL)沉淀物涂片抗酸染色镜检阳性率可达30%。

4.其他检查

(1)结核分枝杆菌抗原检测:以酶联免疫吸附测定双抗夹心法检测脑脊液结核分枝杆菌抗原,是敏感、快速诊断结核性脑膜炎的辅助方法。

(2)抗结核抗体测定:以酶联免疫吸附测定法检测结核性脑膜炎患儿脑脊液 PPD-IgM 抗体和 PPD-IgG 抗体,其水平常高于血清中的水平。PPD-IgM 抗体于病后2～4天开始出现,2周达高峰,至8周时基本降至正常,为早期诊断依据之一;而 PPD-IgG 抗体于病后2周起逐渐上升,至6周达高峰,约在12周时降至正常。

(3)腺苷脱氨酶活性测定:腺苷脱氨酶主要存在于 T 细胞中,有63%～100%结核性脑膜炎患儿脑脊液腺苷脱氨酶增高($>9 μ/L$),腺苷脱氨酶在结核性脑膜炎发病1个月内明显增高,治疗3个月后明显降低,为一简单可靠的早期诊断方法。

(4)结核菌素试验:阳性对诊断有帮助,但高达50%的患儿可呈阴性反应。

(5)脑脊液结核分枝杆菌培养:是诊断结核性脑膜炎可靠的依据。

(6)聚合酶链反应:应用聚合酶链反应技术在结核性脑膜炎患儿脑脊液中扩增出结核分枝杆菌所特有的 DNA 片段,能使脑脊液中极微量结核分枝杆菌体 DNA 被准确地检测,其灵敏度和特异度超过目前使用的各种实验手段。

5.X 线检查、CT 扫描或磁共振(MRI)

约85%结核性脑膜炎患儿的胸片有结核病改变,其中90%为活动性病变,呈粟粒型肺结核者占48%。胸片证明有血行播散性结核病对确诊结核性脑膜炎很有意义。脑 CT 在疾病早期可正常,随着病情进展可出现基底节阴影增强、脑池密度增高、模糊、钙化、脑室扩大、脑水肿或早期局灶性梗死征。

(六)鉴别诊断

1.化脓性脑膜炎

婴儿急性起病者,易误诊为化脓性脑膜炎;而治疗不彻底的化脓性脑膜炎脑脊液细胞数不甚高时,又易误诊为结核性脑膜炎,应予鉴别。重要鉴别点是脑脊液检查:化脓性脑膜炎脑脊液外观混浊,细胞数多$>1 000×10^6/L$,分类以中性粒细胞为主,涂片或培养可找到致病菌,鉴别一般不难,但治疗不彻底的化脓性脑膜炎脑脊液改变不典型,单凭脑脊液检查有时难与结核性脑膜炎鉴别,应结合病史、临床表现及其他检查综合分析。

2.病毒性脑膜炎

起病较急,早期脑膜刺激征较明显,脑脊液无色透明,白细胞计数多在$(50～200)×10^6/L$,分类以淋巴细胞为主,蛋白质一般不超过1.0 g/L,糖和氯化物含量正常。

3.隐球菌脑膜炎

起病较结核性脑膜炎更缓慢,病程更长,多有长期使用广谱抗生素和/或免疫抑制剂史。病初多无明显发热。颅高压症状显著,头痛剧烈,与脑膜炎其他表现不平行。视力障碍及视盘水肿较常见,症状有时可自行缓解。脑脊液呈蛋白细胞分离,糖显著降低,结核菌素试验阴性。最重要的鉴别点是脑脊液墨汁涂片可找到厚荚膜圆形发亮的菌体。

4.脑肿瘤

尤其是婴幼儿较常见的髓母细胞瘤可经蛛网膜下腔播散转移,易发生颅神经障碍、脑膜刺激征及脑脊液改变,易误诊为结核性脑膜炎。但脑肿瘤一般无发热史,少见抽搐、昏迷,颅高压症状与脑膜刺激征不相平行,脑脊液改变较轻微,结核菌素试验阴性,脑部 CT 扫描或磁共振(MRI)有助于诊断。

(七)并发症及后遗症

最常见的并发症为脑积水、脑实质损害、脑出血及颅神经障碍。其中前 3 种是导致结核性脑膜炎死亡的常见原因。严重后遗症为脑积水、肢体瘫痪、智力低下、失明、失语、癫痫及尿崩症等。晚期结核性脑膜炎发生后遗症者约占 2/3,而早期结核性脑膜炎后遗症甚少。

(八)治疗

应抓住抗结核治疗和降低颅高压两个重点环节。

1.一般疗法

应卧床休息,细心护理,对昏迷患儿可予鼻饲或胃肠外营养,以保证足够热量,应经常变换体位,以防止压疮和坠积性肺炎。做好眼睛、口腔、皮肤的清洁护理。

2.抗结核治疗

联合应用易透过血-脑屏障的抗结核杀菌药物,分阶段治疗。

(1)强化治疗阶段联合使用异烟肼、利福平、吡嗪酰胺及乙胺丁醇。疗程 2～3 个月,其中异烟肼每天 10～15 mg/kg,最大剂量 300 mg,利福平每天 10～20 mg/kg(<600 mg/d),吡嗪酰胺每天 30～40 mg/kg(<750 mg/d),乙胺丁醇每天 15～25 mg/kg。

(2)巩固维持治疗阶段继用异烟肼,利福平。9～10 个月。抗结核药物总疗程不少于 12 个月,或待脑脊液恢复正常后继续治疗 6 个月。

3.降低颅高压

由于室管膜炎症的刺激,脑脊液分泌增多,压力增高;加之脑底大量炎性渗出物及肉芽充填后,使脑脊液循环通路受阻而产生各种类型脑积水。最早于 10 天即可出现,故应及时控制颅内压,措施如下:

(1)脱水剂:常用 20%甘露醇,一般剂量每次 0.5～1.0 g/kg,于 30 分钟内快速静脉注入。4～6 小时 1 次,脑疝时可加大剂量至每次 2 g/kg。2～3 天后逐渐减量,7～10 天停用。其作用机制为使脑脊液渗入静脉而降低颅内压。

(2)利尿剂:乙酰唑胺一般于停用甘露醇前 1～2 天加用该药,每天 20～40 mg/kg(<750 mg/d)口服,根据颅内压情况,可服用 1～3 个月或更长,每天服或间歇服(服 4 天,停 3 天)。该药是碳酸酐酶抑制剂,可减少脑脊液的产生而降低颅内压。

(3)侧脑室穿刺引流:适用于急性脑积水而其他降颅压措施无效或疑有脑疝形成时。引流量根据脑积水严重程度而定,一般每天 50～200 mL,持续引流时间为 1～3 周。有室管膜炎时可予侧脑室内注药。特别注意防止继发感染。

(4)腰穿减压及鞘内注药。适应证为:①颅内压较高,应用激素及甘露醇效果不明显,但不急需作侧脑室引流或没有作侧脑室引流的条件者;②脑膜炎症控制不好以致颅内压难于控制者;

③脑脊液蛋白量＞3.0 g/L以上者。方法:根据颅内压情况,适当放出一定量脑脊液以减轻颅内压;3岁以上每次注入异烟肼20～50 mg及地塞米松2 mg,3岁以下剂量减半,开始为每天1次,1周后酌情改为隔天1次、1周2次及1周1次。2～4周为1个疗程。

(5)分流手术:若由于脑底脑膜粘连梗阻发生梗阻性脑积水时,经侧脑室引流等难以奏效,而脑脊液检查已恢复正常,为彻底解决颅高压问题,可考虑作侧脑室小脑延髓池分流术。

4.糖皮质激素

能抑制炎症渗出从而降低颅内压,减轻中毒症状及脑膜刺激症状,有利于脑脊液循环,并可减少粘连,从而减轻或防止脑积水的发生。是抗结核药物有效的辅助疗法,早期使用效果好。一般使用泼尼松,每天1～2 mg/kg(＜45 mg/d),1个月后逐渐减量,疗程8～12周。

(九)预后

与下列因素有关。

1.治疗早晚

治疗越晚病死率越高,早期病例无死亡,中期病死率为3.3%,晚期病死率高达24.9%。

2.年龄

年龄越小,脑膜炎症发展越快,越严重,病死率越高。

3.病期和病型

早期、浆液型预后好,晚期、脑膜脑炎型预后差。

4.结核分枝杆菌耐药性

原发耐药菌株已成为影响结核性脑膜炎预后的重要因素。

5.治疗方法

剂量不足或方法不当时可使病程迁延,易出现并发症。

随访观察复发病例全部发生在停药后4年内,绝大多数在2～3年内。停药后随访观察3～5年,凡临床症状消失,脑脊液正常,疗程结束后2年无复发者,方可认为治愈。

(田念念)

第十三章 小儿常见疾病的中医治疗

第一节 感　冒

一、概述

(一)定义

感冒是小儿常见肺系疾病之一。临床上以感受外邪所引起的发热、鼻塞流涕、喷嚏、咳嗽等表证为主要特征。小儿感冒有四时感冒与时疫感冒之分,四时感冒由感受四时不正之气发生,而时疫感冒由感受时行疫毒所致。

任何年龄小儿皆可发病,婴幼儿更为多见。因小儿肺脏娇嫩,脾常不足,神气怯弱,感邪之后,易出现夹痰、夹滞、夹惊的兼夹证。如《婴童类粹·伤寒论》所说:"夫小儿伤寒于大人无异,所兼者惊、积而已。"

(二)命名

根据本病的发病病因与临床表现,有不同的命名。

"伤风"——见《小儿药证直诀·伤风》,在《素问·太阴阳明论》"伤于风者,上先受之"的基础上引申而称为伤风。又如《景岳全书·伤风论证》所说:"伤风之病,本由外感……邪轻而浅者,止犯皮毛,即为伤风"。

"感冒"——见杨仁斋《仁斋直指小儿附遗方论》:"感冒风邪,发热头痛,咳嗽声重,涕唾黏稠。"概括了感冒的原因和症状。《幼科释迷·感冒》解释"感冒"为:"感者触也,冒其罩乎",是指感受外邪,触罩肌表全身,概括了病名及其含义。

"小儿伤寒"——见《婴童百问·第五十二问》:"小儿伤寒,得之与大人无异,所异治者,兼惊而已,又有因夹惊食而得。"描述了小儿感冒容易夹惊、夹滞的特点。

(三)范围

本病相当于西医学所称的急性上呼吸道感染,简称上感。上感的病变部位主要在鼻、鼻咽和咽部。

西医学的急性上呼吸道感染又分为普通感冒与流行性感冒两大类。普通感冒相当于中医学的四时感冒,而流行性感冒则属于中医学的时疫感冒。

(四)发病情况

感冒是儿科时期最常见的肺系疾病之一,病位在表,病情多轻,但也常因感冒失于表散,致病程迁延,或遗患风湿痹痛、心悸、水肿等证。

1. 发病季节

本病发作无明显的季节性,一年四季均可发生,以冬春二季及气候骤变时易发病。

2. 好发年龄

任何年龄都可发生本病,但年龄越小发病率越高,年幼体弱的小儿更易罹患。

3. 发病特点

本病发病率占儿科疾病首位。本病大多由于小儿寒暖不能自调,加之护理不当,感受外邪而发。由于小儿肺常不足、脾常不足、心神怯弱,在患感冒之后易出现夹痰、夹滞、夹惊等兼夹证。

(五)治疗转归

小儿感冒大多经合理治疗而痊愈,痊愈后经适当调理,多可较快恢复健康,故一般预后良好。但少数患儿可因正气虚弱,无力抗邪于外,风邪化热入里,进一步发展成肺炎喘嗽;部分患儿在患病期间因发汗或攻伐太过,耗损气阴,肺脾受伤,形成日后的反复呼吸道感染;还有少数患儿因感邪后正气不支,致风邪化热,侵入心经,形成心悸怔忡之证。

二、学术源流

关于伤风、感冒,在宋代以前已有认识。钱乙对伤风的论述,着重阐述了其症状、治法、方药以及兼夹症状,如《小儿药证直诀·伤风》说:"伤风昏睡,口中气热,呵欠闷顿,当发散,大青膏解。"大青膏以青黛为君,由天麻、白附子、青黛、蝎尾、乌梢蛇肉、朱砂、天竺黄组成。此方主要作用为解热定惊、熄风化痰,可见钱乙当时就认识到青黛是治疗小儿感冒的要药,本病还有易于夹惊的特点。钱乙还分述了"伤风发惊""伤风吐泻""伤风嗽"等证治,提示本病还有易于夹滞、夹痰等特点。

元代朱震亨《幼科全书·发热》说:"凡伤风发热,其证汗出身热,呵欠面赤,目涩多肿,恶风喘气。此因解脱受风所致,宜疏风解肌退热,先服柴葛解肌汤,发去风邪,俟热之时,再服凉惊丸以防内热。"详述了感冒的症状,并指出了疏风解肌退热的基本治法。明代鲁伯嗣著《婴童百问·第五十二问》,也支持小儿患热性病容易夹食、夹惊的观点。

清代《医宗金鉴·幼科杂病心法要诀》说:"小儿伤暑,谓受暑复感风寒也。其证发热无汗,口渴饮水,面色红赤,干呕恶心,或腹中绞痛,嗜卧懒食。以二香饮治之……若伤暑夹食、大吐泻者,以加味香薷饮治之。"明确了本病的伤暑证候及治法。沈金鳌《幼科释迷·感冒》云:"感者触也,冒其罩乎,触则必犯,犯则内趋,罩则必蒙,蒙则裹瘀。当其感冒,浅在肌肤,表之则散,发之则祛。"指出感冒是由于感受外邪引起,病情较轻浅,通过发散祛邪,可以痊愈。

三、病因病机

(一)病因

小儿感冒的发病内因责之于正气不足,外因责之于感受风邪。

1. 内因

小儿肺常不足,卫外不固,腠理疏薄,抗病力弱,遇到四时气候的变化,寒暖失调,容易感受外邪而发病。

2.外因

感冒的主要致病原因是感受风邪。风为百病之长,风邪又常兼夹寒、热、暑、湿等外邪同时侵袭机体而发病。故临床上常有风寒、风热、暑湿等不同的病因。

(1)感受风寒:风寒之邪,由口鼻或皮毛而入,束于肌表,郁于腠理,寒主收引,致使肌肤闭郁,卫阳不得宣发,导致发热、恶寒、无汗;寒邪束肺,肺气失宣,气道不利,则致鼻塞、流涕、咳嗽;寒邪郁于太阳经脉,经脉拘急收引,气血凝滞不通,则致头痛、身痛、肢节酸痛等症。

(2)感受风热:风热之邪,侵犯肺咽。邪在卫表,卫气不畅,则致发热较重、恶风、微有汗出;风热之邪上扰,则头痛;热邪客于肺卫,肺气失宣,则致鼻塞、流涕、喷嚏、咳嗽;咽喉为肺胃之门户,风热上乘咽喉,则致咽喉肿痛等证候。

小儿发病之后易于传变,即使是外感风寒,正邪相争,寒易化热,或表寒未解,已入内化热,也可形成寒热夹杂之证。

(3)感受暑湿:夏令冒暑,长夏多湿,暑为阳邪,暑多夹湿,暑湿之邪束表困脾,而致暑邪感冒。暑邪外袭,卫表失宣,则致发热、无汗;暑邪郁遏,清阳不升,则致头晕或头痛;湿邪遏于肌表,则身重困倦;湿邪困于中焦,阻碍气机,脾胃升降失司,则致胸闷、泛恶、食欲缺乏,甚至呕吐、泄泻。

(4)感受时邪:外感时疫之邪,犯于肺胃二经。疫邪性烈,易于传变,故起病急骤;邪犯肺卫,郁于肌表,则初起发热、恶寒、肌肉酸痛;疫火上熏,则目赤咽红;邪毒犯胃,胃气上逆,则见恶心、呕吐等症。

(二)病机

本病的发病是外因作用于内因的结果,病变部位主要在肺。外邪经口鼻或皮毛侵犯肺卫。肺司呼吸,外合皮毛,主腠理开合,开窍于鼻,邪自口鼻吸入,皮毛开合失常,卫阳被遏,故恶寒发热、头痛、身痛;咽喉为肺之门户,外邪循经相犯,可见鼻塞流涕或咽喉红肿;肺失宣肃,产生咳嗽。这就是外邪侵袭产生诸症的机制。由于风邪夹邪的性质不同,病机变化亦有区别:夹热,因热为阳邪,表现为风热证;夹寒,因寒为阴邪,主收引,腠理闭塞,表现为风寒证;夹暑,因暑多兼湿,困阻中焦,常表现为脾胃升降失司而呕吐、泄泻。

小儿肺常不足,肺失清肃,气机不利,津液凝聚为痰,以致痰阻气道,则为感冒夹痰。

小儿脾常不足,饮食不节,感冒之后,往往影响运化功能,再加之乳食未节,以致乳食停滞不化,阻滞中焦,则为感冒夹滞。

小儿神气怯弱,筋脉未盛,若见高热熏灼,容易扰动心肝,产生心神不宁、惊惕抽风,则为感冒夹惊。

四、临床诊断

(一)诊断要点

(1)气候骤变,冷暖失调,或与感冒患者接触,有感受外邪病史。

(2)有发热、恶风寒、鼻塞流涕、喷嚏、微咳等症状。

(3)感冒伴兼夹证者,可见咳嗽加剧,喉间痰鸣;或脘腹胀满,不思饮食,呕吐酸腐,大便失调;或睡卧不宁,惊惕抽风。

(4)特殊类型感冒:可见咽部充血,咽腭弓、悬雍垂、软腭等处有 2~4 mm 大小的疱疹,或滤泡性眼结膜炎及颈部、耳后淋巴结肿大等体征。

(5)血象检查:病毒感染者白细胞总数正常或偏低;继发细菌感染者白细胞总数及中性粒细

胞均增高。

(6)病原学检查:鼻咽或气管分泌物病毒分离或桥联酶标法检测,可作病毒学诊断。咽拭子培养可有病原菌生长;链球菌感染者,血中抗链球菌溶血素"O"(ASO)滴度增高。

(二)病证鉴别

1.急性传染病早期

多种急性传染病的早期都有类似感冒的症状,如麻疹、百日咳、水痘、幼儿急疹、传染性非典型肺炎、流行性脑脊髓膜炎等,应根据流行病学史、临床表现、实验室资料及其演变特点等加以鉴别。

2.急性感染性喉炎(急喉喑)

本病初起仅表现发热、微咳,当患儿哭叫时可闻及声音嘶哑,病情较重时可闻犬吠样咳嗽及吸气性喉鸣。

3.麻疹早期

麻疹早期可因外邪侵犯肺卫,表现为发热、微恶风寒、鼻塞流涕、咳嗽等症状。但其有明显的麻疹特殊表现如目胞赤肿、泪水汪汪、畏光羞明、倦怠思睡、麻疹黏膜斑等。

4.肺炎喘嗽

本病是以肺热炽盛为主要病机的肺系疾病,初期邪犯肺卫可有肺卫表证,但常同时具有发热、咳嗽、气喘、鼻扇等证候特点。

五、辨证思路

(一)辨别四时感冒与时疫感冒

四时感冒一般肺系症状明显,全身症状较轻,无流行趋势;时疫感冒一般肺系局部症状不明显,而全身症状较重,有在同一地区流行传播的特点。

(二)辨别风寒风热

如具有肺卫表证伴唇舌咽红者为风热;具有肺卫表证而唇舌咽不红者为风寒。

(三)辨别兼夹证候

除有表证外,兼见咳嗽较剧,咳声重浊,喉中痰鸣,舌苔白腻,脉浮滑等表现者为夹痰;兼见脘腹胀满,不思乳食,呕吐酸腐,口气秽浊,大便酸臭等为夹滞;兼见惊惕啼叫,睡卧不宁,甚或惊风抽搐,舌尖红,脉弦数等为夹惊。

六、治疗原则

小儿感冒的治疗与成人相同,应以解表为主,根据寒热辨证,治法有辛温、辛凉之别。但小儿感冒治疗还应注意以下几点:①小儿感冒容易出现夹痰、夹滞、夹惊等兼夹证,因此应同时注意兼夹证的治疗。②小儿表虚卫外不固,治疗宜以轻清疏解为主,不宜过汗,以防耗伤气阴。③小儿感冒容易化热,若表证未解,兼里热内郁,或已有燥屎内结,需用清热解毒或下法时应慎重,须防苦寒伤伐脾胃。

治疗感冒,以疏风解表为基本原则。根据不同的证型分别治以辛温解表、辛凉解表、清暑解表、清热解毒。治疗兼证,在解表基础上,分别佐以化痰、消导、镇惊之法。小儿为稚阴稚阳之体,发汗不宜太过,防止津液耗损。小儿感冒易于寒从热化,或热为寒闭,形成寒热夹杂证,单用辛凉药汗出不透,单用辛温药助热化火,故常以辛凉、辛温药并用。体质虚弱者可采用扶正解表法。

本病除内服汤药外,还常使用中成药等法治疗。

七、证治分类

(一)主证

1.风寒感冒

证候:发热,恶寒,无汗,头痛,鼻塞流清涕,喷嚏,咳嗽,咽喉痒、无红肿,舌淡红,苔薄白,脉浮紧或指纹浮红。

辨证:本证主要由于风寒束表,卫阳受遏,经气不得宣畅,邪正交争而出现一系列风寒表证。辨证要领为有外感表证与唇舌咽部不红。小儿感冒风寒,邪盛正实者,易于从阳化热,演变转化为热证。若患儿素蕴积热,复感风寒,也可见恶寒、头痛、身痛、流清涕、面赤唇红、口干渴、咽红、舌质红、苔薄黄等外寒里热之证。

发热,恶寒,头痛,无汗——风寒束表,卫阳受遏,经气不得宣畅,邪正交争。

鼻塞流清涕,喷嚏,咳嗽,咽喉痒——风寒犯肺,肺气失宣,外窍失利。

咽不红,舌淡红,苔薄白,脉浮紧或指纹浮红——均为风寒之象。

治法:辛温解表。

本证风寒束表,卫阳受遏,故治当辛温解表,重在祛邪。通过辛温发汗,使风寒之邪由表而散。

方药:荆防败毒散加减。

方解:方中荆芥、防风、羌活、苏叶解表散寒;前胡宣肺化痰;桔梗宣肺利咽;甘草调和诸药。全方共奏辛温散寒,发汗解表之功。

加减:头痛明显加葛根、白芷散寒止痛;恶寒重、无汗加桂枝、麻黄解表散寒;咳声重浊加白前、紫菀宣肺止咳;痰多加半夏、陈皮燥湿化痰;呕吐加半夏、生姜、竹茹降逆止呕;纳呆、舌苔白腻去甘草,加厚朴和胃消胀;外寒里热证加黄芩、石膏等清热泻火之药物。

2.风热感冒

证候:发热重,恶风,有汗或少汗,头痛,鼻塞,鼻流浊涕,喷嚏,咳嗽,痰稠色白或黄,咽红肿痛,口干渴,舌质红,苔薄黄,脉浮数或指纹浮紫。

辨证:本证为外感风热,或寒从热化。咽部是否红肿,为本证与风寒感冒的鉴别要点。小儿感冒风热,正邪交争激烈,易于从热化火,犯扰心肝而出现夹惊之证。

发热重,有汗或少汗——邪在卫表,寒从热化,腠理开泄,故发热重而有汗出。

鼻流浊涕,痰稠或黄——肺气不利,肺有郁热之象。

咽喉红肿疼痛——风热上乘,搏结咽喉。

口干渴,舌质红,苔薄黄,脉浮数或指纹浮紫——风热犯表之象。

治法:辛凉解表。

本证由于风热袭表,肺卫郁热,正邪交争,故治当以辛凉以解表热。通过辛凉发汗,使风热之邪由表而散。

方药:银翘散加减。

方解:方中金银花、连翘解表清热;薄荷、桔梗、牛蒡子疏风散热,宣肺利咽;荆芥、豆豉辛温透表,助辛凉药散表达邪外出;芦根、竹叶清热生津除烦。全方共奏辛凉发汗,解热散邪之功。

加减:高热加栀子、黄芩清热;咳嗽重,痰稠色黄加桑叶、瓜蒌皮、鱼腥草宣肺止咳祛痰;咽红肿痛加蝉蜕、蒲公英、玄参清热利咽;大便秘结加枳实、生大黄通腑泄热。

3.暑邪感冒

证候:高热持续,无汗或汗出热不解,头晕、头痛,鼻塞,身重困倦,胸闷,泛恶,口渴心烦,食欲缺乏,或有呕吐、泄泻,小便短黄,舌质红,苔黄腻,脉数或指纹紫滞。

辨证:《素问·热论》说:"后夏至日者为病暑",本证以发于夏季,高热,汗出热不解,身重困倦,食欲缺乏,舌红,苔黄腻为特征。偏热重者高热,头晕、头痛,口渴心烦,小便短黄;偏湿重者发热,有汗或汗出热不解,身重困倦,胸闷泛恶,食欲缺乏,或见泄泻。

高热持续,心烦——暑为阳邪,内归于心,心火内炽。

无汗或汗出热不解——暑夹湿邪,其性黏腻,缠绵难去,故常微汗出而热不解。

身重困倦,胸闷,泛恶,食欲缺乏——暑邪夹湿,湿困中焦,脾胃升降失司。

头晕、头痛,鼻塞——暑湿犯表,清阳不升。

舌质红,苔黄腻,脉数或指纹紫滞——为暑热夹湿之征。

治法:清暑解表。

暑为阳邪,多夹湿邪,侵袭机体,清暑当从表散,清暑应兼除湿,使湿去热孤,方能解热。

方药:新加香薷饮加减。

方解:香薷发汗解表化湿;金银花、连翘清热解暑;厚朴行气和中,理气除痞;扁豆健脾和中,利湿消暑。

加减:偏热重者加黄连、栀子清热;偏湿重加佩兰、藿香、豆豉祛暑利湿;呕吐加竹茹降逆止呕;大便溏薄加葛根、黄芩、苍术清肠化湿。

4.时疫感冒

证候:起病急骤,全身症状重。高热,恶寒,无汗或汗出热不解,头痛,心烦,目赤咽红,肌肉酸痛,腹痛,或有恶心、呕吐,舌质红,舌苔黄,脉数。

辨证:本证以起病急骤,肺系症状轻、全身症状重,有传染性为特征。表证重者高热,无汗或汗出热不解,头痛,肌肉酸痛;里证重者目赤,腹痛,或恶心、呕吐。

起病急骤,全身症状重——时疫毒邪,犯及人体,正邪交争,故起病急而全身酸痛。

高热,恶寒,头痛——时疫邪毒犯表,正邪相持,清阳受扰。

无汗或汗出热不解,肌肉酸痛,腹痛,或有恶心、呕吐——时疫邪毒夹湿,肌表不疏,脾胃困遏,升降失司。

心烦,目赤咽红——时疫化火,内扰心肝。

舌质红,舌苔黄,脉数——邪热内盛之象。

治法:清热解毒。

方药:银翘散合普济消毒饮加减。

方解:常用金银花、连翘清热解毒;荆芥、羌活解表祛邪;栀子、黄芩清肺泄热;大青叶、桔梗、牛蒡子宣肺利咽;薄荷辛凉发散。

加减:高热加柴胡、葛根解表清热;恶心、呕吐加竹茹、黄连降逆止呕。

(二)兼证

1.夹痰

证候:感冒兼见咳嗽较剧,痰多,喉间痰鸣。

辨证:风邪犯肺,肺失清宣,津液敷布失常,水液停聚为痰。此外,小儿脾常不足,肺病及脾,运化失职,水湿不化亦聚而为痰。本证以兼见咳嗽剧烈,痰多喉鸣为特征。

咳嗽较剧——痰贮于肺,气道不利。

痰多——肺失治节,水津失布,津液内停,聚而为痰。

喉间痰鸣——痰浊内盛,壅阻气道。

治法:风寒夹痰者,辛温解表,宣肺化痰;风热夹痰者,辛凉解表,清肺化痰。

方药:在疏风解表的基础上,风寒夹痰证加用三拗汤、二陈汤,常用麻黄、杏仁、半夏、陈皮等宣肺化痰。风热夹痰证加用桑菊饮加减,常用桑叶、菊花、瓜蒌皮、浙贝母等清肺化痰。

2.夹滞

证候:感冒兼见脘腹胀满,不思饮食,呕吐酸腐,口气秽浊,大便酸臭,或腹痛泄泻,或大便秘结,小便短黄,舌苔厚腻,脉滑。

辨证:本证可为先有食滞中焦,后感受风邪而发生感冒夹滞,也可在感受风邪之后,肺脏受邪,影响脾胃的升降,乳食内停,积而化热所致。

脘腹胀满,不思饮食,呕吐酸腐——食停中脘,脾气不升,胃失和降。

口气秽浊,大便酸臭——食积化腐,食滞中焦则浊气上逆。

大便不调,小便短黄——积滞内停,运化失职,蕴蒸生热。

舌苔厚腻,脉滑——为食积内滞之征。

治法:解表兼以消食导滞。

方药:在疏风解表的基础上,加用保和丸加减。常加用焦山楂、焦神曲、鸡内金消食化积;莱菔子、枳壳导滞消积。若大便秘结,小便短黄,壮热口渴,加大黄、枳实通腑泄热。

3.夹惊

证候:感冒兼见惊惕哭闹,睡卧不宁,甚至骤然抽风,舌质红,脉浮弦。

辨证:小儿心神怯弱,筋脉未盛,外感邪热化火内扰心肝,易于生惊动风,故在病理上表现肝常有余、心常有余的特点。

惊惕哭闹,睡卧不宁——热扰于心,神明失主。

骤然抽风——热扰于肝,风阳鼓动。

舌质红,脉浮弦——风热动风之征。

治法:解表兼以清热镇惊。

方药:在疏风解表的基础上,加用镇惊丸加减。常加用钩藤、僵蚕、蝉蜕。另服小儿回春丹或小儿金丹片。

八、其他疗法

(一)中药成药

1.午时茶

每服1/2～1包,1天2～3次。用于风寒感冒夹滞。

2.健儿清解液

每服5～10 mL,1天3次。用于风热感冒夹滞。

3.小儿消炎栓

每次直肠给药1粒(1.5 g),1天2次。用于风热感冒。

4.清开灵颗粒

每服3~6 g,1天2~3次。用于风热感冒、感冒夹惊。

5.抗病毒口服液

每服10 mL,1天2~3次。用于时疫感冒。

(二)药物外治

香薷30 g,柴胡30 g,扁豆花30 g,防风30 g,金银花50 g,连翘50 g,淡豆豉50 g,鸡苏散50 g,石膏50 g,板蓝根50 g。煎水3 000 mL,候温沐浴。1天1~2次。用于暑邪感冒。

(三)针灸疗法

1.针法

取大椎、曲池、外关、合谷。头痛加太阳,咽喉痛加少商。用泻法,每天1~2次。用于风热感冒。

2.灸法

取大椎、风门、肺俞。用艾炷1~2壮,依次灸治,每穴5~10分钟,以表面皮肤温热为宜,每天1~2次。用于风寒感冒。

九、预防与调护

(一)预防

(1)经常户外活动,呼吸新鲜空气,多晒太阳,加强体格锻炼。

(2)根据气候变化,及时增减衣服。

(3)避免与感冒患者接触,感冒流行期间尽量不去公共场所,不要用手揉搓鼻眼,到过公共场所后要勤洗手。

(4)必要时可接种流感疫苗。

(5)反复呼吸道感染儿童,可按"反复呼吸道感染"节在非急性感染期根据辨证予以辨证固本治疗,以减少复感。

(二)调护

(1)居住房屋应经常开窗,并保持室内空气流通、新鲜。每天可用食醋50 mL,加水熏蒸20~30分钟,进行空气消毒。

(2)发热期间多饮热水,汤药应热服。饮食易消化、清淡,如米粥、新鲜蔬菜、水果等,忌食辛辣、冷饮、油腻食物。

(3)注意观察病情变化,及早发现感冒兼证。

十、现代研究

在辨证论治的原则指导下,对不同证型感冒的临床治疗有很大的进展。周爱生认为暑湿感冒主要由病毒感染引起,导致消化道微生态失衡(紊乱)。其存在的湿邪证候,如脘腹胀满、恶心、呕吐、大便溏或秘结等,为湿邪犯于脾胃而致。辨证重在辨舌苔。小儿脏腑娇嫩,功能不完善,若气候潮湿,处居湿地,或外感湿邪,涉水淋雨,易致运化水湿功能障碍,水湿停滞。用藿香正气水治疗46例(甲组)湿邪感冒,总有效率89%;用穿琥宁加思密达、金双岐治疗46例(乙组)湿邪感冒,总有效率85%。藿香正气水集芳香、散湿、淡渗三法于一体,一散、一化、一利使风寒湿得解,气机通畅,则胃肠调和,汗湿邪出,得以痊愈,且价格低廉。从丹采用随机对照的方法,分别用银翘散(对照组)和银翘散加生大黄(治疗组)治疗风热感冒共80例,治疗组疗效优于对照组。治疗组在72小时内全部退热,在5天内症状全部改善;而对照组在96小时内全部退热,6天内症状全部改善。说明治疗风热感冒时,因肺与大肠相表里,加用生大黄一味,取其通腑泄热、清泄肺热之法,使肺郁热得以下行,而获得较好疗效。治疗组基本方:连翘、金银花、桔梗、薄荷、豆豉、荆芥、淡竹叶、牛蒡子、板蓝根、玄参、甘草、生大黄。徐达宇在感冒缓解期用玉屏风散加味治疗,可防止感冒复发。马千里等用宣通饮(辛夷、白芷、荆芥、川芎、细辛)治疗新生儿感冒鼻塞26例,全部治愈。

对本病多种疗法的研究:陈红等用退热滴肠液(荆芥、防风、石膏、黄柏等药物,制成中药水溶液)直肠给药治疗外感发热72例,设穿琥宁注射液静脉滴注加对乙酰氨基酚口服对照组30例,并进行了实验研究。用药后两组体温恢复正常时间比较,治疗组优于对照组,总有效率无显著差异。实验研究结果显示退热滴肠液具有抑菌、退热、抗病毒、抗炎作用。其给药途径更适合于小儿,有药物和物理降温双重作用。赵慧单用推拿法治疗小儿风热、风寒感冒轻证疗效显著。王会明等用塞包外敷小儿前囟治疗感冒,按中医辨证分型选用1号、2号方,用时,取药包1个外敷于小儿前囟,外盖麝香壮骨膏固定,每天1换。若高热可给予对症治疗。增加了婴幼儿的给药途径。

(施会山)

第二节 咳　　嗽

一、概述

(一)定义

咳嗽是指以咳嗽或伴咳痰为临床主证的疾病。

咳嗽为儿科临床最常见的症状之一,外感或内伤所致的多种急慢性疾病都可引起咳嗽。本节所论仅仅指咳嗽为主证的疾病,其他各种疾病引起的咳嗽症状只能参考本节进行辨证论治。

(二)命名

《素问》中即有"咳论"专篇论述其病机和症状。有关小儿咳嗽的记载,首见于《诸病源候论·小儿杂病诸候·嗽候》:"嗽者,由风寒伤于肺也。肺主气,候皮毛,而俞在于背。小儿解脱,风寒伤皮毛,故因从肺俞入伤肺,肺感微寒,即嗽也。"《幼幼集成·咳嗽证治》指出:"凡有声无痰谓之咳,肺气伤也;有痰无声谓之嗽,脾湿动也;有声有痰谓之咳嗽,初伤于肺,继动脾湿也。"说明咳和嗽含义有所不同,而二者又多并见,故通称咳嗽。

(三)范围

在小儿时期,许多外感、内伤疾病及传染病都可兼见咳嗽症状。若不是以咳嗽为突出主证的病证,则不属于本病。中医学小儿咳嗽相当于西医学的急慢性支气管炎。

(四)发病情况

1.发病季节

小儿咳嗽一年四季均可发生,而以冬春二季多见。

2.好发年龄

任何年龄小儿皆可发病,以婴幼儿为多见。

3.临床特点

小儿咳嗽有外感和内伤之分,临床上以外感咳嗽为多见,表现为起病急、病程较短、多伴表证、多为实证的特点。小儿咳嗽常有痰而不会自咯,故只能以咳嗽声的清浊判断有痰无痰及痰液的多少。

(五)治疗转归

本病一般预后良好,若能及时辨治,大多病情可愈。若治疗不及时或调护失宜,邪未去而病情加重,可发展为其他重病。小儿外感咳嗽如治不及时,可致邪毒深入,化热化火,以致痰火闭肺,形成肺炎喘嗽之证;若咳嗽表邪未尽,过早使用或误用酸涩收敛之药,也可致肺气郁闭,痰留胸膈,形成哮喘之宿根。

二、学术源流

关于咳嗽病名,始于《黄帝内经》。《素问·咳论》论咳精深,开宗明义阐发"五脏六腑皆令人咳,非独肺也"的理论。刘河间《素问病机气宜保命论·咳嗽论》将咳、嗽二字分别剖析,称:"咳谓无痰而有声,肺气伤而不清也;嗽是无声而有痰,脾湿动而为痰也。咳嗽谓有痰而有声,盖因伤于肺气,动于脾湿,咳而为嗽也。"

有关小儿咳嗽的记载,首见于《诸病源候论·小儿杂病诸候·嗽候》,该篇论述了咳嗽的病因、病机、传变等,认为小儿咳嗽病因多由外感六淫之邪而来,而病位主要在于肺。《诸病源候论·小儿杂病诸候·病气候》曰:"肺主气,肺气有余,即喘咳上气。若又为风冷所加,即气聚于肺,令肺胀,即胸满气急也"。《活幼心书·咳嗽》指出:"咳嗽者,固有数类,但分寒热虚实,随证疏解,初中时未有不因感冒而伤于肺。"说明了咳嗽的病因多由外感引起。此外,肺脾虚弱则是本病的主要内因。

有关小儿咳嗽的治疗,古代儿科文献有较丰富的记载。如《小儿药证直诀·咳嗽》曰:"夫嗽者,肺感微寒。八九月间,肺气大旺,病嗽者,其病必实,非久病也。其证面赤、痰盛、身热,法当以葶苈丸下之。若久者,不可下也。十一月、十二月嗽者,乃伤风嗽也,风从背脊第三椎肺俞穴入也,当以麻黄汤汗之。有热证,面赤、饮水、涎热、咽喉不利者,宜兼甘桔汤治之。若五七日间,其证身热、痰盛、唾黏者,以褊银丸下之。有肺盛者,咳而后喘,面肿,欲饮水,有不饮水,其身即热,以泻白散泻之。若伤风咳嗽五七日,无热证而但嗽者,亦葶苈丸下之,后用化痰药。有肺虚者,咳而哽气,时时长出气,喉中有声,此久病也,以阿胶散补之。痰盛者,先实脾,后以褊银丸微下之,涎退即补肺。补肺如上法。有嗽而吐水,或青绿水者,以百祥丸下之。有嗽而吐痰涎、乳食者,以白饼子下之。有嗽而咳脓血者,乃肺热,食后服甘桔汤。久嗽者,肺亡津液,阿胶散补之。咳而痰实,不甚,喘而面赤,时饮水者,可褊银丸下之。治嗽大法:盛即下之,久即补之,更量虚实,以意增损。"详细阐述了各种咳嗽证候的治法及选方。

《丹溪心法·咳嗽》曰:"上半日多嗽者,此属胃中有火,用贝母、石膏降胃火。午后嗽多者,属阴虚,必用四物汤加炒柏、知母降火。黄昏嗽者,是火气浮于肺,不宜用凉药,宜五味子、五倍子,敛而降之。五更嗽多者,此胃中有食积,至此时火气流入肺,以知母、地骨皮降肺火。"提出了清实火、降虚火的不同治法。《普济方·婴孩咳嗽喘门·总论》曰:"治嗽之法,肺脉实为气壅内热,宜清利行之。肺脉濡散为肺虚,宜补肺以安之。其间久嗽曾经解利,以致脾胃虚寒,饮食不进,则用温中助胃,加以和平治嗽之剂调理。然诸气诸痰嗽喘之类,惟用枳壳为佳。此药不独宽中,且最能行气,气下则痰下,他证自平矣"。《婴童类萃·咳嗽论》曰:"大凡热则泄之,寒则散之,有余者泻之,不足者补之。发散必以辛甘,涌泄系乎酸苦"。《医镜·小儿咳嗽》曰:"小儿咳嗽,风热居多,而寒者间或有之。以其为纯阳之体,其气常热,而不甚惧寒也。凡肌肉肥白者,易于惹风。色赤而结实者,易于感热。惟虚弱瘦损,面青不实,乃易感寒焉……药剂以清为佳,而服药亦不宜太骤,逐匙进之,不尽剂"。《活幼精要·咳嗽》说:"凡见咳嗽,须究表里。有热解表,温平顺气。和顺三焦,滋润肺经,化痰退热,避风慎冷。不可妄汗,不可妄下。鼻流清涕,面白痰薄,日轻夜重,微有邪热,冷嗽之因。鼻热面赤,痰稠脉数,日重夜轻,热嗽之源。治嗽之法,先实脾土,脾土得实,肺自和平。"提出了各种不同证型咳嗽的治法要领。

三、病因病机

(一)病因

"五脏所伤肺为咳","咳证虽多,无非肺病"。小儿肺常不足,肌肤柔嫩,藩篱疏薄,肺脏尤娇,卫外不固,易为外邪所侵;小儿脾常不足,易为饮食所伤,脾虚易生痰湿,上贮于肺,皆易发生咳嗽。故小儿咳嗽的病因,主要外因为感受风邪,主要内因为肺脾虚弱。

1.外因

主要为感受风邪。风邪致病,首犯肺卫,肺为邪侵,壅阻肺络,气机不宣,清肃失司,肺气上逆,则致咳嗽。风为百病之长,其他外邪多随风侵袭,犯肺作咳。

(1)感受风寒:若风夹寒邪,风寒束肺,肺气失宣,则见咳嗽频作,咽痒声重,痰白清稀。

(2)感受风热:若风夹热邪,风热犯肺,肺失清肃,则致咳嗽不爽,痰黄黏稠。

2.内因

小儿咳嗽的内因主要为肺脾虚弱,并由此而致生痰蕴热或痰湿蕴肺,又可因肺脾虚弱而致久嗽难止。

(1)痰热蕴肺:小儿肺脾虚弱,气不化津,痰易滋生。若外感邪热稽留,炼液生痰,或素有食积内热,或心肝火盛,痰热相结,阻于气道,肺失清肃,则致咳嗽痰多,痰稠色黄,不易咯出。

(2)痰湿蕴肺:小儿脾常不足,易为乳食、生冷所伤,则使脾失健运,水谷不能生成精微,酿为痰浊,上贮于肺。肺脏娇嫩,不能敷布津液,化液生痰,痰阻气道,肺失宣降,气机不畅,则致咳嗽痰多,痰色白而稀。

(3)肺气亏虚:小儿禀赋不足素体虚弱者,或外感咳嗽经久不愈耗伤正气后,致使肺气亏虚,脾气虚弱,运化失司,气不布津,痰液内生,蕴于肺络,则致久咳不止,咳嗽无力,痰白清稀。

(4)肺阴亏虚:小儿肺脏嫩弱,若遇外感咳嗽日久不愈,正虚邪恋,热伤肺津,阴津受损,阴虚生内热,损伤肺络,或阴虚生燥,而致久咳不止,干咳无痰,声音嘶哑。

(二)病机

小儿咳嗽病因虽多,但其发病机制则一,皆为肺脏受累,宣肃失司而成。外感咳嗽病起于肺,内伤咳嗽可因肺病迁延,或他脏先病,累及于肺所致。

咳嗽病位主要在肺,由肺失宣肃所致,分外感、内伤两大类。《素问·咳论》指出:"五脏六腑皆令人咳,非独肺也"。《景岳全书·咳嗽》指出:"外感咳嗽,其来在肺,故必由肺以及他脏……内伤之咳,先伤他脏,故必由他脏以及肺"。叶天士《临证指南医案·咳嗽》明确提出:"咳为气逆,嗽为有痰,内伤外感之因甚多,确不离乎肺脏为患也。"故小儿咳嗽的病变部位主要在肺,病理机制以肺失宣肃为主。肺为娇脏,其性清宣肃降,上连咽喉,开窍于鼻,外合皮毛,主一身之气,司呼吸。外邪从口鼻或皮毛而入,邪侵入肺,肺气失宣,清肃失职,发生咳嗽。小儿咳嗽亦常与脾相关。小儿脾常不足,脾虚生痰,上贮于肺,或咳嗽日久不愈,耗伤正气,可转为内伤咳嗽。而内伤咳嗽正气不足,复感外邪,也可出现表里俱病,虚实夹杂之证。

外感咳嗽起病比较急,病程相对较短,以表证为主要表现,多属实证;内伤咳嗽起病相对缓慢,病程迁延,以里证为主要表现,先为实证,久则转为虚证或虚实夹杂证。

四、临床诊断

(一)诊断要点

(1)好发于冬春二季,常于气候变化时发病。

(2)病前多有感冒史。

(3)咳嗽为主要临床症状。

(4)肺部听诊:两肺呼吸音粗糙,可闻及干啰音、不固定的粗湿啰音。

(5)血象检查:病毒感染者血白细胞总数正常或偏低;细菌感染者血白细胞总数及中性粒细胞增高。

(6)病原学检查:鼻咽或气管分泌物标本作病毒分离或桥联酶标法检测,可用作病毒学诊断。肺炎支原体抗体(IgG、IgM)检测,可用作肺炎支原体感染诊断。痰细菌培养,可用作细菌学诊断。

(7)X线检查:胸片显示肺纹理增粗模糊,肺门阴影增深。

(二)病证鉴别

咳嗽应与肺炎喘嗽、百日咳、原发型肺结核(肺痨)等鉴别。

1.肺炎喘嗽

(1)临床表现:起病较急,除咳嗽表现外,常伴有发热与呼吸急促,鼻翼煽动,严重者出现烦躁不安,面色苍白、青灰或唇甲青紫等症。

(2)肺部听诊:可闻及中细湿啰音。

(3)胸部X线检查:肺纹理增多、紊乱,可见小片状、斑片状阴影,或见不均匀的大片状阴影。

2.百日咳(顿嗽)

以阵发性痉挛性咳嗽为主证,咳后有鸡鸣样回声,并咯出痰涎,病程迁延日久,有传染性。

3.原发型肺结核(肺痨)

(1)临床表现:多有结核接触史,以低热、咳嗽、盗汗为主证。结核菌素试验的红斑硬结直径≥20 mm;气道排出物中可找到结核分枝杆菌。

(2)胸部X线检查:显示活动性原发型肺结核改变;纤维支气管镜检查可见明显的支气管结核病变。

五、辨证思路

(一)辨外感内伤

小儿咳嗽起病急、病程短、兼有表证者多属外感咳嗽;如病势缓慢,病程较长,并伴不同程度脏腑虚证者多属内伤咳嗽。

(二)辨寒热虚实

通过小儿咳嗽的痰涎色量及伴随症状辨别。咳声频频,喉痒声重,伴鼻流清涕等肺卫表证、唇舌淡红、苔薄白、咽不红者,多属风寒咳嗽;咳声高亢气粗,或咳声嘶哑,伴鼻流浊涕等表证、唇舌咽红者,多属风热咳嗽;干咳阵阵,气涌作呛,舌红苔黄燥者,多为燥火伤肺;干咳或咳声短促而哑,舌红少苔或花剥者多属肺阴耗伤。咳声高亢,有力,为实;咳声低微,气短无力,为虚。痰稀色白易咯者多属寒;痰黄质黏咯之不爽者多属于热。

六、治疗原则

咳嗽治疗,应分清外感、内伤。外感咳嗽以疏散外邪,宣通肺气为基本法则,根据寒、热证候不同治以散寒宣肺、解热宣肺。外感咳嗽一般邪气盛而正气未虚,治疗时不宜过早使用滋腻、收涩、镇咳之药,以免留邪。误用滋腻之品则易生痰湿、过用镇咳之品不利观察病情;表邪未尽而过早使用收涩之品易致关门留寇之误。内伤咳嗽应辨别病位、病性,随证施治。痰盛者,按痰热、痰湿不同,分别治以清肺化痰、燥湿化痰。气阴虚者,按气虚、阴虚之不同,分别治以健脾补肺、益气化痰;养阴润肺、兼清余热之法。本病除内服药物外,还常使用中成药等方法治疗。

七、证治分类

(一)外感咳嗽

1.风寒咳嗽

证候:咳嗽频作、声重,咽痒,痰白清稀,恶寒无汗,发热头痛,全身酸痛,舌苔薄白,脉浮紧或指纹浮红。

辨证:本证多发生于冬春寒冷季节,起病急,咳嗽频作、声重,咽痒,痰白清稀为其特征。若风寒夹热,则见声音嘶哑、恶寒、鼻塞、咽红、口渴等症。

咳嗽频作——风寒犯肺,肺气失宣,肺窍失利。

声重咽痒——肺主声,诸痒皆属于风,风邪内郁于肺。

痰白清稀——风寒闭肺,水液输化无权,留滞肺络,凝而为痰。

恶寒无汗,发热头痛——风寒外束,腠理闭塞。

全身酸痛——风寒外袭,郁于肌腠,经络不舒。

舌苔薄白,脉象浮紧,指纹浮红——均主风寒束表。

治法:疏风散寒,宣肺止咳。

本证风寒犯肺,肺卫失宣,故治以疏散风寒为主,肺气宣发则咳嗽可平。外感咳嗽均以辛味宜发为主,所谓"治上焦如羽,非轻不举"。

方药:金沸草散加减。

方解:金沸草祛风化痰止咳;前胡、荆芥解散风寒,细辛温经发散;半夏、茯苓燥湿化逆;生姜散寒化痰;甘草、大枣调和诸药。邪散气顺则咳嗽自止。

加减:寒邪较重,咳痰不爽,气逆喘促者,加水炙麻黄辛温宣肺;咳甚者加杏仁、桔梗、枇杷叶宣肺止咳;痰多者加陈皮、浙贝母化痰理气;恶寒头痛甚者加防风、白芷、川芎温散寒邪。

若为风寒夹热证,方用杏苏散加大青叶、黄芩清肺热。

2.风热咳嗽

证候:咳嗽不爽,鼻流浊涕,痰黄黏稠,不易咯出,口渴咽痛,伴有发热恶风,头痛,微汗出,舌质红,苔薄黄,脉浮数或指纹浮紫。

辨证:本证可为感受风热而发,也可为风寒化热产生,以咳嗽不爽,痰黄黏稠为特征。风热咳嗽与燥热咳嗽在脉证上有很多相似之处,如咳嗽不爽,身热,舌红脉数等。但燥热咳嗽属于风燥伤肺,津液被烁,故多干咳无痰,鼻燥咽干,咳甚则胸痛等。

咳嗽不爽,鼻流浊涕——风热犯肺,肺失清肃,气道不宣,故咳嗽不爽。鼻通于肺,肺热熏灼,故鼻流浊涕。

痰黄黏稠,不易咯出——风热之邪灼津炼液成痰。

发热恶风,头痛,微汗出——肺主皮毛,风热束表,客于皮毛,疏泄失司。

咽痛——咽喉为肺气出入通道,肺热上熏于咽则痛。

口渴——热邪熏灼,津液耗伤。

舌苔薄黄,脉象浮数,指纹红紫——风热邪在肺卫。

治法:疏风解热,宣肺止咳。

方药:桑菊饮加减。

方解:桑叶、菊花疏散风热;薄荷、连翘、大青叶辛凉透邪,清热解表;杏仁、桔梗宣肺止咳;芦根清热生津;甘草调和诸药。

加减:肺热重加金银花、黄芩清宣肺热;咽红肿痛加土牛膝根、板蓝根、玄参利咽消肿;咳重加枇杷叶、前胡清肺止咳;痰多加浙贝母、瓜蒌皮止咳化痰。

若为风热夹湿证,方中加薏苡仁、半夏、橘皮宣肺燥湿。风燥犯肺证,用桑杏汤加减。

(二)内伤咳嗽

1.痰热咳嗽

证候:咳嗽痰多,色黄黏稠,难以咯出,甚则喉间痰鸣,发热口渴,烦躁不宁,尿少色黄,大便干结,舌质红,苔黄腻,脉滑数或指纹紫。

辨证:本证以咯痰多,色黄黏稠,难以咯出为特征。热重者发热口渴,烦躁不宁,尿少色黄,大便干结;痰重者喉间痰鸣,舌苔腻,脉滑数。

咳嗽痰多,色黄黏稠,难以咯出——肺热蒸灼,脾火素蕴,炼液成痰,阻于气道。

发热面红目赤——气火上升,里热熏蒸,肺气不宣。

发热口渴,烦躁不宁——肺热灼津,心火内盛。

尿少色黄,大便干结——火热内盛,肺气不降。

舌质红,苔黄腻,脉滑数或指纹紫——痰热内盛。

治法:清肺化痰止咳。

本证由于痰热壅阻肺络所致,故治当清肺化痰,痰盛者侧重化痰止咳,热重者侧重清肺降火。

方药:清金化痰汤加减。

方解:桑白皮、前胡、款冬花肃肺止咳;黄芩、栀子、鱼腥草清泄肺热;桔梗、浙贝母、橘红止咳化痰;麦冬、甘草润肺止咳。

加减:痰多色黄,黏稠难咯加瓜蒌皮、胆南星、葶苈子清肺化痰;咳重,胸胁疼痛加郁金、青皮理气通络;心烦口渴加生石膏、竹叶清心除烦;大便秘结加瓜蒌仁、制大黄涤痰通便。

2.痰湿咳嗽

证候:咳嗽重浊,痰多壅盛,色白而稀,喉间痰声辘辘,胸闷纳呆,神乏困倦,舌淡红,苔白腻,脉滑。

辨证：本证多见于素体脾虚患儿，以痰多壅盛，色白而稀为特征。

咳嗽重浊，痰多壅盛——痰湿从脾胃滋生，上渍于肺。

色白而稀，喉间痰声辘辘——痰湿内停，壅于气道。

胸闷纳呆，神乏困倦——痰湿内停，气失宣展，脾失运化，不思进食。

舌淡红，苔白腻，脉滑——痰湿内停。

治法：燥湿化痰止咳。

方药：三拗汤合二陈汤加减。

方解：炙麻黄、杏仁、白前宣肺止咳；陈皮、半夏、茯苓燥湿化痰；甘草和中。

加减：痰涎壅盛加苏子、莱菔子利气化痰；湿盛加苍术、厚朴燥湿健脾，宽胸行气；咳嗽重加款冬花、百部、枇杷叶宣肺化痰；纳呆者加焦神曲、炒麦芽、焦山楂醒脾消食。

3.气虚咳嗽

证候：咳而无力，痰白清稀，面色苍白，气短懒言，语声低微，自汗畏寒，舌淡嫩，边有齿痕，脉细无力。

辨证：本证常为久咳，尤多见于痰湿咳嗽转化而成，以咳嗽无力，痰白清稀为特征。偏肺气虚者气短懒言，语声低微，自汗畏寒；偏脾气虚者面色苍白，痰多清稀，食少纳呆，舌边齿痕。

咳而无力，气短懒言，语声低微——肺为气之主，肺虚则气无所主。

自汗畏寒，面色苍白——肺气虚弱，卫外不固。

痰白清稀——肺虚及脾，水湿不化，凝为痰饮。

舌淡嫩，边有齿痕，脉细无力——属肺脾气虚之象。

治法：健脾补肺，益气化痰。

本证因肺虚久咳，子病及母，培土可以生金，健脾即可补气、化痰、止咳。

方药：六君子汤加味。

方解：党参健脾益气；白术、茯苓健脾化湿；陈皮、半夏燥湿化痰；百部、炙紫菀宣肺止咳；甘草调和诸药。

加减：气虚重加黄芪、黄精补肺益气；咳重痰多加杏仁、川贝母、远志、炙枇杷叶化痰止咳；食少纳呆加焦山楂、焦神曲和胃消食。

4.阴虚咳嗽

证候：干咳无痰，喉痒，声音嘶哑，或痰少而黏，或痰中带血，不易咯出，口渴咽干，午后潮热或手足心热，舌红，少苔，脉细数。

辨证：本证多见于肺热久咳伤阴者，以干咳无痰，喉痒声嘶为特征。

干咳无痰，喉痒声嘶——温热久羁，津液被烁，阴虚生燥。

午后潮热，手足心热——阴虚内生虚热。

痰少而黏，咳痰带血——热炼肺津，损伤肺络。

口渴咽干——阴液受伤，无以上承。

舌红，少苔，脉细数——阴津亏虚之象。

治法：养阴润肺，兼清余热。

本证因阴虚生燥所致，故治当以养阴生津润燥为主，清热止咳为辅。

方药：沙参麦冬汤加减。

方解：南沙参清肺火，养肺阴；麦门冬、生地黄、玉竹清热润燥；天花粉、甘草生津保肺；桑白皮、炙冬花、炙枇杷叶宣肃肺气。

加减:阴虚重加地骨皮、石斛、阿胶养阴清热;咳嗽重加炙紫菀、川贝母、天门冬润肺止咳;咳重痰中带血加仙鹤草、黄芩、茅根清肺止血。

八、其他疗法

(一)中药成药

1.小儿宣肺止咳颗粒

1岁以下每服2.5 g,1~3岁5 g,4~7岁8 g,8~14岁12 g,1天3次。用于风寒外束、痰热郁肺证。

2.急支糖浆

每服5~10 mL,1天3次。用于风热咳嗽。

3.蛇胆川贝液

每服10 mL,1天2~3次。用于风热咳嗽,痰热咳嗽。

4.羚羊清肺散

每服1~2 g,1天3次。用于痰热咳嗽。

5.半夏露

每服5~10 mL,1天2~3次。用于痰湿咳嗽。

6.罗汉果止咳糖浆

每服5~10 mL,1天2~3次。用于阴虚咳嗽。

(二)推拿疗法

运内八卦、清肺平肝各300次,清天河水200次,开天门、推坎宫、推揉太阳各50次。加减法:风寒咳嗽,鼻塞流清涕加揉一窝风300次,发热加推三关200次;风热咳嗽,发热流浊涕、苔薄黄或厚腻加推六腑200次。每天1次,5次为1个疗程。

(三)拔罐疗法

先用三棱针扎大椎穴,并在其周围6 cm处上下左右各刺2针,共计8针,以微出血为佳,然后用中型火罐,拔于穴位上,以侧面横拔为宜,10~15分钟起罐。适用于外感咳嗽。

九、预防与调护

(一)预防

(1)经常到户外活动,加强锻炼,增强小儿抗病能力。

(2)避免感受风邪,积极预防感冒。

(3)避免与煤气、烟尘等接触,减少不良刺激。

(4)对经常咳嗽的患儿,按反复呼吸道感染作恢复期固本治疗。

(二)调护

(1)保持室内空气新鲜、流通,室温以18~20 ℃为宜,相对湿度60%。

(2)注意休息,保持室内安静,咳嗽重的患儿可影响睡眠,应保证充足的睡眠。

(3)多喝水,经常变换体位及叩拍背部,使呼吸道分泌物易于咯出。

(4)饮食应给予易消化、富含营养之食品。婴幼儿尽量不改变原有的喂养方法,咳嗽时应停止喂哺或进食,以防食物呛入气管。年长儿饮食宜清淡,不给辛辣、炒香、油腻食物,少给生冷、过甜、过咸之品。

(5)注意观察病情变化。如注意观察患儿咳嗽发生的规律,咳痰的情况。特别要注意咳嗽与周围环境及饮食品种的相关影响因素;注意观察病程中有无体温的变化;注意用药后的病机转归变化,如痰量减少,干咳为主,及时随证更方。

(施会山)

第三节 肺炎喘嗽

一、概述

肺炎喘嗽是小儿时期常见的肺系疾病,据统计,它是引致小儿死亡的最常见疾病之一。以婴幼儿发病率高。一年四季均可发生,但以冬春两季常见。一般起病较急,易传变。若能早期及时治疗,预后良好,素体虚弱小儿,患病后每致病程缠绵,迁延难愈。

本病病因为外感风邪,由皮毛口鼻侵袭肺系,致肺失宣肃,肺气闭郁,痰瘀困阻。肺气闭郁是其病机,痰湿为主要病理产物,而血瘀在本病之重症演变过程中起关键性作用。

本病临床可独立起病,常因感冒咳嗽等证下传而成,也可继发于麻疹、顿咳、丹痧等热性疾病之后。年幼体弱儿病情常较重。甚者可并发心阳虚衰或邪陷厥阴等危重证候,临床以并发心阳虚衰尤为常见。

现代医学认为本病病原体为病毒、细菌,近年亦发现有不少支原体、衣原体致病。现代医学之小儿肺炎属本病范畴。

二、诊断

(一)临床表现

(1)主证:发热、气促、咳嗽、痰多为主要症状,甚者可出现鼻煽、发绀或抽搐、神昏等危重表现。新生儿仅见不食、神萎、口吐白沫等症。

(2)病史:起病急,常因外感引发。

(3)冬春两季多发,婴幼儿常见,大叶性肺炎多见于学龄期儿童。

(4)体征:呼吸增快,甚者可有鼻煽、点头样呼吸及三凹征,唇周青紫,肺底部可闻及细湿啰音,病毒性肺炎可伴哮鸣音;间质性肺炎及支原体肺炎肺部听诊,啰音多不明显。

(二)辅助检查

1.胸部 X 线检查

肺野可见点状或斑片状阴影或可见大片状阴影。

2.血常规

白细胞数升高,分类示中性球增高或有核左移,为细菌感染;白细胞总数下降,分类以淋巴球为主,则为病毒感染。

3.血气分析

气促明显,呼吸困难者需做此检查。一般可有代谢性酸中毒或混合性酸中毒。呼吸衰竭时

出现 $PaO_2 < 8\ kPa$、$PaCO_2 > 6.7\ kPa$。

三、鉴别诊断

(一)咳嗽(支气管炎)

临床中毒症状轻,以咳嗽为主症,可伴发热,但无气促、鼻煽、发绀等,双肺听诊呼吸音粗或可闻及干啰音,无细湿啰音。胸片提示肺纹理增粗,未见实变征。

(二)哮喘

以哮鸣气促,呼气延长为主症。双肺听诊以大量哮鸣音为主,可伴有大水泡音,胸片多无异常。

四、辨证施治

(一)辨证要点

1.辨风寒、风热

病之初为外感风邪,但需辨其风寒或风热。风寒者舌质淡红,苔薄白或白腻,脉紧或滑;风热者,舌质红,苔黄,脉多数或滑。

2.审痰、热偏重

痰与热为本病主症,临床常有偏重,当仔细辨别,以利于治。症见喉间痰鸣,呼吸喘促,甚则胸高闷胀,呼吸困难,舌苔厚腻者,为痰重,治当以祛痰为主;若高热难退,呼吸气粗,口渴烦躁,舌红,苔黄糙,或干糙无津属热重。治当以清热为先。

3.区别常证、变证

常证指病位在肺,证候有轻重之别;轻证为风寒闭肺,风热闭肺;若高热炽盛,喘憋严重,呼吸困难者,为毒热闭肺,痰热闭肺之重证;常证后期常因正虚但余邪未清而出现正虚邪恋的阴虚肺热或肺脾气虚的表现,当认真区分。若正虚而邪气炽盛,常可出现心阳虚衰,邪陷厥阴等危重证候。

(二)治疗法则

本病治疗原则当为宣肺开闭,清热化痰。痰多壅盛者,首先降气涤痰;喘憋严重者,治以平喘利气;气滞血瘀者,治以理气活血;病久气阴两伤者,治以补气养阴,扶正祛邪。出现变证者,随证施治。

(三)分型用药

1.常证

(1)风寒闭肺:发热无汗或少汗,呛咳,气促,痰白质稀,口渴,舌淡红,苔白,指纹青红显于气关,脉浮紧而数。年长儿可诉恶寒体痛。

治法:辛温开肺止咳。

方药:三拗汤加味。麻黄、北杏仁、甘草、枇杷叶、桔梗、防风、苏梗、藿香、白术、枳壳。

加减法:发热鼻塞流涕甚者,加柴胡、白芥子、荆芥以助疏风解表之功;痰多白黏、苔白浊者,加橘红、法半夏、苏子、莱菔子,以燥湿降气化痰定喘;肺有伏热者,加生石膏、泻白散等以表里双解。

(2)风热闭肺:发热恶风,气促,咳嗽,痰黏,口干,甚则鼻煽。可有鼻塞、流黏涕等,舌红、苔薄黄,指纹青紫显于气关,脉滑数。

治法：辛凉宣肺，化痰止咳。

方药：麻杏石甘汤加减。麻黄、北杏仁、生石膏、甘草、黄芩、枇杷叶、连翘、鱼腥草、蒲公英、桔梗。

加减法：发热难退或高热者，加青天葵助清热；痰黏难咯者，加葶苈子、天竺黄助泻肺涤痰；咳频纳呆者，加前胡、莱菔子、麦芽助清肺化痰消滞。

(3) 痰热闭肺：高热，鼻煽喘咳，痰多难咯，喉间痰鸣，胸闷胀满，大便秘结或便烂黏，量少味臭，小便黄短，舌红，苔黄腻，脉滑数。

治法：清肺涤痰、降气定喘。

方药：麻杏石甘汤合三子养亲汤加减。麻黄、北杏仁、生石膏、甘草、葶苈子、莱菔子、苏子、海蛤壳、黄芩、浙贝母、瓜蒌皮、前胡。

加减法：痰多者，加猴枣散、天竺黄助化痰；热甚者，加青天葵、鱼腥草助清热；便秘腹胀者，加大黄、枳实、大腹皮以利湿通腑；喘促发绀者，加侧柏叶、毛冬青、郁金、赤芍等以活血解郁；心烦难寐者，加灯芯草、钩藤、绵茵陈以清心平肝。

(4) 毒热闭肺：高热持续难退，鼻煽气急，烦躁神疲，胸高腹满，痰鸣喘咳，大便多结，尿黄短，口苦干渴喜饮，舌红绛，苔黄干或见芒刺，脉洪数，指纹紫滞显于气关。

治法：清热泻肺、凉血解毒。

方药：麻杏石甘汤合自拟泻肺汤加减。麻黄、北杏仁、生石膏、甘草、葶苈子、桑白皮、前胡、莱菔子、苇茎、瓜蒌皮、侧柏叶。

加减法：气急烦躁者，加郁金、地龙、石决明助平肝解痉；热毒甚者，加羚羊骨（先煎）、水牛角（先煎）助清火泄热；便秘腹胀者，加大黄、虎杖、冬瓜仁助利湿通便；口渴咽痛者，加射干、岗梅根助解毒利咽；咳频者，加苏梗、桔梗助宣肺止咳。

(5) 肺脾气虚型：咳少，咳嗽无力，喉间痰鸣，面色苍白，神疲纳呆，时觉身热，大便稀溏，舌淡，苔白浊，脉细无力。

治法：益气健脾，佐以化痰止咳。

方药：陈夏六君子汤加减。陈皮、法半夏、党参、白术、茯苓、甘草、海蛤壳、谷芽、莱菔子、防风、五味子。

加减法：气虚自汗者，加黄芪、牡蛎以益气敛汗；痰多者，加制胆南星助化痰；食欲缺乏者，加山楂、芒果核助消食开胃；大便溏者，加苍术、诃子、山楂炭助收敛止泻。

(6) 阴虚肺燥：干咳少痰，潮热多汗，面色潮红，口干渴，五心烦热，虚烦难寐，舌红干，苔光剥，脉细数。

治法：养阴润燥，清肺止咳。

方药：沙参麦冬汤加减。沙参、麦门冬、太子参、五味子、白术、北杏仁、川地骨皮、桑白皮、百部、甘草。

加减法：低热起伏者，加青蒿（后下）、知母、白薇助退虚热；多汗、寐不宁者，加牡蛎、酸枣仁助敛汗宁神；纳呆者，加谷芽、芒果核、扁豆助消食养胃；口渴便干者，加玄参、石斛助养阴润燥通腑。

2. 变证

(1) 心阳虚衰：气促加剧，出现发绀，虚烦不安，精神疲倦，汗多肢冷，抱卧不宁，面色苍白，咳声短促，右肋下可扪及痞块，且痞块在短时间内逐渐增大，舌质紫红，苔白，脉虚疾数，指纹紫滞，显于气关，甚可达命关。

治法:温阳救逆固脱。

方药:参附龙牡救逆汤加减。西洋参(炖服)、熟附子、龙骨(先煎)、牡蛎(先煎)、白术、防风、五味子、白芍、丹参、当归。

加减法:高热难退者,加青天葵助清热解毒;气促发绀者,加桃仁、郁金、毛冬青以活血化瘀改善肺部微循环;痰浊雍盛者,加葶苈子、海蛤壳、瓜蒌仁助泻肺化痰。

(2)邪陷厥阴:高热神昏,烦躁谵语,喘急痰鸣,鼻翼煽动,双目上视,口噤项强,呼吸浅促,四肢抽搐或见间歇叹息,舌质红绛,脉弦急,指纹青紫或透关射甲。

治法:平肝熄风,清心开窍。

方药:羚角钩藤汤合安宫牛黄丸加减。羚羊角(先煎)、钩藤、茯苓、白芍、牡丹皮、柴胡、天竺黄、郁金、甘草、桑叶、桔梗。

加减法:昏迷痰多者,加胆南星、石菖蒲助化痰开窍;高热者,加水牛角(先煎)、紫雪丹以清热镇惊。

(四)其他疗法

1.辨证使用中成药

(1)小儿肺炎合剂:每次5～15 mL,每天3次,疏风清肺止咳,用于风热、痰热、热毒炽盛各型。

(2)静脉滴注双黄连粉针剂及鱼腥草注射液:清肺止咳,用于本病各型。

(3)静脉滴注川芎嗪,每天40～80 mL,以5%～10%葡萄糖液稀释后滴注。改善肺脏循环,用于本病各型。

2.超声雾化吸药

(1)双黄连粉针剂0.3 mg+生理盐水20 mL作雾化吸入。

(2)生理盐水10 mg+地塞米松1 mg+庆大霉素1万 U+α-糜蛋白酶1 mg作雾化吸入。

3.胸部理疗

磁场效应或超短波理疗。

4.激光血疗仪治疗

每天1次,3次为1个疗程,使用1～2疗程。

5.针灸疗法

穴选定喘、肺俞、丰隆等,平补手法,不留针,每天1次,连用3天,用于喘咳痰多者。

6.穴位注射

可选用维生素B_{12}或维丁胶性钙穴注定喘及肺俞,每次0.5 mL,每天1次,连用3天,有助于祛痰及肺部啰音吸收。

(五)辨证施食

总的饮食原则是宜清淡,易消化,多营养饮食,忌肥厚燥热,生冷之品。

(1)雪梨瘦肉汤:雪梨1个,洗净去皮切片,瘦肉200 g,加水4碗,煲至滚后约20分钟后食用,用于风热、热毒、痰热各型。

(2)白萝卜川贝瘦肉汤:白萝卜125 g,川贝母6 g,瘦肉200 g,加水5碗共煲约1小时即可食用。用于痰热闭肺型及风热闭肺型。

(3)莲子15 g,百合15 g,鹌鹑蛋3只,冰糖少许,加清水4碗共煲1小时后饮汤,用于肺脾气虚或阴虚肺燥型。

(4)沙参 20 g、玉竹 25 g、山药 30 g、兔肉 200 g,加清水 5 碗同煲 1 小时后饮汤,用于阴虚肺燥型。

(施会山)

第四节 厌 食

一、概述

(一)定义

厌食是指小儿较长时期见食不贪,食欲缺乏,甚则拒食的一种病证。

本病临床特征是以厌食为主证,对所有食物均不感兴趣甚至厌恶,食量较正常同年龄儿童显著减少,及必须有较长的病程(一般认为应当在 2 个月以上)。

(二)命名

古代医籍中无厌食病名,可能与以前本病发病极少有关。厌食为现代病名,中医药著作于《中医儿科学》五版教材(1985 年)开始应用。古代与此类似的病名记载如下。

"不思食",见《小儿药证直诀·胃气不和》。思即想念之意,不思食即不想进食。

"不嗜食"见《幼幼新书·乳食不下》。嗜即喜欢、爱好之意,不嗜食即不喜进食,食欲极差。

除了上述这些病证名称之外,古代儿科医籍中还有一些从病因、病机及治疗的角度描述与厌食相关的证候命名。如"恶食"(《证治汇补·附恶食》《张氏医通·恶食》)、"不能食"(《赤水玄珠全集·伤饮伤食门》)等。

(三)范围

本病为一独立病证,非指其他急、慢性疾病出现的食欲缺乏症状。

西医学曾经使用"神经性厌食"病名。但是,近年西医著作中也多数认同小儿厌食与饮食喂养关系密切,与以往国外报道的"神经性厌食"病因、发病年龄等均有所不同。

(四)发病情况

1.发病时间

本病起病多较缓慢,病程较长,其发生多无明显的季节差异,但夏季暑湿当令,易于困遏脾气使症状加重。

2.好发人群

各年龄皆可发病,尤多见于 1~6 岁儿童,学龄儿童患病者明显减少。城乡儿童均可发生,而城市发病率高于农村,与饮食喂养方法有关。

3.发病特点

本病起病缓慢,多因较长时间的饮食不节,以致脾胃受损而成。若长期不愈可使患儿体重减轻,精神疲惫,抗病力弱,为其他疾病的发生和发展提供了有利条件,可引致疳证,影响正常的生长发育及神经精神异常等。

(五)治疗转归

本病一般预后良好。长期不愈者亦可转为疳证。

二、病因病机

本病多由喂养不当、他病伤脾、先天不足、情志失调引起,其病变脏腑主要在脾胃。盖胃司受纳,脾主运化,脾胃调和,则口能知五谷饮食之味,正如《灵枢·脉度》所说:"脾气通于口,脾和,则口能知五谷矣。"若脾胃失健,纳化不和,则造成厌食。

(一)病因

1.饮食不节,喂养不当

小儿脏腑娇嫩,脾常不足,乳食不知自节。家长往往过分溺爱子女,恣意纵儿所好,片面追求高营养的食品、补品,过食甘、肥、粘、腻、香味食品,造成饮食质、量的过度,或贪吃零食,饮食偏嗜,进食不定时,生活无规律,饥饱无度,或是饮食不洁、感染诸虫,皆可致损脾伤胃。亦有因缺乏喂养知识,在婴儿期未及时添加辅食,至断乳之时,食品品种骤然增加,脾胃不能适应,皆可形成厌食。

2.先天不足,他病伤脾

小儿素禀不足、脾胃虚弱,或疾病迁延、损伤脾胃,使受纳运化机能低下,以致饮食减少,或厌于乳食,精神不振,疲倦少力。《赤水玄珠全集·伤饮伤食门》说:"不能食者,由脾胃馁弱,或病后而脾胃之气未复……以故不思食"。

3.情志失调,思虑伤脾

小儿神气怯弱,易为情志所伤。若失于调护,或思念压抑,或环境变更,或所欲不遂,或受到逼迫,或常被打骂等,均可致情志抑郁,肝失调达,气机不畅,乘脾犯胃,形成厌食。

西医认为厌食症的病因主要有:不良习惯(如强迫进食、饮食习惯不良、环境影响等)、药物影响、疾病影响,及其他原因,如劳累、恐惧、心情不愉快、紧张等精神因素和气候过热等也可使食欲减退。现代研究还表明,小儿厌食部分与微量元素缺乏有关,尤其是与锌元素缺乏有密切关系。

(二)病机

由于病因不一,素质有异,各个患者可以出现不同的病理演变,常见的有以下几种情况。

1.脾运失健

小儿脾常不足,运化力弱。嗜食甘肥厚味,或湿困脾土,或病后脾气未复,皆致运化失健,不能为其受纳、转输之功。这类患儿一般病程未久或病情未重,生化虽然不足,却未至全身虚羸,以脾阳失于舒展,运化功能失常为主。临床表现虚象不著,若迫食、多食之后,则易于出现脾胃升降乖常、泛恶、呕吐、脘胀等证。

2.脾胃气虚

厌食日久,或久病耗伤,或先天不足,脾胃之气受损,运纳失职,亦成厌食。脾胃气虚者虚象已显,腐熟转输无力,故见饮食不化,生化之源不足,又见全身体虚气弱证象。

3.胃阴不足

胃阴指胃之清津。脾喜刚燥,胃喜柔润。如素体阴分不足,或热病伤耗阴津,或过食香燥食物,胃津受灼,皆致胃阴不足,失于濡润,不能行其受纳腐熟之职,导致厌食。

小儿厌食,以运化功能失健者居多,只要注意饮食调养,配合药物治疗,多可逐渐好转。临床上一般不会发生变证。少数患儿迁延日久不愈,气血生化之源不敷,也可发展为疳证,但仍以轻症之疳气证为多。

三、临床诊断

(一)诊断要点
(1)有喂养不当、病后失调、先天不足或情志失调史。
(2)长期食欲缺乏,厌恶进食,食量明显少于同龄正常儿童。
(3)面色少华,形体偏瘦,但精神尚好,活动如常。
(4)除外其他外感、内伤慢性疾病。

(二)病证鉴别
厌食应与积滞、疳证、疰夏相鉴别。

1.积滞
积滞指乳食停聚中脘,积而不消,气滞不行,而有脘腹胀满疼痛,嗳气酸馊,大便腐臭,烦躁多啼等证。积滞所见之不思乳食系由乳食停积不行产生;厌食患儿不思进食,所进甚少,其腹坦然无苦,一般无食积证象。

2.疳证
疳证患儿在饮食方面的表现有食欲缺乏,亦有食欲亢进或嗜食异物者;形体明显消瘦;可病涉五脏,出现烦躁不宁或萎靡不振,及舌疳、眼疳、疳肿胀等兼证。厌食者虽食欲颇差,进食甚少,但形体正常或略瘦,未至羸瘦程度,为脾之本脏轻症,一般不涉及他脏。

3.疰夏
疰夏亦有食欲缺乏,同时可见全身倦息,大便不调,或有身热,其特点为发病有严格的季节性,"春夏剧,秋冬瘥",秋凉后会自行好转。厌食虽可起病于夏,但秋后不会恢复正常,而持久胃纳不开,且一般无便溏,身热等见证。

四、辨证论治

(一)辨证思路
厌食一般症状不多,辨证时首先要与其他疾病所出现的食欲缺乏症状相区别。在辨证分型时,本病应以脏腑辨证为纲,主要从脾胃辨证而区别是以运化功能失健为主,还是以脾胃气阴亏虚为主。凡病程短,仅表现纳呆食少,食而乏味,饮食稍多即感腹胀,形体尚可,舌质正常,舌苔薄腻者为脾失健运;病程长,食而不化,大便溏薄,并伴面色少华,乏力多汗,形体偏瘦,舌质淡,苔薄白者为脾胃气虚;若食少饮多,口舌干燥,大便秘结,舌红少津,苔少或花剥者为脾胃阴虚。

(二)治疗原则
厌食的治疗宗"脾健不在补贵在运"的原则,以运脾开胃为基本法则。宜以轻清之剂解脾胃之困,拨清灵脏气以恢复转运之机,俟脾胃调和,脾运复健,则胃纳自开。脾运失健者,当以运脾和胃为主;脾胃气虚者,治以健脾益气为先;若属脾胃阴虚,则施以养胃育阴之法。此外,理气宽中、消食开胃、化湿醒脾之品也可随证选用。需要注意的是:消导不宜过峻、燥湿不宜过寒、补益不宜呆滞、养阴不宜滋腻,以防损脾碍胃,影响纳化。在药物治疗的同时,应注意饮食调养,纠正不良的饮食习惯,方能取效。

(三)证治分类

1.脾运失健
证候:面色少华,不思纳食,或食而无味,拒进饮食,或伴嗳气泛恶,大便不调,偶尔多食后则脘腹饱胀,形体尚可,精神正常,舌苔白或薄腻,脉尚有力。

辨证:不思纳食,或食而无味,拒进饮食——脾气通于口,脾不和则口不知味。运化失职,胃不能纳,以至拒食。

嗳气泛恶,大便不调,偶尔多食后则脘腹饱胀——脾失健运则运化乏力、多食则脘腹作胀。胃失和降则嗳气泛恶;脾胃不和则大便不调。

形体尚可,精神正常——疾病初期,虚象不著,全身症状表现轻微。

舌苔白或薄腻——为脾运失健,水湿、水谷难化之征。

治法:调和脾胃,运脾开胃。

此证脾气不和,运化失健,胃纳不开,故治以调和脾胃,扶助运化。脾运复健,则胃纳自开,食欲、食量可增。

方药:不换金正气散加减。

方解:"凡欲补脾,则用白术;凡欲运脾,则用苍术;欲补运相兼,则相兼而用。"(张隐庵《本草崇原·本经上品》)白术、苍术两者均有健脾之功,白术偏于补气渗湿,苍术偏于助运燥湿,可根据证情选用或合用。本证为厌食初期,不换金正气散选苍术燥湿运脾;陈皮、枳壳、藿香理气醒脾和中;焦神曲、炒麦芽、焦山楂消食开胃。

加减:脘腹胀满加木香、厚朴、莱菔子理气宽中;舌苔白腻加半夏、佩兰燥湿醒脾;暑湿困阻加荷叶、扁豆花消暑化湿;嗳气泛恶加半夏、竹茹和胃降逆;大便偏干加枳实、莱菔子导滞通便;大便偏稀加山药、薏苡仁健脾祛湿。

2.脾胃气虚

证候:不思进食,食而不化,大便偏稀,夹不消化食物,面色少华,形体偏瘦,肢倦乏力,舌质淡,苔薄白,脉缓无力。

辨证:不思进食,食而不化——脾胃虚弱,运化失司。

大便偏稀、夹不消化食物——脾虚失运,饮食不化。

面色少华,形体偏瘦,肢倦乏力,舌质淡,苔薄白,脉缓无力——脾胃气虚,气血生化乏源。

治法:健脾益气,佐以助运。

脾虚当补,脾健则运。然本已运化维艰,益气之中须佐以理气助运,勿施壅补,以免碍滞,补而不受。

方药:异功散加味。

方解:方中党参、茯苓、白术、甘草益气健脾;陈皮、砂仁理气助运;怀山药、薏苡仁、扁豆健脾利湿;炒谷芽、炒麦芽健脾开胃。

加减:舌苔腻者,白术易为苍术,运脾燥湿;饮食不化,加焦山楂、焦神曲和胃消食;大便稀溏,口泛清涎,加煨姜、益智仁、肉豆蔻以温运脾阳;汗多易感加黄芪、防风益气固表;情志抑郁加柴胡、佛手解郁疏肝。

3.脾胃阴虚

证候:不思进食,食少饮多,皮肤失润,大便偏干,小便短黄,甚或烦躁少寐,手足心热,舌红少津,苔少或花剥,脉细数。

辨证:不喜进食——胃失柔润,受纳失职。

口干多饮,舌红少津,苔少或光剥——胃阴不足,津不上承。

大便偏干,小便短黄——阴液不足,津伤燥结。

皮肤失润——胃不游溢精气,脾气无由散精。

手足心热,烦躁少寐,脉细数——阴虚内热。

"太阴湿土,得阳始运;阳明燥土,得阴自安。"(叶天士《临证指南医案》)胃阴不足、失于柔润,故见胃纳失职、体失濡润之象。

治法:滋脾养胃,佐以助运。

此证因脾胃阴虚,治宜润养,但不应过于滋腻,即养胃而不碍脾之意。宜取酸甘化阴法,清而不滋,养胃生津。

方药:养胃增液汤加减。

方解:养胃增液汤中乌梅、白芍、生甘草酸甘化阴;石斛、北沙参、玉竹养胃生津;香橼皮、麦芽开胃助运。

加减:饮食不化,加谷芽、神曲生发胃气;口渴引饮,加芦根、天花粉、梨汁生津止渴;大便秘结,加郁李仁、火麻仁润肠通便;夜寐不宁,口干舌红,加胡黄连、牡丹皮、酸枣仁清热养阴,宁心安神。

(四)其他疗法

1.中药成药

(1)小儿香橘丸:每服1丸,1天2~3次。用于脾失健运证。

(2)小儿健脾丸:每服1丸,1天2次。用于脾胃气虚证。

2.推拿疗法

(1)补脾土,运内八卦,清胃经,掐揉掌横纹,摩腹,揉足三里。用于脾失健运证。

(2)补脾土,运内八卦,揉足三里,摩腹,捏脊。用于脾胃气虚证。

(3)揉板门,补胃经,运八卦,分手阴阳,揉二马,揉中脘。用于脾胃阴虚证。

3.单方验方

脾运失健轻症患儿,可用山楂膏(片)每服1~3块;或鸡内金粉每服1~2 g,1天3次,有启脾开胃作用。

五、西医疗法

现代研究表明,部分厌食患儿与体内微量元素锌缺乏有关。常用的补锌制剂有葡萄糖酸锌口服液,一般每次服5~10 mL,1天服1~2次,周岁以内小儿酌减。

六、预防与调护

(一)预防

(1)要教育家长"爱子之意不可无,纵儿之心不可有",令其掌握正确的喂养方法。要让孩子饮食起居按时、有度,勿多食甘肥黏腻食品,夏季勿贪凉饮冷。根据不同年龄给予富含营养、易于消化、品种多样的食品。母乳喂养的婴儿4个月后应逐步添加辅食。注意饮食卫生。

(2)出现食欲缺乏症状时,要及时查明原因,采取针对性治疗措施。对病后胃气刚刚恢复者,要逐渐增加饮食,切勿暴饮暴食而致脾胃复伤。

(3)注意精神调护,培养良好的性格,教育孩子要循循善诱,切勿训斥打骂,变换生活环境要逐步适应,防止惊恐恼怒损伤。

（二）调护

(1) 纠正不良饮食习惯，做到"乳贵有时，食贵有节"，不偏食、挑食，不强迫进食，饮食定时适量，荤素搭配，少食肥甘厚味、生冷坚硬等不易消化食物，鼓励多食蔬菜及粗粮。

(2) 遵照"胃以喜为补"的原则，先从小儿喜欢的食物着手，来诱导开胃，暂时不要考虑营养价值，待其食欲增进后，再按营养的需要供给食物。

(3) 注意生活起居，加强精神调护，保持良好情绪，饭菜多样化，讲究色香味，以促进食欲。

七、结语

小儿厌食是小儿较长时期见食不贪，食欲缺乏，厌恶进食的病证。古代医学文献中无小儿厌食病名，其记载的"恶食""不能食""不嗜食"等病的主要临床表现与本病相同，1980年以后，国内陆续有辨证治疗的报道，高等医学院校教材《中医儿科学》（1985年版）正式确立其病名。

厌食系目前儿科临床常见病之一，一般预后良好，但长期不愈者会气血不充，易于感受外邪，合并贫血，或缓慢消瘦，逐渐转为疳证。

小儿厌食病因复杂多样，但饮食不节、喂养不当是最常见原因，脾运胃纳功能失健是其基本病机。对于小儿厌食的发病机制和病理变化，目前尚缺乏深入、细致的研究。一般认为，该病的发生主要是局部或全身疾病影响消化系统的功能，使胃肠平滑肌张力低下，消化液的分泌减少，酶的活性减低和中枢神经系统受人体内外环境的影响，其免疫功能低于正常儿，同时有甲皱微循环不良、胰腺外分泌功能降低、非消化期胃电节律紊乱、餐后排空缓慢等表现。锌缺乏时，体内多种酶、蛋白质、核酸、激素等的合成代谢，唾液的分泌均受影响，且胸腺萎缩、免疫力下降、舌乳头萎缩、味觉减退，从而使胃肠消化力降低，食欲下降。关于小儿厌食的病理变化尚待进一步观察研究。

对于小儿厌食的治疗，现代医学目前除了补锌以外，尚缺乏有效的治疗药物。中医药辨证治疗厌食，较西医药有明显的优势。治疗原则以和为贵，以运为健，关键在运脾而不在补脾。宜以轻清之剂解脾气之困，拨清灵脏气以恢复转运之机，俾使脾胃调和，脾运复健，则胃纳自开。对于厌食症，除了用中医药治疗外，还强调调节饮食，方能收到良效。必须纠正不良的饮食习惯，采取正确的喂养方法，否则，单纯依赖药物，则不能收到好的效果。

（施会山）

第五节　积　　滞

积滞之名首见于《婴童百问》，是因乳食内伤、脾胃受损而致食停中焦、积而不化、气滞不行所形成的一种脾胃疾病。临床以不思乳食，腹部胀满，食而不化，嗳腐呕吐，大便酸臭或便秘为特征。本病一年四季皆可发生，夏秋季节发病率略高。各年龄组小儿皆可发病，以婴幼儿较多见。一般预后良好，但少数患儿积久不化，迁延失治，脾胃功能严重受损，影响小儿营养及生长发育，形体日渐羸瘦，可转化为疳证。

本病相当于西医学之消化不良症。

一、诊断

(1)婴幼儿多见,有乳食不节或恣食肥甘生冷等病史。
(2)临床表现为不思乳食,腹部胀满拒按,食而不化,嗳腐呕吐,腹泻或便秘,甚则困倦无力,面色无华,烦躁不安,夜间哭闹等。
(3)大便化验检查可有不消化食物残渣或脂肪球。

二、鉴别诊断

(一)厌食

以长期不思乳食为主,一般情况尚好,无腹部胀满、呕吐、腹泻等症状。

(二)疳证

可由厌食或积滞发展而成,以面黄肌瘦,毛发稀疏,肚腹膨胀,青筋暴露或腹凹如舟等为特征,病程较长,影响生长发育,且易并发其他疾病。

三、辨证要点

(一)辨乳滞、食滞

小儿乳滞,见于乳哺婴儿,呕吐乳片,腹部胀满,不思乳食,大便酸臭,并有乳食不节病史;小儿食滞,呕吐酸腐及不消化物,脘腹胀满,纳呆厌食,大便臭秽,并有伤食病史。

(二)辨虚实

如患儿肚腹胀满,拒按,按之疼痛,夜烦口渴,食入即吐,吐物酸腐,大便臭秽或秘结,便后胀减,舌质红苔黄厚腻,脉数有力,指纹紫滞者为积滞实证;腹胀而不痛,喜按,面色苍白或萎黄,神疲乏力,不思乳食,朝食暮吐,或暮食朝吐,呕吐物酸腥,大便溏薄或完谷不化,气味腥酸,小便清长,舌淡胖苔白腻,脉细弱或指纹淡,为积滞脾虚重而积轻证。

(三)辨轻重

轻证仅表现不思乳食,呕吐乳片或酸馊食物,大便中夹不消化乳块及食物残渣等。重证则多见有脘腹胀满,胸胁苦闷,面黄恶食,手足心及腹部有灼热感,或午后发热,或心烦易怒,夜寐不安,口干口苦,大便臭秽,时干时稀,或下利赤白等证。

四、治疗

(一)辨证治疗

1.乳食内积证

证候:伤乳者则呕吐乳片,口中有乳酸味,不欲吮乳,腹满胀痛,大便酸臭,或便秘;伤食者则呕吐酸馊食物残渣,腹部胀痛拒按,面黄肌瘦,烦躁多啼,夜卧不安,食欲不振,小便短黄或如米泔,或伴低热,舌质红苔腻,脉弦滑,指纹紫滞。

治法:消乳化食,导滞和中。

方药:乳积者宜用消乳丸。麦芽、神曲、香附各10 g,陈皮、炙甘草各6 g,砂仁(后下)2 g。

食积者宜用保和丸。山楂、神曲、莱菔子、茯苓、连翘各10 g,陈皮、半夏各6 g。

加减:乳积见腹痛夜啼者,加广木香6 g;热盛泄泻,肛周红肿者,加黄连2 g,蚕砂3 g,薏苡仁10 g;湿盛腹胀,苔腻者,加苍术、厚朴、藿香各10 g;大便秘结者,加枳实、莱菔子、冬瓜子各10 g;

食积见腹痛甚者,加槟榔10 g;广木香6 g;腹胀满甚者,加厚朴、枳实各6 g;大便溏薄加炒白术10 g;积久化热加黄连3 g;便秘者加玄明粉(兑入)、大黄(后下)各10 g。

2.食积化热证

证候:脘腹胀痛,胸胁苦闷,面黄恶食,扪手足心及腹部有灼热感,或午后发热,或时寒时热,面部时而潮红,或心烦易怒,夜不安寐,自汗盗汗,口苦口干,大便臭秽,或时溏时结,或皮肤出现疮疹瘙痒,舌红苔黄腻,脉滑数,指纹紫滞。

治法:消积导滞,清热化湿。

方药:枳实导滞丸。枳实、大黄(后下)、神曲、茯苓、白术、泽泻各10 g。

加减:热偏盛者,加黄芩6 g,黄连3 g;脾胃湿盛者,加苍术、槟榔各10 g,厚朴、陈皮、炙甘草各6 g;肝胆湿热者,龙胆泻肝汤加茵陈15 g,麦芽10 g;皮肤疮痒者,加苍术、黄柏、土茯苓、白鲜皮、地肤子各10 g,第1~2煎内服,第3煎加冰片、雄黄各1 g,搽患处;夜寐不安,头汗蒸蒸,加栀子6 g、连翘、莲子心、夜交藤各10 g,生石膏20 g。

3.脾虚夹积证

证候:面色萎黄无华,形体瘦弱,困倦乏力,夜寐不安,不思乳食,食则饱胀,腹满喜按,呕吐酸馊乳食,大便溏薄酸臭,唇舌色淡,舌苔白腻,脉沉细而滑,指纹淡红。

治法:健脾助运,消补兼施。

方药:偏虚者用健脾丸。党参、炒白术、麦芽、山楂、神曲、茯苓、怀山药各10 g,陈皮、枳实各6 g。偏实者用大安丸。神曲、茯苓、连翘、莱菔子、白术、麦芽各10 g,半夏、陈皮各6 g。

加减:兼见呕吐者,加半夏、丁香各6 g,生姜3片;寒凝气滞腹痛者,加干姜3 g,桂枝、木香各6 g,白芍10 g。

(二)其他疗法

1.中成药

(1)保和丸:每次2~3 g,1日2~3次。用于伤食所致积滞。

(2)枳实导滞丸:每次3 g,1日2~3次。用于积滞较重化热者。

(3)香砂六君子丸:每次3 g,1日2~3次。用于脾虚积滞。

(4)化积口服液:每次5~10 mL,1日3次。用于脾虚积滞。

(5)理中丸:每次3 g,1日2~3次。用于积滞兼虚寒证者。

2.简易方药

(1)鸡内金30 g,放瓦片上焙黄研为细末,每天1~2 g,开水冲服。用于乳食内积。

(2)炒麦芽10 g,炒神曲、焦山楂各6 g或炒槟榔9 g,水煎服。用于乳食内积。

(3)牵牛子、鸡内金(炒)各等份,共研细末,每次服0.5~1 g,1日2次。用于乳食内积之较重者。

(4)牵牛子、大黄各等份,共研细末。6个月以内每次0.3~0.4 g,1岁以内每次0.5~0.7 g,1~3岁每次1 g,4~7岁每次2 g,7~12岁每次3 g,1日3次,糖开水送服。用于积滞化热者。中病即止。

(5)消食散:川朴、陈皮、广木香各6 g,茯苓、槟榔、神曲、麦芽、谷芽、石斛各10 g,灯心草3 g。水煎服,1日1剂。用于小儿乳食内积者。

(6)萝卜子、苏梗、葛根各2 g,陈皮1.5 g,白术、枳壳、甘草各1.5 g,水煎服。用于小儿积滞腹胀。

(7)胡椒30 g,蝎尾(去毒)15 g,上为细末,糊丸粟米大,每服5～20丸,陈米饮下。适用于伤冷寒积者。

(8)五珍丸:青皮、炮干姜、五灵脂、莪术各30 g,巴豆霜3 g,共为细末,捣米饭为丸如麻子大,每次服3～5丸,米汤送下。适用于小儿食积各证。

3.外治疗法

(1)桃仁、杏仁、栀子各等份,研末,加冰片、樟脑少许混匀。每次15～20 g,以鸡蛋清调拌成糊状,干湿适宜,敷双侧内关穴,用纱布包扎,不宜太紧,24小时解去。每3天可用1次。用于积滞较轻者。

(2)玄明粉3 g,胡椒粉0.5 g,研细末,放于脐中,外盖油布,胶布固定,每天换药1次,病愈大半则停用。用于积滞较重者。

(3)神曲、麦芽、山楂各30 g,槟榔、生大黄各10 g,芒硝20 g。以麻油调上药敷于中脘、神阙,先热敷5分钟,后继续保持24小时,隔日1次,3次为1个疗程。用于食积腹胀痛者。

(4)生姜、紫苏各适量,捣烂,炒热,布包熨胸腹部,如冷再炒再熨。适用于伤冷寒积者。

(5)生栀子9 g,飞面、鸡蛋清各适量。将栀子研成粉,入飞面拌匀,加适量鸡蛋清和匀做成饼状3个,分别敷于患儿脐部及两足心,每天换药1次,连续敷3～5日。适用于小儿积滞化热证。

(6)良姜3 g,槟榔9 g,共捣烂,填于患儿脐上,每天换药2次,连续3～5天。适用于小儿食积不消。

(7)黄花蒿(鲜全草)适量,洗净捣烂,入食盐少许拌匀,炒热,取出乘热敷患儿脐部,每天换药2～3次。用于小儿积滞腹胀。

4.食疗方药

(1)鸡内金30 g,白糖适量。研细粉,每服1～2 g,1日2次。

(2)粟米60 g,红糖适量。将粟米饭焦巴焙干,研极细粉,用红糖水冲服,每次2 g,1日2次。

(3)莲子肉、怀山药、芡实、神曲、炒麦芽、扁豆、焦山楂各15 g,粳米200 g,白糖适量。前7味药煮30分钟,去渣,再放粳米熬煮成粥,服食时加白糖适量即可。

5.针灸治疗

(1)体针:中脘、足三里、脾俞、大肠俞、气海。每天针刺1次。积滞化热配内庭;呕吐者配内关、建里;大便秘结者配天枢、下巨虚;腹胀者配腹结。

(2)针刺四缝穴:在常规消毒下,用小三棱针或毫针在四缝穴处快速刺入2～3 cm,出针后轻轻挤出黄色黏液或血液数滴。每天1次,5次为1个疗程。适用于各证积滞。

(3)耳针:取脾、胃、小肠、下脚端。每次选2～3穴,局部消毒,用毫针刺入,中等强度,不留针。也可用王不留行籽贴压穴位,每穴每次按压2分钟左右,1日3～4次,隔天治疗1次,双耳轮换,10次为1个疗程,适用于各型积滞。

(4)皮肤针:取脾俞、胃俞、华佗夹脊穴(7～17椎),足三里,轻刺激,隔日1次。适用于各证积滞。

(5)穴位注射:取胃俞、足三里,用维生素B_{12} 0.1 mg加注射用水2 mL,将药液分别注入同侧胃俞、足三里穴,两侧交替使用,隔日1次,5次为1个疗程。

(6)拔罐:取中脘、天枢、足三里,用闪火法在上述穴位拔5分钟。或用走罐法,让患儿俯卧,在其背部皮肤涂以润滑液,用中号或小号玻璃罐,罐口涂润滑液,用闪火法将罐扣在大椎穴处,握紧罐体向下轻拉,使其移动,行至尾骨处,再向上走行至大椎,往返5～10次。尔后用罐吸拔在风门穴处,向下行走至肾俞穴附近,走罐时争取将一个侧膀胱经的两条经脉均能吸拔住。治毕一侧再治另一侧,每侧上下行走5～10次。操作完毕皮肤呈潮红。初治时应注意罐体吸拔力量要轻,以防力量过强,次日肌肉疼痛而拒绝治疗。每天或隔日1次。

6.推拿疗法

(1)乳食内积者,推板门、清大肠、揉板门、按揉中脘、揉脐、按揉足三里各50次,下推七节50次,配合捏脊。

(2)脾虚夹积者,补脾土、运水入土、下推七节、揉板门、揉中脘、揉外劳宫、揉足三里各50次,配合捏脊。

(施会山)

第六节 腹 痛

腹痛是指胃脘以下、脐周及耻骨以上部位发生的疼痛,包括大腹痛、脐腹痛、少腹痛和小腹痛。大腹痛,指胃脘以下,脐部以上腹部疼痛;脐腹痛,指脐周部位疼痛;少腹痛,指小腹两侧或一侧疼痛;小腹痛指下腹部的正中部位疼痛。

腹痛是小儿常见的证候,可见于任何年龄与季节,其中一部分腹痛属于急腹症范围,常需外科紧急处理,误诊漏诊易造成严重损害,甚至危及生命。腹痛的命名,最早见于《素问·举痛论》:"厥气客于阴股,寒气上及少腹,血涩在下相引,故腹痛引阴股",作为病证论述则首见于《诸病源候论》中有"腹痛候"和"心腹痛候"等。后世一般将腹痛分为寒、热、虚、实四大类,以便于临床掌握。

导致腹痛的疾病很多,主要有全身性疾病及腹部以外器官疾病;腹部器官的器质性疾病;由于消化功能紊乱引起的功能性腹痛,占腹痛患儿总数的50%～70%。本节所讨论以功能性腹痛为主,其他类型的腹痛应在明确病因诊断,并给以相应治疗的基础上,参考本节内容辨证论治。

一、病因病机

小儿脾胃薄弱,经脉未盛,易为各种病邪所干扰。六腑以通降为顺,经脉以流通为畅,感受寒邪、乳食积滞、脾胃虚寒、情志刺激、外伤,皆可使气滞于脾胃肠腑,经脉失调,凝滞不通则腹痛。

(一)感受寒邪

由于护理不当,衣被单薄,腹部为风冷之气所侵,或因过食生冷瓜果,中阳受戕。寒主收引,寒凝气滞,则经络不畅,气血不行而腹痛。

(二)乳食积滞

小儿脾常不足,运化力弱,乳食又不知自节,故易伤食。如过食油腻厚味,或强进饮食,临卧多食,致乳食停滞,郁积胃肠,气机壅塞,痞满腹胀腹痛。或平时过食辛辣香燥、膏粱厚味,胃肠积滞,或积滞日久化热,肠中津液不足致燥热闭结,使气机不利,传导之令不行而致腹痛。

(三)脏腑虚冷

素体脾阳虚弱,脏腑虚冷,或寒湿内停,损伤阳气。阳气不振,温煦失职,阴寒内盛,气机不畅,腹部绵绵作痛。

(四)气滞血瘀

小儿情志不畅,肝失条达,肝气横逆,犯于脾胃,中焦气机壅塞,血脉凝滞,导致气血运行不畅,产生腹痛。

由于病因不同,小儿素体差异,形成病机属性有寒热之分。一般感受寒邪,或过食生冷,或素体阳虚而腹痛者,属于寒性腹痛;过食辛辣香燥或膏粱厚味而成积滞,热结阳明而腹痛者,属于热性腹痛;若因气滞血瘀者,常表现为寒热错杂之证。其发病急、变化快,因寒、热、食、积等损伤所致者,多为实证;其起病缓,变化慢,常因脏腑虚弱所致者,多为虚证。两者亦可相互转化,实证未得到及时治疗,可以转为虚证;虚证复感寒邪或伤于乳食,又可成虚实夹杂之证。

二、辨病思路

腹痛的原因很多,其中有些是内科疾病,也有不少是外科疾病,应详细询问患儿的年龄,腹痛起病的缓急、病程长短及腹痛的性质、部位、发作的诱因等,此外腹痛的伴随症状在鉴别诊断中也具有相当重要的意义。

(一)功能性再发性腹痛

(1)腹痛突然发作,持续时间不长,能自行缓解。
(2)腹痛以脐周为主,疼痛可轻可重,但腹部无明显体征。
(3)无伴随的病灶器官症状,如发热、呕吐、腹泻、咳嗽、气喘、尿频、尿急、尿痛等。
(4)有反复发作的特点,每次发作时症状相似。

(二)全身性疾病及腹部以外器官疾病产生的腹痛

常见的有败血症、过敏性紫癜、荨麻疹及腹型癫痫等。
(1)呼吸系统疾病引起的腹痛常伴有咳嗽、扁桃体红肿、肺部有啰音等。
(2)心血管系统疾病引起的腹痛常伴有心悸、心脏杂音、心电图异常等。
(3)神经系统疾病引起的腹痛常反复发作,脑电图异常。
(4)血液系统疾病引起的腹痛常伴有贫血、血象及骨髓象异常。
(5)代谢性疾病引起的腹痛,如糖尿病有血糖、尿糖增高;卟啉病有尿呈红色,曝光后色更深等可助诊断。

(三)腹部器官的器质性疾病

若疼痛持续不止,或逐渐加重,要考虑排除器质性疾病的腹痛。
(1)胃肠道感染如急性阑尾炎、肠炎、肠寄生虫病,除有腹痛外,还有饮食不调史及感染病史,大便及血象化验有助于诊断。
(2)胃肠道梗阻、肠套叠、嵌顿性腹股沟斜疝,有腹痛、腹胀及梗阻现象,全腹压痛,腹肌紧张,肠鸣音消失,X线检查可助诊断。
(3)肝胆疾病如胆道蛔虫、肝炎、胆囊炎、胆结石症,常有右上腹阵痛和压痛,肝功能异常及B超检查等可助诊断。
(4)泌尿系统疾病如泌尿系统感染、泌尿系统结石、尿路畸形、急性肾炎等,常有腰痛、下腹痛、尿道刺激症状,尿检异常、X线检查可助诊断。
(5)下腹痛对少女要注意是否卵巢囊肿蒂扭转、痛经。
(6)内脏肝脾破裂,有外伤史,常伴有休克等。应配合实验室及医学影像诊断技术检查,可以作出诊断。

三、治疗

(一)辨证论治

本病以腹痛为主要症状,辨证时首先辨气、血、虫、食。腹痛由气滞者,有情志失调病史,胀痛时聚时散,痛无定处;属血瘀者,有跌仆损伤或手术史,腹部刺痛,痛有定处,按之痛剧,局部满硬;属虫积者,有大便排虫史,或镜检有虫卵,脐周疼痛,时作时止;属食积者,有乳食不节史,见嗳腐吞酸,呕吐不食,脘腹胀满。再辨寒、热、虚、实:如疼痛阵作,得寒痛减,兼有口渴引饮,大便秘结,小便黄赤,舌红苔黄少津,脉洪大而数,指纹紫者属热;暴痛而无间歇,得热痛减,兼有口不渴,下利清谷,小便清利,舌淡苔白滑润,脉迟或紧,指纹红者属寒。

腹痛证候,往往相互转化,互相兼夹。如疼痛缠绵发作,可以郁而化热;热痛日久不愈,可以转为虚寒,成为寒热错杂证;气滞可以导致血瘀,血瘀可使气机不畅;虫积可兼食滞,食滞有利于肠虫的寄生等。

治疗腹痛,以调理气机,疏通经脉为主要原则,根据不同的证型分别治以温散寒邪、消食导滞、通腑泄热、温中补虚、活血化瘀。除内服药外,还常使用推拿、外治、针灸等法配合治疗,可提高疗效。

1.腹部中寒

证候:腹部疼痛,阵阵发作,得温则舒,遇寒痛甚,肠鸣辘辘,面色苍白,痛甚者,额冷汗出,唇色紫暗,肢冷,或兼吐泻,小便清长,舌淡红,苔白滑,脉沉弦紧,或指纹红。

证候分析:有外感寒邪或饮食生冷病史,寒主收引,故其腹痛特点为拘急疼痛,肠鸣彻痛,得温则缓,遇冷痛甚。患儿以往常有类似发作病史。

治法:温中散寒,理气止痛。

方药:养脏散加减。腹胀加砂仁、枳壳,理气消胀;恶心呕吐加法半夏、藿香,和胃止呕;兼泄泻加炮姜、煨肉豆蔻,温中止泻;抽掣阵痛加小茴香、延胡索,温中活血止痛。

2.乳食积滞

证候:脘腹胀满,疼痛拒按,不思乳食,嗳腐吞酸,或时有呕吐,吐物酸馊,或腹痛欲泻,泻后痛减,矢气频作,粪便秽臭,夜卧不安,时时啼哭,舌淡红,苔厚腻,脉象沉滑,或指纹紫滞。

证候分析:有伤乳伤食病史,脘腹胀满,疼痛拒按,不思乳食是本证的特征。吐物酸馊,矢气频作,粪便秽臭,腹痛欲泻,泻后痛减,皆是伤乳伤食之表现。本证可与腹部中寒、脾胃虚寒、胃热气逆证候并见。

治法:消食导滞,行气止痛。

方药:香砂平胃散加减。腹胀明显,大便不通者,加槟榔、莱菔子,通导积滞;兼感寒邪者,加藿香、干姜,温中散寒;食积蕴郁化热者,加生大黄、黄连,清热通腑,荡涤肠胃之积热。

3.胃肠结热

证候:腹部胀满,疼痛拒按,大便秘结,烦躁不安,烦热口渴,手足心热,唇舌鲜红,舌苔黄燥,脉滑数或沉实,或指纹紫滞。

证候分析:腹痛胀满,拒按便秘为本证特点,但有邪正俱盛和邪实正虚的区别。若正气未衰,里实已成者,痞满燥实四证俱现,腹痛急剧,脉沉实有力,为邪正俱盛证。若里热津伤,正气衰惫,而燥热未结,里实未去,即燥实为主,痞满不甚,腹痛未能缓解,但精神疲惫,舌干少津者,为邪实正虚。

治法：通腑泄热，行气止痛。

方药：大承气汤加减。若口干，舌质红少津者，加玄参、麦冬、生地黄，养阴生津。因肝胆失于疏泄，肝热犯胃而实热腹痛，用大柴胡汤加减。

4.脾胃虚寒

证候：腹痛绵绵，时作时止，痛处喜温喜按，面白少华，精神倦怠，手足不温，乳食减少，或食后腹胀，大便稀溏，唇舌淡白，脉沉缓，或指纹淡红。

证候分析：本证因素体阳虚，中阳不足，或病程中过用消导、攻伐药物，损伤阳气，脏腑失于温养，拘急而痛。本证特点为起病缓慢，腹痛绵绵，喜按喜温，病程较长，反复发作，为虚寒之证。

治法：温中理脾，缓急止痛。

方药：小建中汤合理中丸加减。小建中汤偏于温经和营、缓急止痛，理中丸偏于温中祛寒。气血不足明显者，加黄芪、当归，补益气血；肾阳不足，加附子、肉桂，温补元阳；伴呕吐清涎者，加丁香、吴茱萸，温中降逆。脾虚兼气滞者，用厚朴温中汤。

5.气滞血瘀

证候：腹痛经久不愈，痛有定处，痛如锥刺，或腹部症块拒按，肚腹硬胀，青筋显露，舌紫暗或有瘀点，脉涩，或指纹紫滞。

证候分析：本证以痛有定处，痛如锥刺，拒按或腹部症块为特征，常有外伤、手术或症瘕等病史。同时，瘀血亦可导致气滞，故常表现为痛而兼胀，其症块随病位而定。

治法：活血化瘀，行气止痛。

方药：少腹逐瘀汤加减。兼胀痛者，加川楝子、乌药以理气止痛；有症块或有手术、外伤史者，加三棱、莪术，散瘀消症。这类药物易于伤津耗血，去病大半则止服，康复期应加用补气之品，如黄芪、人参等，培补元气。

(二)中药成药

1.大山楂丸

用于乳食积滞证。每服3 g，每天3次。

2.木香槟榔丸

用于乳食积滞证。每服1.5～3 g，每天2～3次。

3.附子理中丸

用于脾胃虚寒证。每服2～3 g，每天2～3次。

4.元胡止痛片

用于气滞血瘀证。每服2～3片，每天2～3次。

5.越鞠丸

用于气滞腹痛。每服3～7岁2 g，>7岁3 g，每天2次。

(三)针灸疗法

针刺法。取足三里、天枢、中脘。寒证腹痛加灸神阙，食积加针刺内庭。呕吐加针刺内关。快速进针，平补平泻，捻转或提插。年龄较大儿童可留针15分钟，留至腹痛消失。

(四)推拿疗法

(1)揉一窝风，揉外劳宫，摩腹，拿肚角。用于腹部中寒证。

(2)清脾胃，运八卦，推四横纹，清板门，清大肠，分腹阴阳。用于乳食积滞证。

(五)中药外治法

(1)公丁香3 g,白豆蔻3 g,肉桂2 g,白胡椒4 g,共研细末,过100目筛,贮瓶备用。用时取药末1~1.5 g,填敷脐中,再外贴万应膏。用于腹部中寒证、脾胃虚寒证。

(2)香附60 g,食盐6 g,生姜9 g,混合捣烂炒热,用布包成2份,轮流熨腹部。用于腹部中寒证。

(施会山)

第七节 遗 尿

遗尿是指3周岁以上的小儿在睡眠中小便自遗,醒后方觉的一种病证,俗称"尿床"。多发生于3~12岁的小儿。婴幼儿时期,形体发育未全,脏气未充,排尿自控能力尚未形成,因而排尿不能自控,随着年龄增长,经脉渐盛,气血渐充,脏腑渐实,排尿的自控力逐步完善,若3周岁以上小儿夜间仍不能自主控制排尿而经常尿床,即称为遗尿。倘若因白天嬉戏过度,夜晚熟睡不醒,偶有睡中遗尿者,非属病态。

遗尿早在《灵枢》就有记载,如《灵枢·九针论第七十八》指出:"膀胱不约为遗溺。"《诸病源候论·小儿杂病诸候》阐述了本病发生的机理,指出:"遗尿者,此由膀胱有冷,不能约于水故也……肾主水,肾气下通于阴,小便者,水液之余也;膀胱为津液之腑,既冷,气衰弱,不能约水,故遗尿也。"明清时期,《金匮翼·闭癃遗溺附》谓:"脾肺气虚,不能约束水道而病不禁。"《医学心悟·小便不禁》提出了"肝热""气虚""肾败"的病机特点,从而充实了小儿遗尿的发病机制。

现代医学的泌尿生殖器畸形、先天性脊椎裂、先天性大脑发育不全、泌尿系统感染及脊柱或颅脑外伤、营养不良等所致大脑功能紊乱或脊髓反射弧失常均可发生遗尿,在除外此类器质性疾病所见遗尿后,可参考本病辨证施治。

一、病因病机

遗尿的病变部位主要在膀胱和肾,故遗尿多与膀胱和肾的功能失调有关,其中尤以肾气不足、膀胱虚寒为多见。

(一)肾气不足

早产、双胎、胎怯、胎弱等,以致先天不足,脏腑发育未全,形气未充,肾失固摄,膀胱失约而成遗尿。

(二)肺脾气虚

后天失养,体质虚弱,或屡患咳喘泻利,或大病之后,肺脾俱虚,肺虚治节无权,脾虚中气下陷,以致三焦气化失司,膀胱失约,津液不藏,而成遗尿。

(三)心肾失交

小儿心常有余,而肾常不足,如感受外邪,易从阳化火,火盛阴伤,心肾失交,故患儿夜梦纷纭,梦中尿床,或欲醒而不能,小便自遗。

(四)肝经郁热

小儿肝常有余,肝脉环阴器,抵小腹,如感受外邪,热郁肝经,疏泄失调,气火下迫膀胱,而成遗尿。

由上可知，肺、脾、肾任何一脏失职，影响膀胱，使膀胱不约，均可形成遗尿。此外，心肾失交、肝经郁热，也可致此病。

二、诊断要点

(一)症状

发病年龄在3周岁以上，寐中小便自出，醒后方觉；或睡眠较深，不易唤醒，每夜或隔天发生尿床，甚则每夜遗尿2次以上。

(二)检查

尿常规及尿培养无异常发现。X线检查，部分患儿可显示隐性脊柱裂。

三、鉴别诊断

热淋（尿路感染）：热淋也可出现尿床，但以尿频、尿急、尿痛为主，白天清醒时小便也急迫难耐而尿出，裤裆常湿，尿常规检查有白细胞、红细胞或脓细胞。

四、辨证

遗尿的辨证主要是辨别虚实寒热。一般而言，遗尿初始，形体尚盛，尿黄短涩，舌红苔黄，脉象有力者，属实证；遗尿日久，神疲气短，形体肢冷，尿色清长，面白唇淡，脉细无力者，属虚证；溺出不觉而量多，色清白，无热感，多为寒证；溺出频数而量少，色黄赤，有热感，多为热证。

(一)肾气不足

证候：遗尿，小便清长，面白少华，神疲乏力，智力低下，肢冷畏寒，舌质淡，苔白滑，脉沉无力。

分析：肾司二便，与膀胱互为表里，肾气不足，命门火衰，下元虚寒，不能温化膀胱、约束水道，故遗尿，小便清长；命火虚衰，阳气不能充身，则面白少华，肢冷畏寒，神疲乏力；肾虚脑髓不足，故智力低下。舌质淡，苔白滑，脉沉无力属虚寒之象。

(二)脾肺气虚

证候：睡中遗尿，日间尿频而量少，常自汗出，易患感冒，面色萎黄，少气懒言，食欲缺乏，大便溏薄，舌淡苔薄白，脉沉无力。

分析：后天不足，脾肺俱虚，肺气不足则膀胱不摄，脾气下陷，则膀胱失约，上虚不能治下，以致睡中遗尿，日间尿频而量少；气虚肌表不固，故常自汗出，易患感冒；气血生化不足，故面色萎黄；肺气不足则少气懒言；脾不健运，故食欲缺乏，大便溏薄。舌质淡，苔薄白，脉沉无力，皆为气虚之候。

(三)心肾失交

证候：梦中遗尿，寐不安宁，烦躁叫扰，白天少静多动，难以自制，或五心烦热，形体消瘦，舌红，苔薄少津，脉细数。

分析：心肾失交，膀胱失约，故梦中遗尿；肾阴不足，心火偏亢，故寐不安宁，烦躁叫扰，白天多动少静，难以自制；肾阴亏乏，虚火内生，故五心烦热，形体消瘦。舌红苔薄少津，脉细数，皆为阴虚火旺之候。

(四)肝经郁热

证候：睡中遗尿，尿少色黄，气味腥臊，平时性情急躁，或夜寐梦语龄齿，面赤唇红，舌红，苔薄黄,脉弦数。

分析:肝经郁热,蕴伏下焦,热迫膀胱,故睡中遗尿;湿热蕴结膀胱,热灼津液,则尿少色黄,气味腥臊;肝火扰心,故性情急躁;肝火内扰心神,故夜寐梦语断齿。面赤唇红,舌红,苔薄黄,脉弦数,为肝经郁热,肝火偏旺之象。

五、治疗

(一)中药治疗

1.肾气不足

治法:温补肾阳,固涩小便。

方药:菟丝子散去鸡内金,加益智仁、桑螵蛸、白术、茯苓。

方中菟丝子、附子、肉苁蓉、益智仁温补肾阳;牡蛎、桑螵蛸、五味子固肾缩尿;白术、茯苓补后天以资先天。诸药合用,温肾阳缩小便,则遗尿自除。若内有痰湿,困寐不醒者,加半夏、远志、石菖蒲以化痰浊,醒神开窍。

另外,可选中成药五子衍宗丸,大蜜丸每服1丸,小蜜丸每服9g,每天2次。或用缩泉丸,每次6g,每天2次。

2.脾肺气虚

治法:益气健脾,固涩膀胱。

方药:补中益气汤合缩泉丸。

方中黄芪、人参、白术、山药健脾益气;陈皮理气;当归补血;升麻、柴胡升提阳气;益智仁温肾暖脾,固脬缩尿;乌药温暖下元,助膀胱气化;生姜、大枣益气补中;甘草调和药性。诸药合用,补脾益肺,温肾缩泉。若困寐不醒者,加远志、石菖蒲清心醒神;大便溏薄者,去当归加炮姜温脾祛寒;食欲缺乏者,加砂仁、神曲醒脾助运。

另外,可选用经验方:桑螵蛸、金樱子、黄芪、益智仁、茯苓、泽泻、升麻、党参、覆盆子各10g,每天1剂,水煎服,1天3~4次。

3.心肾失交

治法:清心滋肾,安神固脬。

方药:导赤散合交泰丸。

方中生地、竹叶、通草、甘草清心火;黄连、肉桂交泰心肾。诸药合用,使水火既济,阴平阳秘,而遗尿自愈。

若系阴阳失调而夜梦纷纭,梦中尿床者,可用桂枝加龙骨牡蛎汤,调和阴阳,潜阳摄阴。

4.肝经郁热

治法:清热疏肝,固涩小便。

方药:沈氏闷泉丸。

方中黑山栀清肝热;白芍养血柔肝;白术、茯苓调中健脾;白薇、益智仁固摄小便。诸药合用,肝郁得解,邪热得清,疏泄正常,遗尿自止。

若肝经湿热内蕴者,可选用龙胆泻肝汤去木通,以清利湿热;久病不愈,身体消瘦,虽有郁热但肾阴已伤者,加知柏地黄丸滋阴清火。

(二)针灸治疗

1.体针

基本处方:中极、膀胱俞、三阴交。

方中中极、膀胱俞为俞募配穴,促进膀胱气化,以约束尿液;三阴交为足三阴经交会穴,疏调脾、肝、肾而止遗尿。

加减运用:若肾气不足,加肾俞、关元,诸穴均用补法,加灸法,以益肾固本,培补元气;若脾肺气虚,加脾俞、肺俞、气海,诸穴均用补法,加灸法,以健脾益肺以资气血之源;若心肾失交,加内关、太溪,诸穴补泻兼施,以交通心肾;若肝经郁热,加太冲、阳陵泉,诸穴均用泻法,以疏肝解郁清热。

2.其他

(1)头针:取顶中线和额旁 3 线,毫针以 30°刺入,不捻转,每天或隔天 1 次,10 次为 1 个疗程。

(2)耳针:选取肾、膀胱、皮质下、尿道,每次选用 2~3 穴,毫针刺,或用揿针埋藏,或用王不留行籽贴压,于睡前按压以加强刺激。

(3)皮肤针法:选夹脊穴、中极、气海、关元、肾俞、膀胱俞、八髎,用皮肤针轻叩,以皮肤微微潮红为度,也可叩刺后加拔火罐,隔天 1 次。

(4)捏脊疗法:在背部第一侧线膀胱经上(即督脉旁开 1.5 寸),由下至上进行捏脊疗法。

(施会山)

参考文献

[1] 戴淑凤.新生儿疾病诊疗速查[M].北京:北京大学医学出版社,2022.
[2] 崔清波,邵庆亮.儿科疾病诊疗与康复[M].北京:科学出版社,2021.
[3] 邹国涛.儿科常见疾病临床诊疗实践[M].北京:中国纺织出版社,2022.
[4] 杨作成.儿科疾病处方速查[M].北京:人民卫生出版社,2021.
[5] 周伟,周文浩.新生儿治疗技术[M].北京:人民卫生出版社,2022.
[6] 盖壮健.儿科常见疾病诊疗学[M].沈阳:辽宁科学技术出版社,2022.
[7] 封志纯,孔祥永.危重新生儿转运[M].北京:人民卫生出版社,2020.
[8] 朱萍.实用儿科疾病诊断学[M].沈阳:沈阳出版社,2021.
[9] 邵肖梅,周文浩.实用新生儿学精要[M].北京:人民卫生出版社,2022.
[10] 田增春,周永茂,郑海莉.现代儿科疾病诊断与实践[M].沈阳:辽宁科学技术出版社,2021.
[11] 魏克伦,文伟.新生儿遗传代谢病筛查[M].北京:科学出版社,2020.
[12] 刘瀚旻.基层儿科常见症状与疾病[M].北京:人民卫生出版社,2022.
[13] 张洋.现代儿科与新生儿危重症处理[M].北京:中国纺织出版社,2020.
[14] 王永清.儿科基本诊疗备要[M].苏州:苏州大学出版社,2022.
[15] 魏克伦,刘绍基,钟柏茂.高危新生儿早期处理[M].北京:科学出版社,2020.
[16] 吴桂英,刘志刚,高爱民.儿科常见疾病临床诊治[M].广州:世界图书出版广东有限公司,2023.
[17] 江逊,赵英.新生儿救治技术[M].西安:西北大学出版社,2020.
[18] 冯仕品.儿科常见病诊断与治疗[M].济南:山东大学出版社,2021.
[19] 李洁,董红娟,张影影.儿科保健与常见疾病诊疗[M].北京:科学技术文献出版社,2023.
[20] 秦艳萍.儿科疾病治疗措施[M].延吉:延边大学出版社,2023.
[21] 马晓花.实用临床儿科疾病诊疗学[M].长春:吉林科学技术出版社,2022.
[22] 刘春明,刘芸.高危儿管理[M].昆明:云南科技出版社,2021.
[23] 李矿.新编儿科疾病治疗精要[M].南昌:江西科学技术出版社,2021.
[24] 陈佳,李小玉,侯怡,等.儿科常见疾病健康教育手册[M].成都:四川大学出版社,2022.
[25] 熊月娥,贺军民.新生儿重症监护[M].北京:中国大百科全书出版社,2020.
[26] 韩旭,张阳辉,武艳华.常见儿科疾病诊断与实践[M].沈阳:辽宁科学技术出版社,2021.

[27] 董静.儿科危重病救治与疾病处置[M].北京:中国纺织出版社,2022.
[28] 石晶,母得志,陈大鹏.新生儿疾病症状鉴别诊断学[M].北京:科学出版社,2020.
[29] 程佩萱.儿科疾病诊疗指南[M].北京:科学出版社,2023.
[30] 赵小然,代冰,陈继昌.儿科常见疾病临床处置[M].北京:中国纺织出版社,2021.
[31] 梅孝臣,陈秀丽,许桂韩.儿科常见疾病临床诊断与治疗[M].沈阳:辽宁科学技术出版社,2021.
[32] 朱丽辉,王洁,陈牡花.新生儿健康科普知识精粹[M].北京:学苑出版社,2021.
[33] 杨建美,曹慧芳,郎晓剑.儿科常见病诊疗技术[M].长春:吉林科学技术出版社,2021.
[34] 吕伟刚.现代儿科疾病临床诊治与进展[M].郑州:河南大学出版社,2021.
[35] 程国强.新生儿疾病基层医师诊疗手册[M].北京:人民卫生出版社,2021.
[36] 刘会青,孔高远,李方,等.新生儿黄疸胆红素、胆汁酸及白蛋白水平与NBNA评分的相关性[J].分子诊断与治疗杂志,2022,14(10):1775-1778.
[37] 王舒悦,于欣扬,王雪,等.抗生素类药物用于小儿上呼吸道感染治疗的效果分析[J].航空航天医学杂志,2022,33(6):721-724.
[38] 王雪梅,段凤梅.血乳酸、心肌酶谱水平与新生儿窒息程度的相关性分析[J].临床医学工程,2022,29(7):929-930.
[39] 杨卫,孙丽丽.小儿胃炎患儿的治疗中应用克拉霉素与替硝唑联合治疗的临床效果分析[J].系统医学,2022,7(11):136-139.
[40] 王耀霞,郭彩杰,孟培培,等.多糖铁复合物治疗妊娠期缺铁性贫血及对新生儿结局影响的临床研究进展[J].中国医药导报,2022,19(28):67-70.